U0232943

2020 年版《中国药典》中药标准物质分析图谱

中国食品药品检定研究院　组织编写

主　审　马双成　谢天培　庄晨杰
主　编　杨建波　武晓剑　陈　波
副主编　钱　勇　安　蓉　聂黎行　王亚丹　刘　越　姚令文　黄悯嘉　许纪锋
编　者（以姓氏笔画为序）

丁　慧　王　峰　王金华　卢宗元　朱颖新　刘　越　刘　静　刘晶晶
闫建功　李　力　李云华　李功恒　李振兴　李雪松　杨　挺　杨　洲
杨新磊　肖　萌　何风艳　辛振强　汪　祺　张田勇　张祖艳　陈丽琴
周　洁　周　斌　周亚楠　郑笑为　房文亮　胡晓茹　姜　悦　翁　平
高　妍　郭　琳　郭日新　诸　晨　傅荣杰　舒亚平　鲁　锐　谢良山
雷启福　戴　忠

中国健康传媒集团
中国医药科技出版社

图书在版编目（CIP）数据

2020 年版《中国药典》中药标准物质分析图谱 / 杨建波，武晓剑，陈波主编 . — 北京：中国医药科技出版社，2024.1

ISBN 978-7-5214-4433-9

Ⅰ . ① 2… Ⅱ . ①杨… ②武… ③陈… Ⅲ . ①中药材—药物分析—图谱 Ⅳ . ① R284.1-64

中国国家版本馆 CIP 数据核字（2023）第 240647 号

策划编辑 白 极 　 **责任编辑** 吴思思
美术编辑 陈君杞 　 **版式设计** 也 在

出版 **中国健康传媒集团**｜中国医药科技出版社
地址 北京市海淀区文慧园北路甲 22 号
邮编 100082
电话 发行：010-62227427 邮购：010-62236938
网址 www.cmstp.com
规格 787 × 1092mm $\frac{1}{16}$
印张 62
字数 1400 千字
版次 2024 年 1 月第 1 版
印次 2024 年 1 月第 1 次印刷
印刷 北京顶佳世纪印刷有限公司
经销 全国各地新华书店
书号 ISBN 978-7-5214-4433-9
定价 **289.00 元**

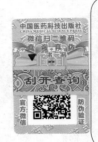

获取新书信息、投稿、为图书纠错，请扫码联系我们。

　　杨建波　副研究员，医学博士，现就职于中国食品药品检定研究院中药民族药检定所，主要从事中药质量标准及安全性评价、药品标准物质、天然产物化学、中（草）药化学成分和有效成分等研究。2022 年被选派为第十批中央和国家机关、中央企业援疆干部人才，挂职新疆维吾尔自治区药品检验研究院副院长，入选 2023 年度新疆维吾尔自治区第二批"2+5"重点人才计划。中华中医药学会高端科技创新青年智库专家，中国中药协会中药质量与安全专业委员会第二届委员会委员，《中草药》第一届、第二届和第三届青年编委，《中国现代中药》编委；担任 *Phytochemistry*、*Biomedicine & Pharmacotherapy*、*Saudi Pharmaceutical Journal*、*Pharmacological Research* 等国际期刊审稿人；并于 2022 年和 2023 年担任 *Frontiers in pharmacology*（中科院药学二区）客座编辑。主持和（或）参与国家自然基金青年和面上项目、新疆维吾尔自治区区域协同创新专项 – 科技援疆计划及江西省重点研发计划项目等；以（并列）第一或通讯作者，在国内外期刊发表学术论文 80 余篇，其中 SCI 论文 20 余篇；申报专利 10 余项，获得授权专利 5 项。

主编简介二

　　武晓剑　硕士，现任上海诗丹德标准技术有限公司副总经理；毕业于上海海洋大学应用化学专业，历任上海天祥质量技术服务有限公司化学与药品事业部技术支持经理、天祥域通质量技术服务有限公司药品检测实验室经理、国家香料香精化妆品质量监督检验中心科研部主任，从事药品、化妆品等领域第三方检测服务十余年。作为第一起草人或参与者，获批十余项检测分析方法国家标准。

　　陈波　现任安捷伦科技（中国）有限公司制药行业拓展与应用创新经理。1996 年毕业于中国药科大学药物分析专业，1996~2002 年在皖南医学院弋矶山医院临床药理基地从事新药临床的生物等效性评价和药物代谢动力学研究实验工作，2002 年起加入分析仪器行业，从事液相色谱及其相关产品的技术和应用支持工作，2007 年加入安捷伦公司，历任液相产品应用工程师、液相应用经理等职位，目前主要负责制药行业务拓展和方案合作。

　　药品的质量和安全问题是关系到人民健康的重大问题，同时也是评价药品的关键。当前，我国用药问题的重点已经逐步从保障有药可用转变为保障合理用药、安全用药。保证药品的安全有效已经成为当前中药现代化需要解决的首要问题，但因中药是多种成分组成的混合物，其化学成分少则十几种多则可达上百种，这给中药质量的有效控制带来了难题。因此，一些与中药质量安全有关的标准、标准品和满足高效准确的药品监督检验需求的检验技术亟需建立和完善。

　　《中华人民共和国药典》（以下简称《中国药典》）作为国家药品质量控制、确保人民用药安全有效而依法制定的药品法典，自 1953 年版（第一版）编印发行以来，至 2020 年版已经出版到第十一版。收载的中药相关品种（包括药材与饮片、植物油脂和提取物、成方制剂和单味制剂）从 1953 年版的 78 种，至 2020 年版收载 2711 种，其中相较 2015 年版新增 117 种、修订 452 种；不仅大幅增加了中药饮片的数量和标准，还同时新增了大量的中药化学对照物质。较大地解决了困扰中药产业发展的国家标准较少、地方规范不统一等问题。对有效进行中药质量控制、促进中药现代化的发展起到了重要的推动作用。

　　目前，在所有已出版的《中国药典》中对中药相关品种质量的检测（定性、定量分析）均明确了相应的前处理方法和检测方法，但没有提供可供分析工作者参考的分析结果以及相关分析图谱；若能结合《中国药典》的方法，建立一个中药化学对照品及中药标准药材或提取物的检测分析（定性、定量分析）图谱集，将能更直观地给各个中药产品生产单位、药品检测机构的从业人员以指导，提高分析人员在药品检测操作时的准确性。

　　基于以上想法，于 2009 年底，上海诗丹德生物技术有限公司和安捷伦科技有限公司在中国食品药品检定研究院（原中国药品生物制品检定所）的组织和支持下，共同出版了针对 2005 年版《中国药典》一部的检测图谱集（《常用中药标准物质分析图谱》，马双成等主编，2010 年 3 月出版），该书出版后，获得了较好的社会反响，得到了相关单位和企业检测技术人员的鼓励和支持。因此，在 2010 年版《中国药典》出版之后，我们将此工作延续了下去，分别于 2012 年 7 月和 2014 年 9 月分上、下两卷出版了《2010 年版〈中国药典〉中药标准物质分析图谱》，于 2017 年 11 月出版了《2015 年版〈中国药典〉中药标准物质分析图谱》，均获得社会强烈反响。2020 年 12 月 30 日，2020 年版《中国药典》实施，我们立刻着手编写针对 2020 年版《中国药典》一部的检测分析图谱集，该书基本覆盖了 2020 年版《中国药典》一部中有含量测定项的品种。

我们希望本图谱能起到如下作用：

1. 给广大中药分析检测人员提供一个标准的中药产品定性、定量分析参考，为日常的检测提供具体的操作指导，提高检测分析的效率，便于使用者更加直观地运用《中国药典》的方法；

2. 通过建立本图谱集，获得《中国药典》中各标准药材或提取物的标准提取溶液，以此建立的对照药材或提取物色谱分析图，也是建立中药材指纹图谱的基础工作；

3. 了解对照药材或提取物中主要成分的含量信息，为企业生产以及检测分析提供指导；希望广大使用者通过对本图谱集的使用，进一步提升中药产品检测的水平。

在本图谱的出版过程中，我们得到了中国食品药品检定研究院的领导和专家的大力支持，特别是很多对照药材的提供、项目实施中细节问题的解决，帮助我们很好地推动了项目的进展。同时，上海市科学技术委员会、上海市商委委员会、上海市研发公共平台、上海市浦东新区张江生物医药基地以及浦东中医药办公室的领导和老师也对本书的出版提供了很多建议以及鼓励，在此我们致以诚挚的感谢！

2020 年版《中国药典》已删除天仙藤品种，本图谱依然收录；苍耳子等品种除使用 2020 年版《中国药典》检测方法，同步保留 2015 年版《中国药典》检测方法，旨在为有需要的分析检测人员提供参考。本图谱的编写过程中，华山参等品种的理论板数未达到 2020 年版《中国药典》规定，此类品种理论板数峰值仅供参考。

不断提高中药质量是一项需要长期坚持的工作，我们希望本图谱的出版能对促使中药质量的提高贡献绵薄之力。我们同时希望以这一系列图谱为平台，与广大中药研究者和分析工作者建立并保持联系，从而真正做好不断提高中药质量的工作。为此，我们将本图谱出版后的日常联系机构设立于"诗丹德中药检测中心"（cary@nature-standard.com，400-820-0586），希望与本书的使用者共同探讨中药含量检测及质量控制等问题。如果您在使用本图谱时遇到任何问题或发现任何错误之处，请随时与我们联系，以便再版时及时更正。

编　者

2023 年 8 月

药材和饮片

一　画
一

四　画
王天木五车瓦牛升化月丹乌巴水

五　画
甘艾石布龙北四生仙白瓜冬玄半母

六 画

地亚西当肉朱延华伊血合决冰关灯安防红

七 画

远赤芫芥苍芦苏杜杠巫豆两连吴牡何佛余龟辛羌沙沉补阿陈附忍

八　画
青苦枇板刺郁虎岩罗知垂委使侧金乳肿狗京卷油泽细贯

九　画

荆茜荜草茵茺胡南枳栀枸威厚砂鸦哈骨香重禹独急姜前首洪洋穿络

十　画

秦珠莱莲荷桂桔桃夏柴铁积臭射徐高拳粉益浙娑通预桑

十一画
黄菟菊梅救野蛇银猪麻鹿商淫淡密续

十二画
斑款葛葶萹紫黑筋鹅番湖

十三画
蓍蓝蓖蒲槐路蜂锦矮满滇裸

十四画
蔓蓼榼槟酸豨罂辣漏

十五画
槲暴墨

十六画
薏薄橘

十七画
藁翼

十八画
覆

十九画
蟾

二十一画
麝

植物油脂和提取物

索　引

药材和饮片

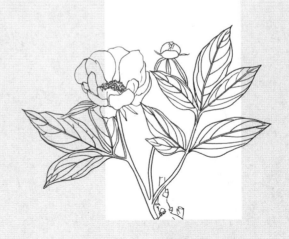

一 画

一

一枝黄花（Yizhihuanghua）

（SOLIDAGINIS HERBA）

【药材基本信息】

> **别名**　野黄菊、山边半枝香、洒金花等
> **来源**　菊科植物一枝黄花 *Solidago decurrens* Lour. 的干燥全草
> **功能**　清热解毒，疏散风热

【对照药材提取和对照品溶液的配制】

对照药材的提取：

　　精密称定本品粉末（过三号筛）2.0845g，置具塞锥形瓶中，精密加入 70% 乙醇 50ml，称定重量，加热回流 40 分钟，放冷，再称定重量，用 70% 乙醇补足减失的重量，摇匀，滤过，取续滤液，即得。

对照品溶液的配制：

　　精密称定芦丁对照品 11.62mg，置 10ml 量瓶中，加 80% 甲醇溶解并稀释至刻度，摇匀；精密吸取上述溶液 1ml，用 80% 甲醇稀释 11 倍，即得。

【分析条件】

> **色谱柱**：Agilent Eclipse Plus C18
> 　　　　　4.6mm×250mm，5μm
> **进样量**：10μl
> **检测波长**：360nm；**柱温**：25℃
> **流速**：1ml/min
> **流动相**：乙腈:甲醇:0.4% 醋酸溶液 =16：8：76
> **方法来源**：《中国药典》2020 年版一部

> **对照药材**：中国食品药品检定研究院
> **对照品**：上海诗丹德标准技术服务有限公司
> **对照品含量**：芦丁 98.0%
> **仪器**：Agilent 1260
> **配置**：四元梯度泵，在线脱气机，DAD 检测器，柱温箱，自动进样器

【分析色谱图】

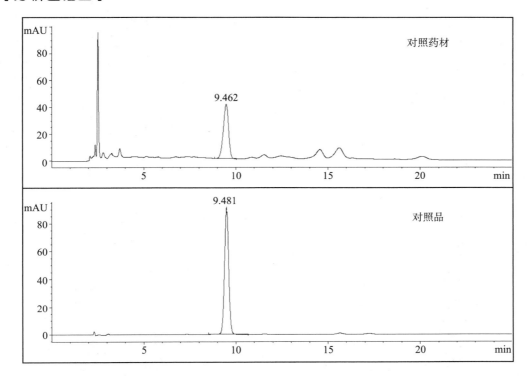

【分析结果】

对照品名称	保留时间	对称因子	理论板数	含量
芦丁	9.5min	1.01	8205	0.14%

【注意事项】

● 根据操作条件的不同，出峰时间会有少许变化，但在同一仪器和相同操作条件下，RSD ≤ 2.0%；

● 对照品称量天平精度须达到十万分之一。

检测人员：费文静

审核人：钱勇

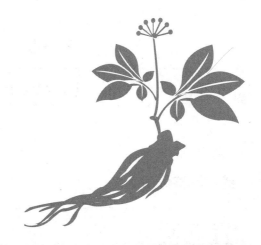

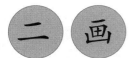

丁八人儿

丁公藤（Dinggongteng）

（ERYCIBES CAULIS）

【药材基本信息】

别名　麻辣子
来源　旋花科植物丁公藤 *Erycibe obtusifolia* Benth. 或光叶丁公藤 *Erycibe schmidtii* Craib 的干燥藤茎
功能　祛风除湿，消肿止痛

【对照药材提取和对照品溶液的配制】

对照药材的提取：

　　精密称定本品粉末（过四号筛）0.5536g，置具塞锥形瓶中，精密加入 70% 乙醇 50ml，称定重量，加热回流 6 小时，放冷，再称定重量，用 70% 乙醇补足减失的重量，摇匀，滤过。精密量取续滤液 25ml，置烧瓶中，浓缩至约 1ml，加 3mol/L 盐酸溶液 10ml，水浴中加热水解 2 小时，立即冷却，移入分液漏斗中，用水 10ml 分次洗涤容器，并入分液漏斗中，加氯化钠 2.0g，用三氯甲烷强力振摇提取 5 次，每次 15ml，合并三氯甲烷液，加无水硫酸钠 2.0g，搅拌，滤过，容器用少量三氯甲烷洗涤，滤过，滤液合并，70℃ 以下浓缩至近干，立即加甲醇使溶解，转移至 10ml 量瓶中，并稀释至刻度，摇匀，即得。

对照品溶液的配制：

　　精密称定东莨菪内酯对照品 13.70mg，加甲醇制成每 1ml 含 45.67μg 的溶液，即得。

【分析条件】

色谱柱：Agilent Bonus–RP C18
　　　　　　4.6mm×250mm，5μm
进样量：20μl
检测波长：298nm；柱温：27℃
流速：1ml/min
流动相：甲醇：水：冰醋酸 =32：68：0.16
方法来源：《中国药典》2020 年版一部

对照药材：中国食品药品检定研究院
对照品：上海诗丹德标准技术服务有限公司
对照品含量：东莨菪内酯 98.5%
仪器：Agilent 1120
配置：二元梯度泵，在线脱气机，VWD 检测器，柱温箱，手动进样器

【分析色谱图】

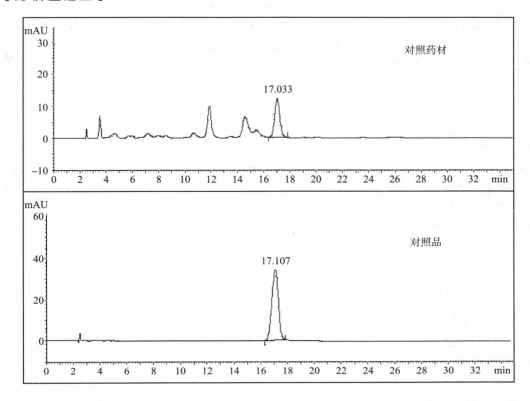

【分析结果】

对照品名称	保留时间	对称因子	理论板数	含量
东莨菪内酯	17.1min	0.95	5686	0.045%

【注意事项】

- 根据操作条件的不同，出峰时间会有少许变化，但在同一仪器和相同操作条件下，RSD ≤ 2.0%；
- 建议采用定量环定量，每次进样体积为定量环体积的两倍以上；
- 对照品称量天平精度须达到十万分之一。

检测人员：张磊

审核人：费文静

丁香（Dingxiang）

（CARYOPHYLLI FLOS）

【药材基本信息】

> 别名　百结、情客、紫丁香等
> 来源　桃金娘科植物丁香 *Eugenia caryophyllata* Thunb. 的干燥花蕾
> 功能　温中降逆，补肾助阳

【对照药材提取和对照品溶液的配制】

对照药材的提取：

精密称定丁香粉末（过二号筛）0.2974g，精密加入正己烷 20ml，称定重量。超声处理 15 分钟，放置至室温，再称定重量，用正己烷补足减失重量，摇匀，滤过，即得。

对照品溶液的配制：

精密称定丁香酚对照品 20.61mg，加正己烷制成每 1ml 含 2.06mg 的溶液，即得。

【分析条件】

> 色谱柱：HP–INNOWAX
> 　　　　30m × 0.25mm × 0.25μm
> 进样量：1μl
> 检测条件：进样口温度：250℃；检测器
> 　　　　温度：260℃；柱温：190℃；
> 　　　　检测器：FID
> 方法来源：《中国药典》2020 年版一部

> 对照药材：中国食品药品检定研究院
> 对照品：上海诗丹德标准技术服务有限
> 　　　　公司
> 对照品含量：丁香酚 98.5%
> 仪器：Agilent 7890A
> 配置：自动进样器，FID 检测器，分流不
> 　　　分流进样口

【分析色谱图】

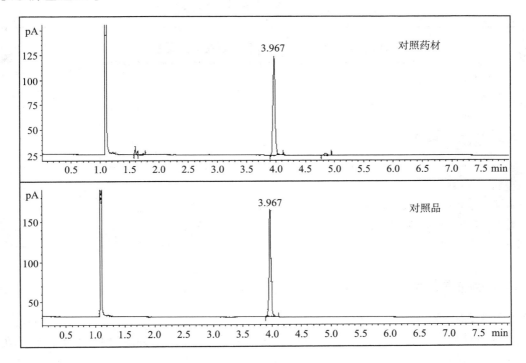

【分析结果】

对照品名称	保留时间	对称因子	理论板数	含量
丁香酚	4.0min	1.05	58 497	10.5%

【注意事项】

- 根据操作条件的不同，出峰时间会有少许变化，但在同一仪器和相同操作条件下，RSD ≤ 2.0%；
- 对照品称量天平精度须达到十万分之一。

检测人员：谢绚影

审核人：费文静

八角茴香（Bajiaohuixiang）

（ANISI STELLATI FRUCTUS）

【药材基本信息】

> 别名　八角珠、八角香、八角大茴等
> 来源　木兰科植物八角茴香 *Illicium verum* Hook. f. 的干燥成熟果实
> 功能　温阳散寒，理气止痛

【对照药材提取和对照品溶液的配制】

对照药材的提取：

精密称定本品粉末（过三号筛）0.5198g，精密加入乙醇25ml，称定重量，超声处理（功率600W，频率40kHz）30分钟，放冷，再称定重量，用乙醇补足减失的重量，摇匀，滤过，取续滤液，即得。

对照品溶液的配制：

精密称定经80℃干燥至恒重的反式茴香脑对照品96.12mg，置具塞锥形瓶中，精密加乙醇225ml溶解，摇匀，即得。

【分析条件】

色谱柱：DB-FFAP
　　　　30m×250μm，0.5μm
进样量：2μl
检测条件：进样口温度：200℃；检测器
　　　　温度：200℃；柱温：初始温
　　　　度100℃，以每分钟5℃的速
　　　　率升至200℃，保持8分钟
方法来源：《中国药典》2020年版一部

对照药材：中国食品药品检定研究院
对照品：上海诗丹德标准技术服务有限
　　　　公司
对照品含量：反式茴香脑98.0%
仪器：Agilent 7890A
配置：自动进样器，FID检测器，分流不
　　　　分流进样口

【分析色谱图】

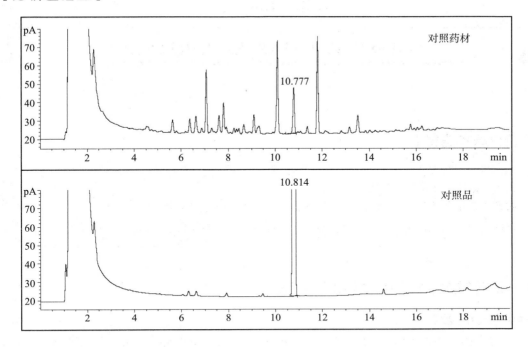

【分析结果】

对照品名称	保留时间	对称因子	理论板数	含量
反式茴香脑	10.8min	1.14	119 621	0.026%

【注意事项】

● 根据操作条件的不同，出峰时间会有少许变化，但在同一仪器和相同操作条件下，RSD ≤ 2.0%；
● 对照品称量天平精度须达到十万分之一。

检测人员：丁慧

审核人：费文静

人参（Renshen）

（GINSENG RADIX ET RHIZOMA）

【药材基本信息】

别名	棒棰、山参、园参等
来源	五加科植物人参 *Panax ginseng* C. A. Mey. 的干燥根及根茎
功能	大补元气，复脉固脱，补脾益肺，生津养血，安神益智

【对照药材提取和对照品溶液的配制】

对照药材的提取：

精密称定本品粉末（过四号筛）0.4415g，置索氏提取器中，加三氯甲烷加热回流 3 小时，弃去三氯甲烷液，药渣挥干溶剂，连同滤纸筒移入 100ml 锥形瓶中，精密加水饱和正丁醇 50ml，密塞，放置过夜，超声处理（功率 250W，频率 50kHz）30 分钟，滤过，弃去初滤液，精密量取续滤液 25ml，置蒸发皿中蒸干，残渣加甲醇溶解并转移至 5ml 量瓶中，加甲醇稀释至刻度，摇匀，滤过，取续滤液，即得。

对照品溶液的配制：

精密称定人参皂苷 Rg_1 对照品、人参皂苷 Re 对照品、人参皂苷 Rb_1 对照品 14.71mg、12.73mg、13.22mg，加甲醇制成每 1ml 中各含人参皂苷 Rg_1 0.294mg、人参皂苷 Re 0.254mg、人参皂苷 Rb_1 0.276mg 的混合溶液，摇匀，即得。

【分析条件】

色谱柱：Agilent ZORBAX SB-C18
　　　　4.6mm × 250mm，5μm
进样量：10μl
检测波长：203nm；柱温：30℃
流速：1ml/min
流动相：A：乙腈，B：水
　　　　0~35min，19%A；
　　　　35~55min，19%A~29%A；
　　　　55~70min，29%A；
　　　　70~100min，29%A~40%A
方法来源：《中国药典》2020 年版一部

对照药材：中国食品药品检定研究院
对照品：上海诗丹德标准技术服务有限公司
对照品含量：人参皂苷 Rg_1 98.6%
　　　　　　人参皂苷 Re 98.5%
　　　　　　人参皂苷 Rb_1 98.5%
仪器：Agilent 1200
配置：四元梯度泵，在线脱气机，DAD 检测器，柱温箱，自动进样器

【 分析色谱图 】

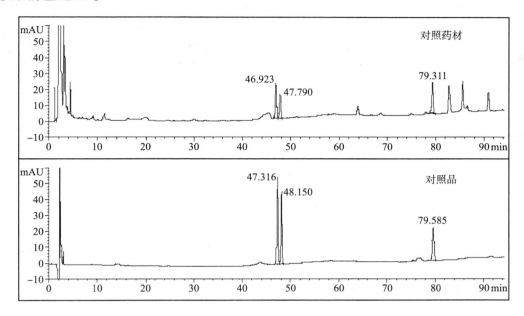

【 分析结果 】

对照品名称	保留时间	对称因子	理论板数	含量
人参皂苷 Rg_1	47.3min	0.98	8810	
人参皂苷 Re	48.2min	1.20	9736	0.22%
人参皂苷 Rb_1	79.6min	0.98	9960	

【 注意事项 】

- 根据操作条件的不同，出峰时间会有少许变化，但在同一仪器和相同操作条件下，RSD ≤ 2.0%；
- 水饱和正丁醇：正丁醇中加过量水震动饱和过夜分层，下层为饱和正丁醇的水，上层为水饱和正丁醇；
- 对照品称量天平精度须达到十万分之一。

检测人员：许纪锋

审核人：钱勇

人参叶（Renshenye）

（GINSENG FOLIUM）

【药材基本信息】

> **别名** 人参苗、参叶
> **来源** 五加科植物人参 *Panax ginseng* C. A. Mey. 的干燥叶
> **功能** 补气，益肺，祛暑，生津

【对照药材提取和对照品溶液的配制】

对照药材的提取：

　　精密称定本品粉末 0.2091g，置索氏提取器中，加三氯甲烷 30ml，加热回流 1 小时，弃去三氯甲烷液，药渣挥去三氯甲烷，加甲醇 30ml，加热回流 3 小时，提取液挥干，加水 10ml 使溶解，加石油醚（30~60℃）提取 2 次，每次 10ml，弃去醚液，水液通过 D101 型大孔吸附树脂柱（内径 1.5cm，长 15cm），以水 50ml 洗脱，弃去水液。再用 20% 乙醇 50ml 洗脱，弃去 20% 乙醇洗脱液，继续用 80% 乙醇 80ml 洗脱，收集洗脱液 70ml，蒸干，残渣加甲醇溶解并定量转移至 10ml 量瓶中，加甲醇至刻度，摇匀，滤过，取续滤液，即得。

对照品溶液的配制：

　　精密称定人参皂苷 Rg_1 对照品 14.70mg、人参皂苷 Re 对照品 12.71mg，加甲醇制成每 1ml 含人参皂苷 Rg_1 0.294mg、人参皂苷 Re 0.254mg 的混合溶液，摇匀，即得。

【分析条件】

> **色谱柱**：Agilent Eclipse Plus C18
> 　　　　　4.6mm × 150mm，5μm
> **进样量**：20μl
> **检测波长**：203nm；**柱温**：25℃
> **流速**：1ml/min
> **流动相**：乙腈 : 0.05% 磷酸溶液 =20 : 80
> **方法来源**：《中国药典》2020 年版一部

> **对照药材**：中国食品药品检定研究院
> **对照品**：上海诗丹德标准技术服务有限公司
> **对照品含量**：人参皂苷 Rg_1 98.5%
> 　　　　　　　人参皂苷 Re 98.5%
> **仪器**：Agilent 1120
> **配置**：二元梯度泵，在线脱气机，VWD检测器，柱温箱，手动进样器

【分析色谱图】

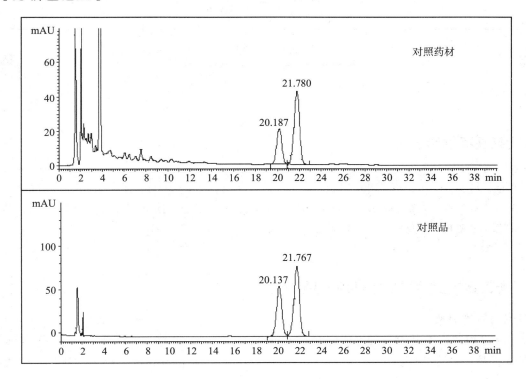

【分析结果】

对照品名称	保留时间	对称因子	理论板数	含量
人参皂苷 Rg_1	20.1min	1.00	8417	3.5%
人参皂苷 Re	21.8min	0.93	8245	

【注意事项】

- 根据操作条件的不同，出峰时间会有少许变化，但在同一仪器和相同操作条件下，RSD ≤ 2.0%；
- 大孔树脂在使用前需要进行预处理，处理的方法为：先用乙醇浸泡24小时，然后用无水乙醇冲洗至无混浊物产生，再用蒸馏水冲洗制无醇味，即可使用；
- 建议采用定量环定量，每次进样体积为定量环体积的两倍以上；
- 对照品称量天平精度须达到十万分之一。

检测人员：许纪锋

审核人：钱勇

儿茶（Ercha）

（CATECHU）

【药材基本信息】

别名	儿茶膏、孩儿茶、黑儿茶等
来源	豆科植物儿茶 *Acacia catechu*（L. f.）Willd. 的去皮枝、干的干燥煎膏
功能	活血止痛，止血生肌，收湿敛疮，清肺化痰

【对照药材提取和对照品溶液的配制】

对照药材的提取：

精密称定本品粉末 0.0202g，置 50ml 量瓶中，加甲醇－水（1∶1）混合溶液 40ml，超声处理 20 分钟，并加甲醇－水（1∶1）混合溶液至刻度，摇匀，滤过，取续滤液，即得。

对照品溶液的配制：

精密称定儿茶素对照品 10.71mg，置 25ml 容量瓶中，加 50% 甲醇溶解并稀释至刻度，摇匀；精密量取 1.7ml 置 5ml 容量瓶中，加 25% 乙腈至刻度，摇匀；精密称定表儿茶素对照品 15.00mg，置 25ml 容量瓶中，加 90% 乙腈溶解并稀释至刻度，摇匀。取以上两种对照品混合制成每 1ml 含儿茶素 0.142mg、表儿茶素 0.1mg 的溶液，即得。

【分析条件】

色谱柱：	Agilent Eclipse Plus C18 4.6mm×150mm，5μm
进样量：	20μl
检测波长：	280nm；柱温：35℃
流速：	1ml/min
流动相：	0.04mol/L 枸橼酸溶液∶*N,N*－二甲基甲酰胺∶四氢呋喃 =82∶14.5∶3.5
方法来源：	诗丹德结合《中国药典》2020 年版一部改进

对照药材：	中国食品药品检定研究院
对照品：	上海诗丹德标准技术服务有限公司
对照品含量：	儿茶素 99.0% 表儿茶素 98.5%
仪器：	Agilent 1120
配置：	二元梯度泵，在线脱气机，VWD 检测器，柱温箱，手动进样器

【分析色谱图】

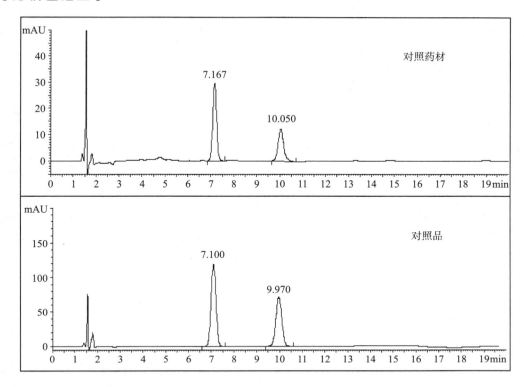

【分析结果】

对照品名称	保留时间	对称因子	理论板数	含量
儿茶素	7.1min	0.98	4599	30.4%
表儿茶素	10.0min	1.02	6641	

【注意事项】

- 根据操作条件的不同，出峰时间会有少许变化，但在同一仪器和相同操作条件下，RSD ≤ 2.0%；
- 建议采用定量环定量，每次进样体积为定量环体积的两倍以上；
- 对照品称量天平精度须达到十万分之一。

检测人员：谢飞强

审核人：费文静

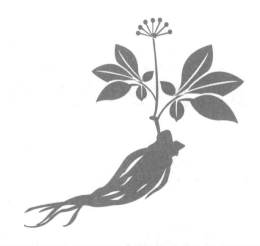

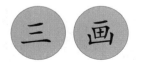

三干土大山千川广女小马

三七（Sanqi）

（ NOTOGINSENG RADIX ET RHIZOMA ）

【药材基本信息】

> 别名　开化三七、人参三七、田七等
> 来源　五加科植物三七 *Panax notoginseng*（Burk.）F. H. Chen 的干燥根及根茎
> 功能　散瘀止血，消肿定痛

【对照药材提取和对照品溶液的配制】

对照药材的提取：

精密称定本品粉末（过四号筛）0.5678g，精密加入甲醇50ml，称定重量，放置过夜，置80℃水浴上保持微沸2小时，放冷，再称定重量，用甲醇补足减失的重量，摇匀，滤过，取续滤液，即得。

对照品溶液的配制：

分别精密称定人参皂苷 Rg_1 对照品、人参皂苷 Rb_1 对照品和三七皂苷 R_1 对照品 14.70mg、13.22mg 和 8.01mg，置 10ml 容量瓶中，加甲醇溶解并稀释至刻度，摇匀；精密量取以上三种对照品加流动相制成每 1ml 含人参皂苷 Rg_1 0.18mg、人参皂苷 Rb_1 0.16mg、三七皂苷 R_1 0.10mg 的混合溶液，即得。

【分析条件】

色谱柱：Agilent ZORBAX SB–C18
　　　　4.6mm×150mm，5μm
进样量：20μl
检测波长：203nm；柱温：25℃
流速：1ml/min
流动相：A：乙腈，B：水
　　　　0~12min，19%A；
　　　　12~60min，19%A~36%A
方法来源：《中国药典》2020 年版一部

对照药材：中国食品药品检定研究院
对照品：上海诗丹德标准技术服务有限公司
对照品含量：人参皂苷 Rg_1 99.0%
　　　　　　人参皂苷 Rb_1 99.4%
　　　　　　三七皂苷 R_1 99.0%
仪器：Agilent 1200
配置：四元梯度泵，在线脱气机，DAD 检测器，柱温箱，自动进样器

【分析色谱图】

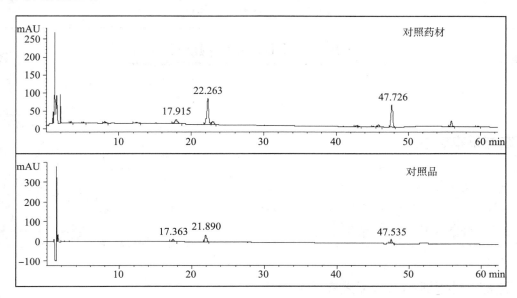

【分析结果】

对照品名称	保留时间	对称因子	理论板数	含量
三七皂苷 R_1	17.4min	0.98	8921	
人参皂苷 Rg_1	21.9min	0.98	8741	9.3%
人参皂苷 Rb_1	47.5min	1.07	8012	

【注意事项】

- 根据操作条件的不同，出峰时间会有少许变化，但在同一仪器和相同操作条件下，RSD ≤ 2.0%；
- 图中由于对照品溶剂峰过高，因此对照品的峰相应变小了；
- 对照品称量天平精度须达到十万分之一。

检测人员：张磊

审核人：费文静

三白草（Sanbaicao）

（SAURURI HERBA）

【药材基本信息】

> 别名　水木通、五路白、白水鸡等
> 来源　三白草科植物三白草 *Saururus chinensis*（Lour.）Baill. 的干燥地上部分
> 功能　利尿消肿，清热解毒

【对照药材提取和对照品溶液的配制】

对照药材的提取：

　　精密称定本品粉末（过四号筛）0.5123g，置具塞锥形瓶中，精密加入甲醇25ml，密塞，称定重量，放置30分钟，超声处理（功率500W，频率25kHz）40分钟，放冷，再称定重量，用甲醇补足减失的重量，摇匀，滤过，取续滤液，即得。

对照品溶液的配制：

　　精密称定三白草酮对照品12.80mg于250ml容量瓶中，加甲醇制成1ml含51.2μg的溶液，即得。

【分析条件】

> 色谱柱：Agilent ZORBAX SB-C18
> 　　　　　4.6mm×150mm，5μm
> 进样量：10μl
> 检测波长：230nm；柱温：30℃
> 流速：1ml/min
> 流动相：甲醇：水 =63：37
> 方法来源：《中国药典》2020年版一部

> 对照药材：中国食品药品检定研究院
> 对照品：上海诗丹德标准技术服务有限公司
> 对照品含量：三白草酮98.0%
> 仪器：Agilent 1200
> 配置：四元梯度泵，在线脱气机，DAD检测器，柱温箱，自动进样器

【分析色谱图】

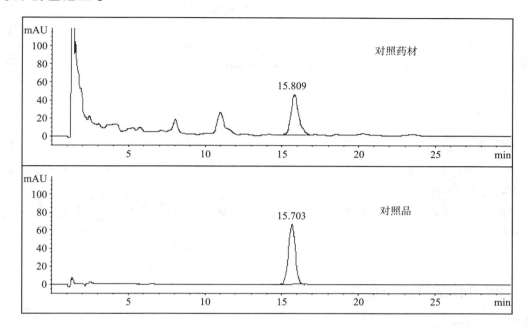

【分析结果】

对照品名称	保留时间	对称因子	理论板数	含量
三白草酮	15.7min	1.03	5818	0.18%

【注意事项】

- 根据操作条件的不同，出峰时间会有少许变化，但在同一仪器和相同操作条件下，RSD ≤ 2.0%；
- 对照品称量天平精度须达到十万分之一。

检测人员：张磊

审核人：费文静

三颗针（Sankezhen）

（BERBERIDIS RADIX）

【药材基本信息】

别名	豪猪刺狗奶子、刺黄柏、刺黄连等
来源	小檗科小檗属植物獠猪刺 *Berberis soulieana* Schneid. 等同属数种植物的干燥根
功能	清热燥湿，泻火解毒

【对照药材提取和对照品溶液的配制】

对照药材的提取：

　　精密称定本品粉末（过四号筛）0.1021g，置具塞锥形瓶中，精密加入甲醇50ml，密塞，称定重量，超声处理（功率250W，频率35kHz）1小时，放冷，再称定重量，用甲醇补足减失的重量，摇匀，滤过，取续滤液，即得。

对照品溶液的配制：

　　精密称定经80℃干燥至恒重的盐酸小檗碱对照品11.83mg，置具塞锥形瓶中，精密加甲醇500ml溶解，摇匀，即得。

【分析条件】

色谱柱：Agilent Extend–C18 　　　　　4.6mm×150mm，5μm	**对照药材**：中国食品药品检定研究院
进样量：10μl	**对照品**：上海诗丹德标准技术服务有限公司
检测波长：265nm；**柱温**：25℃	**对照品含量**：盐酸小檗碱98.0%
流速：1ml/min	**仪器**：Agilent 1260
流动相：乙腈：0.02mol/L磷酸二氢钾=24：76	**配置**：四元梯度泵，在线脱气机，DAD检测器，柱温箱，自动进样器
方法来源：《中国药典》2020年版一部	

【 分析色谱图 】

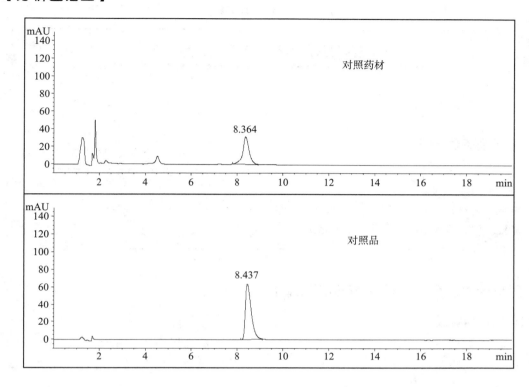

【 分析结果 】

对照品名称	保留时间	对称因子	理论板数	含量
盐酸小檗碱	8.4min	0.91	5697	0.61%

【 注意事项 】

- 根据操作条件的不同，出峰时间会有少许变化，但在同一仪器和相同操作条件下，RSD ≤ 2.0%；
- 对照品称量天平精度须达到十万分之一。

检测人员：丁慧

审核人：费文静

干姜（Ganjiang）

（ZINGIBERIS RHIZOMA）

【药材基本信息】

> **别名** 白姜、均姜
>
> **来源** 姜科植物姜 *Zingiber officinale* Rosc. 的干燥根茎
>
> **功能** 温中散寒，回阳通脉，温肺化饮

【对照药材提取和对照品溶液的配制】

对照药材的提取：

　　精密称定本品粉末（过三号筛）0.2587g，置具塞锥形瓶中，精密加入75%甲醇20ml，称定重量，超声处理40分钟，放冷，再称定重量，用75%甲醇补足减失的重量，摇匀，滤过，取续滤液，即得。

对照品溶液的配制：

　　精密称定6-姜辣素对照品8.42mg，置具塞锥形瓶中，精密加入甲醇75ml溶解，摇匀，即得。

【分析条件】

> **色谱柱**：Agilent ZORBAX SB-C18
> 　　　　　　4.6mm×150mm，5μm
> **进样量**：20μl
> **检测波长**：280nm；柱温：25℃
> **流速**：1ml/min
> **流动相**：乙腈:甲醇:水 =40：5：55
> **方法来源**：《中国药典》2020年版一部

> **对照药材**：中国食品药品检定研究院
> **对照品**：上海诗丹德标准技术服务有限公司
> **对照品含量**：6-姜辣素 98.5%
> **仪器**：Agilent 1200
> **配置**：四元梯度泵，在线脱气机，DAD检测器，柱温箱，自动进样器

【 分析色谱图 】

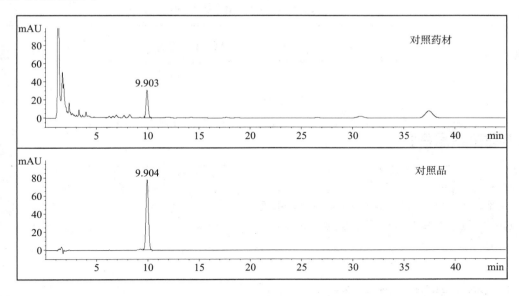

【 分析结果 】

对照品名称	保留时间	对称因子	理论板数	含量
6-姜辣素	9.9min	0.89	11 693	0.28%

【 注意事项 】

- 根据操作条件的不同，出峰时间会有少许变化，但在同一仪器和相同操作条件下，RSD ≤ 2.0%；
- 对照品称量天平精度须达到十万分之一。

检测人员：丁慧

审核人：费文静

姜炭（Jiangtan）

（ZINGIBERIS RHIZOMA）

【药材基本信息】

别名　干姜炭
来源　取干姜块，炒至表面黑色、内部棕褐色
功能　温中散寒，回阳通脉，温肺化饮

【对照药材提取和对照品溶液的配制】

对照药材的提取：

　　精密称定本品粉末（过三号筛）约 0.2497g，置具塞锥形瓶中，精密加入 75% 甲醇 20ml，称定重量，超声处理（功率 100W，频率 40kHz）40 分钟，放冷，再称定重量，用 75% 甲醇补足减失的重量，摇匀，滤过，取续滤液，即得。

对照品溶液的配制：

　　精密称定 6–姜辣素对照品 8.41mg，置 25ml 量瓶中加甲醇定容，摇匀；取上述溶液，加 80% 甲醇精密稀释 6 倍，即得。

【分析条件】

色谱柱：Agilent Extend–C18，
　　　　　4.6mm×250mm，5μm
进样量：10μl
检测波长：280nm；柱温：25℃
流速：1ml/min
流动相：乙腈∶甲醇∶水 =40∶5∶55
方法来源：《中国药典》2020 年版一部

对照药材：中国食品药品检定研究院
对照品：上海诗丹德标准技术服务有限
　　　　公司
对照品含量：6–姜辣素 98.0%
仪器：Agilent 1200
配置：四元梯度泵，在线脱气机，DAD
　　　检测器，柱温箱，自动进样器

【分析色谱图】

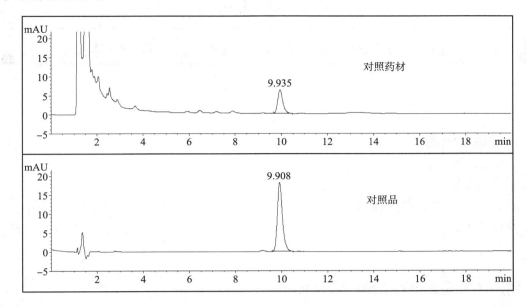

【分析结果】

对照品名称	保留时间	对称因子	理论板数	含量
6-姜辣素	9.9min	0.98	10 668	0.27%

【注意事项】

- 根据操作条件的不同，出峰时间会有少许变化，但在同一仪器和相同操作条件下，RSD ≤ 2.0%；
- 对照品称量天平精度须达到十万分之一。

检测人员：丁慧

审核人：马双成

炮姜（Paojiang）

（ZINGIBERIS RHIZOMA PRAEPARATUM）

【药材基本信息】

别名　无
来源　本品为干姜的炮制加工品
功能　温经止血，温中止痛

【对照药材提取和对照品溶液的配制】

对照药材的提取：

精密称定本品粉末（过三号筛）约 0.2577g，置具塞锥形瓶中，精密加入 50% 甲醇 20ml，称定重量，超声处理（功率 100W，频率 40kHz）30 分钟，放冷，再称定重量，用 50% 甲醇补足减失的重量，摇匀，滤过，取续滤液，即得。

对照品溶液的配制：

精密称定 6-姜辣素对照品 8.41mg，置 25ml 量瓶中加甲醇定容，摇匀；取上述溶液，加 80% 甲醇精密稀释 6 倍，即得。

【分析条件】

色谱柱：Agilent Extend-C18
　　　　4.6mm×250mm，5μm
进样量：10μl
检测波长：280nm；柱温：25℃
流速：1ml/min
流动相：乙腈:甲醇:水 =40：5：55
方法来源：《中国药典》2020 年版一部

对照药材：中国食品药品检定研究院
对照品：上海诗丹德标准技术服务有限公司
对照品含量：6-姜辣素 98.0%
仪器：Agilent 1200
配置：四元梯度泵，在线脱气机，DAD 检测器，柱温箱，自动进样器

【分析色谱图】

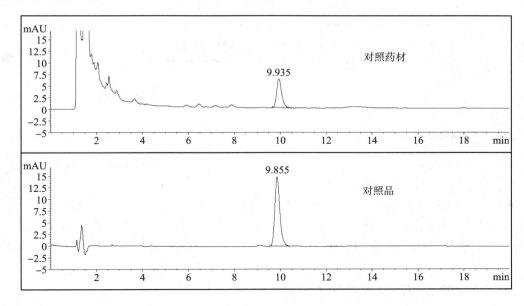

【分析结果】

对照品名称	保留时间	对称因子	理论板数	含量
6-姜辣素	9.9min	0.76	10 425	1.1%

【注意事项】

- 根据操作条件的不同，出峰时间会有少许变化，但在同一仪器和相同操作条件下，RSD ≤ 2.0%；
- 对照品称量天平精度须达到十万分之一。

检测人员：丁慧

审核人：马双成

土木香（Tumuxiang）

（INULAE RADIX）

【药材基本信息】

> 别名　青木香、祁木香、藏木香等
> 来源　菊科植物土木香 *Inula helenium* L. 的干燥根
> 功能　健脾和胃，行气止痛，安胎

【对照药材提取和对照品溶液的配制】

对照药材的提取：

精密称定本品（过三号筛）0.5260g，置具塞锥形瓶中，加乙酸乙酯 25ml，称定重量，超声处理 30 分钟，放冷，再称定重量，用乙酸乙酯补足减失的重量，摇匀，滤过，取续滤液，即得。

对照品溶液的配制：

精密称定土木香内酯对照品 12.20mg、异土木香内酯 11.40mg，置 10ml 量瓶内，加乙酸乙酯溶解并稀释至刻度，摇匀，取上述溶液适量，加乙酸乙酯稀释 6 倍，即得。

【分析条件】

> 色谱柱：DB-FFAP
> 　　　　30m × 0.25mm，0.50μm
> 进样量：1μl
> 检测条件：进样口温度：260℃；检测器温度：280℃；柱温：初温 190℃，保持 40min，以 120℃ 每分钟的速率升温至 240℃，保持 10min
> 方法来源：诗丹德结合《中国药典》2020 年版一部改进

> 对照药材：中国食品药品检定研究院
> 对照品：上海诗丹德标准技术服务有限公司
> 对照品含量：土木香内酯 98.0%
> 　　　　　　异土木香内酯 98.0%
> 仪器：Agilent GC 7890A
> 配置：自动进样器，FID 检测器，分流不分流进样口

【分析色谱图】

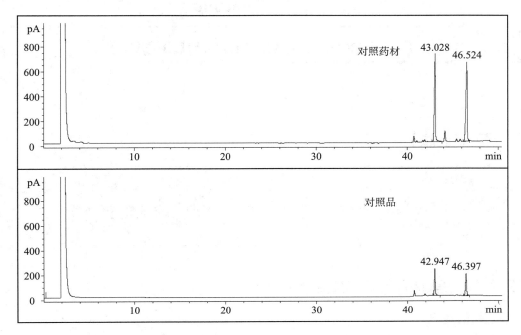

【分析结果】

对照品名称	保留时间	对称因子	理论板数	含量
土木香内酯	42.9min	1.91	599 214	3.8%
异土木香内酯	46.4min	2.61	499 136	3.4%

【注意事项】

● 根据操作条件的不同，出峰时间会有少许变化，但在同一仪器和相同操作条件下，RSD ≤ 2.0%；

● 对照品称量天平精度须达到十万分之一。

检测人员：诸晨

审核人：马双成

土贝母（Tubeimu）

（BOLBOSTEMMATIS RHIZOMA）

【药材基本信息】

> 别名　假贝母
> 来源　葫芦科植物土贝母 *Bolbostemma paniculatum*（Maxim.）Franquet 的干燥块茎
> 功能　散结，消肿，解毒

【对照药材提取和对照品溶液的配制】

对照药材的提取：

精密称定本品粉末（过四号筛）0.3018g，置具塞锥形瓶中，精密加入 70% 乙醇 50ml，称定重量，超声处理 30 分钟，再称定重量，用 70% 乙醇补足减失的重量，摇匀，滤过，精密量取续滤液 25ml，水浴蒸至无醇味，加水 10ml，移置分液漏斗中，用水饱和的正丁醇提取 4 次（20ml、20ml、10ml、10ml），合并正丁醇液，蒸干，残渣加甲醇溶解，转移至 5ml 量瓶中，加甲醇至刻度，摇匀，滤过，取续滤液，即得。

对照品溶液的配制：

精密称定减压干燥至恒重的土贝母苷甲对照品 15.21mg，置 25ml 量瓶中，以流动相溶解并稀释至刻度，摇匀；精密量取 4.2ml，置 25ml 容量瓶中，加 50% 甲醇至刻度，摇匀，即得（每 1ml 中含土贝母苷甲 0.102mg）。

【分析条件】

> 色谱柱：Agilent Extend–C18
> 　　　　4.6mm × 150mm，5μm
> 进样量：20μl
> 检测波长：214nm；柱温：28℃
> 流速：1ml/min
> 流动相：甲醇:水 =65：35
> 方法来源:《中国药典》2020 年版一部

> 对照药材：中国食品药品检定研究院
> 对照品：上海诗丹德标准技术服务有限公司
> 对照品含量：土贝母苷甲 99.0%
> 仪器：Agilent 1120
> 配置：二元梯度泵，在线脱气机，VWD 检测器，柱温箱，手动进样器

【分析色谱图】

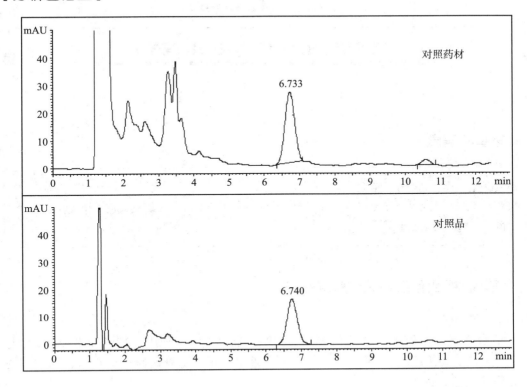

【分析结果】

对照品名称	保留时间	对称因子	理论板数	含量
土贝母苷甲	6.7min	1.14	3425	0.96%

【注意事项】

- 根据操作条件的不同，出峰时间会有少许变化，但在同一仪器和相同操作条件下，RSD ≤ 2.0%；
- 建议采用定量环定量，每次进样体积为定量环体积的两倍以上；
- 在对照药材用水饱和正丁醇萃取（配制方法为：将蒸馏水倒入正丁醇中，取上层溶液）时，注意防止产生乳化，否则会影响分层，导致样品溶液中带入难以分离的杂质；
- 对照品称量天平精度须达到十万分之一。

检测人员：谢飞强

审核人：费文静

土荆皮（Tujingpi）

（PSEUDOLARICIS CORTEX）

【药材基本信息】

> 别名　土槿皮、荆树皮、金钱松皮
> 来源　松科植物金钱松 *Pseudolarix amabilis*（Nelson）Rehd. 的干燥根皮或近根树皮
> 功能　杀虫，疗癣，止痒

【对照药材提取和对照品溶液的配制】

对照药材的提取：

　　精密称定本品粉末（过三号筛）0.2049g，置具塞锥形瓶中，精密加入甲醇25ml，称定重量，加热回流1小时，放冷，再称定重量，用甲醇补足减少的重量，摇匀，滤过，取续滤液，即得。

对照品溶液的配制：

　　精密称定土荆皮乙酸对照品13.81mg，置10ml容量瓶中加甲醇溶解并稀释至刻度，摇匀；精密量取1.6ml，置50ml容量瓶中，用流动相稀释至刻度（每1ml溶液含土荆皮乙酸44μg）。

【分析条件】

> 色谱柱：Agilent Eclipse XDB-C8
> 　　　　　4.6mm×250mm，5μm
> 进样量：20μl
> 检测波长：260nm；柱温：28℃
> 流速：1ml/min
> 流动相：甲醇：1% 冰醋酸溶液 =50：50
> 方法来源：《中国药典》2020年版一部

> 对照药材：中国食品药品检定研究院
> 对照品：上海诗丹德标准技术服务有限公司
> 对照品含量：土荆皮乙酸98.5%
> 仪器：Agilent 1120
> 配置：二元梯度泵，在线脱气机，VWD检测器，柱温箱，手动进样器

【分析色谱图】

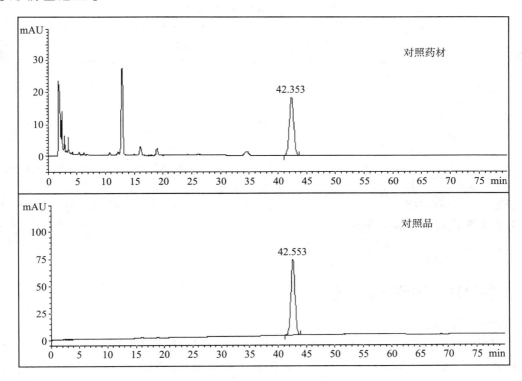

【分析结果】

对照品名称	保留时间	对称因子	理论板数	含量
土荆皮乙酸	42.6min	1.01	14 067	0.59%

【注意事项】

● 根据操作条件的不同，出峰时间会有少许变化，但在同一仪器和相同操作条件下，RSD ≤ 2.0%；
● 建议采用定量环定量，每次进样体积为定量环体积的两倍以上；
● 对照药材的提取液可能会出现峰前拖的现象，可用流动相稀释后再进样；
● 对照品称量天平精度须达到十万分之一。

检测人员：费文静
审核人：钱勇

土茯苓（Tufuling）

（SMILACIS GLABRAE RHIZOMA）

【药材基本信息】

> 别名　禹余粮、白余粮、草禹余粮等
> 来源　百合科植物光叶菝葜 *Smilax glabra* Roxb. 的干燥根茎
> 功能　解毒，除湿，通利关节

【对照药材提取和对照品溶液的配制】

对照药材的提取：

　　精密称定本品粉末（过二号筛）0.8028g，置圆底烧瓶中，精密加入 60% 甲醇 100ml，称定重量，加热回流 1 小时，放冷，再称定重量，用 60% 甲醇补足减失的重量，摇匀，滤过，取续滤液，即得。

对照品溶液的配制：

　　精密称定落新妇苷对照品 11.01mg，置 10ml 量瓶中，加 60% 甲醇溶解并稀释至刻度，摇匀；精密吸取上述溶液 1ml，用 60% 甲醇稀释 5 倍，即得。

【分析条件】

色谱柱：Agilent Eclipse Plus C18
　　　　　4.6mm × 250mm，5μm
进样量：20μl
检测波长：291nm；柱温：25℃
流速：0.8ml/min
流动相：甲醇：0.1% 冰醋酸溶液 =39：61
方法来源：《中国药典》2020 年版一部

对照药材：中国食品药品检定研究院
对照品：上海诗丹德标准技术服务有限公司
对照品含量：落新妇苷 98.0%
仪器：Agilent 1120
配置：二元梯度泵，在线脱气机，VWD检测器，柱温箱，手动进样器

【分析色谱图】

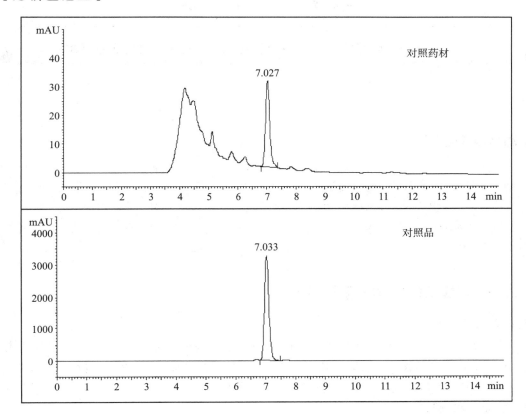

【分析结果】

对照品名称	保留时间	对称因子	理论板数	含量
落新妇苷	7.0min	1.07	10 948	0.12%

【注意事项】

- 根据操作条件的不同，出峰时间会有少许变化，但在同一仪器和相同操作条件下，RSD ≤ 2.0%；
- 建议采用定量环定量，每次进样体积为定量环体积的两倍以上；
- 对照品称量天平精度须达到十万分之一。

检测人员：费文静

审核人：安蓉

大叶紫珠（Dayezizhu）

（CALLICARPAE MACROPHYLLAE FOLIUM）

【药材基本信息】

> 别名　紫珠草、大风叶、赶风紫等
> 来源　马鞭草科植物大叶紫珠 *Callicarpa macrophylla* Vahl 的干燥叶或带叶嫩枝
> 功能　散瘀止血，消肿止痛

【对照药材提取和对照品溶液的配制】

对照药材的提取：

精密称定本品粉末（过四号筛）0.2609g，置具塞锥形瓶中，精密加入 50% 甲醇 50ml，密塞，称定重量，放置过夜，加热回流 1 小时，放冷，再称定重量，用 50% 甲醇补足减失的重量，摇匀，滤过，取续滤液，即得。

对照品溶液的配制：

精密称定毛蕊花糖苷对照品 12.13mg，置 10ml 容量瓶中，加甲醇定容至刻度，摇匀。取上述溶液，加 50% 甲醇精密稀释 20 倍，即得。

【分析条件】

> 色谱柱：Agilent ZORBAX SB–C18
> 　　　　4.6mm × 250mm，5μm
> 进样量：20μl
> 检测波长：332nm；柱温：25℃
> 流速：1ml/min
> 流动相：乙腈：0.5% 磷酸溶液 =17：83
> 方法来源：《中国药典》2020 年版一部

> 对照药材：中国食品药品检定研究院
> 对照品：上海诗丹德标准技术服务有限公司
> 对照品含量：毛蕊花糖苷 98.0%
> 仪器：Agilent 1200
> 配置：四元梯度泵，在线脱气机，DAD 检测器，柱温箱，自动进样器

【分析色谱图】

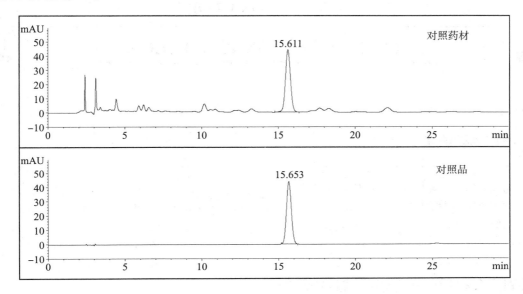

【分析结果】

对照品名称	保留时间	对称因子	理论板数	含量
毛蕊花糖苷	15.6min	0.98	11 742	0.58%

【注意事项】

- 根据操作条件的不同，出峰时间会有少许变化，但在同一仪器和相同操作条件下，RSD ≤ 2.0%；
- 对照品称量天平精度须达到十万分之一。

检测人员：许纪锋

审核人：费文静

大血藤（Daxueteng）

（SARGENTODOXAE CAULIS）

【药材基本信息】

别名	血藤、红皮藤、大活血、红藤
来源	木通科植物大血藤 *Sargentodoxa cuneata*（Oliv.）Rehd. et Wils. 的干燥藤茎
功能	清热解毒，活血，祛风止痛

【对照药材提取和对照品溶液的配制】

对照药材的提取：

取本品粉末（过二号筛）0.5010g，精密称定，置具塞锥形瓶中，精密加入 50% 甲醇 20ml，密塞，称定重量，超声处理（功率 200W，频率 53kHz）40 分钟，放冷，再称定重量，用 50% 甲醇补足减失的重量，摇匀，滤过，取续滤液，即得。

对照品溶液的配制：

分别取红景天苷对照品、绿原酸对照品 1.175mg、2.443mg，精密称定，加 50% 甲醇制成每 1ml 含绿原酸 0.09772mg、红景天苷 47.00μg 的混合溶液，即得。

【分析条件】

色谱柱：Agilent ZORBAX SB-C18
          4.6mm × 250mm，5μm
进样量：10μl
检测波长：275nm；柱温：30℃
流速：1.0ml/min
流动相：A：乙腈，B：0.1% 甲酸溶液
          0~40min，A：6%~9%；B：94%~91%
方法来源：《中国药典》2020 年版一部

对照药材：中国食品药品检定研究院
对照品：上海诗丹德标准技术服务有限公司
对照品含量：红景天苷 100%
                    绿原酸 100%
仪器：Agilent 1260
配置：四元梯度泵，在线脱气机，DAD检测器，柱温箱，自动进样器

【分析色谱图】

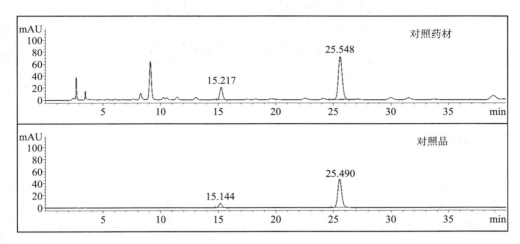

【分析结果】

对照品名称	保留时间	对称因子	理论板数	含量
红景天苷	15.1 min	0.89	18 313	0.54%
绿原酸	25.5min	0.86	27 059	0.60%

【注意事项】

● 根据操作条件的不同，出峰时间会有少许变化，但在同一仪器和相同操作条件下，RSD ≤ 2.0%；
● 建议采用定量环定量，每次进样体积为定量环体积的两倍以上；
● 对照品称量天平精度须达到十万分之一。

检测人员：张耿菊

审核人：诸晨

大豆黄卷（Dadouhuangjuan）

（SOJAE SEMEN GERMINATUM）

【药材基本信息】

> **别名** 大豆卷、大豆蘖、黄卷等
> **来源** 豆科植物大豆 *Glycine max*（L.）Merr. 的成熟种子经发芽干燥的炮制加工品
> **功能** 解表祛暑，清热利湿

【对照药材提取和对照品溶液的配制】

对照药材的提取：

　　精密称定本品粉末（过四号筛）1.1054g，置具塞锥形瓶中，精密加入70%甲醇25ml，称定重量，加热回流2小时，放冷，再称定重量，用70%甲醇补足减失的重量，摇匀，离心（转速为每分钟2000转)10分钟，取上清液，滤过，取续滤液，即得。

对照品溶液的配制：

　　精密称定大豆苷对照品12.51mg，置50ml量瓶中，加70%甲醇溶解并稀释至刻度，摇匀；精密吸取上述溶液1ml，置10ml量瓶中，加甲醇至刻度，摇匀，即得。

　　精密称定染料木苷对照品12.53mg，置50ml量瓶中，加70%甲醇溶解并稀释至刻度，摇匀；精密吸取上述溶液1ml，置10ml量瓶中，加甲醇至刻度，摇匀，即得。

【分析条件】

> **色谱柱**：Agilent Eclipse Plus C18
> 　　　　　4.6mm×150mm，5μm
> **进样量**：10μl
> **检测波长**：260nm；**柱温**：25℃
> **流速**：1ml/min
> **流动相**：A：甲醇，B：1%醋酸溶液
> 　　　　　0~25min，28%A；
> 　　　　　25~33min，28%A~45%A
> **方法来源**：《中国药典》2020年版一部

> **对照药材**：中国食品药品检定研究院
> **对照品**：上海诗丹德标准技术服务有限公司
> **对照品含量**：大豆苷98.0%
> 　　　　　　　染料木苷98.0%
> **仪器**：Agilent 1260
> **配置**：四元梯度泵，在线脱气机，DAD检测器，柱温箱，自动进样器

【分析色谱图】

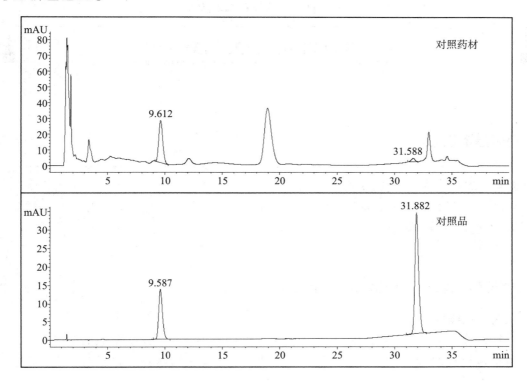

【分析结果】

对照品名称	保留时间	对称因子	理论板数	含量
大豆苷	9.6min	0.84	4256	0.095%
染料木苷	31.9min	1.05	45 050	0.0034%

【注意事项】

- 根据操作条件的不同，出峰时间会有少许变化，但在同一仪器和相同操作条件下，RSD ≤ 2.0%；
- 对照品称量天平精度须达到十万分之一。

检测人员：费文静

审核人：钱勇

大青叶（Daqingye）

（ISATIDIS FOLIUM）

【药材基本信息】

> **别名**　大青、蓝靛叶、板蓝根叶
> **来源**　十字花科植物菘蓝 *Isatis indigotica* Fort. 的干燥叶
> **功能**　清热解毒，凉血消斑

【对照药材提取和对照品溶液的配制】

对照药材的提取：

　　精密称定本品细粉 0.2500g，置索氏提取器中，加三氯甲烷，浸泡 15 小时，加热回流提取至提取液无色。回收溶剂至干，残渣加甲醇使溶解并转移至 100ml 量瓶中，加甲醇至刻度，摇匀，滤过，取续滤液，即得。

对照品溶液的配制：

　　精密称定靛玉红对照品 2.43mg，置 100ml 容量瓶中，用甲醇使溶解并定容至刻度，摇匀，即得（每 1ml 含靛玉红 24μg）。

【分析条件】

> **色谱柱**：Agilent Extend–C18
> 　　　　　　4.6mm×250mm，5μm
> **进样量**：20μl
> **检测波长**：289nm；**柱温**：28℃
> **流速**：1ml/min
> **流动相**：甲醇:水 =75：25
> **方法来源**：《中国药典》2020 年版一部

> **对照药材**：中国食品药品检定研究院
> **对照品**：上海诗丹德标准技术服务有限公司
> **对照品含量**：靛玉红 98.1%
> **仪器**：Agilent 1100
> **配置**：四元梯度泵，在线脱气机，VWD检测器，手动进样器

【分析色谱图】

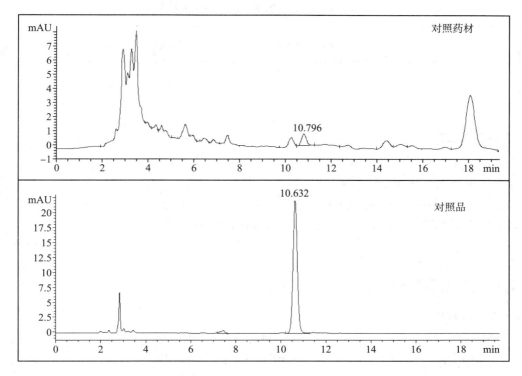

【分析结果】

对照品名称	保留时间	对称因子	理论板数	含量
靛玉红	10.6min	1.05	7132	0.0092%

【注意事项】

- 根据操作条件的不同，出峰时间会有少许变化；但在同一仪器和相同操作条件下，RSD ≤ 2.0%；
- 建议采用定量环定量，每次进样体积为定量环体积的两倍以上；
- 对照品称量天平精度须达到十万分之一；
- 靛玉红在甲醇中溶解性较低，较难溶解，在配置时尽量用大的体积溶解（建议 1mg 溶解于 100ml 的甲醇中）。

检测人员：费文静

审核人：钱勇

大黄（唐古特大黄）（Dahuang）

（RHEI RADIX ET RHIZOMA）

【药材基本信息】

> **别名** 将军、锦纹、锦纹大黄等
> **来源** 蓼科植物唐古特大黄 *Rheum tanguticum* Maxim. ex Balf. 的干燥根和根茎
> **功能** 泻下攻积，清热泻火，凉血解毒，逐瘀通经，利湿退黄

【对照药材提取和对照品溶液的配制】

对照药材的提取：

　　精密称定本品粉末（过四号筛）0.5084g，置具塞锥形瓶中，精密加入甲醇25ml，称定重量，加热回流1小时，放冷，再称定重量，用甲醇补足减失的重量，摇匀，滤过，取续滤液，即得。

对照品溶液的配制：

　　分别精密称定芦荟大黄素6.80mg、大黄酸8.40mg、大黄素3.52mg、大黄酚4.52mg、大黄素甲醚4.80mg，加甲醇溶解，制成每1ml含芦荟大黄素27.2μg、大黄酸16.8μg、大黄素35.2μg、大黄酚45.2μg、大黄素甲醚9.6μg的混合溶液，摇匀，滤过，即得。

【分析条件】

色谱柱： Agilent ZORBAX SB-C18
　　　　　　4.6mm×150mm，5μm
进样量： 10μl
检测波长： 254nm；**柱温：** 30℃
流速： 1ml/min
流动相： 甲醇：0.1%磷酸溶液 =85 ~ 15
方法来源：《中国药典》2020年版一部

对照药材： 中国食品药品检定研究院
对照品： 上海诗丹德标准技术服务有限
　　　　　　公司
对照品含量： 芦荟大黄素 99.0%
　　　　　　　　大黄酸 98.5%
　　　　　　　　大黄素 99.0%
　　　　　　　　大黄酚 98.5%
　　　　　　　　大黄素甲醚 98.5%
仪器： Agilent 1260
配置： 四元梯度泵，在线脱气机，VWD
　　　　检测器，柱温箱，自动进样器

【分析色谱图】

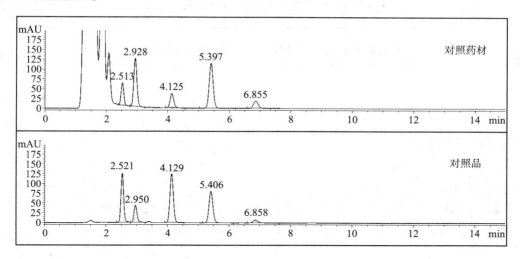

【分析结果】

对照品名称	保留时间	对称因子	理论板数	含量
芦荟大黄素	2.5min	0.90	3890	0.061%
大黄酸	3.0min	0.85	4158	0.23%
大黄素	4.1min	0.91	6323	0.05%
大黄酚	5.4min	0.91	8593	0.32%
大黄素甲醚	6.9min	0.89	9271	0.12%

【注意事项】

● 根据操作条件的不同，出峰时间会有少许变化，但在同一仪器和相同操作条件下，RSD ≤ 2.0%；

● 对照品称量天平精度须达到十万分之一。

检测人员：管柔端

审核人：费文静

大黄（唐古特大黄）（Dahuang）

（RHEI RADIX ET RHIZOMA）

【药材基本信息】

> **别名** 将军、锦纹、锦纹大黄等
> **来源** 蓼科植物唐古特大黄 *Rheum tanguticum* Maxim. ex Balf. 的干燥根和根茎
> **功能** 泻下攻积，清热泻火，凉血解毒，逐瘀通经，利湿退黄

【对照药材提取和对照品溶液的配制】

对照药材的提取：

精密称定本品粉末（过四号筛）0.1519g，置具塞锥形瓶中，精密加入甲醇25ml，称定重量，加热回流1小时，放冷，再称定重量，用甲醇补足减失的重量，摇匀，滤过。精密量取续滤液5ml，置烧瓶中，挥去溶剂，加8%盐酸溶液10ml，超声处理2分钟，再加三氯甲烷10ml，加热回流1小时，放冷，置分液漏斗中，用少量三氯甲烷洗涤容器，并入分液漏斗中，分取三氯甲烷层，酸液再用三氯甲烷提取3次，每次10ml，合并三氯甲烷液，减压回收溶剂至干，残渣加甲醇使溶解，转移至10ml量瓶中，加甲醇至刻度，摇匀，滤过，取续滤液，即得。

对照品溶液的配制：

分别精密称定芦荟大黄素6.80mg、大黄酸8.40mg、大黄素3.52mg、大黄酚4.52mg、大黄素甲醚4.80mg，加甲醇溶解，制成每1ml含芦荟大黄素27.2μg、大黄酸16.8μg、大黄素35.2μg、大黄酚45.2μg、大黄素甲醚9.6μg的混合溶液，摇匀，滤过，即得。

【分析条件】

> **色谱柱**：Agilent ZORBAX SB-C18
> 　　　　　4.6mm×150mm，5μm
> **进样量**：10μl
> **检测波长**：254nm；柱温：30℃
> **流速**：1ml/min
> **流动相**：甲醇：0.1%磷酸溶液=85∶15
> **方法来源**：《中国药典》2020年版一部

> **对照药材**：中国食品药品检定研究院
> **对照品**：上海诗丹德标准技术服务有限公司
> **对照品含量**：芦荟大黄素99.0%
> 　　　　　　　大黄酸98.5%
> 　　　　　　　大黄素99.0%
> 　　　　　　　大黄酚98.5%
> 　　　　　　　大黄素甲醚98.5%
> **仪器**：Agilent 1260
> **配置**：四元梯度泵，在线脱气机，VWD检测器，柱温箱，自动进样器

【分析色谱图】

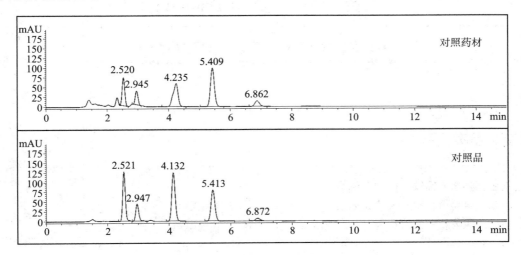

【分析结果】

对照品名称	保留时间	对称因子	理论板数	含量
芦荟大黄素	2.5min	0.92	3934	0.49%
大黄酸	2.9min	0.83	4237	0.39%
大黄素	4.1min	0.91	6303	0.78%
大黄酚	5.4min	0.91	8535	1.8%
大黄素甲醚	6.9min	0.90	9056	0.63%

【注意事项】

- 根据操作条件的不同，出峰时间会有少许变化，但在同一仪器和相同操作条件下，RSD ≤ 2.0%；
- 对照品称量天平精度须达到十万分之一。

检测人员：管柔端

审核人：费文静

大黄（掌叶大黄）（Dahuang）

（RHEI RADIX ET RHIZOMA）

【药材基本信息】

> 别名　将军、锦纹、锦纹大黄等
> 来源　蓼科植物掌叶大黄 *Rheum palmatum* L. 的干燥根和根茎
> 功能　泻下攻积，清热泻火，凉血解毒，逐瘀通经，利湿退黄

【对照药材提取和对照品溶液的配制】

对照药材的提取：

精密称定本品粉末（过四号筛）0.5053g，置具塞锥形瓶中，精密加入甲醇25ml，称定重量，加热回流1小时，放冷，再称定重量，用甲醇补足减失的重量，摇匀，滤过，取续滤液，即得。

对照品溶液的配制：

分别精密称定芦荟大黄素6.80mg、大黄酸8.40mg、大黄素3.52mg、大黄酚4.52mg、大黄素甲醚4.80mg，加甲醇溶解，制成每1ml含芦荟大黄素27.2μg、大黄酸16.8μg、大黄素35.2μg、大黄酚45.2μg、大黄素甲醚9.6μg的混合溶液，摇匀，滤过，即得。

【分析条件】

色谱柱：Agilent ZORBAX SB-C18
　　　　　4.6mm × 150mm，5μm
进样量：10μl
检测波长：254nm；柱温：30℃
流速：1ml/min
流动相：甲醇：0.1%磷酸溶液 =85：15
方法来源：《中国药典》2020年版一部

对照药材：中国食品药品检定研究院
对照品：上海诗丹德标准技术服务有限公司
对照品含量：芦荟大黄素99.0%
　　　　　　大黄酸98.5%
　　　　　　大黄素99.0%
　　　　　　大黄酚98.5%
　　　　　　大黄素甲醚98.5%
仪器：Agilent 1260
配置：四元梯度泵，在线脱气机，VWD
　　　检测器，柱温箱，自动进样器

【分析色谱图】

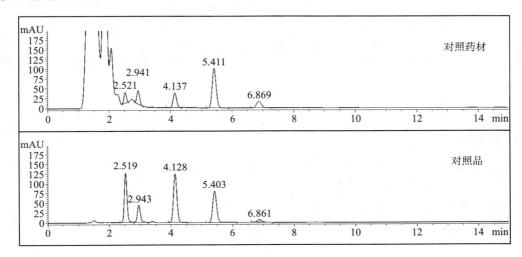

【分析结果】

对照品名称	保留时间	对称因子	理论板数	含量
芦荟大黄素	2.5min	0.90	3931	0.031%
大黄酸	2.9min	0.89	4305	0.063%
大黄素	4.1min	0.91	6336	0.054%
大黄酚	5.4min	0.91	8504	0.26%
大黄素甲醚	6.9min	0.89	9207	0.11%

【注意事项】

- 根据操作条件的不同，出峰时间会有少许变化，但在同一仪器和相同操作条件下，RSD ≤ 2.0%；
- 对照品称量天平精度须达到十万分之一。

检测人员：管柔端
审核人：费文静

大黄（掌叶大黄）（Dahuang）

（RHEI RADIX ET RHIZOMA）

【药材基本信息】

别名　将军、锦纹、锦纹大黄等
来源　蓼科植物掌叶大黄 *Rheum palmatum* L. 的干燥根和根茎
功能　泻下攻积，清热泻火，凉血解毒，逐瘀通经，利湿退黄

【对照药材提取和对照品溶液的配制】

对照药材的提取：

精密称定本品粉末（过四号筛）0.1520g，置具塞锥形瓶中，精密加入甲醇25ml，称定重量，加热回流1小时，放冷，再称定重量，用甲醇补足减失的重量，摇匀，滤过。精密量取续滤液5ml，置烧瓶中，挥去溶剂，加8%盐酸溶液10ml，超声处理2分钟，再加三氯甲烷10ml，加热回流1小时，放冷，置分液漏斗中，用少量三氯甲烷洗涤容器，并入分液漏斗中，分取三氯甲烷层，酸液再用三氯甲烷提取3次，每次10ml，合并三氯甲烷液，减压回收溶剂至干，残渣加甲醇使溶解，转移至10ml量瓶中，加甲醇至刻度，摇匀，滤过，取续滤液，即得。

对照品溶液的配制：

分别精密称定芦荟大黄素6.80mg、大黄酸8.40mg、大黄素3.52mg、大黄酚4.52mg、大黄素甲醚4.80mg，加甲醇溶解，制成每1ml含芦荟大黄素27.2μg、大黄酸16.8μg、大黄素35.2μg、大黄酚45.2μg、大黄素甲醚9.6μg的混合溶液，摇匀，滤过，即得。

【分析条件】

色谱柱：Agilent ZORBAX SB-C18
　　　　　4.6mm×150mm，5μm
进样量：10μl
检测波长：254nm；柱温：30℃
流速：1ml/min
流动相：甲醇：0.1%磷酸溶液＝85：15
方法来源：《中国药典》2020年版一部

对照药材：中国食品药品检定研究院
对照品：上海诗丹德标准技术服务有限公司
对照品含量：芦荟大黄素 99.0%
　　　　　　大黄酸 98.5%
　　　　　　大黄素 99.0%
　　　　　　大黄酚 98.5%
　　　　　　大黄素甲醚 98.5%
仪器：Agilent 1260
配置：四元梯度泵，在线脱气机，VWD
　　　检测器，柱温箱，自动进样器

【分析色谱图】

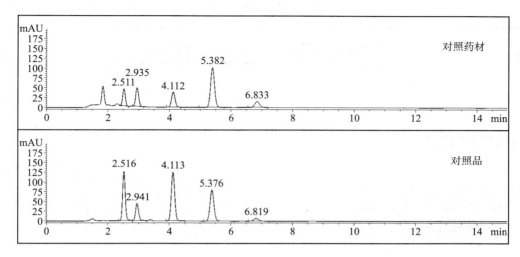

【分析结果】

对照品名称	保留时间	对称因子	理论板数	含量
芦荟大黄素	2.5min	0.90	3851	0.30%
大黄酸	2.9min	0.89	4121	0.57%
大黄素	4.1min	0.90	6323	0.36%
大黄酚	5.4min	0.90	8447	1.9%
大黄素甲醚	6.8min	0.90	9327	0.71%

【注意事项】

● 根据操作条件的不同，出峰时间会有少许变化，但在同一仪器和相同操作条件下，RSD ≤ 2.0%；

● 对照品称量天平精度须达到十万分之一。

检测人员：管柔端

审核人：费文静

大蒜（Dasuan）

（ALLII SATIVI BULBUS）

【药材基本信息】

> 别名　胡蒜、葫、独头蒜等
> 来源　百合科植物大蒜 *Allium sativum* L. 的鳞茎
> 功能　解毒消肿，杀虫，止痢

【对照药材提取和对照品溶液的配制】

对照药材的提取：

精密称定本品 2.3799g，捣碎，置具塞锥形瓶中，在 35℃水浴保温 1 小时，精密加入无水乙醇 20ml，称定重量，加热回流 1 小时，取出，放冷，再称定重量，用无水乙醇补足减失的重量，摇匀，滤过，取续滤液，即得。

对照品溶液的配制：

精密称定大蒜素对照品 10.01mg，置 10ml 量瓶中，加无水乙醇溶解并稀释至刻度，摇匀；精密吸取上述溶液 1ml，用无水乙醇稀释 6 倍，即得。

【分析条件】

> 色谱柱：Agilent Extend–C18
> 　　　　4.6mm×150mm，5μm
> 进样量：10μl
> 检测波长：210nm；柱温：25℃
> 流速：1ml/min
> 流动相：甲醇：0.1% 甲酸溶液 =75：25
> 方法来源：《中国药典》2020 年版一部

> 对照药材：中国食品药品检定研究院
> 对照品：上海诗丹德标准技术服务有限公司
> 对照品含量：大蒜素 88.4%
> 仪器：Agilent 1200
> 配置：四元梯度泵，在线脱气机，DAD 检测器，柱温箱，自动进样器

【分析色谱图】

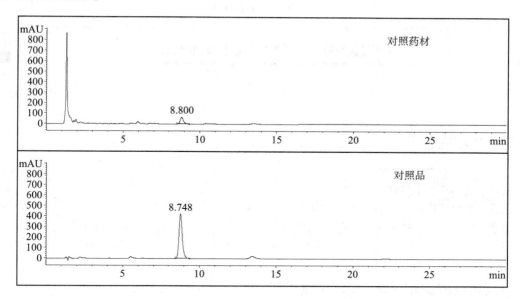

【分析结果】

对照品名称	保留时间	对称因子	理论板数	含量
大蒜素	8.7min	0.78	8881	0.019%

【注意事项】

- 根据操作条件的不同，出峰时间会有少许变化，但在同一仪器和相同操作条件下，RSD ≤ 2.0%;
- 对照品称量天平精度须达到十万分之一。

检测人员：费文静

审核人：安蓉

大蓟（Daji）

（CIRSII JAPONICI HERBA）

【药材基本信息】

别名	将军草、牛口刺、马刺草
来源	菊科植物蓟 *Cirsium japonicum* Fisch. ex DC. 的干燥地上部分
功能	凉血止血，散瘀解毒消痈

【对照药材提取和对照品溶液的配制】

对照药材的提取：

精密称定本品粉末 0.5173g，置锥形瓶中，精密加入 70% 乙醇 100ml，称定重量，加热回流 1 小时，放冷，再称定重量，用 70% 乙醇补足减失的重量，滤过，取续滤液，即得。

对照品溶液的配制：

精密称定柳穿鱼叶苷对照品 10.91mg，置于 50ml 量瓶中，加 70% 乙醇溶解，稀释至刻度，摇匀，精密量取 2.5ml，置 10ml 量瓶中，加 70% 甲醇至刻度，摇匀，即得（每 1ml 含柳穿鱼叶苷 54.5μg）。

【分析条件】

色谱柱：Agilent Eclipse Plus C18
　　　　4.6mm×250mm，5μm
进样量：20μl
检测波长：330nm；柱温：28℃
流速：1ml/min
流动相：乙腈：0.1% 磷酸溶液 =21：79
方法来源：《中国药典》2020 年版一部

对照药材：中国食品药品检定研究院
对照品：上海诗丹德标准技术服务有限
　　　　公司
对照品含量：柳穿鱼叶苷 98.7%
仪器：Agilent 1120
配置：二元梯度泵，在线脱气机，VWD
　　　检测器，柱温箱，手动进样器

【分析色谱图】

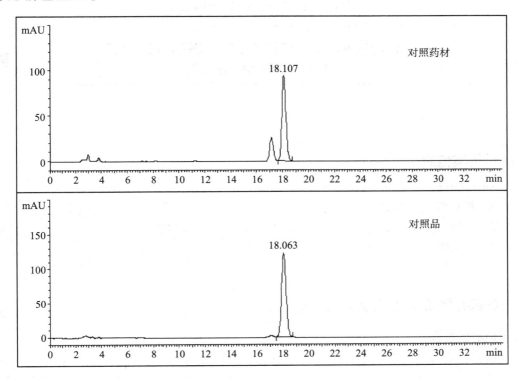

【分析结果】

对照品名称	保留时间	对称因子	理论板数	含量
柳穿鱼叶苷	18.1min	1.03	12 125	0.70%

【注意事项】

- 根据操作条件的不同，出峰时间会有少许变化；但在同一仪器和相同操作条件下，RSD ≤ 2.0%；
- 建议采用定量环定量，每次进样体积为定量环体积的两倍以上；
- 对照品称量天平精度须达到十万分之一。

检测人员：丁慧
审核人：钱勇

山豆根（Shandougen）

（SOPHORAE TONKINENSIS RADIX ET RHIZOMA）

【药材基本信息】

> 别名　广豆根、南豆根等
> 来源　豆科植物越南槐 *Sophora tonkinensis* Gagnep. 的干燥根和根茎
> 功能　清热解毒，消肿利咽

【对照药材提取和对照品溶液的配制】

对照药材的提取：

精密称定本品粉末（过三号筛）0.5026g，置具塞锥形瓶中，精密加入三氯甲烷 – 甲醇 – 浓氨试液（40∶10∶1）混合溶液 50ml，密塞，称定重量，放置 30 分钟，超声处理 30 分钟，再称定重量，用三氯甲烷 – 甲醇 – 浓氨试液（40∶10∶1）混合溶液补足减失的重量，摇匀，滤过，精密量取续滤液 10ml，40℃减压回收溶剂至干，残渣加甲醇适量使溶解，转移至 10ml 量瓶中，加甲醇至刻度，摇匀，滤过，取续滤液，即得。

对照品溶液的配制：

精密称定苦参碱对照品 12.82mg，置 10ml 容量瓶中，加甲醇定容，摇匀。取上述溶液，加 50% 甲醇精密稀释 10 倍，即得。精密称定氧化苦参碱对照品 14.93mg，置 10ml 容量瓶中，加甲醇定容，摇匀。取上述溶液，加 50% 甲醇精密稀释 10 倍，即得。

【分析条件】

色谱柱：Agilent ZORBAX NH₂
　　　　4.6mm × 250mm，5μm
进样量：20μl
检测波长：210nm；柱温：25℃
流速：1ml/min
流动相：A：乙腈∶3% 磷酸∶乙醇 =80∶10∶10，B：0.05mol/L 磷酸二氢钠溶液，A∶B=95∶5
方法来源：诗丹德结合《中国药典》2020 年版一部改进

对照药材：中国食品药品检定研究院
对照品：上海诗丹德标准技术服务有限公司
对照品含量：苦参碱 98.0%
　　　　　　氧化苦参碱 98.0%
仪器：Agilent 1120
配置：二元梯度泵，在线脱气机，VWD 检测器，柱温箱，手动进样器

【分析色谱图】

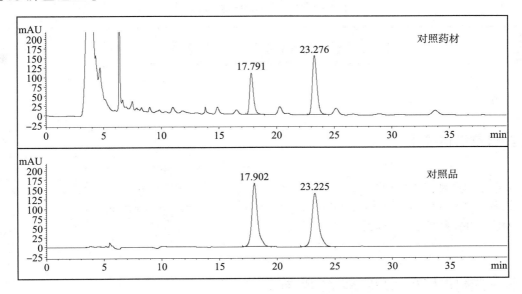

【分析结果】

对照品名称	保留时间	对称因子	理论板数	含量
苦参碱	17.9min	1.03	5216	0.51%
氧化苦参碱	23.2min	0.95	6548	1.1%

【注意事项】

- 根据操作条件的不同，出峰时间会有少许变化，但在同一仪器和相同操作条件下，RSD ≤ 2.0%；
- 建议采用定量环定量，每次进样体积为定量环体积的两倍以上。
- 对照品称量天平精度须达到十万分之一。

检测人员：许纪锋

审核人：马双成

山茱萸（Shanzhuyu）

（CORNI FRUCTUS）

【药材基本信息】

> **别名** 山萸肉、药枣、山芋肉等
> **来源** 山茱萸科植物山茱萸 *Cornus officinalis* Sieb. et Zucc. 的干燥成熟果肉
> **功能** 补益肝肾，收涩固脱

【对照药材提取和对照品溶液的配制】

对照药材的提取：

精密称定本品粉末（过三号筛）0.2035g，置具塞锥形瓶中，精密加入 80% 甲醇 25ml，称定重量，加热回流 1 小时，放冷，再称定重量，用 80% 甲醇补足减失的重量，摇匀，滤过，取续滤液，即得。

对照品溶液的配制：

分别精密称定莫诺苷 11.81mg、马钱苷 5.55mg，加 80% 甲醇，制成每 1ml 含莫诺苷、马钱苷各 50μg 的混合溶液，摇匀，滤过，即得。

【分析条件】

> **色谱柱**：Agilent ZORBAX SB–Aq
> 　　　　　4.6mm × 250mm，5μm
> **进样量**：10μl
> **检测波长**：240nm；**柱温**：35℃
> **流速**：1ml/min
> **流动相**：A：乙腈，B：0.3% 磷酸溶液
> 　　　　　0~20min，7%A；
> 　　　　　20~50min，7%A~20%A
> **方法来源**：《中国药典》2020 年版一部

> **对照药材**：中国食品药品检定研究院
> **对照品**：上海诗丹德标准技术服务有限公司
> **对照品含量**：莫诺苷 98.5%，
> 　　　　　　　马钱苷 98.5%
> **仪器**：Agilent 1260
> **配置**：四元梯度泵，在线脱气机，VWD 检测器，柱温箱，自动进样器

【 分析色谱图 】

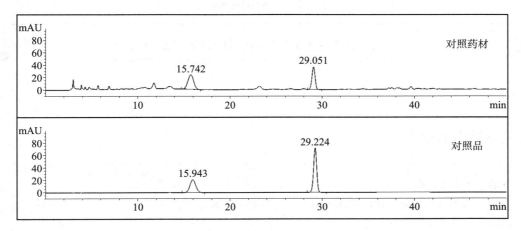

【 分析结果 】

对照品名称	保留时间	对称因子	理论板数	含量
莫诺苷	15.9min	0.92	2956	0.68%
马钱苷	29.2min	1.05	34 870	0.31%

【 注意事项 】

- 根据操作条件的不同，出峰时间会有少许变化，但在同一仪器和相同操作条件下，RSD ≤ 2.0%；
- 对照品称量天平精度须达到十万分之一。

检测人员：管柔端
审核人：费文静

山奈（Shannai）

（KAEMPFERIAE RHIZOMA）

【药材基本信息】

> **别名** 沙姜（广东）
>
> **来源** 姜科植物山奈 *Kaempferia galanga* L. 的干燥根茎
>
> **功能** 行气温中，消食，止痛

【对照药材提取和对照品溶液的配制】

对照药材的提取：

取本品粉末（用前粉碎，过二号筛）0.5008g，精密称定，置具塞锥形瓶中，精密加入无水乙醇 25ml，称定重量，加热回流 1 小时，放冷，再称定重量，用无水乙醇补足减失的重量，摇匀，滤过，精密量取续滤液 2ml，置 100ml 量瓶中，用无水乙醇稀释至刻度，摇匀，滤过，取续滤液，即得。

对照品溶液的配制：

取对甲氧基肉桂酸乙酯对照品 1.2329mg，精密称定，加甲醇制成每 1ml 含 12.29μg 的溶液，即得。

【分析条件】

> **色谱柱：** Agilent ZORBAX Extend–C18
> 　　　　　 4.6mm×250mm，5μm
>
> **进样量：** 10μl
>
> **检测波长：** 309nm；**柱温：** 30℃
>
> **流速：** 1.0ml/min
>
> **流动相：** 乙腈：水 =60：40
>
> **方法来源：**《中国药典》2020 年版一部

> **对照药材：** 中国食品药品检定研究院
>
> **对照品：** 上海诗丹德标准技术服务有限公司
>
> **对照品含量：** 对甲氧基肉桂酸乙酯 99.4%
>
> **仪器：** Agilent 1260
>
> **配置：** 四元梯度泵，在线脱气机，VWD检测器，柱温箱，手动进样器

【分析色谱图】

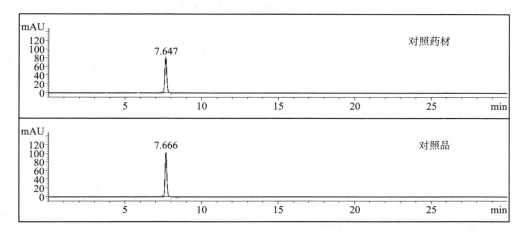

【分析结果】

对照品名称	保留时间	对称因子	理论板数	含量
对甲氧基肉桂酸乙酯	7.7min	0.87	20 714	2.7%

【注意事项】

- 根据操作条件的不同，出峰时间会有少许变化，但在同一仪器和相同操作条件下，RSD ≤ 2.0%；
- 建议采用定量环定量，每次进样体积为定量环体积的两倍以上；
- 对照品称量天平精度须达到十万分之一。

检测人员：张明

审核人：诸晨

山香圆叶（Shanxiangyuanye）

（TURPINIAE FOLIUM）

【药材基本信息】

别名	两指剑、千打锤、七寸钉等
来源	省沽油科植物山香圆 *Turpinia arguta* Seem. 的干燥叶
功能	清热解毒，利咽消肿，活血止痛

【对照药材提取和对照品溶液的配制】

对照药材的提取：

　　精密称定本品粉末 0.3001g，置具塞锥形瓶中，精密加入 50% 甲醇 50ml，称定重量，超声处理（功率 250W，频率 25kHz）1 小时，放冷，再称定重量，用 50% 甲醇补足减失的重量，摇匀，滤过，取续滤液，即得。

对照品溶液的配制：

　　精密称定女贞苷对照品 9.41mg 和野漆树苷对照品 12.13mg，分别置 100ml 量瓶中，加 50% 甲醇溶解并稀释至刻度，摇匀；精密量取女贞苷对照品溶液 25ml、野漆树苷对照品溶液 10ml，置同一 50ml 量瓶中，加 50% 甲醇稀释至刻度，摇匀，即得。

【分析条件】

色谱柱：Agilent ZORBAX SB-C18
　　　　4.6mm×150mm，5μm
进样量：20μl
检测波长：336nm；柱温：25℃
流速：1ml/min
流动相：甲醇：0.5% 磷酸溶液 =43：57
方法来源：《中国药典》2020 年版一部

对照药材：中国食品药品检定研究院
对照品：上海诗丹德标准技术服务有限公司
对照品含量：女贞苷 98.0%
　　　　　　野漆树苷 98.0%
仪器：Agilent 1120
配置：二元梯度泵，在线脱气机，VWD 检测器，柱温箱，手动进样器

【分析色谱图】

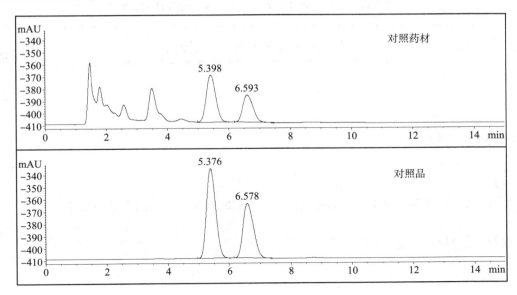

【分析结果】

对照品名称	保留时间	对称因子	理论板数	含量
女贞苷	5.4min	0.83	3453	0.54%
野漆树苷	6.6min	0.73	2824	0.19%

【注意事项】

● 根据操作条件的不同，出峰时间会有少许变化，但在同一仪器和相同操作条件下，RSD ≤ 2.0%；
● 建议采用定量环定量，每次进样体积为定量环体积的两倍以上；
● 对照品称量天平精度须达到十万分之一。

检测人员：费文静
审核人：马双成

山银花（灰毡毛忍冬）（Shanyinhua）

（LONICERAE FLOS）

【药材基本信息】

> 别名　山花、南银花、山金银花等
> 来源　忍冬科植物灰毡毛忍冬 *Lonicera macranthoides* Hand. –Mazz. 的干燥花蕾或带初开的花
> 功能　清热解毒，疏散风热

【对照药材提取和对照品溶液的配制】

对照药材的提取：

精密称定山银花对照药材粉末（过四号筛）0.5014g，置具塞锥形瓶中，精密加入50%甲醇50ml，称定重量，超声处理（功率300W，频率40kHz）40分钟，放冷，再称定重量，用50%甲醇补足减失的重量，摇匀，滤过，取续滤液，即得。

对照品溶液的配制：

精密称定绿原酸对照品适量，加50%甲醇制成每1ml含绿原酸0.10mg的混合溶液，即得。

【分析条件】

色谱柱：Agilent ZORBAX Eclipse Plus C18
4.6mm×250mm，5μm
进样量：10μl
检测波长：330nm；柱温：20℃
流速：1ml/min
流动相：A：0.4%乙酸水溶液，B：乙腈
0~20min，8%B；
20~25min，8%B~30%B；
25~37.5min，30%B~35%B；
37.5~38.5min，35%B~100%B；
38.5~43.5min，100%B；
43.5~44.5min，100%B~8%B
方法来源：Agilent 科技结合《中国药典》
2020 年版一部改进

对照药材：中国食品药品检定研究院
对照品：上海诗丹德标准技术服务有限公司
对照品含量：绿原酸98.5%
仪器：Agilent 1100
配置：四元梯度泵，在线脱气机，VWD检测器，柱温箱，自动进样器

【分析色谱图】

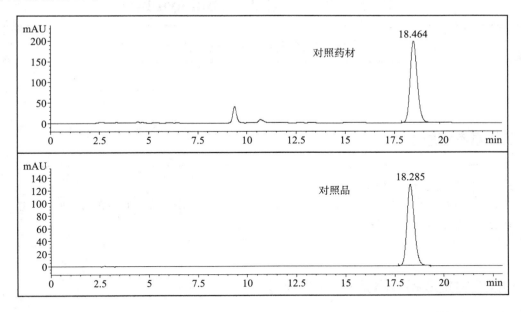

【分析结果】

对照品名称	保留时间	对称因子	理论板数	含量
绿原酸	18.3min	1.14	11 985	3.1%

【注意事项】

- 根据操作条件的不同，出峰时间会有少许变化，但在同一仪器和相同操作条件下，RSD ≤ 2.0%；
- 对照品称量天平精度须达到十万分之一。

检测人员：杨新磊

审核人：陈波

山银花（灰毡毛忍冬）（Shanyinhua）

（LONICERAE FLOS）

【药材基本信息】

别名	山花、南银花、山金银花等
来源	忍冬科植物灰毡毛忍冬 *Lonicera macranthoides* Hand. –Mazz. 的干燥花蕾或带初开的花
功能	清热解毒，疏散风热

【对照药材提取和对照品溶液的配制】

对照药材的提取：

精密称定山银花对照药材粉末（过四号筛）0.5014g，置具塞锥形瓶中，精密加入50% 甲醇 50ml，密塞，称定重量，超声处理（功率 300W，频率 40kHz）40 分钟，放冷，再称定重量，用 50% 甲醇补足减失的重量，摇匀，滤过，取续滤液，即得。

对照品溶液的配制：

精密称定灰毡毛忍冬皂苷乙对照品适量，加 50% 甲醇制成含灰毡毛忍冬皂苷乙0.6mg 的混合溶液，即得。精密称定川续断皂苷乙对照品适量，加 50% 甲醇制成含川续断皂苷乙 0.2mg 的混合溶液，即得。

【分析条件】

色谱柱：	Agilent ZORBAX Eclipse Plus C18 4.6mm × 250mm，5μm
进样量：	对照品 2μl、10μl；供试品 10μl
雾化温度：	40℃；柱温：20℃
流速：	1ml/min
流动相：	A：0.4% 乙酸水溶液，B：乙腈 0~20min，8%B； 20~25min，8%B~30%B； 25~37.5min，30%B~35%B； 37.5~38.5min，35%B~100%B； 38.5~43.5min，100%B； 43.5~44.5min，100%B~8%B
方法来源：	Agilent 科技结合《中国药典》 2020 年版一部改进

对照药材：	中国食品药品检定研究院
对照品：	上海诗丹德标准技术服务有限公司
对照品含量：	灰毡毛忍冬皂苷乙 98.5% 川续断皂苷乙 98.5%
仪器：	Agilent 1100
配置：	四元梯度泵，在线脱气机，ELSD，柱温箱，自动进样器

【分析色谱图】

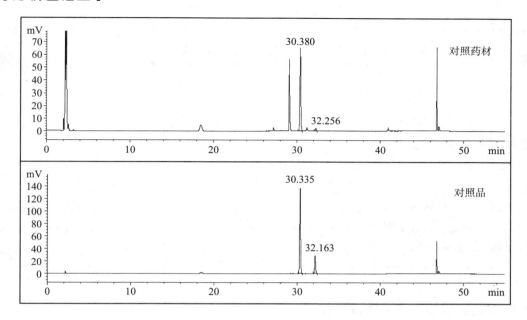

【分析结果】

对照品名称	保留时间	对称因子	理论板数	含量
灰毡毛忍冬皂苷乙	30.3min	1.16	346 116	7.1%
川续断皂苷乙	32.2min	1.10	302 280	0.94%

【注意事项】

- 根据操作条件的不同，出峰时间会有少许变化，但在同一仪器和相同操作条件下，RSD ≤ 2.0%；
- 对照品称量天平精度须达到十万分之一。

检测人员：杨新磊

审核人：陈波

山楂叶（Shanzhaye）

（CRATAEGI FOLIUM）

【药材基本信息】

> 别名　无
>
> 来源　蔷薇科植物山里红 *Crataegus pinnatifida* Bge. var. *major* N. E. Br. 或山楂 *Crataegus pinnatifida* Bge. 的干燥叶
>
> 功能　活血化瘀，理气通脉

【对照药材提取和对照品溶液的配制】

对照药材的提取：

精密称定本品中粉 1.0091g，置索氏提取器中，加三氯甲烷加热回流提取至提取液无色，弃去三氯甲烷，药渣挥去三氯甲烷，加甲醇继续提取至无色（约 4 小时），提取液蒸干，残渣加乙醇溶解，转移至 50ml 容量瓶中，加稀乙醇至刻度，摇匀，作为供试品储备液，采用 0.45μm 滤膜过滤，取滤液，即得供试品。

对照品溶液的配制：

精密称定金丝桃苷对照品 1.32mg，置 50ml 棕色容量瓶中，用稀乙醇使其溶解并定容至刻度，摇匀，即得（每 1ml 含金丝桃苷 0.026mg）。

【分析条件】

色谱柱：Agilent ZORBAX SB-C18
　　　　4.6mm×250mm，5μm
进样量：20μl
检测波长：363nm；柱温：28℃
流速：1ml/min
流动相：乙腈：甲醇：四氢呋喃：0.5% 醋酸
　　　　溶液 =1：1：19.4：78.6
方法来源：《中国药典》2020 年版一部

对照药材：中国食品药品检定研究院
对照品：上海诗丹德标准技术服务有限公司
对照品含量：金丝桃苷 99.0%
仪器：Agilent 1200
配置：四元梯度泵，在线脱气机，DAD检测器，柱温箱，自动进样器

【分析色谱图】

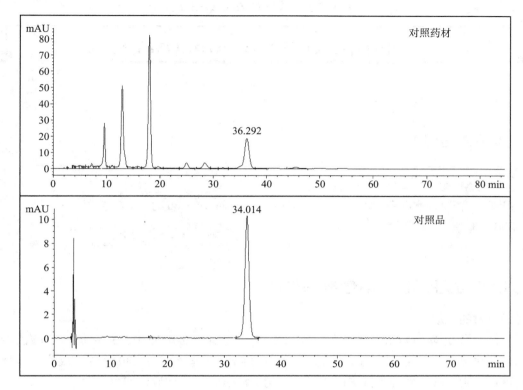

【分析结果】

对照品名称	保留时间	对称因子	理论板数	含量
金丝桃苷	34.0min	1.05	8403	0.25%

【注意事项】

- 根据操作条件的不同，出峰时间会有少许变化，但在同一仪器和相同操作条件下，RSD ≤ 2.0%；
- 对照品称量天平精度须达到十万分之一；
- 稀乙醇的配制：取乙醇529ml，加水稀释至1000ml，即得。本液在20℃时含 C_2H_5OH 应为49.5%~50.5%（ml/ml）。

检测人员：费文静

审核人：钱勇

千年健（Qiannianjian）

（HOMALOMENAE RHIZOMA）

【药材基本信息】

> 别名　鸡糠树、青椰木、白荆树等
> 来源　天南星科植物千年健 *Homalomena occulta*（Lour.）Schott 的干燥根茎
> 功能　祛风湿，壮筋骨

【对照药材提取和对照品溶液的配制】

对照药材的提取：

　　精密称定本品粉末（过二号筛）2.0217g，置具塞锥形瓶中，精密加入乙酸乙酯 20ml，密塞，称定重量，超声处理（功率 180W，频率 42kHz）30 分钟，放冷，再称定重量，用乙酸乙酯补足减失的重量，摇匀，滤过，取续滤液，即得。

对照品溶液的配制：

　　精密称定经 80℃干燥至恒重的芳樟醇对照品 14.43mg，置具塞锥形瓶中，精密加乙酸乙酯 100ml 溶解，摇匀，即得。

【分析条件】

色谱柱：HP-17
　　　　10m×0.53mm，2μm
进样量：1μl
检测条件：进样口温度：260℃；检测器
　　　　　温度：300℃；柱温：初始温
　　　　　度 80℃，以每分钟 2℃的速率
　　　　　升温至 100℃；分流比：5∶1
方法来源：《中国药典》2020 年版一部

对照药材：中国食品药品检定研究院
对照品：上海诗丹德标准技术服务有限
　　　　公司
对照品含量：芳樟醇 98.0%
仪器：Agilent 7890A
配置：自动进样器，FID 检测器，分流不
　　　分流进样口

【分析色谱图】

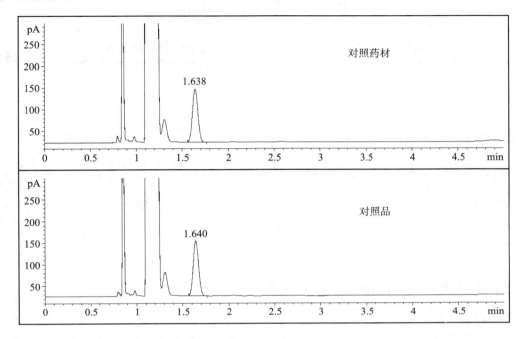

【分析结果】

对照品名称	保留时间	对称因子	理论板数	含量
芳樟醇	1.6min	0.90	3523	0.14%

【注意事项】

- 根据操作条件的不同，出峰时间会有少许变化，但在同一仪器和相同操作条件下，RSD ≤ 2.0%；
- 对照品称量天平精度须达到十万分之一。

检测人员：丁慧

审核人：费文静

千里光（Qianliguang）

（SENECIONIS SCANDENTIS HERBA）

【药材基本信息】

别名　九里明、九里光、黄花母等
来源　菊科植物千里光 *Senecio scandens* Buch.–Ham. 的干燥地上部分
功能　清热解毒，明目，利湿

【对照药材提取和对照品溶液的配制】

对照药材的提取：

精密称定本品粉末（过三号筛）0.2015g，置具塞锥形瓶中，精密加入 0.5% 甲酸 50ml，称定重量，超声处理（功率 250W，频率 40kHz）40 分钟，放冷，再称定重量，用 0.5% 甲酸溶液补足减失的重量，摇匀，滤过，精密量取续滤液 2ml，置 5ml 量瓶中，精密加入内标溶液 1ml，加 0.5% 甲酸溶液至刻度，摇匀，吸取 2μl，注入液相色谱 – 质谱联用仪，测定，即得。

对照品溶液的配制：

精密称定野百合碱对照品 26.62mg，加 0.5% 甲酸溶液制成每 1ml 含 0.20μg 的溶液，作为内标溶液。精密称定阿多尼弗林碱对照品 3.52mg，加 0.5% 甲酸溶液制成每 1ml 含 0.11μg 的溶液，作为对照品溶液。精密量取对照品溶液 2ml，置 5ml 量瓶中，精密加入内标溶液 1ml，加 0.5% 甲酸溶液至刻度，摇匀，吸取 2μl，注入液相色谱 – 质谱联用仪，计算校正因子。

【分析条件】

色谱柱：Agilent ZORBAX SB–C18
　　　　2.1mm × 100mm，3.5μm
进样量：2μl
检测离子：m/z=366（+）326（+）；柱温：30℃
流速：0.2ml/min
流动相：0.5% 甲酸溶液：乙腈 =93：7
方法来源：《中国药典》2020 年版一部

对照药材：中国食品药品检定研究院
对照品：上海诗丹德标准技术服务有限公司
对照品含量：阿多尼弗林碱 98.5%
仪器：Agilent 1200–6130 LCMS
配置：四元梯度泵，在线脱气机，单级四极杆质谱检测器，柱温箱，自动进样器

【分析色谱图】

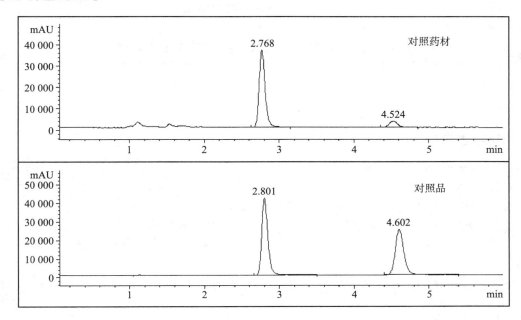

【分析结果】

对照品名称	保留时间	对称因子	理论板数	含量
阿多尼弗林碱	4.6min	1.16	8593	0.000 41%

【注意事项】

- 此方法对柱效要求较高，所以建议使用 3.5μm 填料的色谱柱，如用 5μm 色谱柱时可能需 150mm 柱长才能保证满足系统适用性要求；
- 内标野百合碱需要选择正离子模式质荷比为 326 进行检测，建议同时监测 326 和 366 两个质荷比；
- 根据操作条件的不同，出峰时间会有少许变化，但在同一仪器和相同操作条件下，RSD ≤ 2.0%；
- 对照品称量天平精度须达到十万分之一。

检测人员：陈波

审核人：安蓉

千里光（Qianliguang）

（SENECIONIS SCANDENTIS HERBA）

【药材基本信息】

> **别名**　九里明、九里光、黄花母等
> **来源**　菊科植物千里光 *Senecio scandens* Buch.–Ham. 的干燥地上部分
> **功能**　清热解毒，明目，利湿

【对照药材提取和对照品溶液的配制】

对照药材的提取：

　　精密称定本品粉末（过二号筛）1.0327g，置具塞锥形瓶中，精密加入 75% 甲醇 25ml，称定重量，加热回流 1 小时，放冷，再称定重量，用 75% 甲醇补足减失的重量，摇匀，滤过，取续滤液，即得。

对照品溶液的配制：

　　精密称定金丝桃苷对照品 4.21mg，加 75% 甲醇制成每 1ml 含 40μg 的溶液，即得。

【分析条件】

> **色谱柱**：Agilent ZORBAX Eclipse Plus C18
> 　　　　　4.6mm×250mm，5μm
> **进样量**：20μl
> **检测波长**：360nm；**柱温**：15℃
> **流速**：1ml/min
> **流动相**：乙腈：0.2% 醋酸溶液 =18：82
> **方法来源**：《中国药典》2020 年版一部

> **对照药材**：中国食品药品检定研究院
> **对照品**：上海诗丹德标准技术服务有限公司
> **对照品含量**：金丝桃苷 98.5%
> **仪器**：Agilent 1200
> **配置**：四元梯度泵，在线脱气机，DAD 检测器，柱温箱，自动进样器

【分析色谱图】

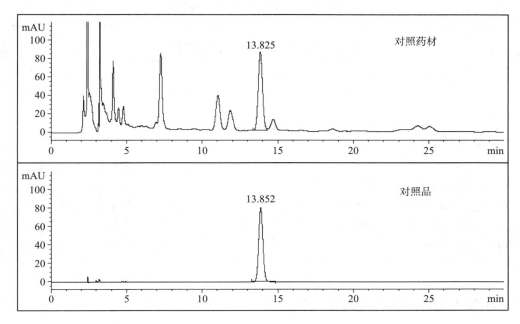

【分析结果】

对照品名称	保留时间	对称因子	理论板数	含量
金丝桃苷	13.9min	1.07	11 912	0.10%

【注意事项】

- 金丝桃苷在室温下峰型严重前伸，降低柱温至15℃后峰型恢复对称，可能和其结构有关，故此要求柱温箱有降温能力；
- 根据操作条件的不同，出峰时间会有少许变化，但在同一仪器和相同操作条件下，RSD ≤ 2.0%；
- 对照品称量天平精度须达到十万分之一。

检测人员：杨新磊

审核人：安蓉

川木香（Chuanmuxiang）

（VLADIMIRIAE RADIX）

【药材基本信息】

别名	木香、铁杆木香、槽子木香等
来源	菊科植物川木香 *Vladimiria souliei*（Franch.）Ling 或灰毛川木香 *Vladimiria souliei*（Franch.）Ling var. *cinerea* Ling 的干燥根
功能	行气止痛

【对照药材提取和对照品溶液的配制】

对照药材的提取：

精密称定本品粉末（过四号筛）0.2926g，置具塞锥形瓶中，精密加入甲醇50ml，密塞，称定重量，放置过夜，超声处理（功率250W，频率50kHz）30分钟，取出，放冷，再称定重量，用甲醇补足减失的重量，摇匀，滤过，取续滤液，即得。

对照品溶液的配制：

分别精密称定木香烃内酯10.72mg和去氧木香烃内酯11.92mg，加甲醇，制成每1ml含木香烃内酯0.1072mg和去氧木香烃内酯0.1192mg的混合溶液，摇匀，滤过，即得。

【分析条件】

色谱柱：Agilent ZORBAX Extend–C18
　　　　　4.6mm×150mm，5μm
进样量：10μl
检测波长：225nm；柱温：30℃
流速：1ml/min
流动相：甲醇:水 =65：35
方法来源：《中国药典》2020年版一部

对照药材：中国食品药品检定研究院
对照品：上海诗丹德标准技术服务有限公司
对照品含量：木香烃内酯99.0%
　　　　　　去氧木香烃内酯99.0%
仪器：Agilent 1260
配置：四元梯度泵，在线脱气机，DAD检测器，柱温箱，自动进样器

【分析色谱图】

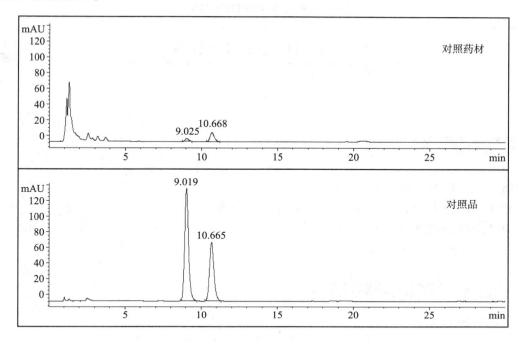

【分析结果】

对照品名称	保留时间	对称因子	理论板数	含量
木香烃内酯	9.0min	0.81	6495	0.063%
去氧木香烃内酯	10.7min	0.82	7000	0.31%

【注意事项】

- 根据操作条件的不同，出峰时间会有少许变化，但在同一仪器和相同操作条件下，RSD ≤ 2.0%；
- 对照品称量天平精度须达到十万分之一。

检测人员：管柔端

审核人：费文静

川牛膝（Chuanniuxi）

（CYATHULAE RADIX）

【药材基本信息】

别名　甜川牛膝、甜牛膝、天全牛膝等
来源　苋科植物川牛膝 *Cyathula officinalis* Kuan 的干燥根
功能　逐瘀通经，通利关节，利尿通淋

【对照药材提取和对照品溶液的配制】

对照药材的提取：

　　精密称定 1g 本品粉末（过三号筛），置具塞锥形瓶中，精密加入甲醇 20ml，密塞，称定重量，加热回流 1 小时，放冷，再称定重量，用甲醇补足减失的重量，摇匀，过滤，取续滤液，即得。

对照品溶液的配制：

　　精密称定杯苋甾酮对照品适量，加甲醇制成每 1ml 含 25μg 的溶液，即得。

【分析条件】

色谱柱：Agilent ZORBAX SB-C18
　　　　4.6mm×250mm，5μm
进样量：10μl
检测波长：243nm；柱温：25℃
流速：1ml/min
流动相：A：甲醇，B：水
　　　　0~25min，30%A~40%A；
　　　　25~32min，40%A；
　　　　32~33min，40%A~100%A
方法来源：Agilent 科技结合《中国药典》
　　　　　2020 年版一部改进

对照药材：中国食品药品检定研究院
对照品：上海诗丹德标准技术服务有限
　　　　公司
对照品含量：杯苋甾酮 98.5%
仪器：Agilent 1100
配置：四元梯度泵，在线脱气机，VWD
　　　检测器，柱温箱，自动进样器

【分析色谱图】

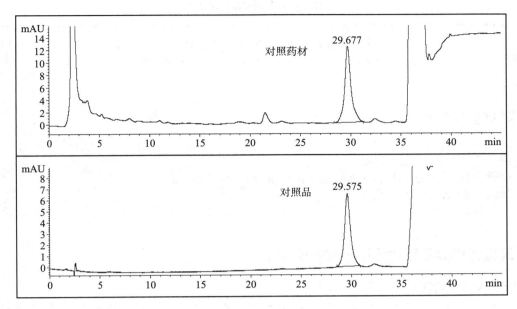

【分析结果】

对照品名称	保留时间	对称因子	理论板数	含量
杯苋甾酮	29.6min	1.17	13 383	0.10%

【注意事项】

● 根据操作条件的不同，出峰时间会有少许变化，但在同一仪器和相同操作条件下，RSD ≤ 2.0%；
● 对照品称量天平精度须达到十万分之一。

检测人员：鲁锐
审核人：安蓉

川乌（Chuanwu）

（ACONITI RADIX）

【药材基本信息】

别名　鹅儿花、铁花、五毒
来源　毛茛科植物乌头 *Aconitum carmichaelii* Debx. 的干燥母根
功能　祛风除湿，温经止痛

【对照药材提取和对照品溶液的配制】

对照药材的提取：

取本品粉末（过三号筛）约 2.0003g，精密称定，置具塞锥形瓶中，加氨试液 3ml，精密加入异丙醇 – 乙酸乙酯（1∶1）混合溶液 50ml，称定重量，超声处理（功率 300W，频率 40kHz；水温在 25℃以下）30 分钟，放冷，再称定重量，用异丙醇 – 乙酸乙酯（1∶1）混合溶液补足减失的重量，摇匀，滤过。精密量取续滤液 25ml，40℃以下减压回收溶剂至干，残渣加 0.01% 盐酸甲醇溶液使溶解，转移至 5ml 量瓶中，并稀释至刻度，摇匀，滤过，取续滤液，即得。

对照品溶液的配制：

取乌头双酯型生物碱对照提取物（已标示新乌头碱、次乌头碱和乌头碱的含量）19.65mg，精密称定，置 10ml 量瓶中，加 0.01% 盐酸甲醇溶液使溶解并稀释至刻度，摇匀，即得。

精密量取上述对照提取物溶液各 1ml，分别置 2ml、5ml、10ml、25ml 量瓶中，加 0.01% 盐酸甲醇溶液稀释至刻度，摇匀。分别精密量取对照提取物溶液及上述系列浓度对照提取物溶液各 10μl，注入液相色谱仪，测定，以对照提取物中相当于新乌头碱、次乌头碱和乌头碱的浓度为横坐标，相应色谱峰的峰面积值为纵坐标，绘制标准曲线。

【分析条件】

色谱柱：Agilent Eclipse Plus C18
　　　　4.6mm×250mm，5μm
进样量：10μl
检测波长：235nm；柱温：30℃
流速：1ml/min
流动相：乙腈∶0.2% 冰醋酸溶液（三乙胺
　　　　调节 pH 值至 6.20）
　　　　0~44min，21%~31% 乙腈；
　　　　44~65min，31%~35% 乙腈；
　　　　65~70min，35% 乙腈
方法来源：《中国药典》2020 年版一部

对照药材：中国食品药品检定研究院
对照品：中国食品药品检定研究院
对照品含量：新乌头碱 31.7%
　　　　　　次乌头碱 30.0%
　　　　　　乌头碱 31.8%
仪器：Agilent 1260
配置：四元梯度泵，在线脱气机 VWD 检测器，柱温箱，自动进样器

【分析色谱图】

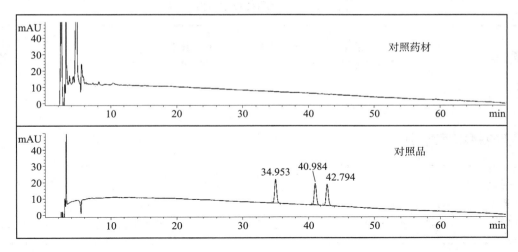

【分析结果】

对照品名称	保留时间	对称因子	理论板数	含量
乌头碱	42.8min	0.32	30 085	未检出
次乌头碱	41.0min	0.30	24 681	未检出
新乌头碱	35.0min	0.42	33 680	未检出

【注意事项】

- 根据操作条件的不同，出峰时间会有少许变化，但在同一仪器和相同操作条件下，RSD ≤ 2.0%；
- 建议采用定量环定量，每次进样体积为定量环体积的两倍以上；
- 对照品称量天平精度须达到十万分之一。

检测人员：张耿菊

审核人：诸晨

制川乌（Zhichuanwu）

（ACONITI RADIX COCTA）

【 药材基本信息 】

> 别名　无
> 来源　为川乌的炮制加工品
> 功能　祛风除湿，温经止痛

【 对照药材提取和对照品溶液的配制 】

对照药材的提取：

　　精密称定本品粉末（过三号筛）2.0002g，置具塞锥形瓶中，加氨试液 3ml，精密加入异丙醇－乙酸乙酯（1∶1）混合溶液 50ml，称定重量，超声处理 30 分钟，放冷，再称定重量，用异丙醇－乙酸乙酯（1∶1）混合溶液补足减失的重量，摇匀，滤过，精密量取续滤液 25ml，40℃以下减压回收溶剂至干，残渣精密加入异丙醇－三氯甲烷（1∶1）混合溶液 3ml 溶解，滤过，取续滤液，即得。

对照品溶液的配制：

　　取苯甲酰乌头原碱对照品、苯甲酰次乌头原碱对照品、苯甲酰新乌头原碱对照品，精密称定，加异丙醇－三氯甲烷（1∶1）混合溶液制成每 1ml 含苯甲酰乌头原碱，苯甲酰次乌头原碱各 50μg，苯甲酰新乌头原碱 0.3mg 的混合溶液，即得。

【 分析条件 】

色谱柱：Agilent Extend–C18
　　　　4.6mm × 250mm，5μm
进样量：10μl
检测波长：235nm；柱温：30℃
流速：1ml/min
流动相：A：乙腈∶四氢呋喃（25∶15），B：
　　　　0.1mol/L 的醋酸铵溶液（每 1L
　　　　加 0.5ml 冰醋酸）
　　　　0~48min，15%A~26%A；
　　　　48~49min，26%A~35%A；
　　　　49~58min，35%A；
　　　　58~65min，35%A~15%A
方法来源：《中国药典》2020 年版一部

对照药材：中国食品药品检定研究院
对照品：上海诗丹德标准技术服务有限
　　　　公司
对照品含量：苯甲酰乌头原碱 98.0%
　　　　　　苯甲酰次乌头原碱 98.0%
　　　　　　苯甲酰新乌头原碱 98.0%
仪器：Agilent 1260
配置：四元梯度泵，在线脱气机，DAD
　　　检测器，柱温箱，自动进样器

【分析色谱图】

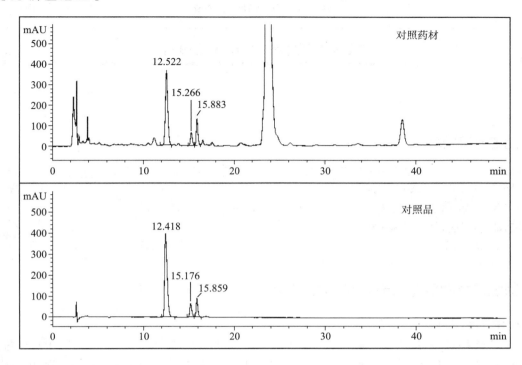

【分析结果】

对照品名称	保留时间	对称因子	理论板数	含量
苯甲酰新乌头原碱	12.4min	1.19	36 026	0.021%
苯甲酰乌头原碱	15.2min	1.45	8276	0.077%
苯甲酰次乌头原碱	15.9min	1.42	23 445	0.014%

【注意事项】

- 根据操作条件的不同，出峰时间会有少许变化，但在同一仪器和相同操作条件下，RSD ≤ 2.0%；
- 对照品称量天平精度须达到十万分之一。

检测人员：周洁

审核人：安蓉

川芎（Chuanxiong）

（CHUANXIONG RHIZOMA）

【药材基本信息】

> **别名** 山鞠穷、芎䓖、香果等
> **来源** 伞形科植物川芎 *Ligusticum chuanxiong* Hort. 的干燥根茎
> **功能** 活血行气，祛风止痛

【对照药材提取和对照品溶液的配制】

对照药材的提取：

　　精密称定本品粉末（过四号筛）0.5075g，置具塞锥形瓶中，精密加入 70% 甲醇 50ml，密塞，称定重量，加热回流 30 分钟，放冷，再称定重量，用 70% 甲醇补足减失的重量，摇匀，静置，取上清液，滤过，取续滤液，即得。

对照品溶液的配制：

　　精密称定阿魏酸对照品 12.23mg，置 25ml 容量瓶中，加甲醇定容至刻度，摇匀。取上述溶液，加 70% 甲醇精密稀释 20 倍，即得。

【分析条件】

> **色谱柱**：Agilent Extend–C18
> 　　　　　4.6mm × 250mm，5μm
> **进样量**：20μl
> **检测波长**：321nm；**柱温**：30℃
> **流速**：1ml/min
> **流动相**：甲醇：1% 醋酸溶液 =30：70
> **方法来源**：《中国药典》2020 年版一部

> **对照药材**：中国食品药品检定研究院
> **对照品**：上海诗丹德标准技术服务有限公司
> **对照品含量**：阿魏酸 98.0%
> **仪器**：Agilent 1200
> **配置**：四元梯度泵，在线脱气机，DAD 检测器，柱温箱，自动进样器

【分析色谱图】

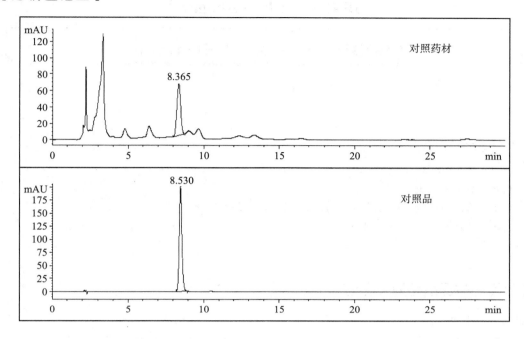

【分析结果】

对照品名称	保留时间	对称因子	理论板数	含量
阿魏酸	8.5min	0.98	11 711	0.10%

【注意事项】

- 根据操作条件的不同，出峰时间会有少许变化，但在同一仪器和相同操作条件下，RSD ≤ 2.0%；
- 对照品称量天平精度须达到十万分之一。

检测人员：许纪锋
审核人：费文静

川射干（Chuanshegan）

（IRIDIS TECTORI RHIZOMA）

【药材基本信息】

别名　蓝蝴蝶、土知母、铁扁担等
来源　鸢尾科植物鸢尾 *Iris tectorum* Maxim. 的干燥根茎
功能　清热解毒，祛痰，利咽

【对照药材提取和对照品溶液的配制】

对照药材的提取：

　　精密称定本品粉末（过三号筛）0.5000g，置具塞锥形瓶中，精密加入 70% 乙醇 25ml，密塞，称定重量，超声处理（功率 250W，频率 50kHz）1 小时，放冷，再称定重量，用 70% 乙醇补足减失的重量，摇匀，滤过，精密量取续滤液 1ml，置 50ml 量瓶中，加 70% 乙醇稀释至刻度，摇匀，即得。

对照品溶液的配制：

　　精密称定射干苷对照品 12.21mg，置 25ml 棕色容量瓶中，用 70% 乙醇使其溶解并定容至刻度，摇匀，即得（每 1ml 含射干苷 0.488mg）。

【分析条件】

色谱柱：Agilent ZORBAX SB–C18
　　　　4.6mm × 250mm，5μm
进样量：20μl
检测波长：265nm；柱温：28℃
流速：1ml/min
流动相：甲醇：0.05mol/L 磷酸二氢钾溶液
　　　　（磷酸调 pH=3.0）=32：68
方法来源：《中国药典》2020 年版一部

对照药材：中国食品药品检定研究院
对照品：上海诗丹德标准技术服务有限
　　　　公司
对照品含量：射干苷 99.1%
仪器：Agilent 1100
配置：四元梯度泵，在线脱气机，VWD
　　　检测器，手动进样器

【分析色谱图】

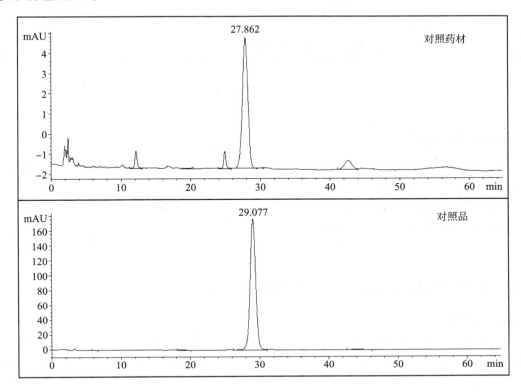

【分析结果】

对照品名称	保留时间	对称因子	理论板数	含量
射干苷	29.1min	1.05	6100	4.7%

【注意事项】

- 根据操作条件的不同，出峰时间会有少许变化；但在同一仪器和相同操作条件下，RSD ≤ 2.0%；
- 建议采用定量环定量，每次进样体积为定量环体积的两倍以上；
- 对照品称量天平精度须达到十万分之一。

检测人员：费文静

审核人：钱勇

川楝子（Chuanlianzi）

（TOOSENDAN FRUCTUS）

【药材基本信息】

别名　楝实、金铃子、仁枣等
来源　楝科植物川楝 *Melia toosendan* Sieb. et Zucc. 的干燥成熟果实
功能　疏肝泄热，行气止痛，杀虫

【对照药材提取和对照品溶液的配制】

对照药材的提取：

　　精密称定本品中粉 0.2594g，置具塞锥形瓶中，精密加入甲醇 50ml，称定重量，加热回流 1 小时，放冷，再称定重量，用甲醇补足减失的重量，摇匀，滤过，取续滤液，即得。

对照品溶液的配制：

　　精密称定川楝素对照品 10.31mg，置 10ml 容量瓶中，以甲醇定容至刻度，得 1.03mg/ml 储备液，再取此储备液 0.2ml 置 100ml 容量瓶中，用甲醇稀释定容，摇匀，即得。

【分析条件】

色谱柱：Agilent ZORBAX SB-C18
　　　　　　2.1mm × 100mm，3.5μm
进样量：2μl
检测离子：m/z=573（–）；柱温：30℃
流速：0.2ml/min
流动相：乙腈：0.01% 甲酸溶液 =31：69
方法来源：《中国药典》2020 年版一部

对照药材：中国食品药品检定研究院
对照品：上海诗丹德标准技术服务有限公司
对照品含量：川楝素 98.5%
仪器：Agilent 1200-6130 LCMS
配置：四元梯度泵，在线脱气机，单级四极杆质谱检测器，柱温箱，自动进样器

【分析色谱图】

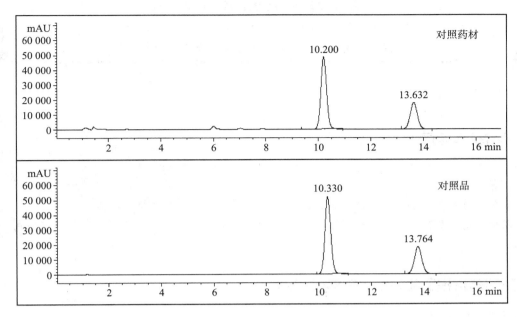

【分析结果】

对照品名称	保留时间	对称因子	理论板数	含量
川楝素	10.3min	0.95	10 467	0.051%

【注意事项】

- 由于此品种对理论板数要求甚高（＞8000），所以使用短柱时柱效很难达到要求，至少要用 10cm 长度的色谱柱；
- 根据操作条件的不同，出峰时间会有少许变化，但在同一仪器和相同操作条件下，RSD ≤ 2.0%；
- 对照品称量天平精度须达到十万分之一。

检测人员：陈波

审核人：安蓉

广东紫珠（Guangdongzizhu）

（CALLICARPAE CAULIS ET FOLIUM）

【药材基本信息】

别名 万年青、止血柴、金刀柴等
来源 马鞭草科植物广东紫珠 *Callicarpa kwangtungensis* Chun 的干燥茎枝和叶
功能 收敛止血，散瘀，清热解毒

【对照药材提取和对照品溶液的配制】

对照药材的提取：

精密称定本品粉末（过三号筛）0.2624g，置具塞锥形瓶中，精密加入 50% 甲醇 50ml，称定重量，加热回流 1 小时，放冷，再称定重量，用 50% 甲醇补足减失的重量，摇匀，滤过，取续滤液，即得。

对照品溶液的配制：

精密称定连翘酯苷 B 对照品 13.02mg，置 10ml 量瓶中，加 50% 甲醇溶解并稀释至刻度，摇匀；精密吸取上述溶液 1ml，用 50% 甲醇稀释 25 倍，即得。

精密称定金石蚕苷对照品 10.01mg，置 10ml 量瓶中，加 50% 甲醇溶解并稀释至刻度，摇匀；精密吸取上述溶液 1ml，用 50% 甲醇稀释 18 倍，即得。

【分析条件】

色谱柱：Agilent Eclipse Plus C18
　　　　　4.6mm × 250mm，5μm
进样量：10μl
检测波长：332nm；柱温：25℃
流速：1ml/min
流动相：乙腈：0.5% 磷酸溶液 =18：82
方法来源：《中国药典》2020 年版一部

对照药材：中国食品药品检定研究院
对照品：上海诗丹德标准技术服务有限公司
对照品含量：连翘酯苷 B 93.5%
　　　　　　　金石蚕苷 92.3%
仪器：Agilent 1260
配置：四元梯度泵，在线脱气机，DAD 检测器，柱温箱，自动进样器

【分析色谱图】

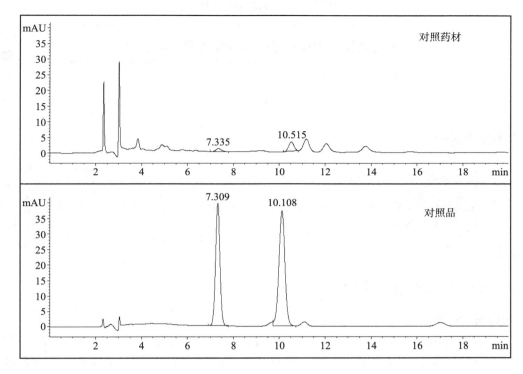

【分析结果】

对照品名称	保留时间	对称因子	理论板数	含量
连翘酯苷 B	7.3min	0.98	6636	0.031%
金石蚕苷	10.1min	1.00	6987	0.067%

【注意事项】

- 根据操作条件的不同，出峰时间会有少许变化，但在同一仪器和相同操作条件下，RSD ≤ 2.0%；
- 对照品称量天平精度须达到十万分之一；
- 样品中金石蚕苷的出峰时间与标品略有差异，经验证为同一物质。

检测人员：费文静

审核人：钱勇

广枣（Guangzao）

（CHOEROSPONDIATIS FRUCTUS）

【药材基本信息】

> 别名　无
>
> 来源　漆树科植物南酸枣 *Choerospondias axillaris*（Roxb.）Burtt et Hill 的干燥成熟果实
>
> 功能　行气活血，养心，安神

【对照药材提取和对照品溶液的配制】

对照药材的提取：

精密称定本品粉末（过二号筛）1.0437g，置具塞锥形瓶中，精密加入 70% 甲醇 20ml，称定重量，加热回流 1 小时，放冷，再称定重量，用 70% 甲醇补足减失的重量，摇匀，滤过，取续滤液，即得。

对照品溶液的配制：

精密称定没食子酸对照品 15.00mg，置 25ml 容量瓶中，精密加入 50% 甲醇至刻度，摇匀；精密吸取上述溶液 1ml，用 50% 甲醇精密稀释 10 倍，即得。

【分析条件】

> 色谱柱：Agilent ZORBAX SB-Aq C18
> 　　　　4.6mm×250mm，5μm
>
> 进样量：20μl
>
> 检测波长：270nm；柱温：30℃
>
> 流速：1ml/min
>
> 流动相：甲醇：水：冰醋酸 =1：99：0.3
>
> 方法来源：《中国药典》2020 年版一部

> 对照药材：中国食品药品检定研究院
>
> 对照品：上海诗丹德标准技术服务有限公司
>
> 对照品含量：没食子酸 98.5%
>
> 仪器：Agilent 1200
>
> 配置：四元梯度泵，在线脱气机，DAD 检测器，柱温箱，自动进样器

【分析色谱图】

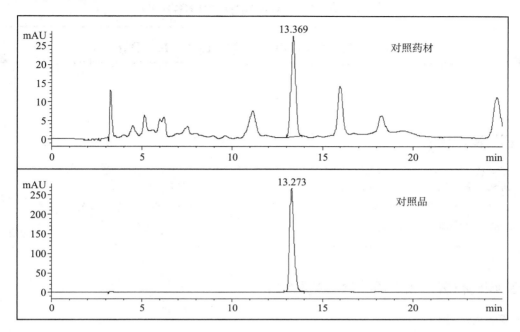

【分析结果】

对照品名称	保留时间	对称因子	理论板数	含量
没食子酸	13.3min	0.96	12 934	0.026%

【注意事项】

● 根据操作条件的不同，出峰时间会有少许变化，但在同一仪器和相同操作条件下，RSD ≤ 2.0%；
● 对照品称量天平精度须达到十万分之一。

检测人员：诸晨

审核人：费文静

广金钱草（Guangjinqiancao）

（DESMODII STYRACIFOLII HERBA）

【药材基本信息】

> 别名　金钱草、假花生、马蹄草等
> 来源　豆科植物广金钱草 *Desmodium styracifolium*（Osb.）Merr. 的干燥地上部分
> 功能　利湿退黄，利尿通淋

【对照药材提取和对照品溶液的配制】

对照药材的提取：

　　精密称定本品粉末（过三号筛）0.2045g，置具塞锥形瓶中，精密加入80%甲醇25ml，称定重量，超声处理20分钟，放冷，再称定重量，用80%甲醇补足减失的重量，摇匀，滤过，滤液蒸干，残渣加50%甲醇适量使溶解，转移至10ml量瓶中，加50%甲醇至刻度，摇匀，滤过，取续滤液，即得。

对照品溶液的配制：

　　精密称定夏佛塔苷对照品2.30mg，置25ml量瓶内，加50%甲醇溶解并稀释至刻度，摇匀，即得。

【分析条件】

> 色谱柱：Agilent ZORBAX Extend-C18
> 　　　　4.6mm×250mm，5μm
> 进样量：5μl
> 检测波长：272nm；柱温：25℃
> 流速：1ml/min
> 流动相：甲醇:水 =32：68
> 方法来源：《中国药典》2020年版一部

> 对照药材：中国食品药品检定研究院
> 对照品：上海诗丹德标准技术服务有限公司
> 对照品含量：夏佛塔苷96.6%
> 仪器：Agilent 1200
> 配置：四元梯度泵，在线脱气机，DAD检测器，柱温箱，自动进样

【分析色谱图】

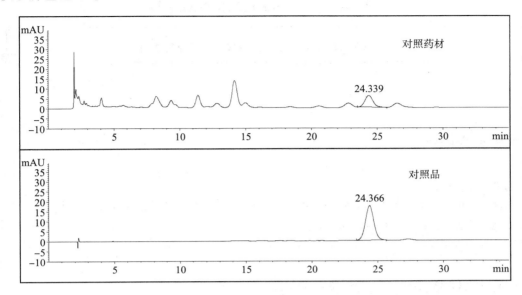

【分析结果】

对照品名称	保留时间	对称因子	理论板数	含量
夏佛塔苷	24.4min	0.87	7841	0.14%

【注意事项】

- 根据操作条件的不同，出峰时间会有少许变化，但在同一仪器和相同操作条件下，RSD ≤ 2.0%；
- 对照品称量天平精度须达到十万分之一。

检测人员：诸晨

审核人：钱勇

广藿香（Guanghuoxiang）

（POGOSTEMONIS HERBA）

【药材基本信息】

别名　刺蕊草、藿香
来源　唇形科植物广藿香 *Pogostemon cablin*（Blanco）Benth. 的干燥地上部分
功能　芳香化浊，和中止呕，发表解暑

【对照药材提取和对照品溶液的配制】

对照药材的提取：

精密称定本品粗粉 0.5026g，置锥形瓶中，加三氯甲烷 50ml，超声处理 3 次，每次 20 分钟，滤过，合并滤液，回收溶剂至干，残渣加正己烷使溶解，转移至 5ml 量瓶中，再加正己烷至刻度，摇匀，即得。

对照品溶液的配制：

精密称定百秋李醇对照品 11.51mg，置锥形瓶中，加入 3ml 正己烷，精密加入内标溶液 1ml，用正己烷稀释至刻度，摇匀，取 1μl 注入气相色谱仪，计算校正因子。

【分析条件】

色谱柱：HP-5
　　　　30m × 0.32mm × 0.25μm
进样量：1μl
检测条件：进样口温度：280℃；检测器温度：280℃；柱温：初始温度150℃保持23分钟，以每分钟8℃的速度升至230℃，保持2分钟
方法来源：诗丹德结合《中国药典》2020年版一部改进

对照药材：中国食品药品检定研究院
对照品：上海诗丹德标准技术服务有限公司
对照品含量：百秋李醇 99.0%
仪器：Agilent 7890A
配置：自动进样器，FID 检测器，分流不分流进样口

【分析色谱图】

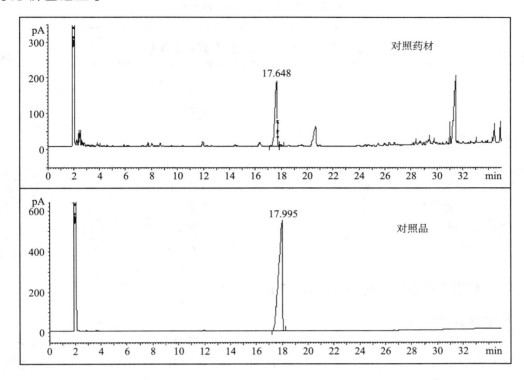

【分析结果】

对照品名称	保留时间	对称因子	理论板数	含量
百秋李醇	18.0min	0.55	13 184	0.56%

【注意事项】

- 根据操作条件的不同，出峰时间会有少许变化；但在同一仪器和相同操作条件下，RSD ≤ 2.0%；
- 对照品称量天平精度须达到十万分之一；
- 检测若有前拖尾现象，请用流动相溶解样品。

检测人员：费文静

审核人：钱勇

女贞子（Nüzhenzi）

（LIGUSTRI LUCIDI FRUCTUS）

【药材基本信息】

> **别名** 女贞实、冬青子、爆格蚤等
> **来源** 木犀科植物女贞 *Ligustrum lucidum* Ait. 的干燥成熟果实
> **功能** 滋补肝肾，明目乌发

【对照药材提取和对照品溶液的配制】

对照药材的提取：

取本品粉末（过三号筛）约 0.5003g，精密称定，置具塞锥形瓶中，精密加入 70% 甲醇 50ml，称定重量，超声处理（功率 480W，频率 40kHz）30 分钟，放冷，再称定重量，用 70% 甲醇补足减失的重量，摇匀，滤过，取续滤液，即得。

对照品溶液的配制：

取红景天苷对照品适量 3.049mg，精密称定，加 70% 甲醇制成每 1ml 含 69.44μg 的溶液，即得。

【分析条件】

> **色谱柱**：Agilent ZORBAX SB-C18
> 　　　　　4.6mm × 250mm，5μm
> **进样量**：10μl
> **检测波长**：275nm；**柱温**：30℃
> **流速**：1.0ml/min
> **流动相**：甲醇：水 =15：85
> **方法来源**：《中国药典》2020 年版一部

> **对照药材**：中国食品药品检定研究院
> **对照品**：上海诗丹德标准技术服务有限
> 　　　　　公司
> **对照品含量**：红景天苷 100%
> **仪器**：Agilent 1260
> **配置**：四元梯度泵，在线脱气机，DAD
> 　　　　检测器，柱温箱，自动进样器

【分析色谱图】

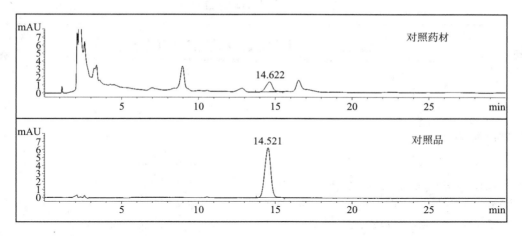

【分析结果】

对照品名称	保留时间	对称因子	理论板数	含量
红景天苷	14.5min	1.16	6471	0.16%

【注意事项】

- 根据操作条件的不同，出峰时间会有少许变化，但在同一仪器和相同操作条件下，RSD ≤ 2.0%；
- 建议采用定量环定量，每次进样体积为定量环体积的两倍以上；
- 对照品称量天平精度须达到十万分之一。

检测人员：张耿菊

审核人：武晓剑

女贞子（Nüzhenzi）

（LIGUSTRI LUCIDI FRUCTUS）

【药材基本信息】

> **别名** 女贞实、冬青子、白蜡树子等
> **来源** 木犀科植物女贞 *Ligustrum lucidum* Ait. 的干燥成熟果实
> **功能** 滋补肝肾，明目乌发

【对照药材提取和对照品溶液的配制】

对照药材的提取：

  精密称定本品粉末（过三号筛）0.5036g，置具塞锥形瓶中，精密加入稀乙醇50ml，密塞，称定重量，加热回流60分钟，放冷，再称定重量，用稀乙醇补足减失的重量，摇匀，滤过，取续滤液，即得。

对照品溶液的配制：

  精密称定经80℃干燥至恒重的特女贞苷对照品14.84mg，置具塞锥形瓶中，精密加甲醇50ml溶解，摇匀，即得。

【分析条件】

> **色谱柱**：Agilent ZORBAX SB–C18
>   4.6mm×250mm，5μm
> **进样量**：10μl
> **检测波长**：224nm；**柱温**：25℃
> **流速**：1ml/min
> **流动相**：甲醇：水 =40：60
> **方法来源**：《中国药典》2020 年版一部

> **对照药材**：中国食品药品检定研究院
> **对照品**：上海诗丹德标准技术服务有限公司
> **对照品含量**：特女贞苷 98.0%
> **仪器**：Agilent 1260
> **配置**：四元梯度泵，在线脱气机，DAD检测器，柱温箱，自动进样器

【分析色谱图】

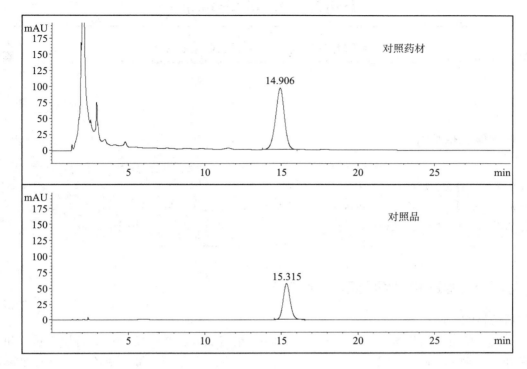

【分析结果】

对照品名称	保留时间	对称因子	理论板数	含量
特女贞苷	15.3min	1.09	3272	3.0%

【注意事项】

- 根据操作条件的不同，出峰时间会有少许变化，但在同一仪器和相同操作条件下，RSD ≤ 2.0%;
- 对照品称量天平精度须达到十万分之一。

检测人员：丁慧

审核人：马双成

小茴香（Xiaohuixiang）

（FOENICULI FRUCTUS）

【药材基本信息】

> **别名**　怀香、香丝菜
> **来源**　伞形科植物茴香 *Foeniculum vulgare* Mill. 的干燥成熟果实
> **功能**　散寒止痛，理气和胃

【对照药材提取和对照品溶液的配制】

对照药材的提取：

精密称定本品粉末（过三号筛）0.5106g，精密加入乙酸乙酯25ml，称定重量，超声处理（功率300W，频率40kHz）30分钟，放冷，再称定重量，用乙酸乙酯补足减失的重量，摇匀，滤过，取续滤液，即得。

对照品溶液的配制：

精密称定经80℃干燥至恒重的反式茴香脑对照品96.12mg，置具塞锥形瓶中，精密加乙酸乙酯225ml溶解，摇匀，即得。

【分析条件】

> **色谱柱：** DB-FFAP
> 　　　　　30m×250μm，0.5μm
> **进样量：** 2μl
> **检测条件：** 进样口温度：250℃；检测器
> 　　　　　　温度：350℃；柱温：145℃
> **方法来源：**《中国药典》2020年版一部

> **对照药材：** 中国食品药品检定研究院
> **对照品：** 上海诗丹德标准技术服务有限
> 　　　　　公司
> **对照品含量：** 反式茴香脑98.0%
> **仪器：** Agilent 7890A
> **配置：** 自动进样器，FID检测器，分流不
> 　　　　分流进样口

【分析色谱图】

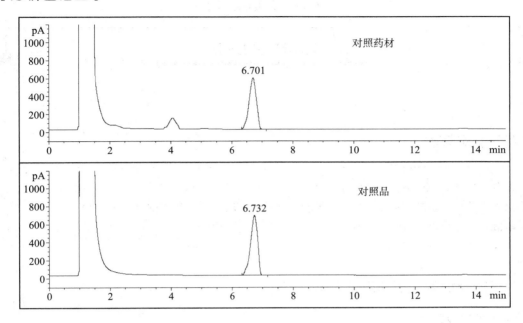

【分析结果】

对照品名称	保留时间	对称因子	理论板数	含量
反式茴香脑	6.7min	1.25	3591	1.8%

【注意事项】

● 根据操作条件的不同，出峰时间会有少许变化，但在同一仪器和相同操作条件下，RSD ≤ 2.0%；

● 对照品称量天平精度须达到十万分之一。

检测人员：丁慧

审核人：费文静

小蓟（Xiaoji）

（CIRSII HERBA）

【药材基本信息】

别名　野红花、小刺盖、刺菜等
来源　菊科植物刺儿菜 *Cirsium setosum*（Willd.）MB. 的干燥地上部分
功能　凉血止血，散瘀解毒消痈

【对照药材提取和对照品溶液的配制】

对照药材的提取：

精密称定本品粉末（过四号筛）0.1034g，置具塞锥形瓶中，精密加入甲醇10ml，称定重量，超声处理15分钟，放冷，再称定重量，用甲醇补足减失的重量，摇匀，滤过，取续滤液，用水稀释一倍，即得。

对照品溶液的配制：

精密称定蒙花苷对照品10.01mg，置25ml容量瓶中，加甲醇定容，摇匀。取上述溶液，加50%甲醇精密稀释10倍，即得。

【分析条件】

色谱柱：Agilent Extend–C18
　　　　　4.6mm×250mm，5μm
进样量：20μl
检测波长：326nm；柱温：30℃
流速：1ml/min
流动相：甲醇：0.5%醋酸溶液=50：50
方法来源:《中国药典》2020年版一部

对照药材：中国食品药品检定研究院
对照品：上海诗丹德标准技术服务有限公司
对照品含量：蒙花苷98.0%
仪器：Agilent 1200
配置：四元梯度泵，在线脱气机，DAD检测器，柱温箱，自动进样器

【分析色谱图】

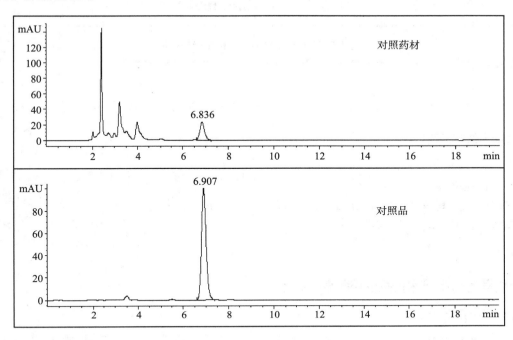

【分析结果】

对照品名称	保留时间	对称因子	理论板数	含量
蒙花苷	6.9min	0.95	5913	0.17%

【注意事项】

- 根据操作条件的不同，出峰时间会有少许变化，但在同一仪器和相同操作条件下，RSD ≤ 2.0%；
- 对照品称量天平精度须达到十万分之一。

检测人员：许纪锋

审核人：费文静

马钱子（Maqianzi）

（STRYCHNI SEMEN）

【药材基本信息】

别名	番木鳖
来源	马钱科植物马钱 *Strychnos nux-vomica* L. 的干燥成熟种子
功能	通络止痛，散结消肿

【对照药材提取和对照品溶液的配制】

对照药材的提取：

精密称定本品粉末（过三号筛）0.2995g，置具塞锥形瓶中，加氢氧化钠试液 3ml，混匀，放置 30 分钟，精密加三氯甲烷 20ml，密塞，称定重量，置水浴中回流提取 2 小时，放冷，再称定重量，用三氯甲烷补足减失的重量，摇匀，分取三氯甲烷提取液，用铺有少量无水硫酸钠的滤纸滤过，弃去初滤液，精密量取续滤液 3ml，置 10ml 量瓶中，用甲醇稀释至刻度，摇匀，即得。

对照品溶液的配制：

分别精密称定士的宁对照品 10.60mg、马钱子碱对照品 10.33mg，分别置 10ml 量瓶中，加三氯甲烷适量使溶解并稀释至刻度，摇匀。分别精密量取 1ml，置同一 10ml 量瓶中，用甲醇稀释至刻度，摇匀，即得（每 1ml 中含士的宁 0.106mg、马钱子碱 0.103mg）。

【分析条件】

色谱柱：Agilent Eclipse Plus C18
　　　　　4.6mm × 150mm，5μm

进样量：20μl

检测波长：260nm；**柱温**：27℃

流速：1ml/min

流动相：乙腈：0.01mol/L 十二烷基磺酸钠
　　　　　与 0.02mol/L 磷酸二氢钾等量混
　　　　　合溶液（用 10% 磷酸调节 pH 至
　　　　　2.8）=21：79

方法来源：诗丹德结合《中国药典》2020
　　　　　年版一部改进

对照药材：中国食品药品检定研究院

对照品：上海诗丹德标准技术服务有限
　　　　公司

对照品含量：士的宁 98.5%
　　　　　　马钱子碱 98.5%

仪器：Agilent 1120

配置：二元梯度泵，在线脱气机，VWD
检测器，柱温箱，手动进样器

【分析色谱图】

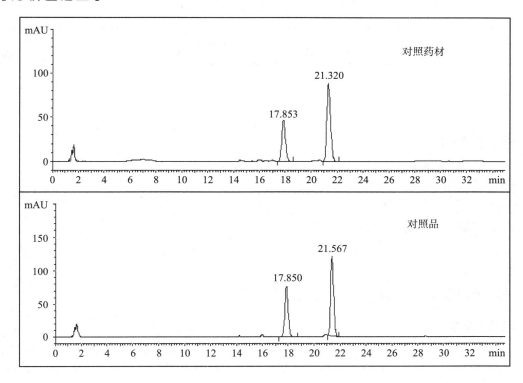

【分析结果】

对照品名称	保留时间	对称因子	理论板数	含量
士的宁	21.6min	1.16	33 465	7.1%
马钱子碱	17.9min	1.08	21 906	5.3%

【注意事项】

● 根据操作条件的不同，出峰时间会有少许变化，但在同一仪器和相同操作条件下，RSD ≤ 2.0%；

● 氢氧化钠试液的配制方法：取氢氧化钠 4.3g，加蒸馏水 100ml 即可；

● 对照品称量天平精度须达到十万分之一。

检测人员：张磊

审核人：费文静

马鞭草（Mabiancao）

（VERBENAE HERBA）

【药材基本信息】

别名　铁马鞭、紫顶龙芽草、野荆芥等
来源　马鞭草科植物马鞭草 *Verbena officinalis* L . 的干燥地上部分
功能　活血散瘀，解毒，利水，退黄，截疟

【对照药材提取和对照品溶液的配制】

对照药材的提取：

精密称定本品粉末 0.4984g，置具塞锥形瓶中，精密加入无水乙醇 25ml，称定重量，加热回流 4 小时，放冷，再称定重量，用无水乙醇补足减失的重量，摇匀，滤过。精密量取续滤液 10ml，加 1% 氨水溶液 3ml，混匀，用石油醚（30~60℃）振摇提取 3 次，每次 15ml，弃去石油醚液，取乙醇液蒸干，残渣加甲醇溶解，转移至 5ml 量瓶中，加甲醇至刻度，摇匀，滤过，取续滤液，即得。

对照品溶液的配制：

精密称定齐墩果酸对照品 13.75mg，置 25ml 容量瓶中加甲醇定容，摇匀；取上述溶液，加 80% 甲醇精密稀释 10 倍，即得。

精密称定熊果酸对照品 10.91mg，置 10ml 容量瓶中加甲醇定容，摇匀；取上述溶液，加 80% 甲醇精密稀释 10 倍，即得。

【分析条件】

色谱柱：Agilent Proshell120 SB-C18
　　　　4.6mm × 150mm，2.7μm
进样量：对照品 10μl、20μl；供试品 20μl
检测器：ELSD；**雾化温度：65℃**
流速：1ml/min；柱温：40℃
流动相：甲醇：0.2% 醋酸溶液 =84：16
方法来源:《中国药典》2020 年版一部

对照药材：中国食品药品检定研究院
对照品：上海诗丹德标准技术服务有限公司
对照品含量：齐墩果酸 98.0%
　　　　　　熊果酸 98.0%
仪器：Agilent 1260 ELSD385
配置：四元梯度泵，在线脱气机，柱温箱，自动进样器，ELSD 检测器

【分析色谱图】

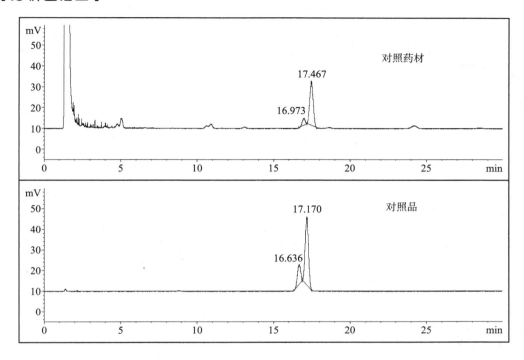

【分析结果】

对照品名称	保留时间	对称因子	理论板数	含量
齐墩果酸	16.6min	0.96	26 617	0.31%
熊果酸	17.2min	1.00	23 890	0.16%

【注意事项】

- 根据操作条件的不同，出峰时间会有少许变化，但在同一仪器和相同操作条件下，RSD ≤ 2.0%；
- 对照品称量天平精度须达到十万分之一。

检测人员：许纪锋

审核人：钱勇

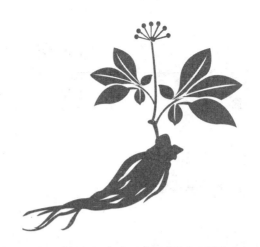

四　画

王天木五车瓦牛升化月丹乌巴水

王不留行（Wangbuliuxing）

（VACCARIAE SEMEN）

【药材基本信息】

> 别名　无
>
> 来源　石竹科植物麦蓝菜 *Vaccaria segetalis*（Neck.）Garcke 的干燥成熟种子
>
> 功能　活血通经，下乳消肿，利尿通淋

【对照药材提取和对照品溶液的配制】

对照药材的提取：

取本品粉末（过三号筛）1.2110g，精密称定，置具塞锥形瓶中，精密加入 70% 甲醇 50ml，称定重量，超声处理（功率 250W，频率 33kHz）30 分钟，放冷，再称定重量，用 70% 甲醇补足减失的重量，摇匀，滤过，取续滤液，即得。

对照品溶液的配制：

取王不留行黄酮苷对照品 2.014mg，精密称定，加 70% 甲醇制成每 1ml 含 0.1007mg 的溶液，即得。

【分析条件】

> 色谱柱：Agilent Polaris C18-A
> 　　　　　4.6mm × 250mm，5μm
> 进样量：10μl
> 检测波长：223nm；柱温：30℃
> 流速：1ml/min
> 流动相：乙腈：0.1% 磷酸溶液 =22：78
> 方法来源：Agilent 科技结合《中国药典》
> 　　　　　2020 年版一部改进

> 对照药材：中国食品药品检定研究院
> 对照品：上海诗丹德标准技术服务有限
> 　　　　　公司
> 对照品含量：王不留行黄酮苷 ≥ 98%
> 仪器：Agilent 1290
> 配置：二元梯度泵，在线脱气机，DAD
> 　　　　检测器，柱温箱，自动进样器

【分析色谱图】

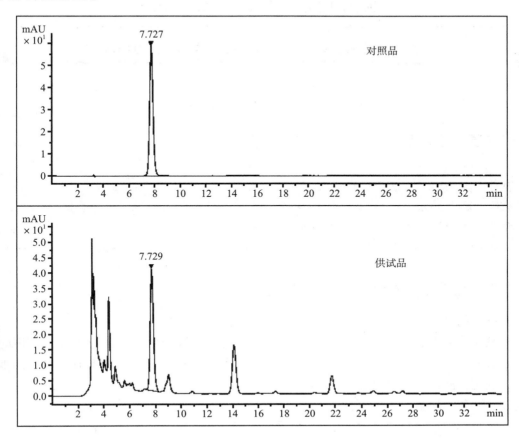

【分析结果】

对照品名称	保留时间	对称因子	理论板数	含量
王不留行黄酮苷	7.729min	1.12	4061	0.64%

【注意事项】

- 自动进样器到柱温箱之间连接管线换成 0.5mm（内径）×400mm（长度）的不锈钢管线；
- 对照品称量天平精度须达到十万分之一。

检测人员：陈波

审核人：武晓剑

天山雪莲（Tianshanxuelian）

（SAUSSUREAE INVOLUCRATAE HERBA）

【药材基本信息】

别名	新疆雪莲花、天山雪莲花
来源	菊科植物天山雪莲 *Saussurea involucrata*（Kar. et Kir.）Sch.–Bip. 的干燥地上部分
功能	温肾助阳，祛风胜湿，通经活血

【对照药材提取和对照品溶液的配制】

对照药材的提取：

精密称定本品粉末（过三号筛）1.0036g，置具塞锥形瓶中，精密加入 50% 甲醇 50ml，称定重量，超声处理 10 分钟，放冷，再称定重量，用 50% 甲醇补足减失的重量，摇匀，滤过，取续滤液，即得。

对照品溶液的配制：

精密称定芦丁对照品 12.71mg、绿原酸对照品 9.53mg，加 50% 甲醇制成每 1ml 含芦丁 95.25μg、绿原酸 76μg 的混合溶液，即得。

【分析条件】

色谱柱：Agilent ZORBAX SB–C18
4.6mm×250mm，5μm
进样量：20μl
检测波长：340nm；**柱温**：30℃
流速：1ml/min
流动相：A：甲醇，B：0.4% 磷酸溶液
0~12min，19%A；
12~18min，19%A~35%A；
18~25min，35%A
方法来源：诗丹德结合《中国药典》2020 年版一部改进

对照药材：中国食品药品检定研究院
对照品：上海诗丹德标准技术服务有限公司
对照品含量：芦丁 99.0%
绿原酸 98.5%
仪器：Agilent 1120
配置：二元梯度泵，在线脱气机，VWD 检测器，柱温箱，手动进样器

【分析色谱图】

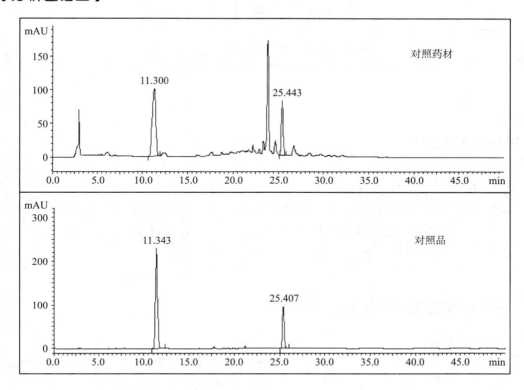

【分析结果】

对照品名称	保留时间	对称因子	理论板数	含量
芦丁	25.4min	1.09	10 913	0.40%
绿原酸	11.3min	1.07	78 022	0.28%

【注意事项】

● 根据操作条件的不同，出峰时间会有少许变化，但在同一仪器和相同操作条件下，RSD ≤ 2.0%；

● 建议采用定量环定量，每次进样体积为定量环体积的两倍以上；

● 对照品称量天平精度须达到十万分之一。

检测人员：许纪锋

审核人：费文静

天仙藤（Tianxianteng）

（ARISTOLOCHIAE HERBA）

【药材基本信息】

> **别名**　都淋疼、三百两银、兜铃苗等
> **来源**　马兜铃科植物马兜铃 *Aristolochia debilis* Sieb. et. Zucc. 或北马兜铃 *Aristolochia contorta* Bge. 的干燥地上部分
> **功能**　行气活血，通络止痛

【对照药材提取和对照品溶液的配制】

对照药材的提取：

　　精密称定本品粉末（过三号筛）1.9176g，置具塞锥形瓶中，精密加入甲醇50ml，密塞，称定重量，超声处理（功率250W，频率33kHz）30分钟，放冷，再称定重量，用甲醇补足减失的重量，摇匀，滤过，取续滤液，即得。

对照品溶液的配制：

　　精密称定马兜铃酸 I 3.97mg，加甲醇，制成每1ml含马兜铃酸 I 0.992μg的溶液，摇匀，滤过，即得。

【分析条件】

色谱柱：Agilent ZORBAX SB-C18
　　　　　　4.6mm×150mm，5μm
进样量：20μl
检测波长：250nm；柱温：20℃
流速：1ml/min
流动相：A：乙腈，B：1%冰醋酸-0.3%
　　　　　三乙胺溶液（10∶1）
　　　　　0~13min，35%A；
　　　　　13~14min，35%A~45%A；
　　　　　14~27min，45%A~47%A；
　　　　　27~28min，47%A~100%A
方法来源：《中国药典》2015年版一部

对照药材：中国食品药品检定研究院
对照品：上海诗丹德标准技术服务有限
　　　　　公司
对照品含量：马兜铃酸 I 98.0%，
仪器：Agilent 1260
配置：四元梯度泵，在线脱气机，DAD
　　　　检测器，柱温箱，自动进样器

【分析色谱图】

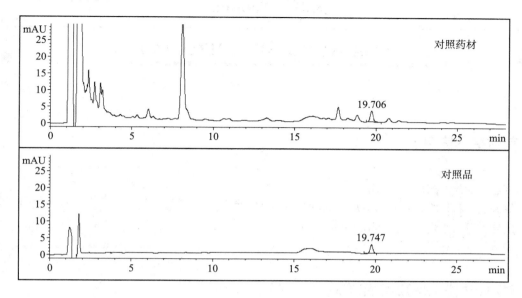

【分析结果】

对照品名称	保留时间	对称因子	理论板数	含量
马兜铃酸Ⅰ	19.7min	0.97	57 816	0.0033%

【注意事项】

- 根据操作条件的不同，出峰时间会有少许变化，但在同一仪器和相同操作条件下，RSD ≤ 2.0%；
- 对照品称量天平精度须达到十万分之一。

检测人员：管柔端

审核人：费文静

天麻（Tianma）

（GASTRODIAE RHIZOMA）

【药材基本信息】

> 别名　赤箭、离母、合离草等
> 来源　兰科植物天麻 *Gastrodia elata* Bl. 的干燥块茎
> 功能　息风止痉，平抑肝阳，祛风通络

【对照药材提取和对照品溶液的配制】

对照药材的提取：

　　精密称定本品粉末（过三号筛）0.6632g，置具塞锥形瓶中，精密加入稀乙醇25ml，称定重量，超声处理（功率120W，频率40kHz）30分钟，放冷，再称定重量，用稀乙醇补足减失的重量，滤过，精密量取续滤液10ml，浓缩至近干无醇味，残渣加乙腈–水（3：97）混合溶液溶解，转移至25ml量瓶中，用乙腈–水（3：97）混合溶液稀释至刻度，摇匀，滤过，取续滤液，即得。

对照品溶液的配制：

　　精密称定天麻素 12.31mg、对羟基苯甲醇 11.25mg，加乙腈–水（3：97）混合溶液制成每 1ml 含天麻素 62μg、对羟基苯甲醇 27μg 的混合溶液，摇匀，滤过，即得。

【分析条件】

> **色谱柱**：Agilent ZORBAX SB–C18
> 　　　　　　4.6mm×150mm，5μm
> **进样量**：5μl
> **检测波长**：220nm
> **柱温**：30℃
> **流速**：1ml/min
> **流动相**：乙腈：0.05% 磷酸溶液 =3：97
> **方法来源**：《中国药典》2020 年版一部

> **对照药材**：中国食品药品检定研究院
> **对照品**：上海诗丹德标准技术服务有限公司
> **对照品含量**：天麻素 98.0%
> 　　　　　　　　对羟基苯甲醇 98.0%
> **仪器**：Agilent 1200
> **配置**：四元梯度泵，在线脱气机，DAD检测器，柱温箱，自动进样器

【分析色谱图】

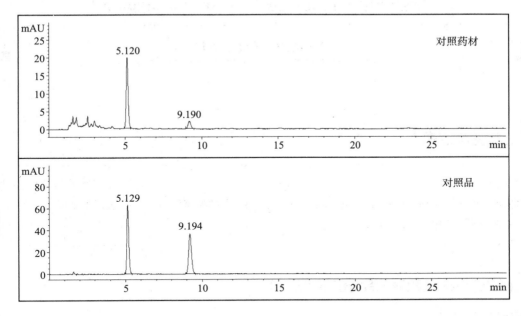

【分析结果】

对照品名称	保留时间	对称因子	理论板数	含量
天麻素	5.1min	0.85	8197	0.18%
对羟基苯甲醇	9.2min	0.86	11 973	0.014%

【注意事项】

- 根据操作条件的不同，出峰时间会有少许变化，但在同一仪器和相同操作条件下，RSD ≤ 2.0%；
- 对照品称量天平精度须达到十万分之一；
- 稀乙醇的配制：取乙醇 529ml，加水稀释至 1000ml，即得。本液在 20℃时含 C_2H_5OH 应为 49.5%~50.5%（ml/ml）。

检测人员：管柔端

审核人：费文静

天然冰片（右旋龙脑）（Tianranbingpian）

（BORNEOLUM）

【药材基本信息】

别名 右旋龙脑
来源 樟科植物樟 *Cinnamomum camphora*（L.）Presl 的新鲜枝、叶经提取加工制成
功能 开窍醒神，清热止痛

【对照药材提取和对照品溶液的配制】

对照药材的提取：

精密称定本品细粉 13.40mg，置 25ml 量瓶中，加乙酸乙酯溶解并稀释至刻度，摇匀，即得。

对照品溶液的配制：

精密称定龙脑对照品 11.80mg，置 25ml 量瓶内，加乙酸乙酯溶解并稀释至刻度，摇匀，即得。

【分析条件】

色谱柱： DB-FFAP
　　　　　30m × 0.25mm，0.50μm
进样量： 2μl
检测条件： 进样口温度：230℃；检测器
　　　　　温度：350℃；柱温：160℃
方法来源： 诗丹德结合《中国药典》2020
　　　　　年版一部改进

对照药材： 中国食品药品检定研究院
对照品： 上海诗丹德标准技术服务有限
　　　　　公司
对照品含量： 右旋龙脑 98.0%
仪器： Agilent GC 7890A
配置： 自动进样器，FID 检测器，分流不
　　　　　分流进样口

【分析色谱图】

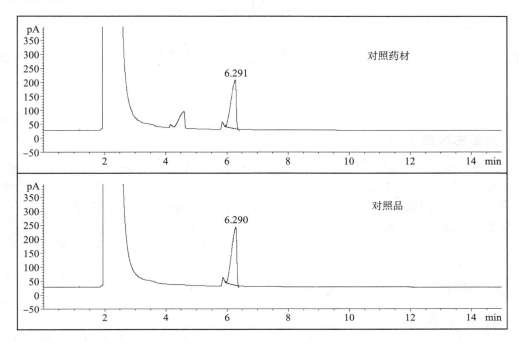

【分析结果】

对照品名称	保留时间	对称因子	理论板数	含量
右旋龙脑	6.3min	4.81	5524	73.2%

【注意事项】

- 根据操作条件的不同，出峰时间会有少许变化，但在同一仪器和相同操作条件下，RSD ≤ 2.0%；
- 对照品称量天平精度须达到十万分之一。

检测人员：诸晨

审核人：马双成

木瓜（Mugua）

（CHAENOMELIS FRUCTUS）

【药材基本信息】

> 别名　木瓜海棠、光皮木瓜、木瓜花等
> 来源　蔷薇科植物贴梗海棠 *Chaenomeles speciosa*（Sweet）Nakai 的干燥近成熟果实
> 功能　舒经活络，和胃化湿

【对照药材提取和对照品溶液的配制】

对照药材的提取：

　　精密称定本品细粉 0.5106g，置具塞锥形瓶中，精密加入甲醇 25ml，密塞，称定重量，超声处理 20 分钟，放冷，再称定重量，用甲醇补足减失的重量，摇匀，滤过，取续滤液，即得。

对照品溶液的配制：

　　精密称定齐墩果酸对照品 13.10mg，置具塞锥形瓶中，精密加甲醇 125ml 溶解，摇匀，即得。

　　精密称定熊果酸对照品 13.62mg，置具塞锥形瓶中，精密加甲醇 125ml 溶解，摇匀，即得。

【分析条件】

色谱柱：Agilent ZORBAX SB–AQ
　　　　4.6mm × 250mm，5μm
进样量：20μl
检测波长：210nm；柱温：17℃
流速：0.5ml/min
流动相：甲醇：水：冰醋酸：三乙胺
　　　　=265：35：0.1：0.05
方法来源：《中国药典》2020 年版一部

对照药材：中国食品药品检定研究院
对照品：上海诗丹德标准技术服务有限公司
对照品含量：齐墩果酸 98.0%
　　　　　　熊果酸 98.0%
仪器：Agilent 1200
配置：四元梯度泵，在线脱气机，DAD检测器，柱温箱，自动进样器

【分析色谱图】

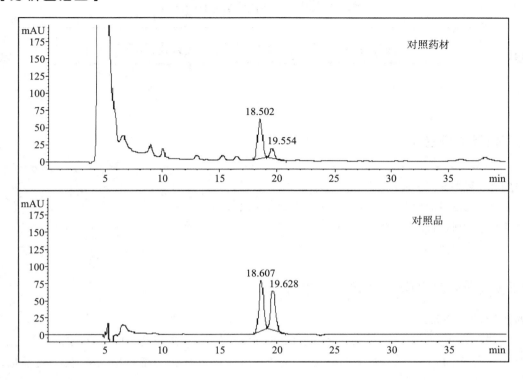

【分析结果】

对照品名称	保留时间	对称因子	理论板数	含量
齐墩果酸	18.6min	0.89	9228	0.40%
熊果酸	19.6min	0.95	11 281	0.11%

【注意事项】

● 根据操作条件的不同，出峰时间会有少许变化，但在同一仪器和相同操作条件下，RSD ≤ 2.0%；
● 对照品称量天平精度须达到十万分之一。

检测人员：丁慧

审核人：马双成

木芙蓉叶（Mufurongye）

（HIBISCI MUTABILIS FOLIUM）

【药材基本信息】

> 别名　拒霜叶、芙蓉花叶、秋芙蓉叶等
> 来源　锦葵科植物木芙蓉 *Hibiscus mutabilis* L. 的干燥叶
> 功能　凉血，解毒，消肿，止痛

【对照药材提取和对照品溶液的配制】

对照药材的提取：

　　精密称定本品粉末（过三号筛）0.5100g，置具塞锥形瓶中，精密加入稀乙醇25ml，称定重量，加热回流1小时，放冷，再称定重量，用稀乙醇补足减失的重量，摇匀，滤过，取续滤液，即得。

对照品溶液的配制：

　　精密称定芦丁14.80mg，加稀乙醇制成每1ml含16.0μg的溶液，摇匀，滤过，即得。

【分析条件】

色谱柱：Agilent ZORBAX SB-C18
　　　　　4.6mm×150mm，5μm
进样量：10μl
检测波长：359nm；柱温：30℃
流速：1ml/min
流动相：四氢呋喃：0.3%磷酸溶液
　　　　　=15：85
方法来源：《中国药典》2020年版一部

对照药材：中国食品药品检定研究院
对照品：上海诗丹德标准技术服务有限
　　　　公司
对照品含量：芦丁99.0%
仪器：Agilent 1260
配置：四元梯度泵，在线脱气机，VWD
　　　检测器，柱温箱，自动进样器

【分析色谱图】

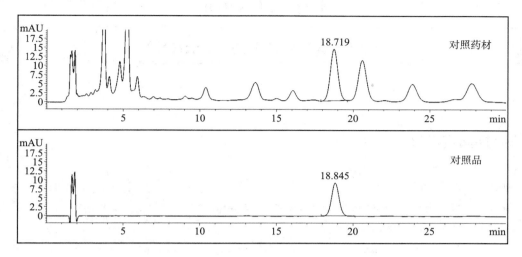

【分析结果】

对照品名称	保留时间	对称因子	理论板数	含量
芦丁	18.8min	0.94	6915	0.12%

【注意事项】

- 根据操作条件的不同，出峰时间会有少许变化，但在同一仪器和相同操作条件下，RSD ≤ 2.0%；
- 对照品称量天平精度须达到十万分之一；
- 稀乙醇的配制：取乙醇 529ml，加水稀释至 1000ml，即得。本液在 20℃时含 C_2H_5OH 应为 49.5%~50.5%（ml/ml）。

检测人员：管柔端

审核人：费文静

木香（Muxiang）

（AUCKLANDIAE RADIX）

【药材基本信息】

> **别名** 云木香、广木香
> **来源** 菊科植物木香 *Aucklandia lappa* Decne. 的干燥根
> **功能** 行气止痛，健脾消食

【对照药材提取和对照品溶液的配制】

对照药材的提取：

精密称定本品粉末（过四号筛）0.2976g，置具塞锥形瓶中，精密加入甲醇50ml，密塞，称定重量，放置过夜，超声处理（功率250W，频率50kHz）30分钟，取出，放冷，再称定重量，用甲醇补足减失的重量，摇匀，滤过，取续滤液，即得。

对照品溶液的配制：

精密称定木香烃内酯对照品11.00mg、去氢木香内酯对照品14.32mg，分别置10ml量瓶中，加甲醇溶解，并稀释至刻度，摇匀，各精密取1ml，置10ml量瓶中，加甲醇制成每1ml含木香烃内酯0.1mg、去氢木香内酯0.143mg的混合溶液，即得。

【分析条件】

色谱柱： Agilent ZORBAX SB–C18
4.6mm×150mm，5μm
进样量： 40μl
检测波长： 225nm；**柱温：** 27℃
流速： 1ml/min
流动相： 甲醇∶水 =65∶35
方法来源：《中国药典》2020年版一部

对照药材： 中国食品药品检定研究院
对照品： 上海诗丹德标准技术服务有限公司
对照品含量： 木香烃内酯98.0%
去氢木香烃内酯98.0%
仪器： Agilent 1120
配置： 二元梯度泵，在线脱气机，VWD检测器，柱温箱，手动进样器

【分析色谱图】

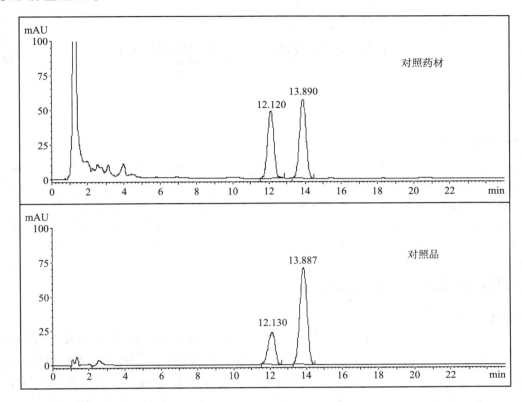

【分析结果】

对照品名称	保留时间	对称因子	理论板数	含量
木香烃内酯	12.1min	0.84	4310	3.0%
去氢木香烃内酯	13.9min	0.91	5204	1.6%

【注意事项】

- 根据操作条件的不同，出峰时间会有少许变化，但在同一仪器和相同操作条件下，RSD ≤ 2.0%；
- 建议采用定量环定量，每次进样体积为定量环体积的两倍以上；
- 对照品称量天平精度须达到十万分之一。

检测人员：汪露露

审核人：钱勇

木贼（Muzei）

（EQUISETI HIEMALIS HERBA）

【药材基本信息】

> 别名　木贼草、锉草、节节草等
> 来源　木贼科植物木贼 *Equisetum hiemale* L. 的干燥地上部分
> 功能　散风热，退目翳

【对照药材提取和对照品溶液的配制】

对照药材的提取：

精密称定本品粉末（过三号筛）0.7500g，置具塞锥形瓶中，精密加入 75% 甲醇 50ml，密塞，称定重量，加热回流 1 小时，放冷，再称定重量，用 75% 甲醇补足减失的重量，摇匀，滤过，精密量取续滤液 20ml，加盐酸 5ml，置水浴中加热水解 1 小时，放冷，转至 50ml 量瓶中，加 75% 甲醇稀释至刻度，摇匀，滤过，取续滤液，即得。

对照品溶液的配制：

精密称定山柰素对照品 11.50mg，置 50ml 量瓶中，加 75% 甲醇使溶解并稀释至刻度，摇匀；精密量取 1ml，置 10ml 量瓶中，加 75% 甲醇至刻度，摇匀，即得（每 1ml 中含山柰素 22.8μg）。

【分析条件】

色谱柱：Agilent ZORBAX SB–C18
　　　　　4.6mm×250mm，5μm
进样量：20μl
检测波长：365nm；柱温：26℃
流速：1ml/min
流动相：乙腈：0.4% 磷酸溶液 =50：50
方法来源：《中国药典》2020 年版一部

对照药材：中国食品药品检定研究院
对照品：上海诗丹德标准技术服务有限公司
对照品含量：山柰素 98.5%
仪器：Agilent 1120
配置：二元梯度泵，在线脱气机，VWD 检测器，柱温箱，手动进样器

【分析色谱图】

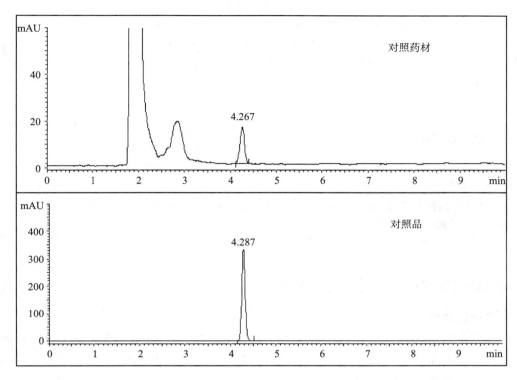

【分析结果】

对照品名称	保留时间	对称因子	理论板数	含量
山柰素	4.3min	1.09	15 252	0.022%

【注意事项】

● 根据操作条件的不同，出峰时间会有少许变化，但在同一仪器和相同操作条件下，RSD ≤ 2.0%；
● 建议采用定量环定量，每次进样体积为定量环体积的两倍以上；
● 对照品称量天平精度须达到十万分之一。

检测人员：谢绚影

审核人：马双成

木通（Mutong）

（AKEBIAE CAULIS）

【药材基本信息】

别名　通草、附支、丁翁等
来源　木通科植物木通 *Akebia quinata*（Thunb.）Decne 的干燥藤茎
功能　利尿通淋，清心除烦，通经下乳

【对照药材提取和对照品溶液的配制】

对照药材的提取：

精密称定本品粉末（过四号筛）0.4572g，置具塞锥形瓶中，精密加入 70% 甲醇 25ml，称定重量，加热回流 45 分钟，放冷，再称定重量，用 70% 甲醇补足减失的重量，摇匀，滤过，精密量取续滤液 4ml，置 100ml 量瓶中，加 70% 甲醇至刻度，摇匀，滤过，取续滤液，即得。

对照品溶液的配制：

精密称定木通苯乙醇苷 B 对照品 11.31mg，置 10ml 容量瓶中，加甲醇至刻度，摇匀；精密吸取上述溶液 1ml，用 25% 甲醇稀释 28 倍，即得。

【分析条件】

色谱柱：Agilent ZORBAX SB–C18
　　　　4.6mm×150mm，5μm
进样量：5μl
检测波长：330nm；柱温：25℃
流速：1ml/min
流动相：甲醇:水:磷酸溶液
　　　　=35：65：0.5
方法来源:《中国药典》2020 年版一部

对照药材：中国食品药品检定研究院
对照品：上海诗丹德标准技术服务有限公司
对照品含量：木通苯乙醇苷 B 91.5%
仪器：Agilent 1120
配置：二元梯度泵，在线脱气机，VWD 检测器，柱温箱，手动进样器

【分析色谱图】

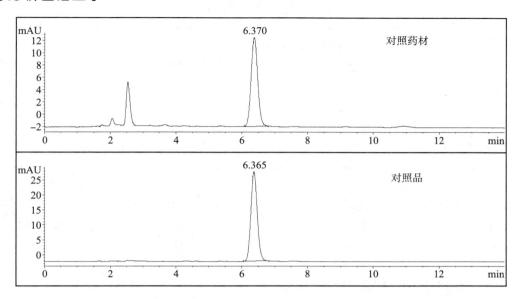

【分析结果】

对照品名称	保留时间	对称因子	理论板数	含量
木通苯乙醇苷 B	6.4min	0.87	5341	2.1%

【注意事项】

- 根据操作条件的不同，出峰时间会有少许变化，但在同一仪器和相同操作条件下，RSD ≤ 2.0%；
- 建议采用定量环定量，每次进样体积为定量环体积的两倍以上。
- 对照品称量天平精度须达到十万分之一。

检测人员：费文静

审核人：钱勇

木蝴蝶（Muhudie）

（OROXYLI SEMEN）

【药材基本信息】

> **别名** 千层纸、千张纸、土黄柏等
> **来源** 紫葳科植物木蝴蝶 *Oroxylum indicum*（L.）Vent. 的干燥成熟种子
> **功能** 清肺利咽，疏肝和胃

【对照药材提取和对照品溶液的配制】

对照药材的提取：

精密称定本品粉末（过二号筛）0.1132g，置具塞锥形瓶中，精密加入甲醇 50ml，称定重量，加热回流 1 小时，放冷，再称定重量，用甲醇补足减失的重量，摇匀，滤过，取续滤液，即得。

对照品溶液的配制：

精密称定木蝴蝶苷 B 9.01mg，加 50% 甲醇，制成每 1ml 含木蝴蝶苷 B 0.0901mg/ml 的溶液，摇匀，滤过，即得。

【分析条件】

> **色谱柱**：Agilent ZORBAX Eclipse Plus
> 　　　　4.6mm × 150mm，5μm
> **进样量**：10μl
> **检测波长**：276nm；**柱温**：30℃
> **流速**：1ml/min
> **流动相**：甲醇:0.4% 磷酸溶液 =42：58
> **方法来源**：诗丹德结合《中国药典》2020
> 　　　　年版一部改进

> **对照药材**：中国食品药品检定研究院
> **对照品**：上海诗丹德标准技术服务有限
> 　　　　公司
> **对照品含量**：木蝴蝶苷 B 98.0%
> **仪器**：Agilent 1260
> **配置**：四元梯度泵，在线脱气机，VWD
> 　　　　检测器，柱温箱，自动进样器

【分析色谱图】

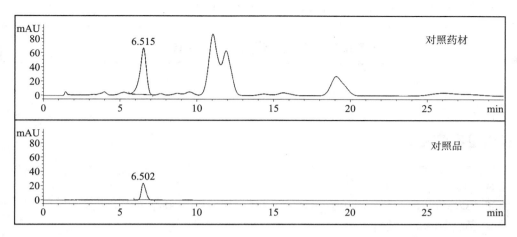

【分析结果】

对照品名称	保留时间	对称因子	理论板数	含量
木蝴蝶苷 B	6.5min	0.69	2194	15.6%

【注意事项】

- 根据操作条件的不同，出峰时间会有少许变化，但在同一仪器和相同操作条件下，RSD ≤ 2.0%；
- 对照品称量天平精度须达到十万分之一。

检测人员：管柔端

审核人：费文静

木鳖子（Mubiezi）

（MOMORDICAE SEMEN）

【药材基本信息】

> 别名　土木鳖、壳木鳖、地桐子等
> 来源　葫芦科植物木鳖 *Momordica cochinchinensis*（Lour.）Spreng. 的干燥成熟种子
> 功能　散结消肿，攻毒疗疮

【对照药材提取和对照品溶液的配制】

对照药材的提取：

　　精密称定木鳖子仁粗粉约 0.8580g，置索氏提取器中，加石油醚（60~90℃）– 三氯甲烷（1：1）混合溶液 60ml，加热回流 1~2 小时，弃去石油醚 – 三氯甲烷混合溶液，滤纸筒挥尽溶剂，置圆底烧瓶中，加 60% 甲醇 100ml，加热回流 4 小时，提取液蒸干。残渣加水 10ml 使溶解并转移至具塞试管中，加硫酸 0.6ml，摇匀，塞紧。置沸水浴中加热 2 小时，取出，放冷，滤过，弃去滤液，残渣加甲醇 8ml 使溶解，转移至 10ml 量瓶中，加硫酸 1 滴使溶液 pH 值至 2，摇匀，50℃水浴中放置 4 小时，取出，放冷，加甲醇补至刻度，摇匀，滤过，取续滤液，即得。

对照品溶液的配制：

　　精密称定丝石竹皂苷元 3–*O*–*β*–D– 葡萄糖醛酸甲酯 15.32mg，加甲醇，制成每 1ml 含丝石竹皂苷元 3–*O*–*β*–D– 葡萄糖醛酸甲酯 0.6128mg/ml 的溶液，摇匀，滤过，即得。

【分析条件】

> 色谱柱：Agilent ZORBAX SB–C18
> 　　　　4.6mm×150mm，5μm
> 进样量：20μl
> 检测波长：203nm；柱温：30℃
> 流速：1ml/min
> 流动相：乙腈：0.4% 磷酸溶液 =50：50
> 方法来源：诗丹德结合《中国药典》2020
> 　　　　年版一部改进

> 对照药材：中国食品药品检定研究院
> 对照品：上海诗丹德标准技术服务有限
> 　　　　公司
> 对照品含量：丝石竹皂苷元 3–*O*–*β*–D– 葡
> 　　　　萄糖醛酸甲酯 82.5%
> 仪器：Agilent 1260
> 配置：四元梯度泵，在线脱气机，VWD
> 　　　　检测器，柱温箱，自动进样器

【分析色谱图】

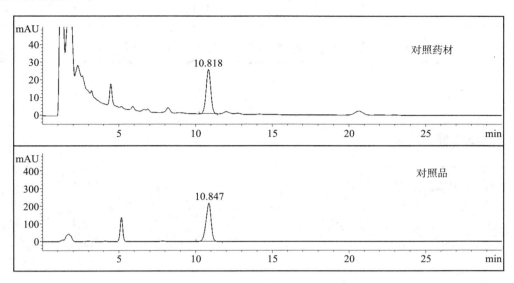

【分析结果】

对照品名称	保留时间	对称因子	理论板数	含量
丝石竹皂苷元 3–O–β–D– 葡萄糖醛酸甲酯	10.8min	1.30	5118	0.063%

【注意事项】

- 根据操作条件的不同，出峰时间会有少许变化，但在同一仪器和相同操作条件下，RSD ≤ 2.0%；
- 对照品称量天平精度须达到十万分之一。

检测人员：管柔端

审核人：费文静

五味子（Wuweizi）

（SCHISANDRAE CHINENSIS FRUCTUS）

【药材基本信息】

别名　山花椒、乌梅子、软枣子
来源　木兰科植物五味子 *Schisandra chinensis*（Turcz.）Baill. 的干燥成熟果实
功能　收敛固涩，益气生津，补肾宁心

【对照药材提取和对照品溶液的配制】

对照药材的提取：

　　精密称定本品粉末（过三号筛）0.2505g，置 20ml 量瓶中，加甲醇约 18ml，超声处理（功率 250W，频率 20kHz）20 分钟，取出，加甲醇至刻度，摇匀，滤过，取续滤液，即得。

对照品溶液的配制：

　　精密称定五味子醇甲对照品 9.71mg，置 10ml 量瓶中，用甲醇溶解并稀释至刻度，摇匀；精密量取 2.5ml，置 10ml 棕色量瓶中，加甲醇至刻度，摇匀，即得（每 1ml 含五味子醇甲 0.2425mg）。

【分析条件】

色谱柱：Agilent Eclipse Plus C18
　　　　　4.6mm×150mm，5μm
进样量：20μl
检测波长：250nm；柱温：28℃
流速：1ml/min
流动相：甲醇:水 =65:35
方法来源:《中国药典》2020 年版一部

对照药材：中国食品药品检定研究院
对照品：上海诗丹德标准技术服务有限
　　　　公司
对照品含量：五味子醇甲 99.0%
仪器：Agilent 1120
配置：二元梯度泵，在线脱气机，VWD
　　　检测器，柱温箱，手动进样器

【分析色谱图】

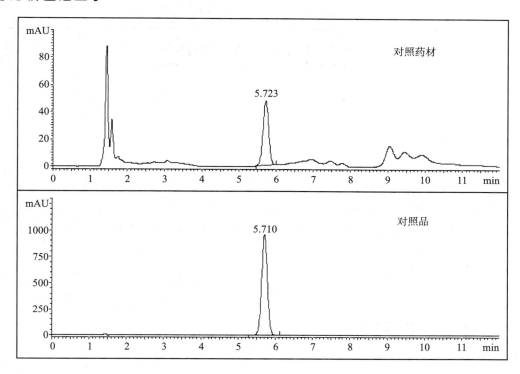

【分析结果】

对照品名称	保留时间	对称因子	理论板数	含量
五味子醇甲	5.7min	1.03	6399	0.38%

【注意事项】

- 根据操作条件的不同，出峰时间会有少许变化，但在同一仪器和相同操作条件下，RSD ≤ 2.0%；
- 建议采用定量环定量，每次进样体积为定量环体积的两倍以上；
- 对照品称量天平精度须达到十万分之一。

检测人员：丁慧

审核人：费文静

五倍子（Wubeizi）

（GALLA CHINENSIS）

【药材基本信息】

别名　木附子、百虫仓、花倍等
来源　棉蚜科动物五倍子蚜 *Melaphis chinensis*（Bell）Baker 寄生于漆树科植物盐肤木 *Rhus chinensis* Mill. 或红麸杨 *Rhus punjabensis* Stew. var. *sinica*（Diels）Rehd. et Wils. 叶上形成的虫瘿
功能　敛肺降火，涩肠止泻，敛汗止血，收湿敛疮

【对照药材提取和对照品溶液的配制】

对照药材的提取：

精密称定本品粉末（过四号筛）0.5004g，精密加入 4mol/L 盐酸溶液 50ml，水浴中加热水解 3.5 小时，放冷，滤过。精密量取续滤液 1ml，置 100ml 量瓶中，加 50% 甲醇至刻度，摇匀，即得。

对照品溶液的配制：

精密称定没食子酸对照品 10.61mg，置 25ml 容量瓶中，加甲醇制成每 1ml 含 0.424mg 没食子酸的溶液，即得。

【分析条件】

色谱柱：Agilent Eclipse Plus
　　　　　4.6mm×150mm，5μm
进样量：20μl
检测波长：273nm；柱温：26℃
流速：1ml/min
流动相：甲醇：0.1% 磷酸溶液 =15：85
方法来源：《中国药典》2020 年版一部

对照药材：中国食品药品检定研究院
对照品：上海诗丹德标准技术服务有限公司
对照品含量：没食子酸 99.0%
仪器：Agilent 1120
配置：二元梯度泵，在线脱气机，VWD 检测器，柱温箱，手动进样器

【分析色谱图】

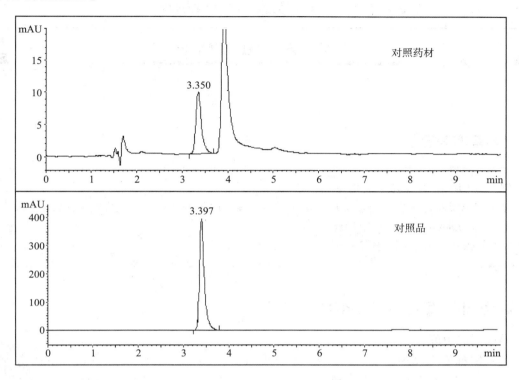

【分析结果】

对照品名称	保留时间	对称因子	理论板数	含量
没食子酸	3.4min	1.49	5272	60.3%

【注意事项】

● 根据操作条件的不同，出峰时间会有少许变化，但在同一仪器和相同操作条件下，RSD ≤ 2.0%；

● 建议采用定量环定量，每次进样体积为定量环体积的两倍以上；

● 对照品称量天平精度须达到十万分之一。

检测人员：诸晨

审核人：马双成

五倍子（青麸杨）（Wubeizi）

（GALLA CHINENSIS）

【药材基本信息】

别名　木附子、百虫仓、花倍等
来源　棉蚜科动物五倍子蚜 *Melaphis chinensis*（Bell）Baker 寄生于漆树科植物青麸杨 *Rhus potaninii* Maxim. 叶上形成的虫瘿
功能　敛肺降火，涩肠止泻，敛汗止血，收湿敛疮

【对照药材提取和对照品溶液的配制】

对照药材的提取：

精密称定本品粉末（过四号筛）0.5003g，精密加入 4mol/L 盐酸溶液 50ml，水浴中加热水解 3.5 小时，放冷，滤过。精密量取续滤液 1ml，置 100ml 量瓶中，加 50% 甲醇至刻度，摇匀，即得。

对照品溶液的配制：

精密称定没食子酸对照品 10.61mg，置 25ml 容量瓶中，加甲醇制成每 1ml 含 0.424mg 没食子酸的溶液，即得。

【分析条件】

色谱柱：Agilent Eclipse Plus
　　　　　4.6mm×150mm，5μm
进样量：20μl
检测波长：273nm；柱温：26℃
流速：1ml/min
流动相：甲醇：0.1% 磷酸溶液 =15∶85
方法来源：《中国药典》2020 年版一部

对照药材：中国食品药品检定研究院
对照品：上海诗丹德标准技术服务有限公司
对照品含量：没食子酸 99.0%
仪器：Agilent 1120
配置：二元梯度泵，在线脱气机，VWD 检测器，柱温箱，手动进样器

【 分析色谱图 】

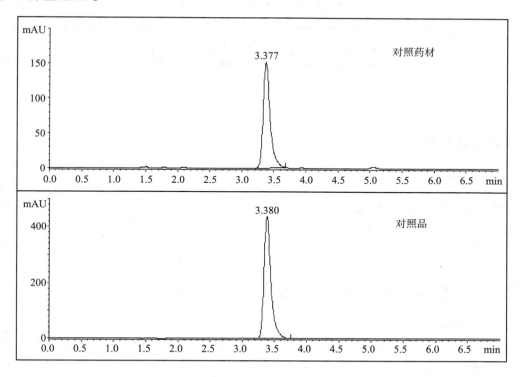

【 分析结果 】

对照品名称	保留时间	对称因子	理论板数	含量
没食子酸	3.4min	1.48	5328	66.3%

【 注意事项 】

- 根据操作条件的不同，出峰时间会有少许变化，但在同一仪器和相同操作条件下，RSD ≤ 2.0%；
- 建议采用定量环定量，每次进样体积为定量环体积的两倍以上；
- 对照品称量天平精度须达到十万分之一。

检测人员：诸晨

审核人：马双成

车前子（Cheqianzi）

（PLANTAGINIS SEMEN）

【药材基本信息】

> **别名** 车前实、虾蟆衣子、猪耳朵穗子等
>
> **来源** 车前科植物车前 *Plantago asiatica* L. 的干燥成熟种子
>
> **功能** 清热利尿通淋，渗湿止泻，明目，祛痰

【对照药材提取和对照品溶液的配制】

对照药材的提取：

精密称定本品粉末（过二号筛）1.0275g，置具塞锥形瓶中，精密加入60%甲醇50ml，称定重量，加热回流2小时，放冷，再称定重量，用60%甲醇补足减失的重量，摇匀，滤过，取续滤液，即得。

对照品溶液的配制：

精密称定京尼平苷酸对照品10.12mg和毛蕊花糖苷对照品11.90mg，分别置25ml量瓶中，加60%甲醇溶解并稀释至刻度，摇匀；再分别精密吸取上述溶液各1ml，用60%甲醇稀释4倍，摇匀，即得。

【分析条件】

色谱柱： Agilent Extend–C18
4.6mm×250mm，5μm

进样量： 10μl

检测波长： 254nm；**柱温：** 25℃

流速： 1ml/min

流动相： A：甲醇，B：0.5%醋酸溶液
0~1min，5%A；
1~40min，5%A~60%A；
40~41min，60%A~5%A；
41~50min，5%A

方法来源：《中国药典》2020年版一部

对照药材： 中国食品药品检定研究院

对照品： 上海诗丹德标准技术服务有限公司

对照品含量： 京尼平苷酸98.0%
毛蕊花糖苷98.0%

仪器： Agilent 1200

配置： 四元梯度泵，在线脱气机，DAD检测器，柱温箱，自动进样器

【分析色谱图】

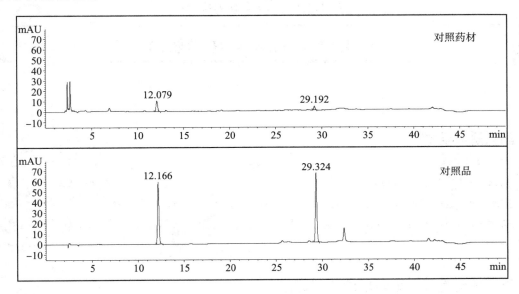

【分析结果】

对照品名称	保留时间	对称因子	理论板数	含量
京尼平苷酸	12.2min	0.86	31 157	0.092%
毛蕊花糖苷	29.3min	0.89	167 017	0.033%

【注意事项】

● 根据操作条件的不同，出峰时间会有少许变化，但在同一仪器和相同操作条件下，RSD ≤ 2.0%；

● 对照品称量天平精度须达到十万分之一。

检测人员：费文静

审核人：马双成

车前草（Cheqiancao）

（PLANTAGINIS HERBA）

【药材基本信息】

> **别名** 苤苜、马舄、车前等
> **来源** 车前科植物车前 *Plantago asiatica* L. 的干燥全草
> **功能** 清热利尿通淋，祛痰，凉血，解毒

【对照药材提取和对照品溶液的配制】

对照药材的提取：

精密称定本品粉末（过二号筛）1.1078g，置具塞锥形瓶中，精密加入 60% 甲醇 50ml，称定重量，超声处理（功率 250W，频率 40kHz）30 分钟，放冷，再称定重量，用 60% 甲醇补足减失的重量，摇匀，滤过，取续滤液，即得。

对照品溶液的配制：

精密称定大车前苷对照品 10.13mg，置 10ml 量瓶中，加 60% 甲醇溶解并稀释至刻度，摇匀；精密吸取上述溶液 1ml，用 60% 甲醇稀释 10 倍，即得。

【分析条件】

色谱柱：Agilent ZORBAX SB–C18
　　　　　4.6mm×250mm，5μm
进样量：10μl
检测波长：330nm；**柱温**：25℃
流速：1ml/min
流动相：乙腈：0.1% 甲酸溶液 =17：83
方法来源：《中国药典》2020 年版一部

对照药材：中国食品药品检定研究院
对照品：上海诗丹德标准技术服务有限公司
对照品含量：大车前苷 91.7%
仪器：Agilent 1200
配置：四元梯度泵，在线脱气机，DAD 检测器，柱温箱，自动进样器

【分析色谱图】

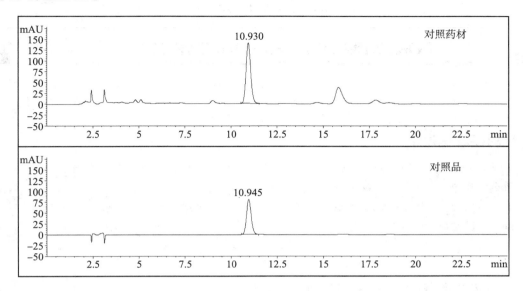

【分析结果】

对照品名称	保留时间	对称因子	理论板数	含量
大车前苷	10.9min	0.88	9371	0.71%

【注意事项】

- 根据操作条件的不同，出峰时间会有少许变化，但在同一仪器和相同操作条件下，RSD ≤ 2.0%；
- 对照品称量天平精度须达到十万分之一。

检测人员：费文静

审核人：安蓉

瓦松（Wasong）

（OROSTACHYIS FIMBRIATAE HERBA）

【药材基本信息】

> **别名** 瓦花、向天草、酸塔
> **来源** 景天科植物瓦松 *Orostachys fimbriata*（Turcz.）Berg. 的干燥地上部分
> **功能** 凉血止血，解毒，敛疮

【对照药材提取和对照品溶液的配制】

对照药材的提取：

　　精密称定本品粉末（过三号筛）0.9864g，置具塞锥形瓶中，精密加入甲醇–25% 盐酸溶液（4∶1）混合溶液 50ml，密塞，称定重量，置水浴中回流 1 小时，立即冷却，再称定重量，用甲醇补足减失的重量，摇匀，滤过，取续滤液，即得。

对照品溶液的配制：

　　精密称定槲皮素对照品 11.03mg，置 10ml 量瓶中，加 80% 甲醇溶解，并稀释至刻度，摇匀；山奈酚对照品 11.52mg，置 5ml 量瓶中，加 80% 甲醇溶解，并稀释至刻度，摇匀；分别精密量取以上两种对照品，制成每 1ml 含槲皮素 7.6μg、山奈酚 15.8μg 的混合溶液，即得。

【分析条件】

> **色谱柱：** Agilent ZORBAX SB–C18
> 　　　　　　4.6mm × 150mm，5μm
> **进样量：** 10μl
> **检测波长：** 360nm；**柱温：** 28℃
> **流速：** 1ml/min
> **流动相：** 甲醇∶0.5% 磷酸溶液 =47∶53
> **方法来源：**《中国药典》2020 年版一部

> **对照药材：** 中国食品药品检定研究院
> **对照品：** 上海诗丹德标准技术服务有限公司
> **对照品含量：** 槲皮素 98.5%
> 　　　　　　　山奈酚 98.0%
> **仪器：** Agilent 1200
> **配置：** 四元梯度泵，在线脱气机，DAD 检测器，柱温箱，自动进样器

【分析色谱图】

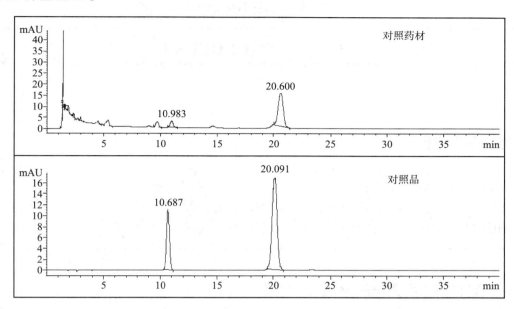

【分析结果】

对照品名称	保留时间	对称因子	理论板数	含量
槲皮素	10.7min	1.00	5789	0.082%
山柰酚	20.1min	1.01	7850	

【注意事项】

- 根据操作条件的不同，出峰时间会有少许变化，但在同一仪器和相同操作条件下，RSD ≤ 2.0%；
- 对照品称量天平精度须达到十万分之一。

检测人员：张磊

审核人：费文静

牛黄（Niuhuang）

（BOVIS CALCULUS）

【药材基本信息】

别名	丑宝、犀黄、各一旺等
来源	牛科动物牛 *Bos taurus domesticus* Gmelin 的干燥胆结石
功能	清心，豁痰，开窍，凉肝，息风，解毒

【对照药材提取和对照品溶液的配制】

对照药材的提取：

精密称定本品粉末（过六号筛）5.07mg，置具塞锥形瓶中，精密加入二氯甲烷 25ml，密塞，称定重量，振摇混匀，冰浴中超声处理（功率 500W，频率 53kHz）40 分钟，再称定重量，用二氯甲烷补足减失的重量，摇匀，离心（转速为每分钟 4000 转），分取二氯甲烷液，滤过，取续滤液，即得。

对照品溶液的配制：

精密称定胆红素 6.42mg，加二氯甲烷，制成每 1ml 含胆红素 6.42μg 的溶液，摇匀，滤过，即得。

【分析条件】

色谱柱：Agilent ZORBAX Eclipse Plus C18
　　　　4.6mm×250mm，5μm

进样量：5μl

检测波长：450nm

柱温：30℃

流速：1ml/min

流动相：乙腈：1% 冰醋酸溶液 =95：5

方法来源：《中国药典》2020 年版一部

对照药材：中国食品药品检定研究院

对照品：上海诗丹德标准技术服务有限公司

对照品含量：胆红素 98.0%

仪器：Agilent 1260

配置：四元梯度泵，在线脱气机，VWD 检测器，柱温箱，自动进样器

【分析色谱图】

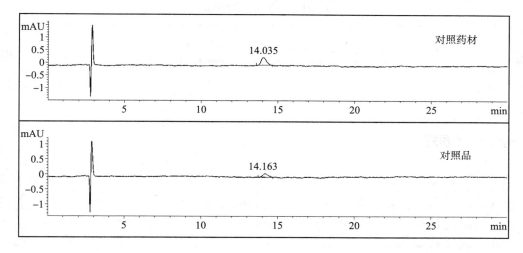

【分析结果】

对照品名称	保留时间	对称因子	理论板数	含量
胆红素	14.2min	0.69	6828	7.0%

【注意事项】

- 根据操作条件的不同，出峰时间会有少许变化，但在同一仪器和相同操作条件下，RSD ≤ 2.0%；
- 对照品称量天平精度须达到十万分之一。

检测人员：管柔端

审核人：费文静

牛黄（Niuhuang）

（BOVIS CALCULUS）

【药材基本信息】

> 别名　丑宝、犀黄、各一旺等
> 来源　牛科动物牛 *Bos taurus domesticus* Gmelin 的干燥胆结石
> 功能　清心，豁痰，开窍，凉肝，息风，解毒

【对照药材提取和对照品溶液的配制】

对照药材的提取：

　　精密称定本品粉末（过六号筛）4.28mg，置具塞锥形瓶中，加入10%草酸溶液10ml，密塞，涡旋混匀，精密加入水饱和二氯甲烷50ml，密塞，称定重量，充分振摇，涡旋混匀，超声处理（功率500W，频率53kHz，水温25~35℃）40分钟，放冷，再称定重量，用水饱和二氯甲烷补足减失的重量，摇匀，离心（转速为每分钟4000转），分取二氯甲烷液，滤过，取续滤液，即得。

对照品溶液的配制：

　　精密称定胆红素6.42mg，加二氯甲烷，制成每1ml含胆红素64.2μg的溶液，摇匀，滤过，即得。

【分析条件】

色谱柱：Agilent ZORBAX Eclipse Plus C18
　　　　　4.6mm × 250mm，5μm
进样量：5μl
检测波长：450nm
柱温：30℃
流速：1ml/min
流动相：乙腈：1% 冰醋酸溶液 =95：5
方法来源：《中国药典》2020 年版一部

对照药材：中国食品药品检定研究院
对照品：上海诗丹德标准技术服务有限公司
对照品含量：胆红素 98.0%
仪器：Agilent 1260
配置：四元梯度泵，在线脱气机，VWD检测器，柱温箱，自动进样器

【分析色谱图】

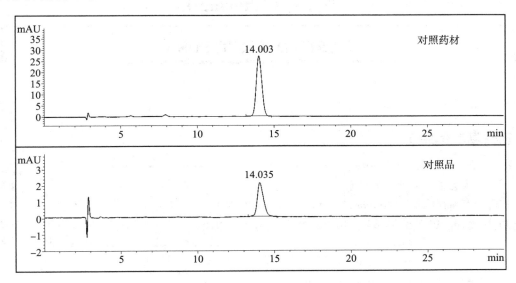

【分析结果】

对照品名称	保留时间	对称因子	理论板数	含量
胆红素	14.0min	0.68	5899	45.8%

【注意事项】

- 根据操作条件的不同，出峰时间会有少许变化，但在同一仪器和相同操作条件下，RSD ≤ 2.0%；
- 对照品称量天平精度须达到十万分之一。

检测人员：管柔端

审核人：费文静

牛蒡子（Niubangzi）

（ARCTII FRUCTUS）

【药材基本信息】

> **别名** 大力子、牛子、恶实等
> **来源** 菊科植物牛蒡 *Arctium lappa* L. 的干燥成熟果实
> **功能** 疏散风热，宣肺透疹，解毒利咽

【对照药材提取和对照品溶液的配制】

对照药材的提取：

精密称定本品粉末（过三号筛）0.4652g，置 50ml 量瓶中；加甲醇约 45ml，超声处理（功率 150W，频率 20kHz）20 分钟，加甲醇至刻度，摇匀，滤过，取续滤液，即得。

对照品溶液的配制：

精密称定牛蒡苷（白色粉末）对照品 11.91mg，置 10ml 棕色容量瓶中，加甲醇使溶解并稀释至刻度，摇匀；精密量取 4.1ml，置 10ml 棕色容量瓶中，加 70% 甲醇至刻度，摇匀，即得（每 1ml 溶液含牛蒡苷 0.49mg）。

【分析条件】

色谱柱：Agilent Bonus-RP C18
　　　　　 4.6mm × 250mm，5μm
进样量：20μl
检测波长：280nm；柱温：26℃
流速：1ml/min
流动相：甲醇∶水 =48∶52
方法来源：《中国药典》2020 年版一部

对照药材：中国食品药品检定研究院
对照品：上海诗丹德标准技术服务有限公司
对照品含量：牛蒡苷 99.2%
仪器：Agilent 1120
配置：二元梯度泵，在线脱气机，VWD 检测器，柱温箱，手动进样器

【分析色谱图】

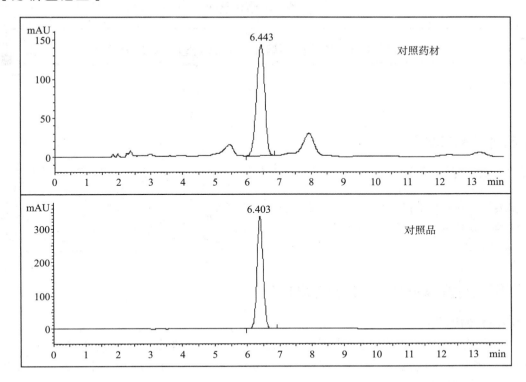

【分析结果】

对照品名称	保留时间	对称因子	理论板数	含量
牛蒡苷	6.4min	0.89	11 438	5.9%

【注意事项】

● 根据操作条件的不同，出峰时间会有少许变化，但在同一仪器和相同操作条件下，RSD ≤ 2.0%；

● 建议采用定量环定量，每次进样体积为定量环体积的两倍以上；

● 对照品称量天平精度须达到十万分之一。

检测人员：费文静

审核人：钱勇

牛膝（Niuxi）

（ACHYRANTHIS BIDENTATAE RADIX）

【药材基本信息】

> 别名　无
> 来源　苋科植物牛膝 *Achyranthes bidentata* Bl. 的干燥根
> 功能　逐瘀通经，补肝肾，强筋骨，利尿通淋，引血下行

【对照药材提取和对照品溶液的配制】

对照药材的提取：

精密称定本品粉末（过三号筛）1.0265g，置具塞锥形瓶中，加水饱和正丁醇 30ml，密塞，浸泡过夜，超声处理（功率 300W，频率 40kHz）30 分钟，滤过，用甲醇 10ml 分数次洗涤容器及残渣，合并滤液和洗液，蒸干，残渣加甲醇使溶解，转移至 5ml 量瓶中，加甲醇至刻度，摇匀，即得。

对照品溶液的配制：

精密称定 β-蜕皮甾酮对照品 16.81mg，置 10ml 容量瓶中，用甲醇定容至刻度。再精密吸取上述容易，用甲醇精密稀释 20 倍，即得。

【分析条件】

> 色谱柱：Agilent ZORBAX SB-C18
> 　　　　4.6mm × 250mm，5μm
> 进样量：20μl
> 检测波长：250nm；柱温：30℃
> 流速：1ml/min
> 流动相：乙腈：水：甲酸 =16：84：0.1
> 方法来源：《中国药典》2020 年版一部

> 对照药材：中国食品药品检定研究院
> 对照品：上海诗丹德标准技术服务有限公司
> 对照品含量：β-蜕皮甾酮 98.0%
> 仪器：Agilent 1120
> 配置：二元梯度泵，在线脱气机，VWD 检测器，柱温箱，手动进样器

【分析色谱图】

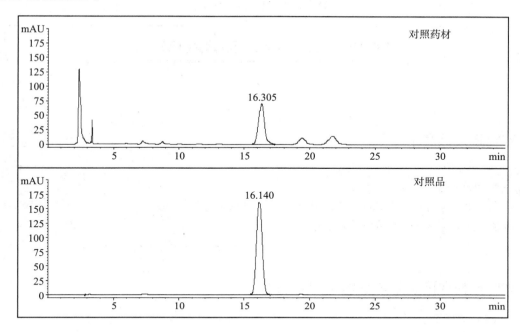

【分析结果】

对照品名称	保留时间	对称因子	理论板数	含量
β-蜕皮甾酮	16.1min	0.96	8419	0.036%

【注意事项】

● 根据操作条件的不同，出峰时间会有少许变化，但在同一仪器和相同操作条件下，RSD ≤ 2.0%；

● 建议采用定量环定量，每次进样体积为定量环体积的两倍以上；

● 对照品称量天平精度须达到十万分之一。

检测人员：丁慧

审核人：费文静

升麻（Shengma）

（CIMICIFUGAE RHIZOMA）

【药材基本信息】

> 别名　绿升麻、西升麻、川升麻
> 来源　毛茛科植物升麻 *Cimicifuga foetida* L. 的干燥根茎
> 功能　发表透疹，清热解毒，升举阳气

【对照药材提取和对照品溶液的配制】

对照药材的提取：

　　精密称定本品粉末（过二号筛）0.4709g，置具塞锥形瓶中，精密加入 10% 乙醇 25ml，密塞，称定重量，加热回流 2.5 小时，放冷，再称定重量，用 10% 乙醇补足减失的重量，摇匀，滤过，取续滤液，即得。

对照品溶液的配制：

　　精密称定异阿魏酸对照品 10.41mg，置 10ml 棕色量瓶中，加 10% 乙醇溶解并稀释至刻度，摇匀；精密量取 2ml，置 10ml 棕色量瓶中，加 10% 乙醇至刻度，摇匀，即得（每 1ml 中含异阿魏酸 20.8μg）。

【分析条件】

> 色谱柱：Agilent ZORBAX SB-C18
> 　　　　　4.6mm × 250mm，5μm
> 进样量：40μl
> 检测波长：316nm；柱温：28℃
> 流速：1ml/min
> 流动相：乙腈：0.1% 磷酸溶液 =13：87
> 方法来源：《中国药典》2020 年版一部

> 对照药材：中国食品药品检定研究院
> 对照品：上海诗丹德标准技术服务有限公司
> 对照品含量：异阿魏酸 99.0%
> 仪器：Agilent 1200
> 配置：四元梯度泵，在线脱气机，DAD检测器，柱温箱，自动进样器

【分析色谱图】

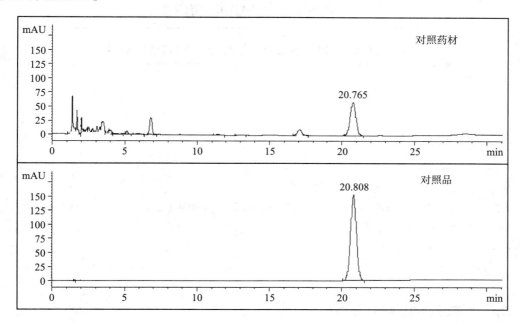

【分析结果】

对照品名称	保留时间	对称因子	理论板数	含量
异阿魏酸	20.8min	0.96	12 390	0.17%

【注意事项】

- 根据操作条件的不同，出峰时间会有少许变化，但在同一仪器和相同操作条件下，RSD ≤ 2.0%；
- 对照品称量天平精度须达到十万分之一。

检测人员：谢飞强

审核人：钱勇

化橘红（Huajuhong）

（CITRI GRANDIS EXOCARPIUM）

【药材基本信息】

> **别名** 柚皮橘红、化州橘红、柚子皮
>
> **来源** 芸香科植物化州柚 *Citrus grandis* 'Tomentosa' 或柚 *Citrus grandis*（L.）Osbeck 的未成熟或近成熟的干燥外层果皮
>
> **功能** 理气宽中，燥湿化痰

【对照药材提取和对照品溶液的配制】

对照药材的提取：

精密称定本品粉末 0.5314g，置具塞锥形瓶中，精密加甲醇 50ml，称定重量，水浴回流 1 小时，放冷，再称定重量。用甲醇补足减失的重量，摇匀，滤过，精密量取 5ml，置 50ml 量瓶中，加 50% 甲醇至刻度，摇匀，即得。

对照品溶液的配制：

精密称定柚皮苷对照品 10.92mg，置 50ml 量瓶中，加甲醇至刻度，摇匀；精密量取 2.86ml，置 10ml 量瓶中，加甲醇至刻度，摇匀，即得（每 1ml 中含柚皮苷 62.3μg）。

【分析条件】

色谱柱：Agilent ZORBAX SB-Aq
　　　　　4.6mm × 250mm，5μm

进样量：20μl

检测波长：283nm；**柱温**：27℃

流速：1ml/min

流动相：甲醇∶乙酸∶水 =32∶4∶64

方法来源：诗丹德结合《中国药典》2020 年版一部改进

对照药材：中国食品药品检定研究院

对照品：上海诗丹德标准技术服务有限公司

对照品含量：柚皮苷 98.0%

仪器：Agilent 1120

配置：二元梯度泵，在线脱气机，VWD 检测器，柱温箱，手动进样器

【分析色谱图】

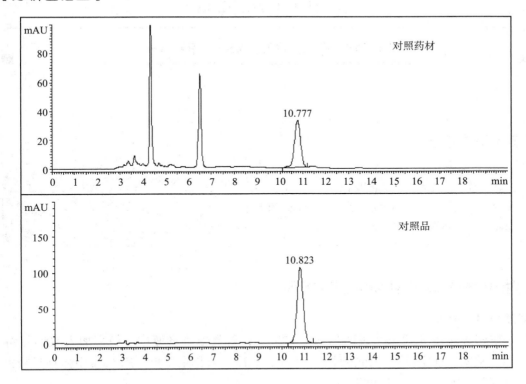

【分析结果】

对照品名称	保留时间	对称因子	理论板数	含量
柚皮苷	10.8min	1.00	7479	1.8%

【注意事项】

● 根据操作条件的不同，出峰时间会有少许变化；但在同一仪器和相同操作条件下，RSD ≤ 2.0%；

● 建议采用定量环定量，每次进样体积为定量环体积的两倍以上；

● 对照品称量天平精度须达到十万分之一。

检测人员：丁慧

审核人：费文静

月季花（Yuejihua）

（ROSAE CHINENSIS FLOS）

【药材基本信息】

> **别名** 月月红、长春花、四季花等
> **来源** 蔷薇科植物月季 *Rosa chinensis* Jacq. 的干燥花
> **功能** 活血调经，疏肝解郁

【对照药材提取和对照品溶液的配制】

对照药材的提取：

  精密称定本品粉末（过四号筛）0.2304g，置具塞锥形瓶中，精密加入 50% 甲醇 25ml，密塞，称定重量，加热回流 1 小时，放冷，再称定重量，用 50% 甲醇补足减失的重量，摇匀，滤过，取续滤液，即得。

对照品溶液的配制：

  分别精密称定金丝桃苷 11.02mg 和异槲皮苷 7.73mg，加 50% 甲醇，制成每 1ml 含金丝桃苷 22μg 和异槲皮苷 23μg 的混合溶液，摇匀，滤过，即得。

【分析条件】

> **色谱柱**：Agilent ZORBAX SB-C18
>   4.6mm × 150mm，5μm
> **进样量**：20μl
> **检测波长**：354nm；**柱温**：30℃
> **流速**：1ml/min
> **流动相**：乙腈：0.1% 甲酸溶液 =15：85
> **方法来源**：《中国药典》2020 年版一部

> **对照药材**：中国食品药品检定研究院
> **对照品**：上海诗丹德标准技术服务有限
>   公司
> **对照品含量**：金丝桃苷 98.0%
>   异槲皮苷 98.0%
> **仪器**：Agilent 1200
> **配置**：四元梯度泵，在线脱气机，DAD
>   检测器，柱温箱，自动进样器

【分析色谱图】

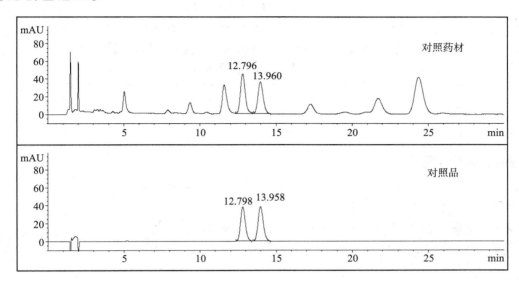

【分析结果】

对照品名称	保留时间	对称因子	理论板数	含量
金丝桃苷	12.8min	0.85	8166	0.27%
异槲皮苷	14.0min	0.86	8176	0.22%

【注意事项】

● 根据操作条件的不同，出峰时间会有少许变化，但在同一仪器和相同操作条件下，RSD ≤ 2.0%；

● 对照品称量天平精度须达到十万分之一。

检测人员：管柔端

审核人：费文静

丹参（Danshen）

（SALVIAE MILTIORRHIZAE RADIX ET RHIZOMA）

【药材基本信息】

别名 赤参、红根、血参根等

来源 唇形科植物丹参 *Salvia miltiorrhiza* Bge. 的干燥根和根茎

功能 活血祛瘀，通经止痛，清心除烦，凉血消痈

【对照药材提取和对照品溶液的配制】

对照药材的提取：

精密称定本品粉末（过三号筛）0.3042g，置具塞锥形瓶中，精密加入甲醇 50ml，密塞，称定重量，超声处理（功率 140W，频率 42kHz）30 分钟，放冷，再称定重量，用甲醇补足减失的重量，摇匀，滤过，取续滤液，即得。

对照品溶液的配制：

精密称定丹参酮 II_A 12.50mg，加甲醇制成每 1ml 含 20μg 的溶液，摇匀，滤过，即得。

【分析条件】

色谱柱：Agilent ZORBAX SB-Aq
4.6mm × 250mm，5μm

进样量：10μl

检测波长：270nm；柱温：20℃

流速：1ml/min

流动相：A：乙腈，B：0.02% 磷酸溶液
0~6min，61%A；
6~20min，61%A~90%A；
20~20.5min，90%A~61%A；
20.5~25min，61%A

方法来源：《中国药典》2020 年版一部

对照药材：中国食品药品检定研究院

对照品：上海诗丹德标准技术服务有限公司

对照品含量：丹参酮 II_A 98.5%

仪器：Agilent 1260

配置：四元梯度泵，在线脱气机，VWD 检测器，柱温箱，自动进样器

【分析色谱图】

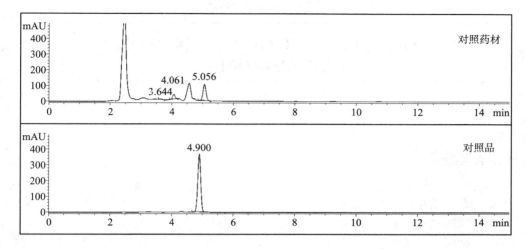

【分析结果】

对照品名称	保留时间	对称因子	理论板数	含量
丹参酮ⅡA	4.9min	1.00	11 924	0.091%
丹参酮Ⅰ	4.0min	/	/	0.033%
隐丹参酮	3.6min	/	/	0.0031%

【注意事项】

- 根据操作条件的不同，出峰时间会有少许变化，但在同一仪器和相同操作条件下，RSD ≤ 2.0%；
- 对照品称量天平精度须达到十万分之一。

检测人员：管柔端

审核人：费文静

丹参（Danshen）

（SALVIAE MILTIORRHIZAE RADIX ET RHIZOMA）

【药材基本信息】

> 别名　赤参、红根、血参根等
> 来源　唇形科植物丹参 *Salvia miltiorrhiza* Bge. 的干燥根和根茎
> 功能　活血祛瘀，通经止痛，清心除烦，凉血消痈

【对照药材提取和对照品溶液的配制】

对照药材的提取：

精密称定本品粉末（过三号筛）0.1509g，置具塞锥形瓶中，精密加入甲醇－水（8∶2）混合溶液 50ml，密塞，称定重量，超声处理（功率 140W，频率 42kHz）30 分钟，放冷，再称定重量，用甲醇－水（8∶2）混合溶液补足减失的重量，摇匀，滤过，精密量取续滤液 5ml，移至 10ml 量瓶中，加甲醇－水（8∶2）混合溶液稀释至刻度，摇匀，滤过，取续滤液，即得。

对照品溶液的配制：

精密称定丹酚酸 B 13.50mg，加 80% 甲醇制成每 1ml 含 0.11mg 的溶液，摇匀，滤过，即得。

【分析条件】

> 色谱柱：Agilent ZORBAX SB–C18
> 　　　　 4.6mm × 150mm，5μm
> 进样量：10μl
> 检测波长：286nm；柱温：20℃
> 流速：1.2ml/min
> 流动相：乙腈∶0.1% 磷酸溶液 =22∶78
> 方法来源：《中国药典》2020 年版一部

> 对照药材：中国食品药品检定研究院
> 对照品：上海诗丹德标准技术服务有限公司
> 对照品含量：丹酚酸 B 98.0%
> 仪器：Agilent 1260
> 配置：四元梯度泵，在线脱气机，VWD检测器，柱温箱，自动进样器

【分析色谱图】

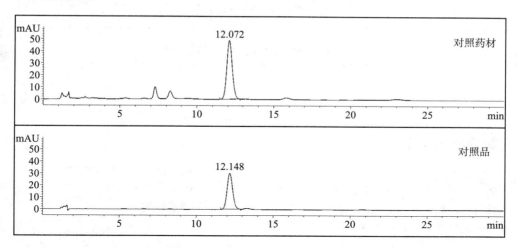

【分析结果】

对照品名称	保留时间	对称因子	理论板数	含量
丹酚酸 B	12.1min	0.86	5334	11.0%

【注意事项】

- 根据操作条件的不同，出峰时间会有少许变化，但在同一仪器和相同操作条件下，RSD ≤ 2.0%；
- 对照品称量天平精度须达到十万分之一。

检测人员：管柔端

审核人：费文静

乌药（Wuyao）

（LINDERAE RADIX）

【药材基本信息】

> **别名** 旁其、天台乌药、鲭魮等
>
> **来源** 樟科植物乌药 *Lindera aggregata*（Sims）Kosterm. 的干燥块根
>
> **功能** 行气止痛，温肾散寒

【对照药材提取和对照品溶液的配制】

对照药材的提取：

精密称定本品粉末（过三号筛）约 0.5035g，置圆底烧瓶中，精密加入甲醇–盐酸溶液（0.5→100）（2∶1）的混合溶液 25ml，密塞，称定重量，加热回流并保持微沸 1 小时，放冷，再称定重量，用甲醇–盐酸溶液（0.5→100）（2∶1）的混合溶液补足减失的重量，摇匀，滤过，取续滤液，即得。

对照品溶液的配制：

精密称定去甲异波尔定对照品 15.00mg，置 25ml 量瓶中加甲醇–盐酸溶液（0.5→100）（2∶1）的混合溶液定容，摇匀；取上述溶液，加甲醇–盐酸溶液（0.5→100）（2∶1）的混合溶液精密稀释 3 倍，即得。

【分析条件】

色谱柱： Agilent ZORBAX SB–C18
4.6mm×250mm，5μm

进样量： 10μl

检测波长： 280nm；**柱温：** 25℃

流速： 1ml/min

流动相： A：乙腈，B：0.5% 甲酸和 0.1% 三乙胺溶液

0～13min，10%A～22%A；

13～22min，22%A；

22～23min，22%A～10%A；

23～30min，10%A

方法来源：《中国药典》2020 年版一部

对照药材： 中国食品药品检定研究院

对照品： 上海诗丹德标准技术服务有限公司

对照品含量： 去甲异波尔定 98.0%

仪器： Agilent 1260

配置： 四元梯度泵，在线脱气机，DAD 检测器，柱温箱，自动进样器

【分析色谱图】

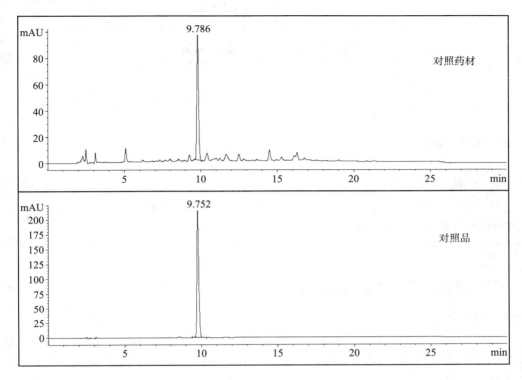

【分析结果】

对照品名称	保留时间	对称因子	理论板数	含量
去甲异波尔定	9.8min	0.93	30 807	0.41%

【注意事项】

- 根据操作条件的不同，出峰时间会有少许变化，但在同一仪器和相同操作条件下，RSD ≤ 2.0%；
- 对照品称量天平精度须达到十万分之一。

检测人员：许纪锋

审核人：钱勇

乌药（Wuyao）

（LINDERAE RADIX）

【药材基本信息】

别名	旁其、天台乌药、鳑魮等
来源	樟科植物乌药 *Lindera aggregata*（Sims）Kosterm. 的干燥块根
功能	行气止痛，温肾散寒

【对照药材提取和对照品溶液的配制】

对照药材的提取：

精密称定本品粗粉约 0.9942g，置索氏提取器中，加乙醚 50ml，提取 4 小时，提取液挥干，残渣用甲醇分次溶解，转移至 50ml 量瓶中，加甲醇至刻度，摇匀，滤过，取续滤液，即得。

对照品溶液的配制：

精密称定乌药醚内酯对照品 13.25mg，置 25ml 量瓶中加甲醇定容，摇匀；取上述溶液，加 80% 甲醇精密稀释 10 倍，即得。

【分析条件】

色谱柱：Agilent ZORBAX SB–C18	对照药材：中国食品药品检定研究院
4.6mm × 250mm，5μm	对照品：上海诗丹德标准技术服务有限公司
进样量：10μl	对照品含量：乌药醚内酯 98.0%
检测波长：235nm；柱温：25℃	仪器：Agilent 1200
流速：1ml/min	配置：四元梯度泵，在线脱气机，DAD 检测器，柱温箱，自动进样器
流动相：乙腈:水 =56：44	
方法来源:《中国药典》2020 年版一部	

【分析色谱图】

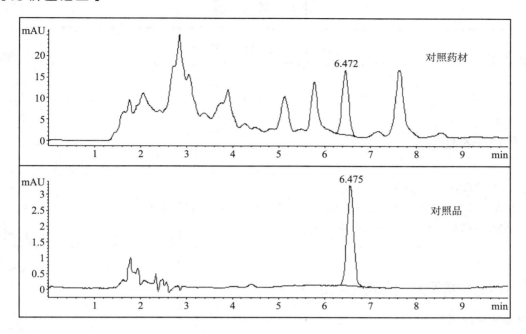

【分析结果】

对照品名称	保留时间	对称因子	理论板数	含量
乌药醚内酯	6.5min	1.06	9331	0.055%

【注意事项】

● 根据操作条件的不同，出峰时间会有少许变化，但在同一仪器和相同操作条件下，RSD ≤ 2.0%；

● 对照品称量天平精度须达到十万分之一。

检测人员：许纪锋

审核人：费文静

乌梅（Wumei）

（MUME FRUCTUS）

【药材基本信息】

别名	薰梅、梅、春梅等
来源	蔷薇科植物梅 *Prunus mume*（Sieb.）Sieb. et Zucc. 的干燥近成熟果实
功能	敛肺，涩肠，生津，安蛔

【对照药材提取和对照品溶液的配制】

对照药材的提取：

　　精密称定本品最粗粉 0.2113g，精密加水 50ml，加流动相 80ml，称定重量，加热回流 1 小时，放冷，再称定重量，用水补足减失的重量，摇匀，离心，取上清液，即得。

对照品溶液的配制：

　　精密称定经 80℃干燥至恒重的枸橼酸对照品 10.01mg，置具塞锥形瓶中，精密加水 20ml 溶解，摇匀，即得。

【分析条件】

色谱柱：Agilent ZORBAX SB-Aq	
4.6mm×250mm，5μm	
进样量：10μl	
检测波长：210nm；**柱温**：25℃	
流速：1ml/min	
流动相：乙腈：0.5%磷酸二氢铵溶液 =3：97	
方法来源：《中国药典》2020 年版一部	

对照药材：中国食品药品检定研究院	
对照品：上海诗丹德标准技术服务有限公司	
对照品含量：枸橼酸 98.0%	
仪器：Agilent 1120	
配置：二元梯度泵，在线脱气机，VWD检测器，柱温箱，手动进样器	

【分析色谱图】

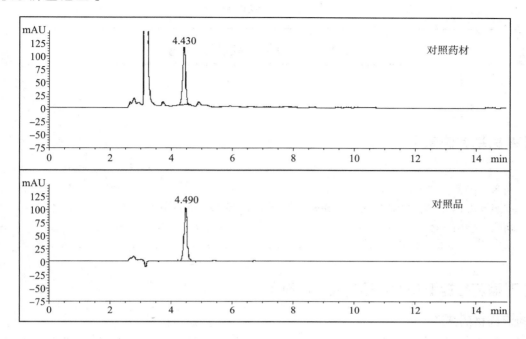

【分析结果】

对照品名称	保留时间	对称因子	理论板数	含量
枸橼酸	4.5min	1.2	10 181	11.6%

【注意事项】

- 根据操作条件的不同，出峰时间会有少许变化，但在同一仪器和相同操作条件下，RSD ≤ 2.0%；
- 建议采用定量环定量，每次进样体积为定量环体积的两倍以上；
- 对照品称量天平精度须达到十万分之一。

检测人员：丁慧

审核人：钱勇

巴豆（Badou）

（CROTONIS FRUCTUS）

【药材基本信息】

别名　巴菽、刚子、江子等
来源　大戟科植物巴豆 *Croton tiglium* L. 的干燥成熟果实
功能　外用蚀疮

【对照药材提取和对照品溶液的配制】

对照药材的提取：

精密称定本品种仁粉末（过三号筛）0.1430g，置索氏提取器中，加乙醚 50ml，加热回流 3 小时，弃去乙醚液，药渣挥干溶剂，连同滤纸筒移入具塞锥形瓶中，精密加入水 50ml，称定重量，超声处理（功率 300W，频率 24kHz）20 分钟，放冷，再称定重量，用水补足减失的重量，摇匀，即得。

对照品溶液的配制：

精密称定巴豆苷对照品 10.30mg，置 10ml 量瓶中，加水溶解并稀释至刻度，摇匀；精密吸取上述溶液 1ml，用水稀释 17 倍，即得。

【分析条件】

色谱柱：Agilent ZORBAX SB–C18
　　　　4.6mm×150mm，5μm
进样量：10μl
检测波长：292nm；柱温：25℃
流速：1ml/min
流动相：乙腈：甲醇：水 =1：4：95
方法来源：《中国药典》2020 年版一部

对照药材：中国食品药品检定研究院
对照品：上海诗丹德标准技术服务有限公司
对照品含量：巴豆苷 97.2%
仪器：Agilent 1200
配置：四元梯度泵，在线脱气机，DAD检测器，柱温箱，自动进样器

【分析色谱图】

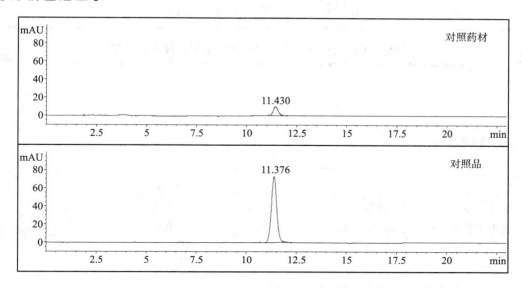

【分析结果】

对照品名称	保留时间	对称因子	理论板数	含量
巴豆苷	11.4min	0.97	8784	0.54%

【注意事项】

- 根据操作条件的不同，出峰时间会有少许变化，但在同一仪器和相同操作条件下，RSD ≤ 2.0%；
- 对照品称量天平精度须达到十万分之一。

检测人员：费文静

审核人：钱勇

巴豆霜（Badoushuang）

（CROTONIS SEMEN PULVERATUM）

【药材基本信息】

> 别名　无
> 来源　为巴豆的炮制加工品
> 功能　峻下冷积，逐水退肿，豁痰利咽；外用蚀疮

【对照药材提取和对照品溶液的配制】

对照药材的提取：

精密称定本品粉末 0.1552g，置索氏提取器中，加乙醚 50ml，加热回流 3 小时，弃去乙醚液，药渣挥干溶剂，连同滤纸筒移入具塞锥形瓶中，精密加入水 50ml，称定重量，超声处理（功率 300W，频率 24kHz）20 分钟，放冷，再称定重量，用水补足减失的重量，摇匀，滤过，即得。

对照品溶液的配制：

精密称定巴豆苷对照品 6.21mg，置 10ml 量瓶中，加水溶解并稀释至刻度，摇匀；精密吸取上述溶液 1ml，用水稀释 10 倍，即得。

【分析条件】

色谱柱：Agilent ZORBAX SB–C18
　　　　4.6mm × 250mm，5μm
进样量：10μl
检测波长：292nm；柱温：25℃
流速：1ml/min
流动相：乙腈:甲醇:水 =1：4：95
方法来源：《中国药典》2020 年版一部

对照药材：中国食品药品检定研究院
对照品：上海诗丹德标准技术服务有限公司
对照品含量：巴豆苷 97.2%
仪器：Agilent 1200
配置：四元梯度泵，在线脱气机，DAD 检测器，柱温箱，自动进样器

【分析色谱图】

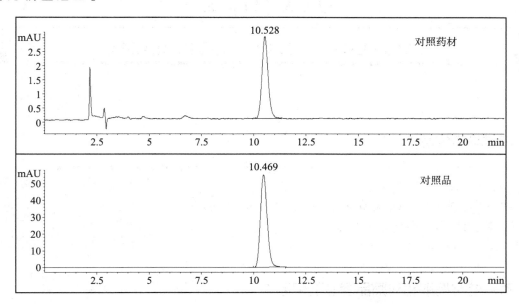

【分析结果】

对照品名称	保留时间	对称因子	理论板数	含量
巴豆苷	10.5min	0.93	5253	0.093%

【注意事项】

- 根据操作条件的不同，出峰时间会有少许变化，但在同一仪器和相同操作条件下，RSD ≤ 2.0%；
- 对照品称量天平精度须达到十万分之一。

检测人员：费文静

审核人：钱勇

巴戟天（Bajitian）

（MORINDAE OFFICINALIS RADIX）

【药材基本信息】

> **别名** 巴戟、巴吉天、戟天等
> **来源** 茜草科植物巴戟天 *Morinda officinalis* How 的干燥根
> **功能** 补肾阳，强筋骨，祛风湿

【对照药材提取和对照品溶液的配制】

对照药材的提取：

精密称定本品粉末（过三号筛）0.5256g，置具塞锥形瓶中，精密加入流动相50ml，称定重量，沸水浴中加热30分钟，放冷，再称定重量，用流动相补足减失的重量，摇匀，放置，取上清液滤过，取续滤液，即得。

对照品溶液的配制：

精密称定耐斯糖对照品 12.01mg，置 10ml 量瓶中，加流动相溶解并稀释至刻度，摇匀；精密吸取上述溶液 1ml，用流动相稀释 6 倍，即得。

【分析条件】

色谱柱：Agilent SB-AQ
    4.6mm×250mm，5μm
进样量：对照品 10μl、20μl；供试品 20μl
检测器：ELSD；柱温：25℃
流速：1ml/min
雾化温度：60℃
流动相：甲醇:水 =1：99
方法来源：《中国药典》2020 年版一部

对照药材：中国食品药品检定研究院
对照品：上海诗丹德标准技术服务有限公司
对照品含量：耐斯糖 87.0%
仪器：Agilent 1120
配置：二元梯度泵，在线脱气机，ELSD 检测器，柱温箱，手动进样器

【分析色谱图】

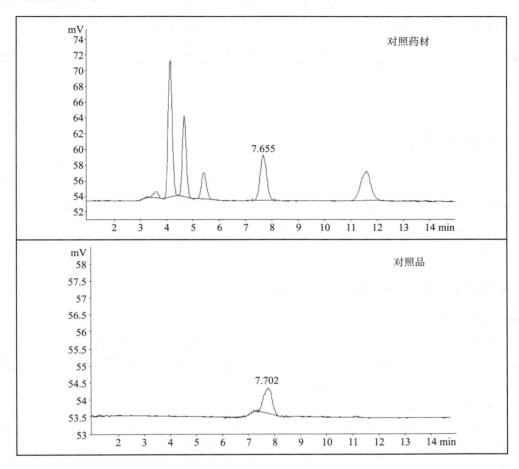

【分析结果】

对照品名称	保留时间	对称因子	理论板数	含量
耐斯糖	7.7min	1.09	2636	6.9%

【注意事项】

- 根据操作条件的不同，出峰时间会有少许变化，但在同一仪器和相同操作条件下，RSD ≤ 2.0%；
- 建议采用定量环定量，每次进样体积为定量环体积的两倍以上；
- 对照品称量天平精度须达到十万分之一。

检测人员：费文静

审核人：马双成

水飞蓟（Shuifeiji）

（SILYBI FRUCTUS）

【药材基本信息】

> 别名　水飞雉、奶蓟
>
> 来源　菊科植物水飞蓟 *Silybum marianum*（L.）Gaertn. 的干燥成熟果实
>
> 功能　清热解毒，舒肝利胆

【对照药材提取和对照品溶液的配制】

对照药材的提取：

　　精密称定本品粉末（过三号筛）0.5285g，置具塞锥形瓶中，精密加 75% 甲醇50ml，密塞，称定重量，加热回流 30 分钟，放冷，再称定重量，用 75% 甲醇补足减失的重量，摇匀，静置，取上清液，即得。

对照品溶液的配制：

　　精密称定水飞蓟宾对照品 7.71mg，置 50ml 量瓶中，加甲醇适量使溶解，并稀释至刻度，摇匀；精密量取 5ml，置 10ml 量瓶中，加甲醇至刻度，摇匀，即得（每 1ml含水飞蓟宾 77μg）。

【分析条件】

> 色谱柱：Agilent ZORBAX SB–C18
> 　　　　　4.6mm × 250mm，5μm
> 进样量：20μl
> 检测波长：287nm；柱温：30℃
> 流速：1ml/min
> 流动相：甲醇:水 =42 : 58
> 方法来源：诗丹德结合《中国药典》2020
> 　　　　　年版一部改进

> 对照药材：中国食品药品检定研究院
> 对照品：上海诗丹德标准技术服务有限
> 　　　　　公司
> 对照品含量：水飞蓟宾 98.0%
> 仪器：Agilent 1120
> 配置：二元梯度泵，在线脱气机，VWD
> 　　　　检测器，柱温箱，手动进样器

【分析色谱图】

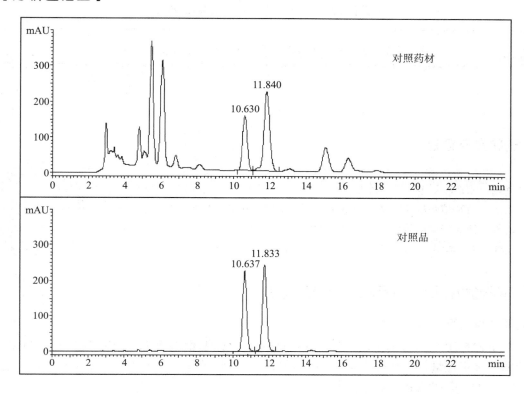

【分析结果】

对照品名称	保留时间	对称因子	理论板数	含量
水飞蓟宾	10.6min	1.07	10 485	3.0%
异水飞蓟宾	11.8min	1.09	10 561	

【注意事项】

- 根据操作条件的不同，出峰时间会有少许变化，但在同一仪器和相同操作条件下，RSD ≤ 2.0%；
- 建议采用定量环定量，每次进样体积为定量环体积的两倍以上；
- 对照品称量天平精度须达到十万分之一。

检测人员：许纪锋

审核人：费文静

水红花子（Shuihonghuazi）

（POLYGONI ORIENTALIS FRUCTUS）

【药材基本信息】

> **别名** 水荭子、荭草实、水红子等
> **来源** 蓼科植物红蓼 *Polygonum orientale* L. 的干燥成熟果实
> **功能** 散血消癥，消积止痛，利水消肿

【对照药材提取和对照品溶液的配制】

对照药材的提取：

精密称定本品粉末（过三号筛）0.5304g，置具塞锥形瓶中，精密加入甲醇25ml，密塞，称定重量，加热回流40分钟，放冷，再称定重量，用甲醇补足减失的重量，摇匀，滤过，取续滤液，即得。

对照品溶液的配制：

精密称定经80℃干燥至恒重的花旗松素对照品9.21mg，置具塞锥形瓶中，精密加甲醇125ml溶解，摇匀，即得。

【分析条件】

> **色谱柱**：Agilent ZORBAX SB-C18
> 　　　　　4.6mm×250mm，5μm
> **进样量**：10μl
> **检测波长**：290nm；柱温：25℃
> **流速**：1ml/min
> **流动相**：A：乙腈，B：0.1%磷酸溶液
> 　　　　　0~20min，16%A；
> 　　　　　20~25min，16%A~100%A；
> 　　　　　25~30min，100%A~16%A
> **方法来源**：《中国药典》2020年版一部

> **对照药材**：中国食品药品检定研究院
> **对照品**：上海诗丹德标准技术服务有限公司
> **对照品含量**：花旗松素98.0%
> **仪器**：Agilent 1260
> **配置**：四元梯度泵，在线脱气机，DAD检测器，柱温箱，自动进样器

【分析色谱图】

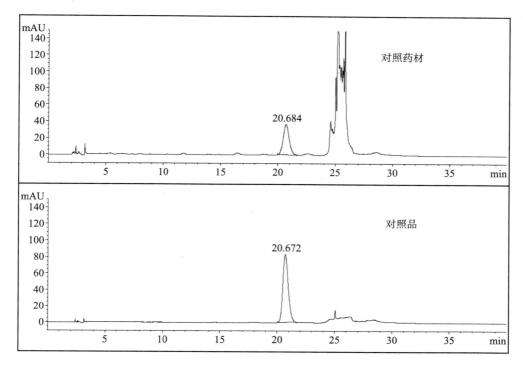

【分析结果】

对照品名称	保留时间	对称因子	理论板数	含量
花旗松素	20.7min	0.91	7834	0.17%

【注意事项】

● 根据操作条件的不同，出峰时间会有少许变化，但在同一仪器和相同操作条件下，RSD ≤ 2.0%;

● 建议采用定量环定量，每次进样体积为定量环体积的两倍以上;

● 对照品称量天平精度须达到十万分之一。

检测人员：丁慧

审核人：马双成

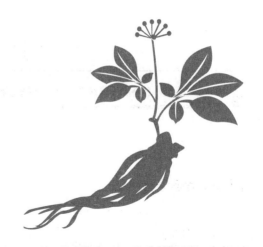

甘艾石布龙北四生仙白瓜冬玄半母

甘松（Gansong）

（ NARDOSTACHYOS RADIX ET RHIZOMA ）

【 药材基本信息 】

> 别名　甘松香、香松
> 来源　败酱科植物甘松 *Nardostachys jatamansi* DC. 的干燥根及根茎
> 功能　理气止痛，开郁醒脾；外用祛湿消肿

【 对照药材提取和对照品溶液的配制 】

对照药材的提取：

　　精密称定本品粉末（过二号筛）0.5520g，置具塞锥形瓶中，精密加入甲醇20ml，密塞，称定重量，超声处理（功率50W，频率45kHz）15分钟，放冷，再称定重量，用甲醇补足减失的重量，摇匀，滤过，取续滤液，即得。

对照品溶液的配制：

　　精密称定甘松新酮12.96mg，加甲醇制成每1ml含0.26mg的溶液，摇匀，滤过，即得。

【 分析条件 】

> 色谱柱：Agilent ZORBAX SB-C18
> 　　　　4.6mm × 150mm，5μm
> 进样量：5μl
> 检测波长：254nm；柱温：30℃
> 流速：1ml/min
> 流动相：乙腈:水 =45：55
> 方法来源：诗丹德结合《中国药典》2020
> 　　　　年版一部改进

> 对照药材：中国食品药品检定研究院
> 对照品：上海诗丹德标准技术服务有限
> 　　　　公司
> 对照品含量：甘松新酮99.0%
> 仪器：Agilent 1260
> 配置：四元梯度泵，在线脱气机，VWD
> 　　　检测器，柱温箱，自动进样器

【分析色谱图】

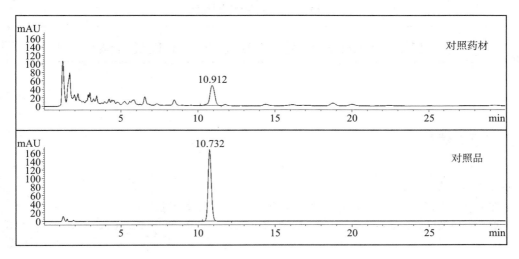

【分析结果】

对照品名称	保留时间	对称因子	理论板数	含量
甘松新酮	10.7min	0.88	12 509	0.39%

【注意事项】

- 根据操作条件的不同，出峰时间会有少许变化，但在同一仪器和相同操作条件下，RSD ≤ 2.0%；
- 对照品称量天平精度须达到十万分之一。

检测人员：管柔端
审核人：费文静

甘草（Gancao）

（GLYCYRRHIZAE RADIX ET RHIZOMA）

【药材基本信息】

> **别名** 甜草根、蜜草
>
> **来源** 豆科植物甘草 *Glycyrrhiza uralensis* Fisch. 的干燥根及根茎
>
> **功能** 补脾益气，清热解毒，祛痰止咳，缓急止痛，调和诸药

【对照药材提取和对照品溶液的配制】

对照药材的提取：

　　精密称定 0.2010g 甘草对照药材粉末（过三号筛），置具塞锥形瓶中，精密加入 70% 乙醇 100ml，密塞，称定重量，超声处理（功率 250W，频率 40kHz）30 分钟，取出，放冷，再称定重量，用 70% 乙醇补足减失的重量，摇匀，滤过，取续滤液，即得。

对照品溶液的配制：

　　精密称定甘草苷对照品 14.02mg，甘草酸铵对照品 13.11mg，分别置 25ml 容量瓶中，用 70% 乙醇定容至刻度，摇匀；甘草酸铵浓标准溶液用 70% 的乙醇水溶液稀释成每 1ml 含有 200μg 的溶液，即得。甘草苷浓标准溶液用 70% 的乙醇水溶液稀释成每 1ml 含有 20.8μg 的溶液，即得。

【分析条件】

色谱柱：Agilent ZORBAX SB-C18
　　　　　4.6mm × 250mm，5μm
进样量：10μl
检测波长：237nm；**柱温**：60℃
流速：1ml/min
流动相：A：0.05% 磷酸水溶液，B：乙腈
　　　　　0~8min，19%B；
　　　　　8~60min，19%B~35%B；
　　　　　60~70min，35%B~40%B；
　　　　　70~75min，40%B~100%B；
　　　　　75~80min，100%B~19%B
方法来源：Agilent 科技结合《中国药典》
　　　　　2020 年版一部改进

对照药材：中国食品药品检定研究院
对照品：上海诗丹德标准技术服务有限公司
对照品含量：甘草酸铵 98.5%
　　　　　　　甘草苷 98.5%
仪器：HPLC 1200
配置：四元梯度泵，在线脱气机，VWD 检测器，柱温箱，自动进样器

【分析色谱图】

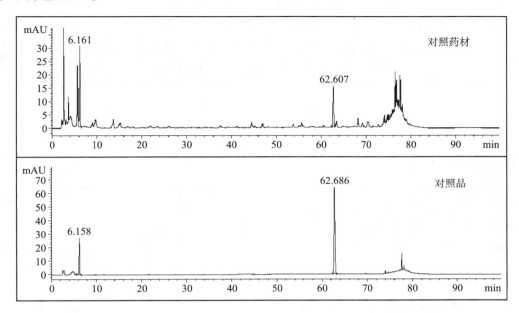

【分析结果】

对照品名称	保留时间	对称因子	理论板数	含量
甘草苷	6.2min	0.86	8532	1.2%
甘草酸（以甘草酸铵计）	62.7min	1.03	33 095	2.3%

【注意事项】

- 根据操作条件的不同，出峰时间会有少许变化，但在同一仪器和相同操作条件下，RSD ≤ 2.0%；
- 对照品称量天平精度须达到十万分之一；
- 升高温度有利于甘草酸与杂质的分离，在优化方法时，使用了较高温度，使得甘草酸和杂质达到了良好分离，定量准确性更高。

检测人员：李功恒

审核人：安蓉

炙甘草（Zhigancao）

（GLYCYRRHIZAE RADIX ET RHIZOMA PRAEPARATA CUM MELLE）

【药材基本信息】

别名　美草、蜜甘、蜜草等
来源　本品为甘草的炮制加工品
功能　补脾和胃，益气复脉

【对照药材提取和对照品溶液的配制】

对照药材的提取：

精密称定本品粉末（过三号筛）0.2051g，置具塞锥形瓶中，精密加入 70% 乙醇 100ml，密塞，称定重量，超声处理（功率 250W，频率 40kHz）30 分钟，放冷，再称定重量，用 70% 乙醇补足减失的重量，摇匀，滤过，取续滤液，即得。

对照品溶液的配制：

精密称定甘草苷对照品 14.02mg，甘草酸铵对照品 13.11mg，分别置 25ml 容量瓶中，用 70% 乙醇定容至刻度，摇匀；精密吸取甘草苷对照品溶液 1ml、甘草酸铵溶液 10ml，用 70% 乙醇稀释 30 倍，即得。

【分析条件】

色谱柱：Agilent ZORBAX SB-C18
　　　　4.6mm×250mm，5μm
进样量：10μl
检测波长：237nm；柱温：25℃
流速：1ml/min
流动相：A：乙腈，B：0.05% 磷酸溶液
　　　　0~8min，19%A；
　　　　8~35min，19%A~50%A；
　　　　35~36min，50%A~100%A；
　　　　36~40min，100%A~19%A
方法来源：《中国药典》2020 年版一部

对照药材：中国食品药品检定研究院
对照品：上海诗丹德标准技术服务有限
　　　　公司
对照品含量：甘草苷 98.5%
　　　　　　甘草酸铵 98.5%
仪器：Agilent 1260
配置：四元梯度泵，在线脱气机，DAD
　　　检测器，柱温箱，自动进样器

【分析色谱图】

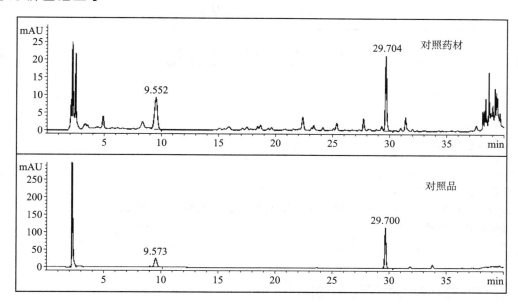

【分析结果】

对照品名称	保留时间	对称因子	理论板数	含量
甘草苷	9.6min	1.06	8867	0.40%
甘草酸（以甘草酸铵计）	29.7min	1.14	326 269	2.0%

【注意事项】

● 根据操作条件的不同，出峰时间会有少许变化，但在同一仪器和相同操作条件下，RSD ≤ 2.0%；

● 对照品称量天平精度须达到十万分之一。

检测人员：杨新磊

审核人：安蓉

甘遂（Gansui）

（KANSUI RADIX）

【药材基本信息】

别名	主田、重泽、甘藁等
来源	大戟科植物甘遂 *Euphorbia kansui* T. N. Liou ex T. P. Wang 的干燥块根
功能	泻水逐饮，消肿散结

【对照药材提取和对照品溶液的配制】

对照药材的提取：

　　精密称定本品粉末（过四号筛）0.8818g，置具塞锥形瓶中，精密加入乙酸乙酯25ml，密塞，称定重量，超声处理（功率250W，频率50kHz）40分钟，放冷，再称定重量，用乙酸乙酯补足减失的重量，摇匀，滤过，精密量取续滤液10ml，蒸干，残渣加甲醇溶解，转移至10ml量瓶中，加甲醇至刻度，摇匀，即得。

对照品溶液的配制：

　　精密称定大戟二烯醇对照品10.22mg，置50ml量瓶中，加95%甲醇溶解并稀释至刻度，摇匀，即得。

【分析条件】

色谱柱：Agilent Eclipse XDB–C8
4.6mm×250mm，5μm
进样量：20μl
检测波长：210nm；柱温：25℃
流速：1ml/min
流动相：乙腈
方法来源：诗丹德结合《中国药典》2020
年版一部改进

对照药材：中国食品药品检定研究院
对照品：上海诗丹德标准技术服务有限
　　　　公司
对照品含量：大戟二烯醇98.6%
仪器：Agilent 1120
配置：二元梯度泵，在线脱气机，VWD
　　　检测器，柱温箱，手动进样器

【分析色谱图】

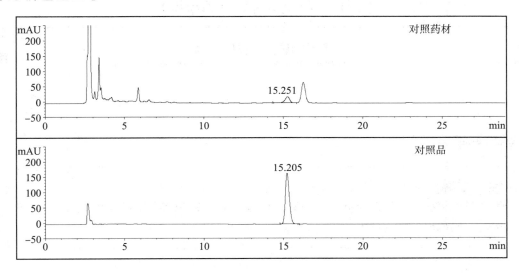

【分析结果】

对照品名称	保留时间	对称因子	理论板数	含量
大戟二烯醇	15.2min	0.73	18 010	0.17%

【注意事项】

- 根据操作条件的不同，出峰时间会有少许变化，但在同一仪器和相同操作条件下，RSD ≤ 2.0%；
- 建议采用定量环定量，每次进样体积为定量环体积的两倍以上；
- 对照品称量天平精度须达到十万分之一。

检测人员：费文静

审核人：安蓉

艾片（左旋龙脑）（Aipian）

（ *l*-BORNEOLUM ）

【药材基本信息】

别名　艾脑香、艾粉、结片
来源　菊科植物艾纳香 *Blumea balsamifera*（L.）DC. 的新鲜叶经提取加工制成的结晶
功能　开窍醒神，清热止痛

【对照药材提取和对照品溶液的配制】

对照药材的提取：

精密称定本品细粉 41.40mg，置 10ml 量瓶中，加乙酸乙酯溶解并稀释至刻度，摇匀，即得。

对照品溶液的配制：

精密称定龙脑对照品 20.10mg，置 5ml 量瓶内，加乙酸乙酯溶解并稀释至刻度，摇匀，即得。

【分析条件】

色谱柱：DB-FFAP
　　　　30m × 0.25mm，0.50μm
进样量：1μl
检测条件：进样口温度：230℃；检测器
　　　　　温度：350℃；柱温：160℃
方法来源：诗丹德结合《中国药典》2020
　　　　　年版一部改进

对照药材：中国食品药品检定研究院
对照品：上海诗丹德标准技术服务有限
　　　　公司
对照品含量：龙脑 98.0%
仪器：Agilent 7890A
配置：自动进样器，FID 检测器，分流不
　　　分流进样口

【分析色谱图】

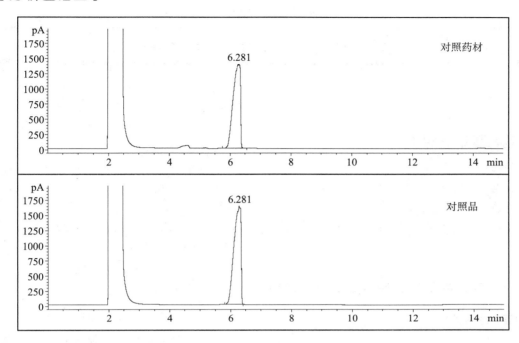

【分析结果】

对照品名称	保留时间	对称因子	理论板数	含量
龙脑	6.3min	3.01	2708	84.6%

【注意事项】

● 根据操作条件的不同，出峰时间会有少许变化，但在同一仪器和相同操作条件下，RSD ≤ 2.0%；
● 对照品称量天平精度须达到十万分之一。

检测人员：诸晨
审核人：费文静

艾叶（Aiye）

（ARTEMISIAE ARGYI FOLIUM）

【药材基本信息】

> **别名** 艾叶、艾蒿、家艾
>
> **来源** 菊科植物艾 *Artemisia argyi* Lévl. et Vant. 的干燥叶
>
> **功能** 温经止血，散寒止痛；外用祛湿止痒

【对照药材提取和对照品溶液的配制】

对照药材的提取：

取艾叶适量，剪碎成约 0.5cm 的碎片，取 2.5016g，精密称定，置圆底烧瓶中，加水 300ml，连接挥发油测定器。自测定器上端加水使充满刻度部分，并溢流入烧瓶时为止，再加乙酸乙酯 2.5ml，连接回流冷凝管。加热至沸腾，再加热 5 小时，放冷，分取乙酸乙酯液，置 10ml 量瓶中，用乙酸乙酯分次洗涤测定器及冷凝管，转入同一量瓶中，用乙酸乙酯稀释至刻度，摇匀，即得。

对照品溶液的配制：

分别取桉油精对照品、龙脑对照品 0.02 633g、0.01 215g，精密称定，加乙酸乙酯制成每 1ml 含桉油精 0.2633mg、龙脑 0.1215mg 的混合溶液，即得。

【分析条件】

色谱柱： DB-17
    30m×0.25mm，0.25μm

进样量： 1μl

检测条件： 进样口温度：240℃；流速：0.6ml/min；检测器温度：250℃；程序升温：45℃以 2℃/min 升至 75℃，保持 5min，再以 1℃/min 升至 90℃，保持 6min，再以 5℃/min 升至 150℃，再以 10℃/min 升至 250℃，保持 5min；分流比：5∶1

方法来源：《中国药典》2020 年版一部

对照药材： 市售产品

对照品： 上海诗丹德标准技术服务有限公司

对照品含量： 桉油精 99.2%
      龙脑 99.6%

仪器： Agilent 7890B

配置： 自动进样器，FID 检测器，分流不分流进样口

【分析色谱图】

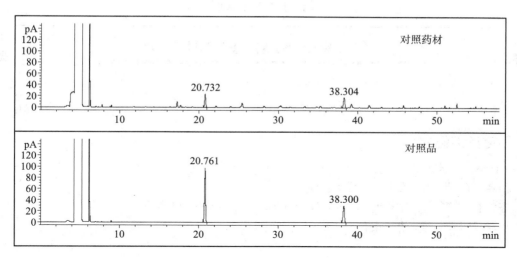

【分析结果】

对照品名称	保留时间	对称因子	理论板数	含量
桉油精	20.7min	1.31	115 713	0.21%
龙脑	38.3min	1.47	223 108	0.15%

【注意事项】

- 根据操作条件的不同，出峰时间会有少许变化，但在同一仪器和相同操作条件下，RSD ≤ 2.0%；
- 建议采用定量环定量，每次进样体积为定量环体积的两倍以上；
- 对照品称量天平精度须达到十万分之一。

检测人员：李雪

审核人：谢良山

石韦（Shiwei）

（PYRROSIAE FOLIUM）

【药材基本信息】

> 别名　石剑箬、小石韦、金背茶匙等
> 来源　水龙骨科植物石韦 *Pyrrosia lingua*（Thunb.）Farwell 的干燥叶
> 功能　利尿通淋，清热止血

【对照药材提取和对照品溶液的配制】

对照药材的提取：

　　精密称定本品粉末（过二号筛）0.5084g，置具塞锥形瓶中，精密加入 50% 甲醇 25ml，称定重量，超声处理（功率 300W，频率 25kHz）45 分钟，放冷，再称定重量，用 50% 甲醇补足减失的重量，摇匀，滤过，取续滤液，即得。

对照品溶液的配制：

　　精密称定绿原酸对照品 15.22mg，置棕色量瓶中，加 50% 甲醇制成每 1ml 含 38μg 的溶液，精密量取 1ml，置 10ml 量瓶中，加 50% 甲醇至刻度，摇匀，即得（每 1ml 含绿原酸 38μg）。

【分析条件】

色谱柱：Agilent ZORBAX SB-C18
　　　　　　4.6mm×150mm，5μm
进样量：10μl
检测波长：326nm；**柱温**：26℃
流速：1ml/min
流动相：乙腈：0.5% 磷酸溶液 =11：89
方法来源：《中国药典》2020 年版一部

对照药材：中国食品药品检定研究院
对照品：上海诗丹德标准技术服务有限公司
对照品含量：绿原酸 98.5%
仪器：Agilent 1200
配置：四元梯度泵，在线脱气机，DAD 检测器，柱温箱，自动进样器

【分析色谱图】

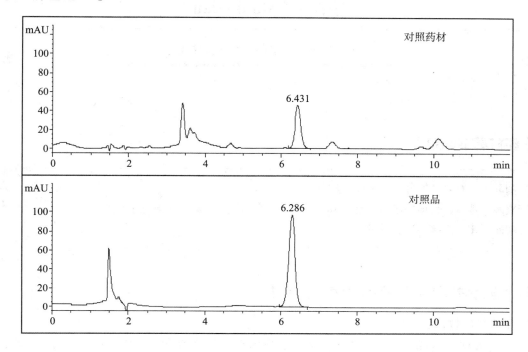

【分析结果】

对照品名称	保留时间	对称因子	理论板数	含量
绿原酸	6.3min	1.03	8971	0.35%

【注意事项】

● 根据操作条件的不同，出峰时间会有少许变化，但在同一仪器和相同操作条件下，
RSD ≤ 2.0%；
● 对照品称量天平精度须达到十万分之一。

检测人员：谢绚影

审核人：费文静

石吊兰（Shidiaolan）

（LYSIONOTI HERBA）

【药材基本信息】

> 别名　黑乌骨、石豇豆、石泽兰等
> 来源　苦苣苔科植物吊石苣苔 *Lysionotus pauciflorus* Maxim. 的干燥地上部分
> 功能　化痰止咳、软坚散结

【对照药材提取和对照品溶液的配制】

对照药材的提取：

精密称定本品中粉 0.5059g，置具塞锥形瓶中，精密加入 75% 甲醇 25ml，密塞，称定重量，超声处理（功率 240W，频率 45kHz）20 分钟，放冷，再称定重量，用 75% 甲醇补足减失的重量，摇匀，滤过，取续滤液，即得。

对照品溶液的配制：

精密称定石吊兰素对照品 13.42mg，置 25ml 量瓶中，加甲醇溶解并稀释至刻度，摇匀；再精密吸取上述溶液 1ml，用 80% 甲醇水稀释 20 倍，摇匀，即得。

【分析条件】

> 色谱柱：Agilent Eclipse Plus C18
> 　　　　 4.6mm×150mm，5μm
> 进样量：10μl
> 检测波长：334nm；柱温：25℃
> 流速：0.6ml/min
> 流动相：甲醇：水 =68：32
> 方法来源：《中国药典》2020 年版一部

> 对照药材：中国食品药品检定研究院
> 对照品：上海诗丹德标准技术服务有限
> 　　　　 公司
> 对照品含量：石吊兰素 98.0%
> 仪器：Agilent 1200
> 配置：四元梯度泵，在线脱气机，DAD
> 　　　 检测器，柱温箱，自动进样器

【 分析色谱图 】

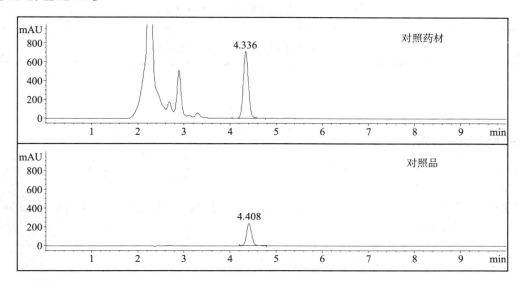

【 分析结果 】

对照品名称	保留时间	对称因子	理论板数	含量
石吊兰素	4.4min	0.87	8067	0.39%

【 注意事项 】

● 根据操作条件的不同，出峰时间会有少许变化，但在同一仪器和相同操作条件下，RSD ≤ 2.0%；
● 对照品称量天平精度须达到十万分之一。

检测人员：费文静

审核人：马双成

石斛（鼓槌石斛）（Shihu）

（DENDROBII CAULIS）

【药材基本信息】

别名	石兰、吊兰花、枫斗
来源	兰科植物鼓槌石斛 *Dendrobium chrysotoxum* Lindl. 的栽培品及其同属植物近似种的新鲜或干燥茎
功能	益胃生津，滋阴清热

【对照药材提取和对照品溶液的配制】

对照药材的提取：

精密称定本品（鲜品干燥后粉碎）粉末（过三号筛）1023.5g，置具塞锥形瓶中，精密加入甲醇 50ml，密塞，称定重量，浸渍 20 分钟，超声处理 45 分钟。放冷，再称定重量，用甲醇补足减失的重量，摇匀，滤过，取续滤液，即得。

对照品溶液的配制：

精密称定毛兰素对照品 11.10mg，置 105ml 量瓶内，加甲醇溶解并稀释至刻度，摇匀，取上述溶液适量，加甲醇稀释 70 倍，即得。

【分析条件】

色谱柱：Agilent ZORBAX Extend-C18　4.6mm × 150mm，5μm	**对照药材**：中国食品药品检定研究院
进样量：20μl	**对照品**：上海诗丹德标准技术服务有限公司
检测波长：230nm；柱温：25℃	**对照品含量**：毛兰素 98.0%
流速：1ml/min	**仪器**：Agilent 1200
流动相：乙腈：0.05% 磷酸溶液 =37：63	**配置**：四元梯度泵，在线脱气机，DAD检测器，柱温箱，自动进样
方法来源：《中国药典》2020 年版一部	

【分析色谱图】

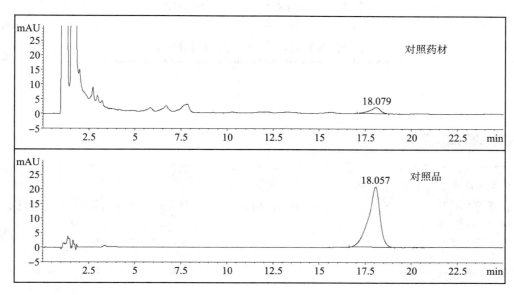

【分析结果】

对照品名称	保留时间	对称因子	理论板数	含量
毛兰素	18.1min	1.45	5383	0.0068%

【注意事项】

- 根据操作条件的不同，出峰时间会有少许变化，但在同一仪器和相同操作条件下，RSD ≤ 2.0%；
- 对照品称量天平精度须达到十万分之一。

检测人员：诸晨

审核人：钱勇

石斛（金钗石斛）（Shihu）

（DENDROBII CAULIS）

【药材基本信息】

别名 石兰、吊兰花、枫斗
来源 兰科植物金钗石斛 *Dendrobium nobile* Lindl. 的栽培品及其同属植物近似种的新鲜或干燥茎
功能 益胃生津，滋阴清热

【对照药材提取和对照品溶液的配制】

校正因子测定：

　　精密称定萘对照品 6.00mg，置 25ml 量瓶内，加甲醇溶解并稀释至刻度，摇匀，取上述溶液适量，加甲醇稀释 10 倍，作为内标溶液。另取石斛碱对照品 5.80mg，置 25ml 量瓶内，加甲醇溶解并稀释至刻度，摇匀，取上述溶液适量，加甲醇稀释 4 倍，作为对照品溶液。精密量取对照品溶液 2ml，置 5ml 量瓶中，精密加入内标溶液 1ml，加甲醇至刻度，摇匀，即得。

对照药材的提取：

　　精密称定本品（鲜品干燥后粉碎）粉末（过三号筛）0.2729g，置圆底烧瓶中，精密加入 0.05% 甲酸的甲醇溶液 25ml，称定重量，加热回流 3 小时，放冷，在称定重量，用 0.05% 甲酸的甲醇补足减失的重量，摇匀，滤过。精密量取续滤液 2ml，置 5ml 量瓶中，精密加入内标溶液 1ml，加甲醇至刻度，摇匀，即得。

【分析条件】

色谱柱：HP-1
　　　　30m×0.25mm，1.00μm
进样量：1μl
检测条件：进样口温度：250℃；检测器
　　　　　温度：250℃；程序升温：初
　　　　　温：80℃，以 10℃/min 的速
　　　　　率升至 250℃，保持 5min
方法来源：《中国药典》2020 年版一部

对照药材：中国食品药品检定研究院
对照品：上海诗丹德标准技术服务有限公司
对照品含量：石斛碱 98.0%
　　　　　　　萘 98.0%
仪器：Agilent 7890A
配置：自动进样器，FID 检测器，分流不分流进样口

【分析色谱图】

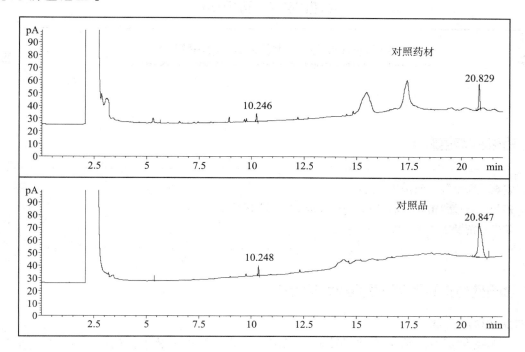

【分析结果】

对照品名称	保留时间	对称因子	理论板数	含量
石斛碱	20.8min	0.96	607 041	0.11%

【注意事项】

- 根据操作条件的不同，出峰时间会有少许变化，但在同一仪器和相同操作条件下，RSD ≤ 2.0%；
- 对照品称量天平精度须达到十万分之一。

检测人员：诸晨
审核人：钱勇

石榴皮（Shiliupi）

（GRANATI PERICARPIUM）

【药材基本信息】

> **别名** 酸榴皮、西柳皮、石榴壳等
> **来源** 石榴科植物石榴 *Punica granatum* L. 的干燥果皮
> **功能** 涩肠止泻，止血，驱虫

【对照药材提取和对照品溶液的配制】

对照药材的提取：

精密称定本品粉末（过三号筛）0.2026g，置具塞锥形瓶中，精密加入甲醇 50ml，密塞，称定重量，超声处理（功率 150W，频率 40kHz）40 分钟，放冷，再称定重量，用甲醇补足减失的重量，摇匀，滤过，取续滤液，即得。

对照品溶液的配制：

精密称定鞣花酸 10.10mg，加甲醇制成每 1ml 含 20.2μg 的溶液，摇匀，滤过，即得。

【分析条件】

色谱柱：Agilent ZORBAX SB–Aq
　　　　4.6mm×250mm，5μm
进样量：10μl
检测波长：254nm；柱温：30℃
流速：1ml/min
流动相：乙腈：0.2% 磷酸溶液 =21：79
方法来源：《中国药典》2020 年版一部

对照药材：中国食品药品检定研究院
对照品：上海诗丹德标准技术服务有限
　　　　公司
对照品含量：鞣花酸 99.0%
仪器：Agilent 1260
配置：四元梯度泵，在线脱气机，VWD
　　　检测器，柱温箱，自动进样器

【分析色谱图】

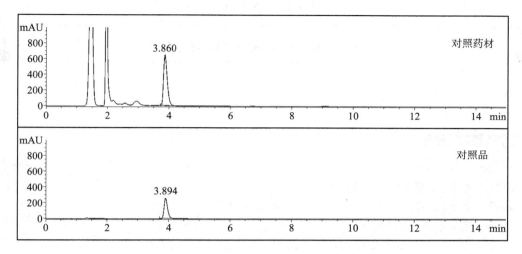

【分析结果】

对照品名称	保留时间	对称因子	理论板数	含量
鞣花酸	3.9min	1.12	5777	1.2%

【注意事项】

- 根据操作条件的不同，出峰时间会有少许变化，但在同一仪器和相同操作条件下，RSD ≤ 2.0%;
- 对照品称量天平精度须达到十万分之一。

检测人员：管柔端

审核人：费文静

布渣叶（Buzhaye）

（MICROCTIS FOLIUM）

【药材基本信息】

> **别名** 蓑衣子、破布叶、麻布叶等
> **来源** 椴树科植物破布叶 *Microcos paniculata* L. 的干燥叶
> **功能** 消食化滞，清热利湿

【对照药材提取和对照品溶液的配制】

对照药材的提取：

　　精密称定本品粉末（过三号筛）2.5267g，置具塞锥形瓶中，精密加入 70% 甲醇 50ml，密塞，称定重量，超声处理（功率 250W，频率 33kHz）1 小时，放冷，再称定重量，用 70% 甲醇补足减失的重量，摇匀，滤过，取续滤液，即得。

对照品溶液的配制：

　　精密称定牡荆苷对照品 5.71mg，置 10ml 容量瓶中，精密加入 70% 甲醇至刻度，摇匀；精密吸取上述溶液 1ml，用流动相稀释 30 倍，即得。

【分析条件】

色谱柱：Agilent Extend–C18
　　　　　4.6mm×250mm，5μm
进样量：10μl
检测波长：339nm；柱温：25℃
流速：1ml/min
流动相：甲醇：0.4% 磷酸溶液 =25：75
方法来源：《中国药典》2020 年版一部

对照药材：中国食品药品检定研究院
对照品：上海诗丹德标准技术服务有限公司
对照品含量：牡荆苷 98.0%
仪器：Agilent 1120
配置：二元梯度泵，在线脱气机，VWD 检测器，柱温箱，手动进样器

【分析色谱图】

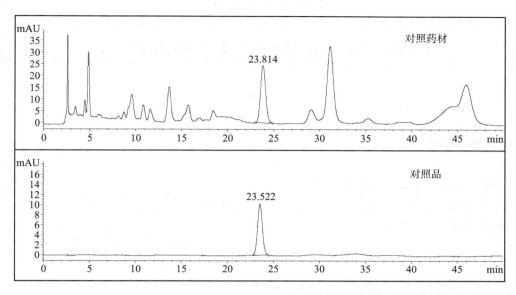

【分析结果】

对照品名称	保留时间	对称因子	理论板数	含量
牡荆苷	23.5min	0.90	9521	0.11%

【注意事项】

● 根据操作条件的不同，出峰时间会有少许变化，但在同一仪器和相同操作条件下，RSD ≤ 2.0%；

● 建议采用定量环定量，每次进样体积为定量环体积的两倍以上。

● 对照品称量天平精度须达到十万分之一。

检测人员：费文静

审核人：钱勇

龙胆（Longdan）

（GENTIANAE RADIX ET RHIZOMA）

【药材基本信息】

> 别名　苦地胆、磨地胆、地胆头
> 来源　龙胆科植物龙胆 *Gentiana scabra* Bge. 的干燥根和根茎
> 功能　清热燥湿，泻肝胆火

【对照药材提取和对照品溶液的配制】

对照药材的提取：

　　精密称定本品粉末约 0.5g，精密加入甲醇 20ml，称定重量，加热回流 15 分钟，放冷，再称定重量，用甲醇补足减失的重量，摇匀滤过，精密称量续滤液 2ml，置于 10ml 容量瓶中，加甲醇至刻度，摇匀，即得。

对照品溶液的配制：

　　精密称定龙胆苦苷对照品 21.61mg，置于 100ml 容量瓶中，加甲醇至刻度，摇匀，即得。

【分析条件】

色谱柱：Agilent ZORBAX Eclipse plus C18 　　　　4.6mm×250mm，5μm **进样量**：10μl **检测波长**：270nm；**柱温**：30℃ **流速**：1ml/min **流动相**：甲醇:水 =25：75 **方法来源**：《中国药典》2020 年版一部	**对照药材**：中国食品药品检定研究院 **对照品**：上海诗丹德标准技术服务有限 　　　　公司 **对照品含量**：龙胆苦苷 98.0% **仪器**：Agilent 1200 **配置**：四元梯度泵，在线脱气机，DAD 　　　检测器，柱温箱，自动进样器

【分析色谱图】

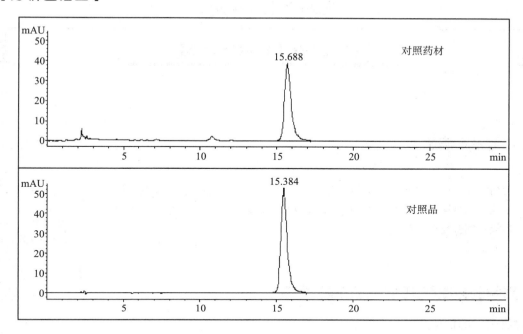

【分析结果】

对照品名称	保留时间	对称因子	理论板数	含量
龙胆苦苷	15.4min	0.71	7850	3.3%

【注意事项】

● 根据操作条件的不同，出峰时间会有少许变化，但在同一仪器和相同操作条件下，RSD ≤ 2.0%；
● 对照品称量天平精度须达到十万分之一。

检测人员：汪露露
审核人：费文静

龙脷叶（Longliye）

（SAUROPI FOLIUM）

【药材基本信息】

别名	龙舌叶、龙味叶、牛耳叶等
来源	大戟科植物龙脷叶 *Sauropus spatulifolius* Beille 的干燥叶
功能	润肺止咳，通便

【对照药材提取和对照品溶液的配制】

对照药材的提取：

精密称定本品粉末（过二号筛）0.9154g，置具塞锥形瓶中，精密加入 50% 甲醇 25ml，密塞，称定重量，超声处理（功率 250W，频率 33kHz）40 分钟，放冷，再称定重量，用 50% 甲醇补足减失的重量，摇匀，滤过，取续滤液，即得。

对照品溶液的配制：

精密称定山奈酚 -3-O- 龙胆二糖苷 7.60mg，加 50% 甲醇，制成每 1ml 含山奈酚 -3-O- 龙胆二糖苷 76μg 的溶液，摇匀，滤过即得。

【分析条件】

色谱柱：Agilent ZORBAX SB-C18
　　　　4.6mm × 150mm，5μm
进样量：10μl
检测波长：349nm；柱温：30℃
流速：1ml/min
流动相：甲醇:0.4% 磷酸溶液 =40：60
方法来源：《中国药典》2020 年版一部

对照药材：中国食品药品检定研究院
对照品：上海诗丹德标准技术服务有限
　　　　公司
对照品含量：山奈酚 -3-O- 龙胆二糖苷
　　　　　　98.0%
仪器：Agilent 1260
配置：四元梯度泵，在线脱气机，DAD
　　　检测器，柱温箱，自动进样器

【分析色谱图】

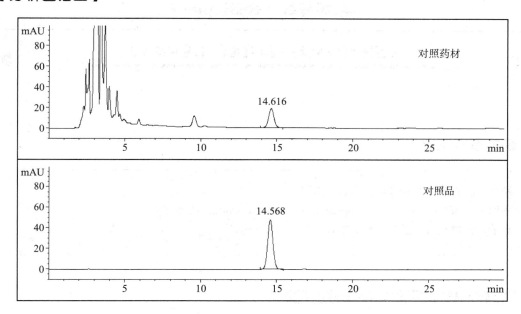

【分析结果】

对照品名称	保留时间	对称因子	理论板数	含量
山柰酚 –3–O– 龙胆二糖苷	14.6min	0.94	8410	0.080%

【注意事项】

- 根据操作条件的不同，出峰时间会有少许变化，但在同一仪器和相同操作条件下，RSD ≤ 2.0%；
- 对照品称量天平精度须达到十万分之一。

检测人员：管柔端

审核人：费文静

北刘寄奴（Beiliujinu）

（SIPHONOSTEGIAE HERBA）

【药材基本信息】

别名	除毒草、黄花茵陈、金钟茵陈等
来源	玄参科植物阴行草 *Siphonostegia chinensis* Benth. 的干燥全草
功能	活血祛瘀，通经止痛，凉血，止血，清热利湿

【对照药材提取和对照品溶液的配制】

对照药材的提取：

　　精密称定本品粉末（过二号筛）2.4716g，置具塞锥形瓶中，精密加入85%甲醇25ml，称定重量，加热回流1.5小时，放冷，再称定重量，用85%甲醇补足减失的重量，摇匀，滤过，取续滤液，即得。

对照品溶液的配制：

　　分别精密称定木犀草素14.07mg和毛蕊花糖苷19.30mg，加甲醇制成每1ml含木犀草素70.4μg和毛蕊花糖苷0.25mg的混合溶液，摇匀，滤过，即得。

【分析条件】

色谱柱：Agilent ZORBAX SB-Aq
　　　　　4.6mm × 250mm，5μm

进样量：5μl

检测波长：350nm；**柱温**：30℃

流速：1ml/min

流动相：A：甲醇，B：0.05%磷酸溶液
　　　　　0~15min，33%A；
　　　　　15~30min，33%A~60%A；
　　　　　30~40min，60%A

方法来源：《中国药典》2020年版一部

对照药材：中国食品药品检定研究院

对照品：上海诗丹德标准技术服务有限公司

对照品含量：木犀草素98.0%

仪器：Agilent 1200

配置：四元梯度泵，在线脱气机，DAD检测器，柱温箱，自动进样器

【分析色谱图】

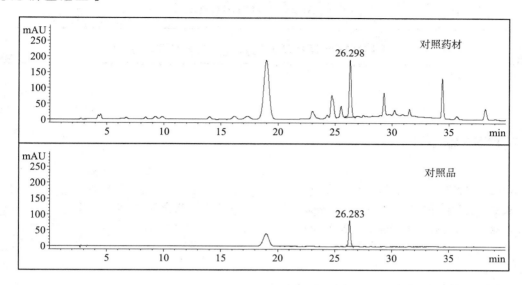

【分析结果】

对照品名称	保留时间	对称因子	理论板数	含量
木犀草素	26.3min	0.93	124 175	0.17%

【注意事项】

- 根据操作条件的不同，出峰时间会有少许变化，但在同一仪器和相同操作条件下，RSD ≤ 2.0%；
- 对照品称量天平精度须达到十万分之一。

检测人员：管柔端

审核人：费文静

北刘寄奴（Beiliujinu）

（SIPHONOSTEGIAE HERBA）

【药材基本信息】

别名	除毒草、黄花茵陈、金钟茵陈等
来源	玄参科植物阴行草 *Siphonostegia chinensis* Benth. 的干燥全草
功能	活血祛瘀，通经止痛，凉血，止血，清热利湿

【对照药材提取和对照品溶液的配制】

对照药材的提取：

精密称定本品粉末（过二号筛）2.4716g，置具塞锥形瓶中，精密加入85%甲醇25ml，称定重量，加热回流1.5小时，放冷，再称定重量，用85%甲醇补足减失的重量，摇匀，滤过，取续滤液，即得。

对照品溶液的配制：

分别精密称定木犀草素14.07mg和毛蕊花糖苷19.30mg，加甲醇制成每1ml含木犀草素70.4μg和毛蕊花糖苷0.25mg的混合溶液，摇匀，滤过，即得。

【分析条件】

色谱柱： Agilent ZORBAX SB–Aq
4.6mm×250mm，5μm

进样量： 5μl

检测波长： 310nm；**柱温：** 30℃

流速： 1ml/min

流动相： A：甲醇，B：0.05%磷酸溶液
0~15min，33%A；
15~30min，33%A~60%A；
30~40min，60%A

方法来源：《中国药典》2020年版一部

对照药材： 中国食品药品检定研究院

对照品： 上海诗丹德标准技术服务有限公司

对照品含量： 毛蕊花糖苷98.0%

仪器： Agilent 1200

配置： 四元梯度泵，在线脱气机，DAD检测器，柱温箱，自动进样器

【分析色谱图】

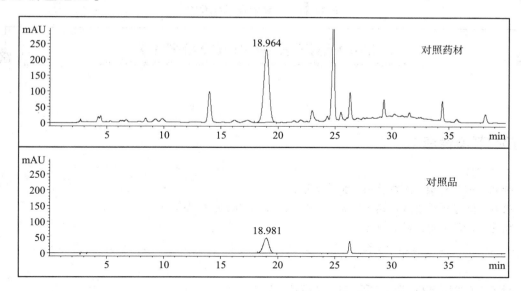

【分析结果】

对照品名称	保留时间	对称因子	理论板数	含量
毛蕊花糖苷	19.0min	1.10	6679	1.1%

【注意事项】

- 根据操作条件的不同，出峰时间会有少许变化，但在同一仪器和相同操作条件下，RSD ≤ 2.0%；
- 对照品称量天平精度须达到十万分之一。

检测人员：管柔端
审核人：费文静

北豆根（Beidougen）

（MENISPERMI RHIZOMA）

【药材基本信息】

别名　蝙蝠葛根、蝙蝠藤根、狗葡萄根等
来源　防己科植物蝙蝠葛 *Menispermum dauricum* DC. 的干燥根茎
功能　清热解毒，祛风止痛

【对照药材提取和对照品溶液的配制】

对照药材的提取：

精密称定本品粉末（过三号筛）0.2094g，置具塞锥形瓶中，精密加入甲醇25ml，密塞，称定重量，超声处理（功率140W，频率42kHz）30分钟，取出，放冷，再称定重量，用甲醇补足减失的重量，摇匀，滤过，取续滤液，即得。

对照品溶液的配制：

精密称定蝙蝠葛碱 4.91mg、蝙蝠葛苏林碱 4.82mg，置棕色量瓶中，加甲醇制成每1ml 含蝙蝠葛碱 34.3μg，蝙蝠葛苏林碱 24.1μg 的混合溶液，摇匀，滤过，即得。

【分析条件】

色谱柱：Agilent ZORBAX Extend–C18
　　　　4.6mm × 150mm，5μm
进样量：10μl
检测波长：284nm；柱温：30℃
流速：1ml/min
流动相：乙腈∶0.05% 三乙胺溶液 =45∶55
方法来源：《中国药典》2020 年版一部

对照药材：中国食品药品检定研究院
对照品：上海诗丹德标准技术服务有限公司
对照品含量：蝙蝠葛碱 98.5%
　　　　　　蝙蝠葛苏林碱 98.5%
仪器：Agilent 1260
配置：四元梯度泵，在线脱气机，VWD检测器，柱温箱，自动进样器

【分析色谱图】

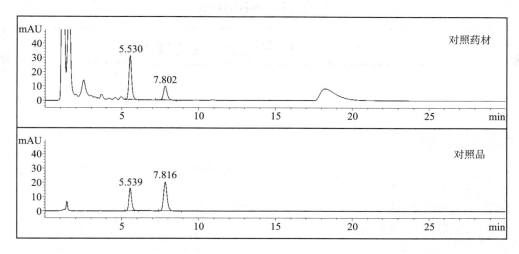

【分析结果】

对照品名称	保留时间	对称因子	理论板数	含量
蝙蝠葛苏林碱	5.5min	0.83	5013	0.55%
蝙蝠葛碱	7.8min	0.84	5888	0.20%

【注意事项】

● 根据操作条件的不同，出峰时间会有少许变化，但在同一仪器和相同操作条件下，RSD ≤ 2.0%；

● 对照品称量天平精度须达到十万分之一。

检测人员：管柔端

审核人：费文静

四季青（Sijiqing）

（ILICIS CHINENSIS FOLIUM）

【药材基本信息】

别名　冬青叶、四季青叶、一口血
来源　冬青科植物冬青 *Ilex chinensis* Sims 的干燥叶
功能　清热解毒，消肿祛瘀

【对照药材提取和对照品溶液的配制】

对照药材的提取：

　　精密称定本品粉末（过四号筛）1.0050g，置具塞锥形瓶中，精密加入 80% 甲醇 50ml，密塞，称定重量，超声处理（功率 300W，频率 40kHz）30 分钟，放冷，再称定重量，用 80% 甲醇补足减失的重量，摇匀，滤过，取续滤液，即得。

对照品溶液的配制：

　　取长梗冬青苷对照品适量，精密称定，加 80% 甲醇制成每 1ml 含 0.3mg 的溶液，即得。

【分析条件】

色谱柱：Agilent ZORBAX SB-C18
　　　　4.6mm×250mm，5μm
进样量：对照品 10μl、20μl；供试品 10μl
检测器：ELSD；
柱温：30℃；雾化温度：65℃
流速：1ml/min
流动相：A：甲醇（含 10% 的异丙醇），B：水（含 10% 的异丙醇）
　　　　0~10min，30%A~35%A；
　　　　10~12min，35%A~43%A；
　　　　12~30min，43%A；
　　　　30~40min，43%A~57%A
方法来源：《中国药典》2020 年版一部

对照药材：中国食品药品检定研究院
对照品：上海诗丹德标准技术服务有限公司
对照品含量：长梗冬青苷 89.3%
仪器：Agilent 1260
配置：四元梯度泵，在线脱气机，ELSD 检测器，柱温箱，自动进样器

【分析色谱图】

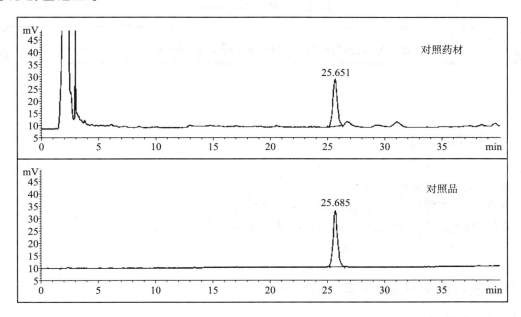

【分析结果】

对照品名称	保留时间	对称因子	理论板数	含量
长梗冬青苷	25.7min	1.10	22 655	1.4%

【注意事项】

- 根据操作条件的不同，出峰时间会有少许变化，但在同一仪器和相同操作条件下，RSD ≤ 2.0%；
- 对照品称量天平精度须达到十万分之一。

检测人员：杨新磊

审核人：安蓉

生姜（Shengjiang）

（ZINGIBERIS RHIZOMA RECENS）

【药材基本信息】

别名	姜根、百辣云、因地辛等
来源	姜科植物姜 *Zingiber officinale* Rosc. 的新鲜根茎
功能	解表散寒，温中止呕，化痰止咳，解鱼蟹毒

【对照药材提取和对照品溶液的配制】

对照药材的提取：

取本品切成 1~2mm 的小块，精密称定 1.0914g，置 100ml 圆底烧瓶中，精密加入甲醇 50ml，密塞，称定重量，加热回流 30 分钟，放冷，再称定重量，用甲醇补足减失的重量，摇匀，滤过，取续滤液，即得。

对照品溶液的配制：

精密称定 6-姜辣素 12.80mg，加甲醇制成每 1ml 含 6-姜辣素 51μg 的溶液，摇匀，滤过，即得。

【分析条件】

色谱柱： Agilent ZORBAX SB-C18
　　　　　4.6mm×150mm，5μm
进样量： 15μl
检测波长： 282nm；**柱温：** 20℃
流速： 0.5ml/min
流动相： A：乙腈，B：0.1% 甲酸溶液
　　　　　0~10min，45%A；
　　　　　10~15min，45%A~48%A；
　　　　　15~17min，48%A~60%A；
　　　　　17~43min，60%A；
　　　　　43~45min，60%A~67%A；
　　　　　45~48min，67%A~69%A；
　　　　　48~58min，69%A~71%A
方法来源：《中国药典》2020 年版一部

对照药材： 中国食品药品检定研究院
对照品： 上海诗丹德标准技术服务有限公司
对照品含量： 6-姜辣素 98.0%
仪器： Agilent 1200
配置： 四元梯度泵，在线脱气机，DAD检测器，柱温箱，自动进样器

【分析色谱图】

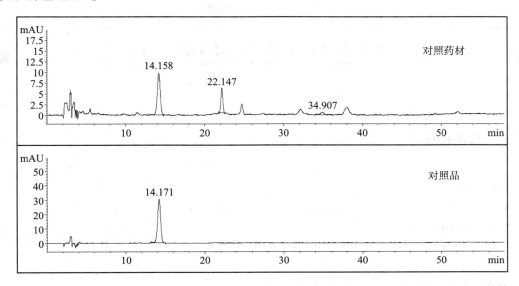

【分析结果】

对照品名称	保留时间	对称因子	理论板数	含量
6-姜辣素	14.2min	1.11	6728	0.071%
8-姜酚	22.1min	/	/	0.042%
10-姜酚	34.9min	/	/	0.0074%

【注意事项】

- 根据操作条件的不同，出峰时间会有少许变化，但在同一仪器和相同操作条件下，RSD ≤ 2.0%；
- 对照品称量天平精度须达到十万分之一。

检测人员：管柔端

审核人：费文静

仙茅（Xianmao）

（CURCULIGINIS RHIZOMA）

【药材基本信息】

> 别名　地棕、独茅、山党参等
> 来源　石蒜科植物仙茅 *Curculigo orchioides* Gaertn. 的干燥根茎
> 功能　补肾阳，强筋骨，祛寒湿

【对照药材提取和对照品溶液的配制】

对照药材的提取：

精密称定本品粉末（过三号筛）1.0233g，精密加入甲醇 50ml，称定重量，加热回流 2 小时，取出，放冷，再称定重量，用甲醇补足减失的重量，摇匀，滤过。精密量取续滤液 20ml，蒸干，残渣加甲醇溶液，移至 10ml 量瓶中，并稀释至刻度，摇匀，即得。

对照品溶液的配制：

精密称定仙茅苷对照品 8.00mg，置 100ml 棕色容量瓶中，加甲醇使溶解并稀释至刻度，摇匀，即得（每 1ml 溶液中含仙茅苷 0.08mg）。

【分析条件】

色谱柱：Agilent ZORBAX SB–C18
　　　　4.6mm×250mm，5μm
进样量：20μl
检测波长：285nm；柱温：25℃
流速：1ml/min
流动相：乙腈：0.1% 磷酸溶液 =21：79
方法来源：《中国药典》2020 年版一部

对照药材：中国食品药品检定研究院
对照品：上海诗丹德标准技术服务有限公司
对照品含量：仙茅苷 99.0%
仪器：Agilent 1200
配置：四元梯度泵，在线脱气机，DAD检测器，柱温箱，自动进样器

【分析色谱图】

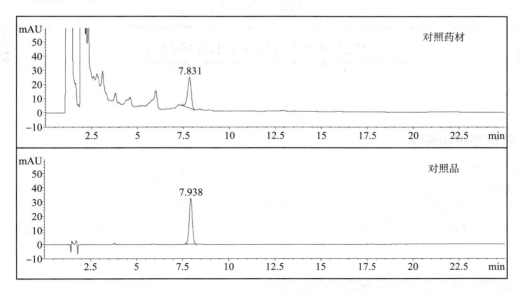

【分析结果】

对照品名称	保留时间	对称因子	理论板数	含量
仙茅苷	7.9min	0.96	4897	0.13%

【注意事项】

● 根据操作条件的不同，出峰时间会有少许变化，但在同一仪器和相同操作条件下，RSD ≤ 2.0%；

● 对照品称量天平精度须达到十万分之一。

检测人员：张磊

审核人：钱勇

白及（Baiji）

（BLETILLAE RHIZOMA）

【药材基本信息】

> **别名** 无
> **来源** 兰科植物白及 *Bletilla striata*（Thunb.）Reichb. f. 的干燥块茎
> **功能** 收敛止血，消肿生肌

【对照药材提取和对照品溶液的配制】

对照药材的提取：

取本品粉末（过三号筛）0.1999g，精密称定，置具塞锥形瓶中，精密加入稀乙醇25ml，称定重量，超声处理（功率300W，频率37kHz）30分钟，放冷，再称定重量，用乙醇补足减失的重量，取上清液滤过，即得。

对照品溶液的配制：

取 1,4- 二［4-（葡萄糖氧）苄基］-2- 异丁基苹果酸酯对照品 1.601mg，精密称定，加稀乙醇制成每 1ml 含 0.16mg 的溶液，即得。

【分析条件】

色谱柱：Agilent Poroshell 120 SB-C18
　　　　4.6mm × 250mm，4μm
进样量：10μl
检测波长：223nm；柱温：30℃
流速：1ml/min
流动相：乙腈：0.1% 磷酸溶液 =22：78
方法来源：《中国药典》2020 年版一部

对照药材：中国食品药品检定研究院
对照品：上海诗丹德标准技术服务有限公司
对照品含量：1,4- 二［4-（葡萄糖氧）苄基］-2- 异丁基苹果酸酯 ≥98%
仪器：Agilent 1260
配置：四元梯度泵，在线脱气机，VWD 检测器，柱温箱，自动进样器

【分析色谱图】

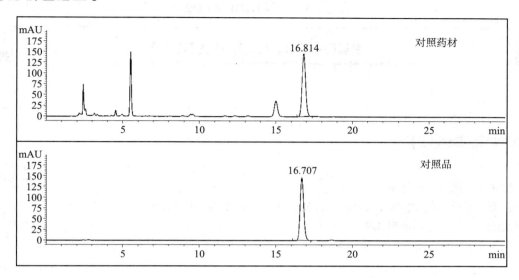

【分析结果】

对照品名称	保留时间	对称因子	理论板数	含量
1,4-二［4-（葡萄糖氧）苄基］-2-异丁基苹果酸酯	16.7min	0.89	24 338	2.0%

【注意事项】

- 根据操作条件的不同，出峰时间会有少许变化，但在同一仪器和相同操作条件下，RSD ≤ 2.0%；
- 建议采用定量环定量，每次进样体积为定量环体积的两倍以上；
- 对照品称量天平精度须达到十万分之一。

检测人员：孙光财

审核人：诸晨

白头翁（Baitouweng）

（PULSATILLAE RADIX）

【药材基本信息】

别名 奈何草、粉乳草、白头草等
来源 毛茛科植物白头翁 *Pulsatilla chinensis*（Bge.）Regel 的干燥根
功能 清热解毒，凉血止痢

【对照药材提取和对照品溶液的配制】

对照药材的提取：

精密称定本品粉末（过三号筛）0.2334g，置具塞锥形瓶中，精密加入甲醇 10ml，密塞，超声处理 25 分钟，放冷，滤过，滤液置 250ml 量瓶中，用少量流动相洗涤容器及残渣，洗液并入同一量瓶中，加流动相至刻度，摇匀，即得。

对照品溶液的配制：

精密称定白头翁皂苷 B_4 对照品 2.70mg，置 10ml 量瓶内，加甲醇溶解并稀释至刻度，摇匀，取上述溶液适量加甲醇稀释一倍，即得。

【分析条件】

色谱柱：Agilent ZORBAX SB-C18
　　　　4.6mm×250mm，5μm
进样量：20μl
检测波长：201nm；柱温：25℃
流速：1ml/min
流动相：甲醇:水 =64：36
方法来源：《中国药典》2020 年版一部

对照药材：中国食品药品检定研究院
对照品：上海诗丹德标准技术服务有限公司
对照品含量：白头翁皂苷 B_4 98.0%
仪器：Agilent 1260
配置：四元梯度泵，在线脱气机，DAD 检测器，柱温箱，自动进样

【分析色谱图】

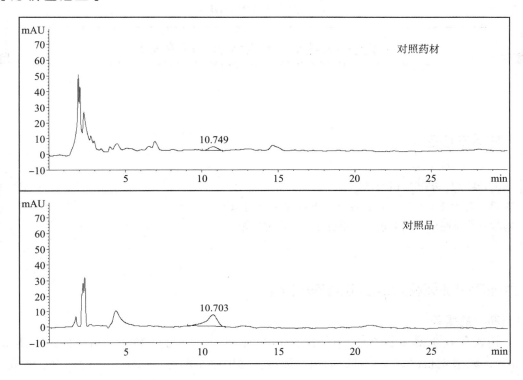

【分析结果】

对照品名称	保留时间	对称因子	理论板数	含量
白头翁皂苷 B$_4$	10.7min	1.09	1636	3.3%

【注意事项】

● 根据操作条件的不同，出峰时间会有少许变化，但在同一仪器和相同操作条件下，RSD ≤ 2.0%；
● 对照品称量天平精度须达到十万分之一。

检测人员：诸晨
审核人：安蓉

白芍（Baishao）

（PAEONIAE RADIX ALBA）

【药材基本信息】

> **别名** 杭芍、亳芍、川芍
> **来源** 毛茛科植物芍药 *Paeonia lactiflora* Pall. 的干燥根
> **功能** 养血调经，敛阴止汗，柔肝止痛，平抑肝阳

【对照药材提取和对照品溶液的配制】

对照药材的提取：

　　精密称定本品中粉 0.1007g，置 50ml 量瓶中，加稀乙醇 35ml，超声处理（功率 240W，频率 45kHz）30 分钟，取出，放冷，加甲醇至刻度，摇匀，滤过，取续滤液，即得。

对照品溶液的配制：

　　精密称定芍药苷对照品 10.80mg，置 25ml 棕色容量瓶中，用甲醇使溶解并定容至刻度，摇匀，即得（每 1ml 含芍药苷 0.432mg）。

【分析条件】

色谱柱：Agilent ZORBAX SB–C18
　　　　4.6mm × 250mm，5μm
进样量：20μl
检测波长：250nm；柱温：28℃
流速：1ml/min
流动相：乙腈：0.1% 磷酸 =14：86
方法来源：《中国药典》2020 年版一部

对照药材：中国食品药品检定研究院
对照品：上海诗丹德标准技术服务有限公司
对照品含量：芍药苷 99.0%
仪器：Agilent 1100
配置：四元梯度泵，在线脱气机，VWD 检测器，手动进样器

【分析色谱图】

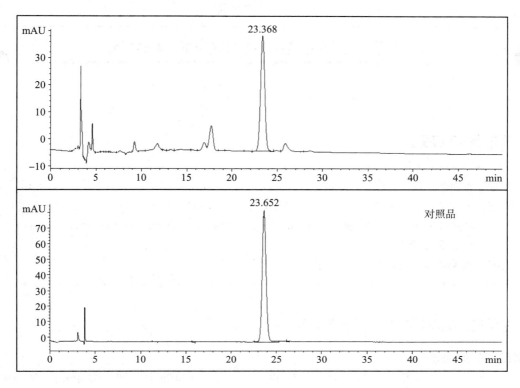

【分析结果】

对照品名称	保留时间	对称因子	理论板数	含量
芍药苷	23.7min	1.00	14 950	3.5%

【注意事项】

- 根据操作条件的不同，出峰时间会有少许变化，但在同一仪器和相同操作条件下，RSD ≤ 2.0%；
- 建议采用定量环定量，每次进样体积为定量环体积的两倍以上；
- 对照品称量天平精度须达到十万分之一；
- 稀乙醇的配制：取乙醇 529ml，加水稀释至 1000ml，即得。本液在 20℃时含 C_2H_5OH 应为 49.5%~50.5%（ml/ml）。
- 检测若有前拖尾现象，请用流动相溶解样品。

检测人员：费文静

审核人：钱勇

白芷（Baizhi）

（ANGELICAE DAHURICAE RADIX）

【药材基本信息】

> 别名　香白芷、川白芷
>
> 来源　伞形科植物白芷 *Angelica dahurica*（Fisch. ex Hoffm.）Benth. et Hook. f. 或杭白芷 *Angelica dahurica*（Fisch. ex Hoffm.）Benth. et Hook. f. var. *formosana*（Boiss.）Shan et Yuan 的干燥根
>
> 功能　散风除湿，通窍止痛，消肿排脓

【对照药材提取和对照品溶液的配制】

对照药材的提取：

　　精密称定本品粉末（过三号筛）0.4001g，置 50ml 量瓶中，加甲醇 45ml，超声处理（功率 300W，频率 50kHz）1 小时，取出，放冷，用甲醇稀释至刻度，摇匀，滤过，取续滤液，即得。

对照品溶液的配制：

　　精密称定欧前胡素对照品 11.31mg，置 25ml 棕色容量瓶中，用甲醇使溶解并定容至刻度，摇匀，即得（每 1ml 含欧前胡素 0.452mg）。

【分析条件】

色谱柱：Agilent Eclipse Plus C18
　　　　　4.6mm × 150mm，5μm
进样量：20μl
检测波长：300nm；柱温：28℃
流速：1ml/min
流动相：甲醇:水 =65 : 35
方法来源：《中国药典》2020 年版一部

对照药材：中国食品药品检定研究院
对照品：上海诗丹德标准技术服务有限公司
对照品含量：欧前胡素 99.0%
仪器：Agilent 1200
配置：四元梯度泵，在线脱气机，DAD 检测器，柱温箱，自动进样器

【分析色谱图】

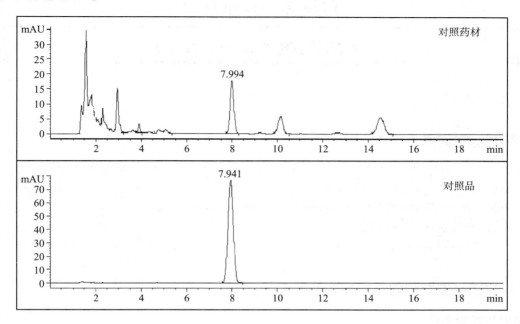

【分析结果】

对照品名称	保留时间	对称因子	理论板数	含量
欧前胡素	7.9min	0.96	4793	0.083%

【注意事项】

- 根据操作条件的不同，出峰时间会有少许变化，但在同一仪器和相同操作条件下，RSD ≤ 2.0%；
- 对照品称量天平精度须达到十万分之一；
- 检测若有前拖尾现象，请用流动相溶解样品。

检测人员：谢飞强

审核人：钱勇

白屈菜（Baiqucai）

（CHELIDONII HERBA）

【药材基本信息】

> 别名　地黄连、牛金花、土黄连等
> 来源　罂粟科植物白屈菜 *Chelidonium majus* L. 的干燥全草
> 功能　解痉止痛，止咳平喘

【对照药材提取和对照品溶液的配制】

对照药材的提取：

　　精密称定本品粉末（过三号筛）1.9621g，置圆底烧瓶中，精密加入盐酸 – 甲醇（0.5：100）混合溶液 40ml，称定重量，加热回流 1.5 小时，放冷，再称定重量，用盐酸 – 甲醇（0.5：100）混合溶液补足减失的重量，摇匀，滤过，精密量取续滤液 20ml，蒸干，残渣加 50% 甲醇使溶解，转移至 10ml 量瓶中，加 50% 甲醇至刻度，摇匀，滤过，取续滤液，即得。

对照品溶液的配制：

　　精密称定白屈菜红碱对照品 10.11mg，置 25ml 容量瓶中，精密加入甲醇至刻度，摇匀；精密吸取上述溶液 1ml，用 50% 甲醇稀释 8 倍，即得。

【分析条件】

色谱柱：Agilent Eclipse Plus C18
　　　　4.6mm × 150mm，5μm
进样量：10μl
检测波长：269nm；柱温：25℃
流速：1ml/min
流动相：乙腈：1% 三乙胺溶液（磷酸调
　　　　pH 值至 3.0）=26：74
方法来源：《中国药典》2020 年版一部

对照药材：中国食品药品检定研究院
对照品：上海诗丹德标准技术服务有限
　　　　公司
对照品含量：白屈菜红碱 98.0%
仪器：Agilent 1120
配置：二元梯度泵，在线脱气机，VWD
　　　检测器，柱温箱，手动进样器

【分析色谱图】

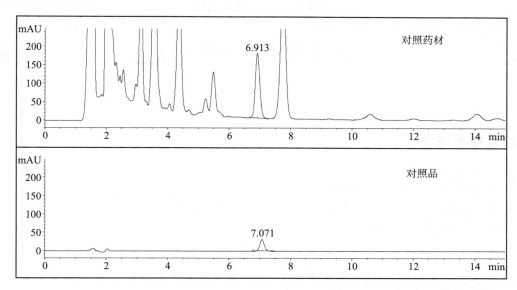

【分析结果】

对照品名称	保留时间	对称因子	理论板数	含量
白屈菜红碱	7.0min	0.92	11 528	0.28%

【注意事项】

● 根据操作条件的不同，出峰时间会有少许变化，但在同一仪器和相同操作条件下，RSD ≤ 2.0%；
● 建议采用定量环定量，每次进样体积为定量环体积的两倍以上。
● 对照品称量天平精度必须达到十万分之一。

检测人员：费文静
审核人：马双成

白鲜皮（Baixianpi）

（DICTAMNI CORTEX）

【药材基本信息】

> 别名　北鲜皮、藓皮、野花椒根皮等
> 来源　芸香科植物白鲜 *Dictamnus dasycarpus* Turcz. 的干燥根皮
> 功能　清热燥湿，祛风解毒

【对照药材提取和对照品溶液的配制】

对照药材的提取：

　　精密称定本品粗粉（过四号筛）1.0100g，置具塞锥形瓶中，精密加入甲醇25ml，称定重量，加热回流1小时，放冷，再称定重量，用甲醇补足减失的重量，摇匀，滤过，取续滤液，即得。

对照品溶液的配制：

　　精密称定梣酮对照品10.81mg，置10ml容量瓶，用甲醇定容至刻度，摇匀。再取上述溶液，用50%甲醇精密稀释18倍，摇匀，即得。

　　精密称定黄柏酮对照品14.92mg，置25ml容量瓶，用甲醇定容至刻度，摇匀。再取上述溶液，用50%甲醇精密稀释6倍，摇匀，即得。

【分析条件】

色谱柱：Agilent ZORBAX SB–C18
　　　　　4.6mm×150mm，5μm
进样量：10μl
检测波长：236nm；**柱温**：25℃
流速：1ml/min
流动相：甲醇∶水 =60∶40
方法来源：《中国药典》2020年版一部

对照药材：中国食品药品检定研究院
对照品：上海诗丹德标准技术服务有限
　　　　　公司
对照品含量：梣酮 98.0%
　　　　　　　黄柏酮 98.0%
仪器：Agilent 1200
配置：四元梯度泵，在线脱气机，DAD
　　　　检测器，柱温箱，自动进样器

【分析色谱图】

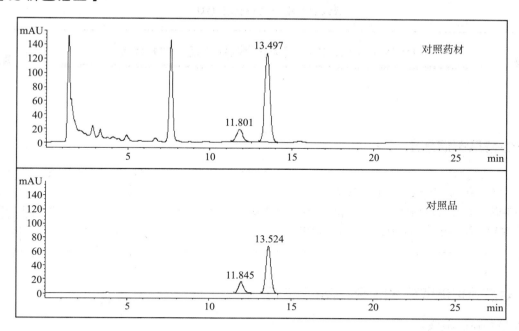

【分析结果】

对照品名称	保留时间	对称因子	理论板数	含量
桉酮	13.5min	0.94	10 603	0.30%
黄柏酮	11.8min	0.85	6137	0.33%

【注意事项】

- 根据操作条件的不同，出峰时间会有少许变化，但在同一仪器和相同操作条件下，RSD ≤ 2.0%；
- 对照品称量天平精度须达十万分之一。

检测人员：费文静

审核人：马双成

瓜子金（Guazijin）

（POLYGALAE JAPONICAE HERBA）

【药材基本信息】

> 别名　丁蒿、苦远志、金锁匙等
> 来源　远志科植物瓜子金 *Polygala japonica* Houtt. 的干燥全草
> 功能　祛痰止咳，活血消肿，解毒止痛

【对照药材提取和对照品溶液的配制】

对照药材的提取：

　　精密称定本品粉末（过三号筛）0.5004g，置具塞锥形瓶中，精密加入 70% 甲醇 10ml，称定重量，超声处理（功率 250W，频率 25kHz）1 小时，放冷，再称定重量，用 70% 甲醇补足减失的重量，摇匀，滤过，取续滤液，即得。

对照品溶液的配制：

　　精密称定瓜子金皂苷己对照品 12.53mg，置 10ml 量瓶中，加 70% 甲醇溶解并稀释至刻度，摇匀；精密吸取上述溶液 1ml，用 70% 甲醇稀释 6 倍即得。

【分析条件】

色谱柱：Agilent Eclipse Plus C18 　　　　4.6mm × 150mm，5µm **进样量**：对照品 10µl、20µl；供试品 20µl **检测器**：ELSD **柱温**：25℃；雾化温度：60℃ **流速**：1ml/min **流动相**：乙腈:水 =25：75 **方法来源**：《中国药典》2020 年版一部	**对照药材**：中国食品药品检定研究院 **对照品**：上海诗丹德标准技术服务有限 　　　　公司 **对照品含量**：瓜子金皂苷己 92.0% **仪器**：Agilent 1120 **配置**：二元梯度泵，在线脱气机，ELSD 　　　　检测器，柱温箱，手动进样器

【分析色谱图】

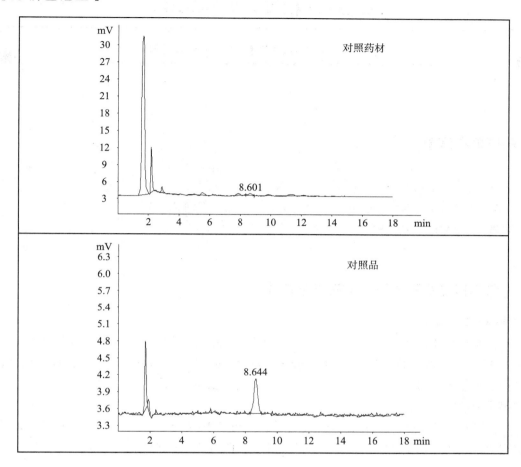

【分析结果】

对照品名称	保留时间	对称因子	理论板数	含量
瓜子金皂苷己	8.6min	1.13	6263	0.28%

【注意事项】

● 根据操作条件的不同，出峰时间会有少许变化，但在同一仪器和相同操作条件下，RSD ≤ 2.0%；

● 建议采用定量环定量，每次进样体积为定量环体积的两倍以上；

● 对照品称量天平精度须达到十万分之一。

检测人员：费文静

审核人：钱勇

瓜蒌子（栝楼）（Gualouzi）

（TRICHOSANTHIS SEMEN）

【药材基本信息】

> **别名** 瓜蒌仁、栝楼仁
> **来源** 葫芦科植物栝楼 *Trichosanthes kirilowii* Maxim. 的干燥成熟种子
> **功能** 润肺化痰，滑肠通便

【对照药材提取和对照品溶液的配制】

对照药材的提取：

精密称定本品粗粉（40℃干燥6小时）1.0123g，置具塞锥形瓶中，精密加入二氯甲烷10ml，密塞，称定重量，超声处理（功率250W，频率40kHz）30分钟，放冷，再称定重量，用二氯甲烷补足减失的重量，摇匀，滤过，取续滤液，即得。

对照品溶液的配制：

精密称定3,29-二苯甲酰基栝楼仁三醇对照品10.75mg，置25ml量瓶中加二氯甲烷定容，摇匀；取上述溶液，加二氯甲烷精密稀释4倍，既得。

【分析条件】

> **色谱柱**：Agilent Extend-C18
> 　　　　4.6mm×150mm，5μm
> **进样量**：5μl
> **检测波长**：230nm；**柱温**：25℃
> **流速**：1ml/min
> **流动相**：甲醇
> **方法来源**：诗丹德结合《中国药典》2020
> 　　　　年版一部改进

> **对照药材**：中国食品药品检定研究院
> **对照品**：上海诗丹德标准技术服务有限
> 　　　　公司
> **对照品含量**：3,29-二苯甲酰基栝楼仁三
> 　　　　醇98.0%
> **仪器**：Agilent 1200
> **配置**：四元梯度泵，在线脱气机，DAD
> 　　　　检测器，柱温箱，自动进样器

【分析色谱图】

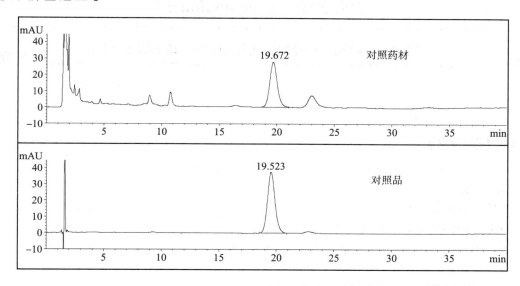

【分析结果】

对照品名称	保留时间	对称因子	理论板数	含量
3,29- 二苯甲酰基栝楼仁三醇	19.5min	0.97	4547	0.077%

【注意事项】

● 根据操作条件的不同，出峰时间会有少许变化，但在同一仪器和相同操作条件下，RSD ≤ 2.0%；

● 对照品称量天平精度须达到十万分之一。

检测人员：许纪锋

审核人：马双成

炒瓜蒌子（Chaogualouzi）

（TRICHOSANTHIS SEMEN TOSTUM）

【药材基本信息】

> **别名** 无
> **来源** 瓜蒌子的炮制加工品
> **功能** 润肺化痰，滑肠通便

【对照药材提取和对照品溶液的配制】

对照药材的提取：

精密称定本品粗粉（40℃干燥6小时）1.0291g，置50ml具塞锥形瓶中，精密加入三氯甲烷10ml，密塞，称定重量，超声处理（功率250W，频率40kHz）30分钟，放冷，再称定重量，用三氯甲烷补足减失的重量，摇匀，静置，取上清液，即得。

对照品溶液的配制：

精密称定3,29–二苯甲酰基栝楼仁三醇对照品10.23mg，加三氯甲烷制成每1ml含0.1224mg的溶液，即得。

【分析条件】

> **色谱柱**：Agilent Plus C18
> 　　　　　4.6mm×150mm，5μm
> **进样量**：20μl
> **检测波长**：230nm；**柱温**：30℃
> **流速**：1ml/min
> **流动相**：甲醇：水=93：7
> **方法来源**：《中国药典》2020年版一部

> **对照药材**：中国食品药品检定研究院
> **对照品**：上海诗丹德标准技术服务有限公司
> **对照品含量**：3,29–二苯甲酰基栝楼仁三醇98.0%
> **仪器**：Agilent 1120
> **配置**：二元梯度泵，在线脱气机，VWD检测器，柱温箱，手动进样器

【分析色谱图】

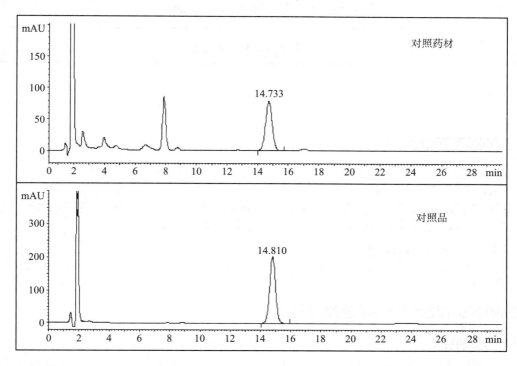

【分析结果】

对照品名称	保留时间	对称因子	理论板数	含量
3,29- 二苯甲酰基栝楼仁三醇	14.8min	1.00	6535	0.099%

【注意事项】

- 根据操作条件的不同，出峰时间会有少许变化，但在同一仪器和相同操作条件下，RSD ≤ 2.0%；
- 建议采用定量环定量，每次进样体积为定量环体积的两倍以上；
- 对照品称量天平精度须达到十万分之一；
- 检测若有前拖尾现象，请用流动相溶解样品。

检测人员：许纪锋

审核人：费文静

冬虫夏草（Dongchongxiacao）

（CORDYCEPS）

【药材基本信息】

别名	虫草、冬虫草、夏草冬虫
来源	麦角菌科真菌冬虫夏草菌 *Cordyceps sinensis*（BerK.）Sacc. 寄生在蝙蝠蛾科昆虫幼虫上的子座及幼虫尸体的干燥复合体
功能	补肺益肾，止血化痰

【对照药材提取和对照品溶液的配制】

对照药材的提取：

精密称定本品粉末（过三号筛）0.4999g，置具塞锥形瓶中，精密加90%甲醇10ml，密塞，摇匀，称定重量，加热回流30分钟，放冷，再称定重量，用90%甲醇补足减失的重量，摇匀，滤过，取续滤液，即得。

对照品溶液的配制：

精密称定腺苷对照品10.84mg，置10ml量瓶中，加90%甲醇溶解，并稀释至刻度，摇匀，精密取0.5ml，置25ml量瓶中，加90%甲醇至刻度，摇匀，即得（每1ml含腺苷21.6µg）。

【分析条件】

色谱柱：	Agilent ZORBAX Bonus RP 4.6mm×250mm，5µm
进样量：	20µl
检测波长：	260nm；**柱温：**28℃
流速：	1ml/min
流动相：	磷酸盐缓冲液（pH=6.5）：甲醇=85：15
方法来源：	《中国药典》2020年版一部

对照药材：	中国食品药品检定研究院
对照品：	上海诗丹德标准技术服务有限公司
对照品含量：	腺苷98.5%
仪器：	Agilent 1120
配置：	二元梯度泵，在线脱气机，VWD检测器，柱温箱，手动进样器

【 分析色谱图 】

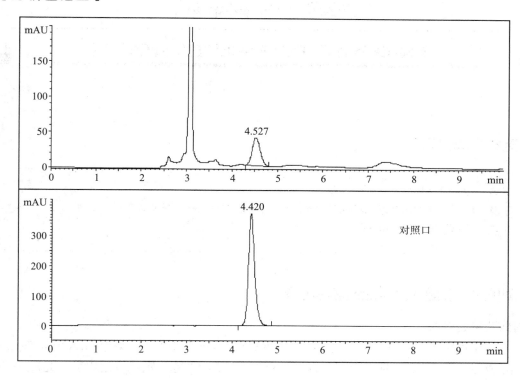

【 分析结果 】

对照品名称	保留时间	对称因子	理论板数	含量
腺苷	4.4min	1.26	4907	0.011%

【 注意事项 】

- 根据操作条件的不同，出峰时间会有少许变化，但在同一仪器和相同操作条件下，RSD ≤ 2.0%；
- 建议采用定量环定量，每次进样体积为定量环体积的两倍以上；
- 提取的药材溶液在进样时，会发现图谱峰型很宽，甚至出现山坡峰，建议将样品离心后，取上清液进样，峰型效果会改善；
- 对照品称量天平精度须达到十万分之一。

检测人员：丁慧

审核人：钱勇

冬凌草（Donglingcao）

（RABDOSIAE RUBESCENTIS HERBA）

【药材基本信息】

> **别名** 山香草、破血丹、雪花草等
>
> **来源** 唇形科植物碎米桠 *Rabdosia rubescens*（Hemsl.）Hara 的干燥地上部分
>
> **功能** 清热解毒，活血止痛

【对照药材提取和对照品溶液的配制】

对照药材的提取：

精密称定本品粉末（过四号筛）1.0679g，置具塞锥形瓶中，精密加入甲醇 50ml，称定重量，放置 30 分钟，超声处理 30 分钟，放冷，再称定重量，用甲醇补足减失的重量，摇匀，滤过，取续滤液，即得。

对照品溶液的配制：

精密称定冬凌草甲素对照品 9.62mg，置 10ml 容量瓶中，加甲醇定容至刻度，再取上述溶液，用甲醇稀释 20 倍，即得。

【分析条件】

> **色谱柱：** Agilent ZORBAX SB–C18
> 　　　　　 4.6mm×150mm，5μm
> **进样量：** 20μl
> **检测波长：** 239nm；**柱温：** 25℃
> **流速：** 1ml/min
> **流动相：** 甲醇:水=55:45
> **方法来源：**《中国药典》2020 年版一部

> **对照药材：** 中国食品药品检定研究院
> **对照品：** 上海诗丹德标准技术服务有限
> 　　　　　 公司
> **对照品含量：** 冬凌草甲素 96.5%
> **仪器：** HPLC 1120
> **配置：** 二元梯度泵，在线脱气机，VWD
> 　　　　 检测器，柱温箱，手动进样器

【分析色谱图】

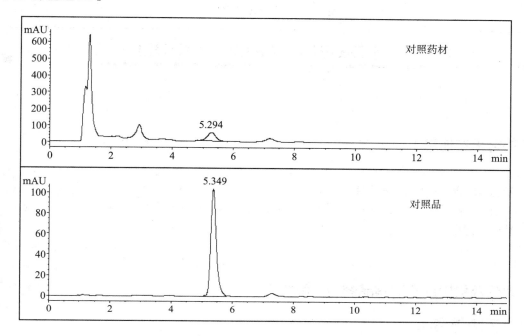

【分析结果】

对照品名称	保留时间	对称因子	理论板数	含量
冬凌草甲素	5.3min	1.26	4929	0.25%

【注意事项】

- 根据操作条件的不同，出峰时间会有少许变化，但在同一仪器和相同操作条件下，RSD ≤ 2.0%；
- 建议采用定量环定量，每次进样体积为定量环体积的两倍以上；
- 对照品称量天平精度须达到十万分之一。

检测人员：费文静

审核人：钱勇

玄参（Xuanshen）

（SCROPHULARIAE RADIX）

【药材基本信息】

别名　重台、正马、玄台等
来源　玄参科植物玄参 *Scrophularia ningpoensis* Hemsl. 的干燥根
功能　清热凉血，滋阴降火，解毒散结

【对照药材提取和对照品溶液的配制】

对照药材的提取：

　　精密称定本品粉末（过三号筛）0.5055g，置具塞锥形瓶中，精密加入 50% 甲醇 50ml，密塞，称定重量，浸泡 1 小时，超声处理（功率 500W，频率 40kHz）45 分钟，放冷，再称定重量，用 50% 甲醇补足减失的重量，摇匀，滤过，取续滤液，即得。

对照品溶液的配制：

　　精密称定哈巴苷对照品 11.92mg 和哈巴俄苷对照品 11.41mg，分别置 10ml 和 25ml 量瓶中，加 30% 甲醇溶解并稀释至刻度，摇匀；再分别精密吸取上述溶液各 1ml，用 30% 甲醇稀释 20 倍，摇匀，即得。

【分析条件】

色谱柱：Agilent Eclipse Plus C18
　　　　　4.6mm × 150mm，5μm
进样量：10μl
检测波长：210nm；柱温：25℃
流速：1ml/min
流动相：A：乙腈，B：0.03% 磷酸溶液
　　　　　0~10min，3%A~10%A；
　　　　　10~20min，10%A~33%A；
　　　　　20~25min，33%A~50%A；
　　　　　25~30min，50%A~80%A；
　　　　　30~35min，80%A；
　　　　　35~37min，80%A~3%A
方法来源：《中国药典》2020 年版一部

对照药材：中国食品药品检定研究院
对照品：上海诗丹德标准技术服务有限
　　　　　公司
对照品含量：哈巴苷 98.0%
　　　　　　　哈巴俄苷 98.0%
仪器：Agilent 1200
配置：四元梯度泵，在线脱气机，DAD
　　　　检测器，柱温箱，自动进样器

【分析色谱图】

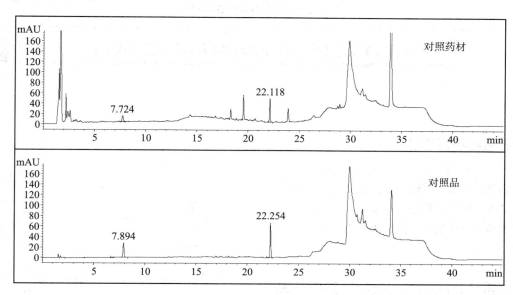

【分析结果】

对照品名称	保留时间	对称因子	理论板数	含量
哈巴苷	7.9min	1.03	26 879	0.28%
哈巴俄苷	22.2min	0.92	376 776	0.15%

【注意事项】

● 根据操作条件的不同，出峰时间会有少许变化，但在同一仪器和相同操作条件下，RSD ≤ 2.0%；

● 对照品称量天平精度须达到十万分之一；

检测人员：费文静

审核人：马双成

半枝莲（**Banzhilian**）

（**SCUTELLARIAE BARBATAE HERBA**）

【药材基本信息】

别名　并头草、韩信草、赶山鞭、牙刷草
来源　唇形科植物半枝莲 *Scutellaria barbata* D. Don 的干燥全草
功能　清热解毒，化瘀利尿

【对照药材提取和对照品溶液的配制】

对照药材的提取：

取本品粉末（过三号筛）1.0046g，精密称定，置索氏提取器中，加石油醚（60~90℃）提取至无色，弃去醚液，药渣挥去石油醚，加甲醇继续提取至无色，转移至 100ml 量瓶中，加甲醇至刻度，摇匀，精密量取 25ml，蒸干，残渣用 20% 甲醇溶解，转移至 25ml 量瓶中，并稀释至刻度，摇匀，滤过，取续滤液，即得。

对照品溶液的配制：

取野黄芩苷对照品 3.960mg，精密称定，加甲醇制成每 1ml 含 79.2μg 的溶液，即得。

【分析条件】

色谱柱：Agilent Eclipse Plus C18
　　　　　4.6mm×250mm，5μm
进样量：5μl
检测波长：335nm；柱温：30℃
流速：1ml/min
流动相：甲醇:水:醋酸 =35：61：4
方法来源：《中国药典》2020 年版一部

对照药材：中国食品药品检定研究院
对照品：上海诗丹德标准技术服务有限公司
对照品含量：野黄芩苷 91.8%
仪器：Agilent 1260
配置：四元梯度泵，在线脱气机，VWD检测器，柱温箱，自动进样器

【 分析色谱图 】

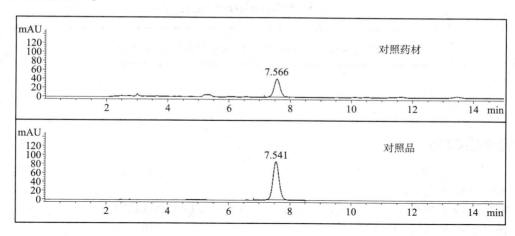

【 分析结果 】

对照品名称	保留时间	对称因子	理论板数	含量
野黄芩苷	7.5min	0.90	6745	0.33%

【 注意事项 】

● 根据操作条件的不同，出峰时间会有少许变化，但在同一仪器和相同操作条件下，RSD ≤ 2.0%；

● 建议采用定量环定量，每次进样体积为定量环体积的两倍以上；

● 对照品称量天平精度须达到十万分之一。

检测人员：孙光财

审核人：诸晨

母丁香（Mudingxiang）

（CARYOPHYLLI FRUCTUS）

【药材基本信息】

> **别名**　鸡舌香、亭炅独生
> **来源**　桃金娘科植物丁香 *Eugenia caryophyllata* Thunb. 的干燥近成熟果实
> **功能**　温中降逆，补肾助阳

【对照药材提取和对照品溶液的配制】

对照药材的提取：

取本品粉末（过二号筛）约 0.3012g，精密称定，置烧瓶中，精密加入甲醇 25ml，称定重量，加热回流 20 分钟，放冷，再称定重量，用甲醇补足减失的重量，摇匀，滤过，取续滤液，即得。

对照品溶液的配制：

取丁香酚对照品及母丁香酚对照品适量，精密称定，分别加甲醇制成每 1ml 含丁香酚 0.01 029g 及母丁香酚 3.907mg 的混合溶液，即得。

【分析条件】

> **色谱柱**：Agilent ZORBAX Extend–C18
> 　　　　　4.6mm×250mm，5μm
> **进样量**：10μl
> **检测波长**：280nm；**柱温**：30℃
> **流速**：1.0ml/min
> **流动相**：甲醇：水 =62：38
> **方法来源**：《中国药典》2020 年版一部

> **对照药材**：中国食品药品检定研究院
> **对照品**：上海诗丹德标准技术服务有限
> 　　　　　公司
> **对照品含量**：丁香酚 99.3%
> 　　　　　　　母丁香酚 100.0%
> **仪器**：Agilent 1260
> **配置**：四元梯度泵，在线脱气机，VWD
> 　　　　检测器，柱温箱，自动进样器

【 分析色谱图 】

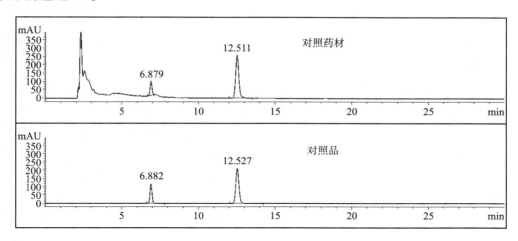

【 分析结果 】

对照品名称	保留时间	对称因子	理论板数	含量
丁香酚	6.9min	0.88	12 447	0.59%
母丁香酚	12.5min	0.89	16 568	0.80%

【 注意事项 】

- 根据操作条件的不同，出峰时间会有少许变化，但在同一仪器和相同操作条件下，RSD ≤ 2.0%；
- 建议采用定量环定量，每次进样体积为定量环体积的两倍以上；
- 对照品称量天平精度须达到十万分之一。

检测人员：张明

审核人：诸晨

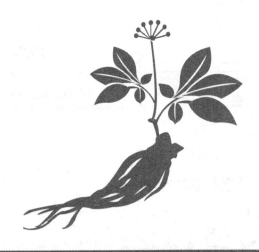

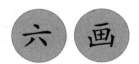

地亚西当肉朱延华伊血
合决冰关灯安防红

地肤子（Difuzi）

（KOCHIAE FRUCTUS）

【药材基本信息】

别名　扫帚菜子、扫帚子
来源　藜科植物地肤 *Kochia scoparia*（L.）Schrad. 的干燥成熟果实
功能　清热利湿，祛风止痒

【对照药材提取和对照品溶液的配制】

对照药材的提取：

　　精密称定本品粉末（过三号筛）0.2494g，精密称定，置具塞锥形瓶中，精密加入甲醇25ml，密塞，称定重量，放置过夜，超声处理30分钟，放冷，再称定重量，用甲醇补足减失的重量，摇匀，滤过，取续滤液，即得。

对照品溶液的配制：

　　精密称定地肤子皂苷 I_c对照品8.70mg，加甲醇制成每1ml含0.345mg的溶液，即得。

【分析条件】

色谱柱：Agilent Ecplise Plus C18
　　　　4.6mm×250mm，5μm
进样量：对照品10μl、20μl；供试品：
　　　　20μl
雾化温度：50℃；柱温：25℃
流速：1ml/min
流动相：甲醇:水:冰醋酸 =85：15：0.2
方法来源：《中国药典》2020年版一部

对照药材：中国食品药品检定研究院
对照品：上海诗丹德标准技术服务有限
　　　　公司
对照品含量：地肤子皂苷 I_c99.2%
仪器：Agilent 1200
配置：四元梯度泵，在线脱气机，ELSD，
　　　柱温箱，自动进样器

【分析色谱图】

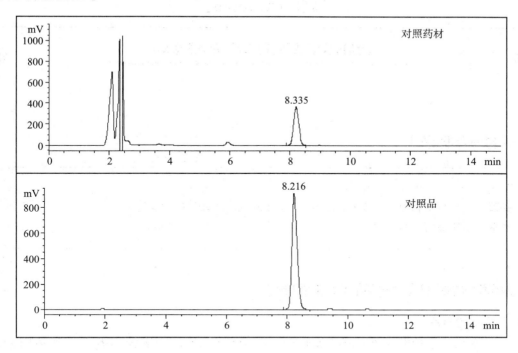

【分析结果】

对照品名称	保留时间	对称因子	理论板数	含量
地肤子皂苷 I$_c$	8.2min	0.85	5470	1.8%

【注意事项】

● 根据操作条件的不同，出峰时间会有少许变化，但在同一仪器和相同操作条件下，RSD ≤ 2.0%；
● 对照品称量天平精度须达到十万分之一。

检测人员：汪露露

审核人：费文静

地黄（Dihuang）

（REHMANNIAE RADIX）

【药材基本信息】

> **别名** 干地黄、生地、生地黄等
> **来源** 玄参科植物地黄 *Rehmannia glutinosa* Libosch. 的新鲜或干燥块根
> **功能** 清热凉血，养阴生津

【对照药材提取和对照品溶液的配制】

对照药材的提取：

取本品（生地黄）切成约 5mm 的小块，经 80℃减压干燥 24 小时后，磨成粗粉，精密称定 0.8122g，置具塞锥形瓶中，精密加入甲醇 50ml，称定重量，加热回流 1.5 小时，放冷，再称定重量，用甲醇补足减失的重量，摇匀，滤过，精密量取续滤液 10ml，浓缩近干，残渣用流动相溶解，转移至 10ml 量瓶中，并用流动相稀释至刻度，摇匀，滤过，取续滤液，即得。

对照品溶液的配制：

精密称定梓醇对照品 10.02mg，置 25ml 容量瓶中，加甲醇定容，摇匀。取上述溶液，加 50% 甲醇精密稀释 5 倍，即得。

【分析条件】

> **色谱柱**：Agilent ZORBAX SB Aq
> 　　　　4.6mm × 250mm，5μm
> **进样量**：20μl
> **检测波长**：210nm；**柱温**：25℃
> **流速**：1ml/min
> **流动相**：乙腈：0.1% 磷酸溶液 =1：99
> **方法来源**：《中国药典》2020 年版一部

> **对照药材**：中国食品药品检定研究院
> **对照品**：上海诗丹德标准技术服务有限公司
> **对照品含量**：梓醇 98.0%
> **仪器**：Agilent 1200
> **配置**：四元梯度泵，在线脱气机，DAD 检测器，柱温箱，自动进样器

【分析色谱图】

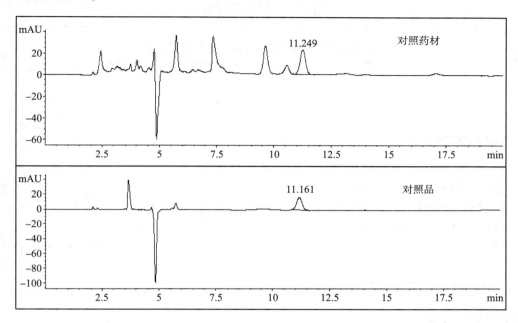

【分析结果】

对照品名称	保留时间	对称因子	理论板数	含量
梓醇	11.2min	0.98	11 361	0.66%

【注意事项】

- 根据操作条件的不同，出峰时间会有少许变化，但在同一仪器和相同操作条件下，RSD ≤ 2.0%；
- 对照品称量天平精度须达到十万分之一。

检测人员：许纪锋

审核人：费文静

地黄（Dihuang）

（REHMANNIAE RADIX）

【药材基本信息】

> **别名**　干地黄、生地、生地黄等
> **来源**　玄参科植物地黄 *Rehmannia glutinosa* Libosch. 的新鲜或干燥块根
> **功能**　清热凉血，养阴生津

【对照药材提取和对照品溶液的配制】

对照药材的提取：

　　取本品（生地黄）切成约 5mm 的小块，经 80℃减压干燥 24 小时后，研成粗粉，取约 1.0004g，精密称定，置具塞锥形瓶中，精密加入 25% 甲醇 25ml，称定重量，超声处理（功率 400W，频率 50kHz）1 小时，放冷，再称定重量，用 25% 甲醇补足减失的重量，摇匀，高速离心 10 分钟，取上清液滤过，取续滤液，即得。

对照品溶液的配制：

　　取地黄苷 D 对照品 3.451mg，精密称定，加 25% 甲醇制成每 1ml 含 69.02μg 的溶液，即得。

【分析条件】

色谱柱：Agilent Poroshell 120 SB–C18
　　　　　4.6mm × 250mm，4μm
进样量：10μl
检测波长：203nm；柱温：30℃
流速：1ml/min
流动相：甲醇：0.1% 磷酸溶液 =5：95
方法来源：《中国药典》2020 年版一部

对照药材：中国食品药品检定研究院
对照品：上海诗丹德标准技术服务有限公司
对照品含量：地黄苷 D 95.5%
仪器：Agilent 1260
配置：二元梯度泵，在线脱气机，VWD 检测器，柱温箱，自动进样器

【分析色谱图】

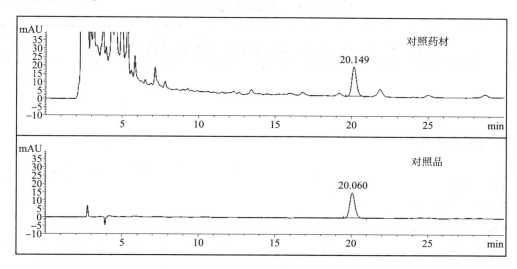

【分析结果】

对照品名称	保留时间	对称因子	理论板数	含量
地黄苷 D	20.1min	0.88	16 810	0.17%

【注意事项】

- 根据操作条件的不同，出峰时间会有少许变化，但在同一仪器和相同操作条件下，RSD ≤ 2.0%；
- 建议采用定量环定量，每次进样体积为定量环体积的两倍以上；
- 对照品称量天平精度须达到十万分之一。

检测人员：孙光财

审核人：诸晨

熟地黄（Shudihuang）

（REHMANNIAE RADIX PRAEPARATA）

【药材基本信息】

> 别名　熟地
> 来源　生地黄的炮制加工品
> 功能　补血滋阴，益精填髓

【对照药材提取和对照品溶液的配制】

对照药材的提取：

取本品切成约 5mm 的小块，经 80℃减压干燥 24 小时后，研成粗粉，取 0.9997g，精密称定，置具塞锥形瓶中，精密加入 25% 甲醇 25ml，称定重量，超声处理（功率 400W，频率 50kHz）1 小时，放冷，再称定重量，用 25% 甲醇补足减失的重量，摇匀，高速离心 10 分钟，取上清液滤过，取续滤液，即得。

对照品溶液的配制：

取地黄苷 D 对照品 1.897mg，精密称定，加 25% 甲醇制成每 1ml 含 75.88μg 的溶液，即得。

【分析条件】

色谱柱：Agilent ZORBAX Extend–C18
　　　　4.6mm × 250mm，5μm
进样量：10μl
检测波长：203nm；柱温：30℃
流速：1.0ml/min
流动相：甲醇：0.1% 磷酸溶液 =5：95
方法来源：《中国药典》2020 年版一部

对照药材：中国食品药品检定研究院
对照品：上海诗丹德标准技术服务有限公司
对照品含量：地黄苷 D 95.5%
仪器：Agilent 1260
配置：四元梯度泵，在线脱气机，DAD 检测器，柱温箱，自动进样器

【分析色谱图】

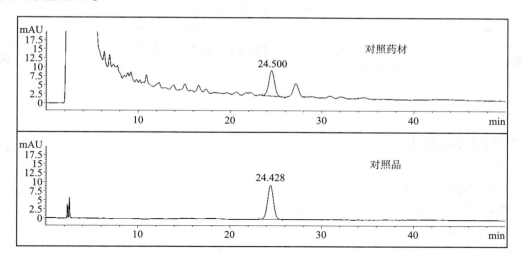

【分析结果】

对照品名称	保留时间	对称因子	理论板数	含量
地黄苷 D	24.4min	0.98	6944	0.13%

【注意事项】

- 根据操作条件的不同，出峰时间会有少许变化，但在同一仪器和相同操作条件下，RSD ≤ 2.0%；
- 建议采用定量环定量，每次进样体积为定量环体积的两倍以上；
- 对照品称量天平精度须达到十万分之一。

检测人员：张明

审核人：诸晨

地榆（Diyu）

（SANGUISORBAE RADIX）

【药材基本信息】

别名　黄瓜香、山地瓜、猪人参等
来源　蔷薇科植物地榆 *Sanguisorba officinalis* L. 的干燥根
功能　凉血止血，解毒敛疮

【对照药材提取和对照品溶液的配制】

对照药材的提取：

精密称定本品粉末（过四号筛）0.2193g，精密称定，置具塞锥形瓶中，加入 10% 盐酸溶液 10ml，加热回流 3 小时，放冷，滤过，滤液置 100ml 容量瓶中，用水适量分数次洗涤容器和残渣，洗液滤入同一量瓶中，加水置刻度，摇匀，滤过，取续滤液，即得。

对照品溶液的配制：

精密称定没食子酸对照品 15.00mg，置 25ml 容量瓶中，精密加入 50% 甲醇至刻度，摇匀；精密吸取上述溶液 1ml，用 50% 甲醇精密稀释 20 倍，即得。

【分析条件】

色谱柱：Agilent ZORBAX SB-Aq C18
　　　　4.6mm×250mm，5μm
进样量：20μl
检测波长：272nm；柱温：30℃
流速：1ml/min
流动相：甲醇：0.05% 磷酸溶液 =5：95
方法来源：《中国药典》2020 年版一部

对照药材：中国食品药品检定研究院
对照品：上海诗丹德标准技术服务有限公司
对照品含量：没食子酸 98.5%
仪器：HPLC 1200
配置：四元梯度泵，在线脱气机，DAD检测器，柱温箱，自动进样器

【分析色谱图】

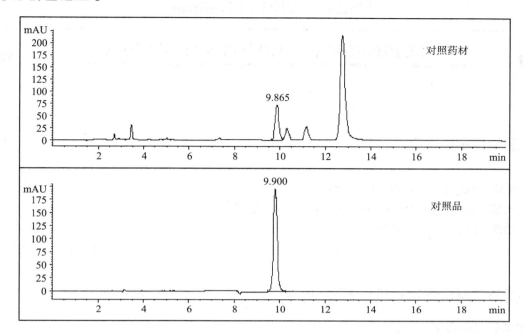

【分析结果】

对照品名称	保留时间	对称因子	理论板数	含量
没食子酸	9.9min	0.92	17 975	0.49%

【注意事项】

● 根据操作条件的不同，出峰时间会有少许变化，但在同一仪器和相同操作条件下，RSD ≤ 2.0%；

● 对照品称量天平精度须达到十万分之一。

检测人员：诸晨

审核人：费文静

地锦草（地锦）（Dijincao）

（EUPHORBIAE HUMIFUSAE HERBA）

【药材基本信息】

> **别名** 对座草、大叶金钱草、过路黄
> **来源** 大戟科植物地锦 *Euphorbia humifusa* Willd. 的干燥全草
> **功能** 清热解毒，凉血止血

【对照药材提取和对照品溶液的配制】

对照药材的提取：

精密称定本品粉末（过三号筛）0.5002g，置具塞锥形瓶中，精密加入80%甲醇50ml，密塞，称定重量，加热回流1.5小时，放冷，再称定重量，用80%甲醇补足减失的重量，摇匀，滤过，精密量取续滤液20ml，精密加入25%盐酸7ml，置85℃水浴中水解30分钟，取出，迅速冷却，转移至50ml量瓶中，并加甲醇稀释至刻度，摇匀，滤过，取续滤液，即得。

对照品溶液的配制：

精密称定槲皮素对照品11.01mg，置10ml容量瓶中加甲醇溶解并稀释至刻度。精密量取2.5ml置100ml容量瓶中，用流动相稀释制成每1ml含槲皮素27.5μg的溶液，即得。

【分析条件】

> **色谱柱**：Agilent ZORBAX SB-C18
> 　　　　　4.6mm×150mm，5μm
> **进样量**：10μl
> **检测波长**：360nm；**柱温**：25℃
> **流速**：1ml/min
> **流动相**：甲醇：0.4%磷酸溶液=50：50
> **方法来源**：《中国药典》2020年版一部

> **对照药材**：中国食品药品检定研究院
> **对照品**：上海诗丹德标准技术服务有限公司
> **对照品含量**：槲皮素99.2%
> **仪器**：Agilent 1200
> **配置**：四元梯度泵，在线脱气机，DAD检测器，柱温箱，自动进样器

【分析色谱图】

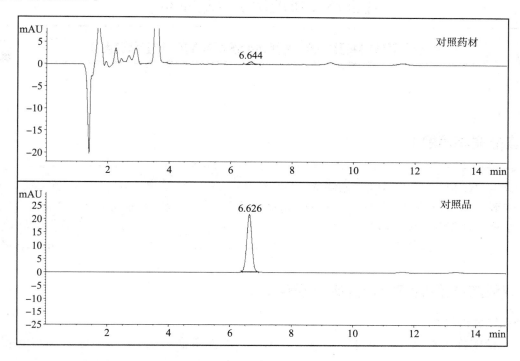

【分析结果】

对照品名称	保留时间	对称因子	理论板数	含量
槲皮素	6.6min	0.89	3814	0.030%

【注意事项】

- 根据操作条件的不同，出峰时间会有少许变化，但在同一仪器和相同操作条件下，RSD ≤ 2.0%；
- 对照品称量天平精度须达到十万分之一。

检测人员：费文静

审核人：马双成

地锦草（斑地锦）（Dijincao）

（EUPHORBIAE HUMIFUSAE HERBA）

【药材基本信息】

> 别名　对座草、大叶金钱草、过路黄
> 来源　大戟科植物斑地锦 *Euphorbia maculata* L. 的干燥全草
> 功能　清热解毒，凉血止血

【对照药材提取和对照品溶液的配制】

对照药材的提取：

精密称定本品粉末（过三号筛）0.5008g，置具塞锥形瓶中，精密加入 80% 甲醇 19ml，密塞，称定重量，加热回流 1.5 小时，放冷，再称定重量，用 80% 甲醇补足减失的重量，摇匀，滤过，精密量取续滤液 8ml，精密加入 25% 盐酸 2ml，置 85℃ 水浴中水解 30 分钟，取出，迅速冷却，转移至 25ml 量瓶中，并加甲醇稀释至刻度，摇匀，滤过，取续滤液，即得。

对照品溶液的配制：

精密称定槲皮素对照品 11.01mg，置 10ml 容量瓶中加甲醇溶解并稀释至刻度。精密量取 2.5ml 置 100ml 容量瓶中，用流动相稀释制成每 1ml 含槲皮素 27.5μg 的溶液，即得。

【分析条件】

> 色谱柱：Agilent ZORBAX SB–C18
> 　　　　4.6mm × 150mm，5μm
> 进样量：10μl
> 检测波长：360nm；柱温：25℃
> 流速：1ml/min
> 流动相：甲醇∶0.5% 磷酸溶液 =50∶50
> 方法来源：《中国药典》2020 年版一部

> 对照药材：中国食品药品检定研究院
> 对照品：上海诗丹德标准技术服务有限
> 　　　　公司
> 对照品含量：槲皮素 99.2%
> 仪器：Agilent 1200
> 配置：四元梯度泵，在线脱气机，DAD
> 　　　检测器，柱温箱，自动进样器

【分析色谱图】

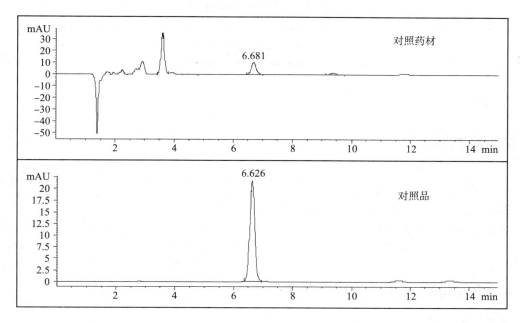

【分析结果】

对照品名称	保留时间	对称因子	理论板数	含量
槲皮素	6.6min	0.94	3327	0.11%

【注意事项】

- 根据操作条件的不同，出峰时间会有少许变化，但在同一仪器和相同操作条件下，RSD ≤ 2.0%；
- 对照品称量天平精度须达到十万分之一。

检测人员：费文静

审核人：马双成

亚麻子（Yamazi）

（LINI SEMEN）

【药材基本信息】

别名	胡麻子、壁虱胡麻、亚麻仁等
来源	亚麻科植物亚麻 *Linum usitatissimum* L. 的干燥成熟种子
功能	润肠通便，养血祛风

【对照药材提取和对照品溶液的配制】

对照药材的提取：

精密称定本品（过二号筛）30.3404g，置具塞锥形瓶中，加石油醚（60~90℃）200ml，超声30分钟，滤过，滤渣再用石油醚（60~90℃）150ml重复处理1次，合并滤液，减压回收溶剂得脂肪油。精密称定脂肪油77.8mg，置锥形瓶中，加入0.5mol/L氢氧化钾的甲醇溶液1ml，置60℃水浴中加热30分钟，取出放冷，再加入10%三氟化硼的甲醇溶液1ml，置60℃水浴中加热15分钟，取出，放冷。精密加入正辛烷5ml，充分振摇，加饱和氯化钠溶液20ml，取正辛烷液，滤过，取续滤液，即得（4小时内测定）。

对照品溶液的配制：

精密称定亚油酸对照品131.50mg，另取 α-亚麻酸对照品153.61mg，置锥形瓶中，加入10%三氟化硼的甲醇溶液1ml，置60℃水浴中加热15分钟，取出，放冷。各精密加入正辛烷10ml，充分振摇，再加饱和氯化钠溶液15ml，分别精密吸取亚油酸正辛烷和 α-亚麻酸正辛烷1ml，置5ml量瓶中，加正辛烷稀释至刻度，摇匀，即得。

【分析条件】

色谱柱： DB-FFAP 　　　　30m×0.25mm，0.50μm **进样量：** 1μl **检测条件：** 进样口温度250℃；检测器温 　　　　度250℃；柱温：190℃；分 　　　　流比=25:1 **方法来源：**《中国药典》2020年版一部	**对照药材：** 中国食品药品检定研究院 **对照品：** 上海诗丹德标准技术服务有限 　　　　公司 **对照品含量：** 亚油酸98.0% 　　　　　　　α-亚麻酸98.0% **仪器：** Agilent 7890A **配置：** 自动进样器，FID检测器，分流不 　　　　分流进样口

【分析色谱图】

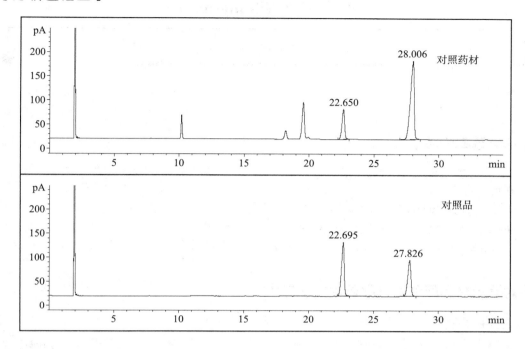

【分析结果】

对照品名称	保留时间	对称因子	理论板数	含量
亚油酸	22.7min	1.21	60 035	10.2%
α-亚麻酸	27.8min	2.23	43 997	41.7%

【注意事项】

- 根据操作条件的不同，出峰时间会有少许变化，但在同一仪器和相同操作条件下，RSD ≤ 2.0%；
- 对照品称量天平精度须达到十万分之一。

检测人员：诸晨

审核人：费文静

西红花（Xihonghua）

（CROCI STIGMA）

【药材基本信息】

别名	番红花、藏红花
来源	鸢尾科植物番红花 *Crocus sativus* L. 的干燥柱头
功能	活血化瘀，凉血解毒，解郁安神

【对照药材提取和对照品溶液的配制】

对照药材的提取：

取本品粉末（过三号筛）约 9.98mg，精密称定，置 50ml 棕色量瓶中，加稀乙醇适量，置冰浴中超声处理（功率 300W，频率 50kHz）20 分钟，放至室温，加稀乙醇稀释至刻度，摇匀，滤过，取续滤液，即得。

对照品溶液的配制：

分别取西红花苷-Ⅰ对照品、西红花苷-Ⅱ对照品、苦番红花素对照品 2.940mg、1.284mg、1.689mg，精密称定，加稀乙醇分别制成每 1ml 含西红花苷-Ⅰ 29.40μg、西红花苷-Ⅱ 12.84μg 和苦番红花素 16.89μg 的溶液，即得。

【分析条件】

色谱柱：Agilent ZORBAX Extend-C18
　　　　　4.6mm × 250mm，5μm

进样量：10μl

检测波长：254nm，440nm；**柱温**：30℃

流速：1.0ml/min

流动相：乙腈:水
　　　　　0~20min，13% 乙腈；
　　　　　20~23min，13%~23% 乙腈；
　　　　　23~45min，23%~25% 乙腈；
　　　　　45~50min，25%~50% 乙腈

方法来源：《中国药典》2020 年版一部

对照药材：中国食品药品检定研究院

对照品：上海诗丹德标准技术服务有限公司

对照品含量：西红花苷-Ⅰ 94.4%
　　　　　　　西红花苷-Ⅱ 93.9%
　　　　　　　苦番红花素 98.6%

仪器：Agilent 1260

配置：四元梯度泵，在线脱气机，DAD 检测器，柱温箱，自动进样器

【分析色谱图】

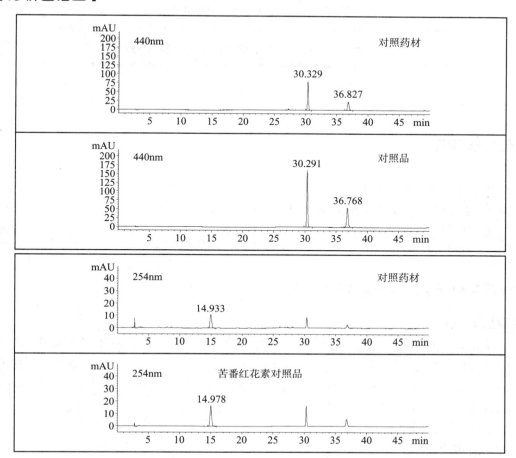

【分析结果】

对照品名称	保留时间	对称因子	理论板数	含量
西红花苷–Ⅰ	30.3min	0.90	177 664	9.6%
西红花苷–Ⅱ	36.8min	0.90	110 748	
苦番红花素	15.0min	0.90	15 487	5.5%

【注意事项】

● 根据操作条件的不同，出峰时间会有少许变化，但在同一仪器和相同操作条件下，RSD ≤ 2.0%；

● 建议采用定量环定量，每次进样体积为定量环体积的两倍以上；

● 对照品称量天平精度须达到十万分之一。

检测人员：张明

审核人：谢良山

西洋参（Xiyangshen）

（PANACIS QUINQUEFOLII RADIX）

【药材基本信息】

> 别名　西洋人参、西参、洋参等
> 来源　五加科植物西洋参 *Panax quinquefolium* L. 的干燥根
> 功能　补气养阴，清热生津

【对照药材提取和对照品溶液的配制】

对照药材的提取：

　　精密称定本品粉末（过三号筛）0.5005g，置具塞锥形瓶中，精密加入水饱和的正丁醇 50ml，称定重量，置水浴中加热回流提取 1.5 小时，放冷，再称定重量，用水饱和正丁醇补足减失的重量，摇匀，滤过。精密量取续滤液 25ml，置蒸发皿中，蒸干，残渣加 50% 甲醇适量使溶解，并转移至 10ml 量瓶中，加 50% 甲醇至刻度，摇匀，滤过，取续滤液，即得。

对照品溶液的配制：

　　精密称定人参皂苷 Rg_1 对照品、人参皂苷 Re 对照品、人参皂苷 Rb_1 对照品 14.71mg、12.73mg、13.22mg，加甲醇制成每 1ml 中各含人参皂苷 Rg_1 0.294mg、人参皂苷 Re 0.254mg、人参皂苷 Rb_1 0.276mg 的溶液，即得。

【分析条件】

色谱柱：Agilent ZORBAX SB-C18
　　　　　4.6mm × 150mm，5μm
进样量：10μl
检测波长：203nm；柱温：30℃
流速：1ml/min
流动相：A：乙腈，B：0.1% 磷酸溶液
　　　　0~25min，19%A~20%A；
　　　　25~60min，20%A~40%A；
　　　　60~90min，40%A~55%A；
　　　　90~100min，55%A~60%A
方法来源：《中国药典》2020 年版一部

对照药材：中国食品药品检定研究院
对照品：上海诗丹德标准技术服务有限公司
对照品含量：人参皂苷 Rg_1 98.6%
　　　　　　人参皂苷 Re 98.5%
　　　　　　人参皂苷 Rb_1 98.5%
仪器：Agilent 1200
配置：四元梯度泵，在线脱气机，DAD 检测器，柱温箱，自动进样器

【分析色谱图】

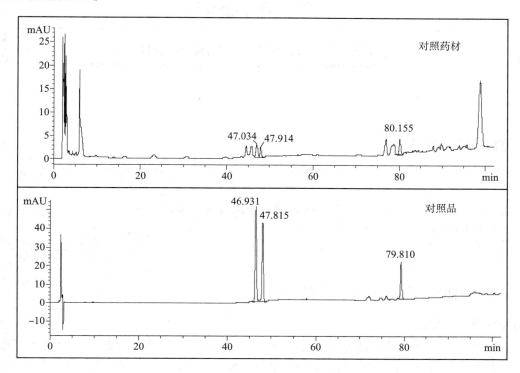

【分析结果】

对照品名称	保留时间	对称因子	理论板数	含量
人参皂苷 Rg$_1$	46.9min	0.96	8186	
人参皂苷 Re	47.8min	0.98	18 405	0.13%
人参皂苷 Rb$_1$	79.8min	1.08	33 550	

【注意事项】

- 根据操作条件的不同，出峰时间会有少许变化，但在同一仪器和相同操作条件下，RSD ≤ 2.0%；
- 对照品称量天平精度须达到十万分之一。

检测人员：张磊

审核人：钱勇

当归（Danggui）

（ANGELICAE SINENSIS RADIX）

【药材基本信息】

别名	秦归、云归、西当归
来源	伞形科植物当归 *Angelica sinensis*（Oliv.）Diels 的干燥根
功能	补血活血，通经止痛，润肠通便

【对照药材提取和对照品溶液的配制】

对照药材的提取：

精密称定当归对照药材粉末（过三号筛）0.2000g，置具塞锥形瓶中（50ml 的三角瓶，磨口，尺寸为 21），精密加入 70% 甲醇 20ml，密塞，称定重量，加热回流 30 分钟，置冷，再称定重量，用 70% 甲醇补足减失的重量，摇匀，静置，取上清液用微孔滤膜（0.45μm）滤过，取滤液，即得。

对照品溶液的配制：

精密称定阿魏酸对照品 10.62mg，置 50ml 棕色容量瓶中，加 70% 甲醇使溶解并稀释至刻度，摇匀；精密量取 3ml，置 50ml 棕色量瓶中，加 70% 甲醇至刻度，摇匀，即得（每 1ml 含阿魏酸 12.7μg）。

【分析条件】

色谱柱：Agilent ZORBAX SB–C18
4.6mm × 250mm，5μm
进样量：20μl
检测波长：316nm；**柱温**：28℃
流速：1ml/min
流动相：乙腈:水 =17：83
方法来源：诗丹德结合《中国药典》2020 年版一部改进

对照药材：中国食品药品检定研究院
对照品：上海诗丹德标准技术服务有限公司
对照品含量：阿魏酸 99.2%
仪器：Agilent 1100
配置：四元梯度泵，在线脱气机，VWD 检测器，手动进样器

【分析色谱图】

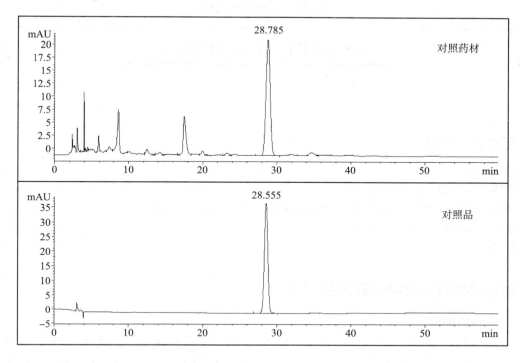

【分析结果】

对照品名称	保留时间	对称因子	理论板数	含量
阿魏酸	28.6min	0.93	13 943	0.087%

【注意事项】

- 根据操作条件的不同，出峰时间会有少许变化，但在同一仪器和相同操作条件下，RSD ≤ 2.0%；
- 建议采用定量环定量，每次进样体积为定量环体积的两倍以上；
- 对照品称量天平精度须达到十万分之一；

检测人员：费文静

审核人：钱勇

当药（Dangyao）

（SWERTIAE HERBA）

【药材基本信息】

> **别名** 獐牙菜、加达、水黄连
> **来源** 龙胆科植物瘤毛獐牙菜 *Swertia pseudochinensis* Hara 的干燥全草
> **功能** 清湿热，健胃

【对照药材提取和对照品溶液的配制】

对照药材的提取：

精密称定本品粉末（过三号筛）2.0008g，置具塞锥形瓶中，精密加入甲醇 50ml，密塞，称定重量，超声处理（功率 250W，频率 40kHz）20 分钟，放冷，再称定重量，用甲醇补足减失的重量，摇匀，滤过，取续滤液，即得。

对照品溶液的配制：

精密称定当药苷对照品 14.01mg，置 25ml 量瓶中，加甲醇溶解并稀释至刻度，摇匀；再精密吸取上述溶液 1ml，用 20% 甲醇水稀释 13 倍，摇匀，即得。

【分析条件】

色谱柱： Agilent Eclipse Plus C18
  4.6mm × 250mm，5μm
进样量： 10μl
检测波长： 247nm；**柱温：** 30℃
流速： 1ml/min
流动相： 甲醇:水 =20:80
方法来源：《中国药典》2020 年版一部

对照药材： 中国食品药品检定研究院
对照品： 上海诗丹德标准技术服务有限公司
对照品含量： 当药苷 98.0%
仪器： Agilent 1260
配置： 四元梯度泵，在线脱气机，DAD检测器，柱温箱，自动进样器

【分析色谱图】

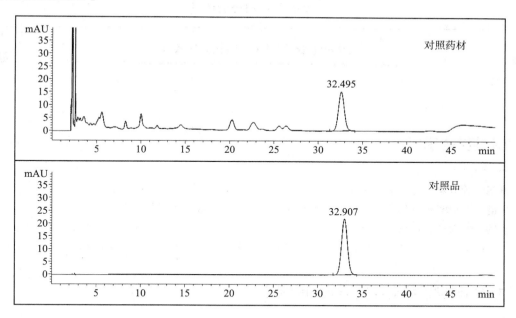

【分析结果】

对照品名称	保留时间	对称因子	理论板数	含量
当药苷	32.9min	1.04	11 259	0.068%

【注意事项】

- 根据操作条件的不同，出峰时间会有少许变化，但在同一仪器和相同操作条件下，RSD ≤ 2.0%；
- 按照药典方法，当药苷有明显溶剂效应，峰前延。本方法采用增加自动进样器至柱温箱入口处管线体积来克服（使用 0.5×200mm PEEK 管线连接），也可采用降低进样体积克服溶剂效应；
- 对照品称量天平精度须达到十万分之一。

检测人员：杨新磊

审核人：陈波

当药（Dangyao）

（SWERTIAE HERBA）

【药材基本信息】

> **别名** 獐牙菜、加达、水黄连
> **来源** 龙胆科植物瘤毛獐牙菜 *Swertia pseudochinensis* Hara 的干燥全草
> **功能** 清湿热，健胃

【对照药材提取和对照品溶液的配制】

对照药材的提取：

精密称定本品粉末（过三号筛）0.1006g，置具塞锥形瓶中，精密加入甲醇 50ml，密塞，称定重量，超声处理（功率 250W，频率 40kHz）20 分钟，放冷，再称定重量，用甲醇补足减失的重量，摇匀，滤过，取续滤液，即得。

对照品溶液的配制：

精密称定獐牙菜苦苷对照品 11.63mg，置 25ml 量瓶中，加甲醇溶解并稀释至刻度，摇匀；再精密吸取上述溶液 1ml，用 20% 甲醇水稀释 8 倍，摇匀，即得。

【分析条件】

> **色谱柱：** Agilent Eclipse Plus C18
> 　　　　　 4.6mm × 250mm，5μm
> **进样量：** 10μl
> **检测波长：** 238nm；**柱温：** 30℃
> **流速：** 1ml/min
> **流动相：** 甲醇：水 =20：80
> **方法来源：**《中国药典》2020 年版一部

> **对照药材：** 中国食品药品检定研究院
> **对照品：** 上海诗丹德标准技术服务有限公司
> **对照品含量：** 獐牙菜苦苷 98.0%
> **仪器：** Agilent 1260
> **配置：** 四元梯度泵，在线脱气机，DAD检测器，柱温箱，自动进样器

【 分析色谱图 】

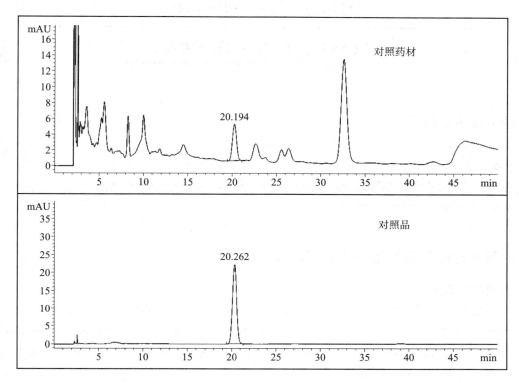

【 分析结果 】

对照品名称	保留时间	对称因子	理论板数	含量
獐牙菜苦苷	20.3min	1.01	8226	0.62%

【 注意事项 】

- 根据操作条件的不同，出峰时间会有少许变化，但在同一仪器和相同操作条件下，RSD ≤ 2.0%；
- 按照药典方法，当药苷有明显溶剂效应，峰前延。本方法采用增加自动进样器至柱温箱入口处管线体积来克服（使用 0.5×200mm PEEK 管线连接），也可采用降低进样体积克服溶剂效应；
- 对照品称量天平精度须达到十万分之一。

检测人员：杨新磊

审核人：陈波

肉苁蓉（Roucongrong）

（CISTANCHES HERBA）

【药材基本信息】

> **别名** 大芸、寸芸、苁蓉等
> **来源** 列当科植物肉苁蓉 *Cistanche deserticola* Y. C. Ma 的干燥带鳞叶的肉质茎
> **功能** 补肾阳，益精血，润肠通便

【对照药材提取和对照品溶液的配制】

对照药材的提取：

精密称定本品粉末（过四号筛）0.9793g，置 100ml 棕色量瓶中，精密加入 50% 甲醇 50ml，密塞，摇匀，称定重量，浸泡 30 分钟，超声处理 40 分钟（功率 250W，频率 35kHz），放冷，再称定重量，加 50% 甲醇补足减失的重量，摇匀，静置，取上清液，滤过，取续滤液，即得。

对照品溶液的配制：

精密称定松果菊苷对照品 3.71mg，加 50% 甲醇 3.7ml 溶解，摇匀，再和适量毛蕊花糖苷对照品溶液制成每 1ml 各含 0.2mg 的混合溶液，即得。精密称定毛蕊花糖苷对照品 4.62mg，加 50% 甲醇 4.6ml 溶解，摇匀，再和适量松果菊苷对照品溶液制成每 1ml 各含 0.2mg 的混合溶液，即得。

【分析条件】

> **色谱柱：** Agilent ZORBAX Eclipse Plus C18
> 　　　　　4.6mm × 150mm，5μm
> **进样量：** 5μl
> **检测波长：** 330nm；**柱温：** 30℃
> **流速：** 1ml/min
> **流动相：** A：0.1% 甲酸溶液，B：甲醇
> 　　　　　0~17min，26.5%B；
> 　　　　　17~20min，26.5%B~32%B；
> 　　　　　20~27min，32%B；
> 　　　　　27~28min，32%~70%B；
> 　　　　　28~30min，70%B；
> 　　　　　30~31min，70%~26.5%B
> **方法来源：** Agilent 科技结合《中国药典》
> 　　　　　2020 年版一部改进

> **对照药材：** 中国食品药品检定研究院
> **对照品：** 上海诗丹德标准技术服务有限
> 　　　　　公司
> **对照品含量：** 松果菊苷 98.5%
> 　　　　　　　毛蕊花糖苷 98.5%
> **仪器：** Agilent HPLC 1200
> **配置：** 四元梯度泵，在线脱气机，DAD
> 　　　　检测器，柱温箱，自动进样器

【分析色谱图】

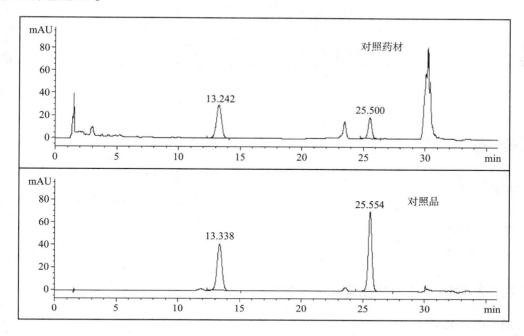

【分析结果】

对照品名称	保留时间	对称因子	理论板数	含量
松果菊苷	13.3min	0.99	5587	0.75%
毛蕊花糖苷	25.6min	0.98	38 469	0.27%

【注意事项】

- 药典提供的梯度条件洗脱强度不足以将毛蕊花糖苷洗脱，因此在 20 分钟时甲醇比例调整为 32%，可以保证分离；
- 样品中部分强保留杂质会在连续进样中干扰后续结果，建议在梯度分离完成后增加强溶剂清洗步骤，本方法中使用 2 分钟的 70% 甲醇清洗，效果良好；
- 根据操作条件的不同，出峰时间会有少许变化，但在同一仪器和相同操作条件下，RSD ≤ 2.0%；
- 对照品称量天平精度须达到十万分之一。

检测人员：陈波

审核人：安蓉

肉豆蔻（Roudoukou）

（MYRISTICAE SEMEN）

【药材基本信息】

别名　肉果

来源　肉豆蔻科植物肉豆蔻 *Myristica fragrans* Houtt. 的干燥种仁

功能　温中行气，涩肠止泻

【对照药材提取和对照品溶液的配制】

对照药材的提取：

　　精密称定本品粉末（过二号筛）0.455g，置具塞锥形瓶中，精密加入甲醇50ml，称定重量，超声处理（功率250w，频率40kHz）30分钟，放冷，再称定重量，用甲醇补足减失的重量，摇匀，滤过，取续滤液，即得。

对照品溶液的配制：

　　精密称定去氢二异丁香酚对照品16.33mg，置10ml容量瓶中，加甲醇定容，再吸取上述溶液，精密稀释50倍，即得。

【分析条件】

色谱柱：Agilent ZORBAX SB-C18
　　　　　　4.6mm×150mm，5μm

进样量：10μl

检测波长：274nm；柱温：30℃

流速：1ml/min

流动相：甲醇：水 =75：25

方法来源：《中国药典》2020年版一部

对照药材：中国食品药品检定研究院

对照品：上海诗丹德标准技术服务有限公司

对照品含量：去氢二异丁香酚98.0%

仪器：Agilent 1200

配置：四元梯度泵，在线脱气机，DAD检测器，柱温箱，自动进样器

【 分析色谱图 】

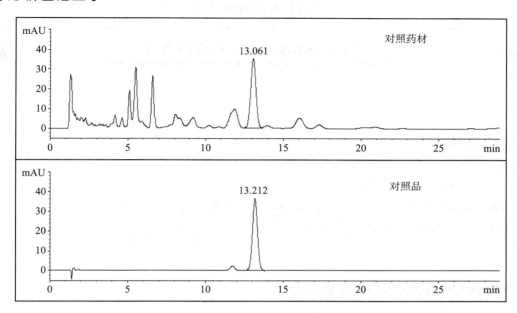

【 分析结果 】

对照品名称	保留时间	对称因子	理论板数	含量
去氢二异丁香酚	13.2min	0.96	7839	0.70%

【 注意事项 】

- 根据操作条件的不同，出峰时间会有少许变化，但在同一仪器和相同操作条件下，RSD ≤ 2.0%；
- 对照品称量天平精度须达到十万分之一。

检测人员：丁慧

审核人：费文静

肉桂（Rougui）

（CINNAMOMI CORTEX）

【药材基本信息】

别名	玉桂、牡桂、菌桂等
来源	樟科植物肉桂 *Cinnamomum cassia* Presl 的干燥树皮
功能	补火助阳，引火归源，散寒止痛，活血通经

【对照药材提取和对照品溶液的配制】

对照药材的提取：

精密称定本品粉末（过三号筛）0.2508g，置具塞锥形瓶中，精密加入甲醇25ml，称定重量，超声处理（功率350W，频率35kHz）10分钟，放置过夜，同法超声处理一次，再称定重量，用甲醇补足减失的重量，摇匀，滤过。精密量取续滤液1ml，置25ml量瓶中，加甲醇至刻度，摇匀，即得。

对照品溶液的配制：

精密称定桂皮醛对照品9.91mg，置10ml棕色容量瓶中，加甲醇使溶解并稀释至刻度，摇匀；精密量取0.1ml，置10ml棕色容量瓶中，加甲醇至刻度，摇匀，即得（每1ml溶液含桂皮醛9.9μg）。

【分析条件】

色谱柱：Agilent Eclipse Plus C18 4.6mm×250mm，5μm	对照药材：中国食品药品检定研究院
进样量：20μl	对照品：上海诗丹德标准技术服务有限公司
检测波长：290nm；柱温：27℃	对照品含量：桂皮醛98.5%
流速：1ml/min	仪器：Agilent 1120
流动相：乙腈∶水=32∶68	配置：二元梯度泵，在线脱气机，VWD检测器，柱温箱，手动进样器
方法来源：《中国药典》2020年版一部	

【 分析色谱图 】

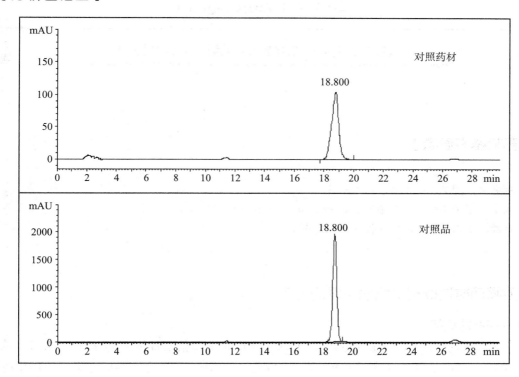

【 分析结果 】

对照品名称	保留时间	对称因子	理论板数	含量
桂皮醛	18.8min	0.91	7402	0.22%

【 注意事项 】

- 根据操作条件的不同，出峰时间会有少许变化，但在同一仪器和相同操作条件下，RSD ≤ 2.0%；
- 建议采用定量环定量，每次进样体积为定量环体积的两倍以上；
- 对照品称量天平精度须达到十万分之一。

检测人员：费文静

审核人：钱勇

朱砂根（Zhushagen）

（ARDISIAE CRENATAE RADIX）

【 药材基本信息 】

> 别名　大罗伞、平地木、石青子等
> 来源　紫金牛科植物朱砂根 *Ardisia crenata* Sims 的干燥根
> 功能　解毒消肿，活血止痛，祛风除湿

【 对照药材提取和对照品溶液的配制 】

对照药材的提取：

精密称定本品中粉 0.2133g，置 100ml 三角瓶中，精密加入甲醇 20ml，密塞，称定重量，超声处理（功率 200W，频率 40kHz）40 分钟，放冷，再称定重量，用甲醇补足减少的重量，摇匀，滤过，精密量取续滤液 5ml，置 10ml 容量瓶中，加甲醇稀释至刻度，摇匀，即得。

对照品溶液的配制：

精密称定岩白菜素对照品 10.73mg，置 25ml 棕色容量瓶中，用甲醇使其溶解，并定容至刻度，摇匀，即得（每 1ml 含岩白菜素 0.428mg）。

【 分析条件 】

> 色谱柱：Agilent ZORBAX SB-C18
> 　　　　4.6mm×250mm，5μm
> 进样量：20μl
> 检测波长：275nm；柱温：28℃
> 流速：1ml/min
> 流动相：甲醇：0.1% 磷酸溶液 =25：75
> 方法来源：诗丹德结合《中国药典》2020
> 　　　　　年版一部改进

> 对照药材：中国食品药品检定研究院
> 对照品：上海诗丹德标准技术服务有限
> 　　　　公司
> 对照品含量：岩白菜素 99.2%
> 仪器：Agilent 1100
> 配置：四元梯度泵，在线脱气机，VWD
> 　　　检测器，手动进样器

【分析色谱图】

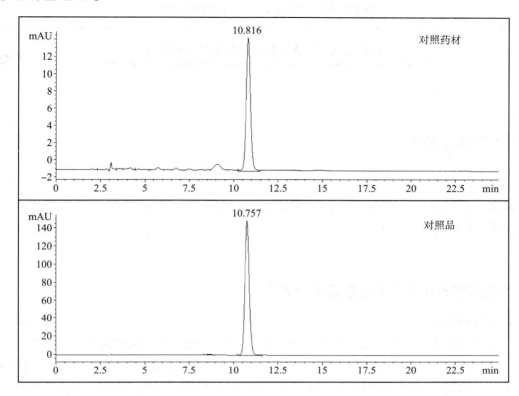

【分析结果】

对照品名称	保留时间	对称因子	理论板数	含量
岩白菜素	10.8min	1.02	8102	0.82%

【注意事项】

- 根据操作条件的不同，出峰时间会有少许变化，但在同一仪器和相同操作条件下，RSD ≤ 2.0%；
- 建议采用定量环定量，每次进样体积为定量环体积的两倍以上；
- 对照品称量天平精度须达到十万分之一。

检测人员：费文静

审核人：钱勇

延胡索（元胡）（Yanhusuo）

（CORYDALIS RHIZOMA）

【药材基本信息】

> 别名　玄胡索、元胡
> 来源　罂粟科植物延胡索 *Corydalis yanhusuo* W. T. Wang 的干燥块茎
> 功能　活血，利气，止痛

【对照药材提取和对照品溶液的配制】

对照药材的提取：

　　精密称定本品粉末（过三号筛）0.5003g，置平底烧瓶中，精密加入浓氨试液－甲醇（1：20）混合溶液 50ml，称定重量，冷浸 1 小时后加热回流 1 小时，放冷，再称定重量，用浓氨试液－甲醇（1：20）混合溶液补足减失的重量，摇匀，滤过。精密吸取续滤液 25ml，蒸干，残渣加甲醇溶解，转移至 5ml 量瓶中，并稀释至刻度，摇匀，滤过，取续滤液，即得。

对照品溶液的配制：

　　精密称定延胡索乙素对照品 11.00mg，置 10ml 量瓶中，加甲醇溶解，并稀释至刻度，摇匀，精密取 0.5ml，置 10ml 量瓶中，加甲醇稀释至刻度，制成每 1ml 含 55μg 的溶液，即得。

【分析条件】

> 色谱柱：Agilent ZORBAX SB-C18
> 　　　　4.6mm×250mm，5μm
> 进样量：10μl
> 检测波长：280nm；柱温：28℃
> 流速：1ml/min
> 流动相：甲醇：0.1% 磷酸溶液（三乙胺调 pH=6）=40：60
> 方法来源：诗丹德结合《中国药典》2020 年版一部改进

> 对照药材：中国食品药品检定研究院
> 对照品：上海诗丹德标准技术服务有限公司
> 对照品含量：延胡索乙素 100%
> 仪器：Agilent 1200
> 配置：四元梯度泵，在线脱气机，DAD 检测器，柱温箱，自动进样器

【分析色谱图】

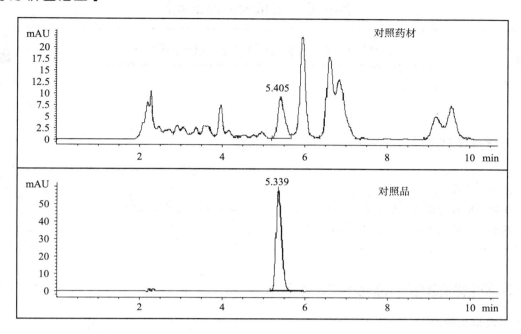

【分析结果】

对照品名称	保留时间	对称因子	理论板数	含量
延胡索乙素	5.3min	0.68	2517	0.11%

【注意事项】

- 根据操作条件的不同，出峰时间会有少许变化，但在同一仪器和相同操作条件下，RSD ≤ 2.0%；
- 浓氨试液：取用浓氨溶液，含氨（NH_3）应为 25.0%~28.0%（g/g）；
- 对照品称量天平精度须达到十万分之一。

检测人员：谢绚影

审核人：钱勇

华山参（Huashanshen）

（PHYSOCHLAINAE RADIX）

【药材基本信息】

> 别名　热参
>
> 来源　茄科植物漏斗泡囊草 *Physochlaina infundibularis* Kuang 的干燥根
>
> 功能　温肺祛痰，平喘止咳，安神镇惊

【对照药材提取和对照品溶液的配制】

对照药材的提取：

　　精密称定本品粉末（过三号筛）0.5239g，置具塞锥形瓶中，精密加入甲醇 25ml，密塞，称定重量，放置 1 小时，时时振摇，超声处理（功率 300W，频率 40kHz）1 小时，放冷，再称定重量，用甲醇补足减失的重量，摇匀，滤过，取续滤液，即得。

对照品溶液的配制：

　　精密称定经 80℃干燥至恒重的东莨菪内酯对照品 13.72mg，置具塞锥形瓶中，精密加甲醇 850ml 溶解，摇匀，即得。

【分析条件】

> 色谱柱：Agilent Extend–C18
> 　　　　　4.6mm×150mm，5μm
> 进样量：10μl
> 检测波长：344nm；柱温：25℃
> 流速：1ml/min
> 流动相：甲醇：0.3% 磷酸溶液 =30：70
> 方法来源：《中国药典》2020 年版一部

> 对照药材：中国食品药品检定研究院
> 对照品：上海诗丹德标准技术服务有限公司
> 对照品含量：东莨菪内酯 98.0%
> 仪器：Agilent 1260
> 配置：四元梯度泵，在线脱气机，DAD检测器，柱温箱，自动进样器

【分析色谱图】

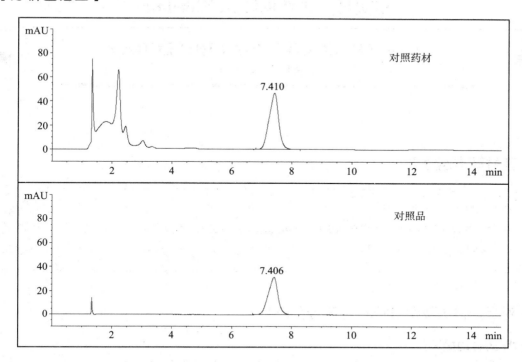

【分析结果】

对照品名称	保留时间	对称因子	理论板数	含量
东莨菪内酯	7.4min	1.31	2537	0.11%

【注意事项】

- 根据操作条件的不同，出峰时间会有少许变化，但在同一仪器和相同操作条件下，RSD ≤ 2.0%；
- 对照品称量天平精度须达到十万分之一。

检测人员：丁慧

审核人：钱勇

伊贝母（伊犁贝母）（Yibeimu）

（FRITILLARIAE PALLIDIFLORAE BULBUS）

【药材基本信息】

别名　贝母、伊贝、生贝
来源　百合科植物伊犁贝母 *Fritillaria pallidiflora* Schrenk 的干燥鳞茎
功能　清热润肺，化痰止咳

【对照药材提取和对照品溶液的配制】

对照药材的提取：

　　精密称定本品粉末（过四号筛）1.3057g，置圆底烧瓶中，加入浓氨试液 2ml 浸润 1 小时，精密加入三氯甲烷 – 甲醇（4：1）的混合溶液 20ml，称定重量，混匀，置 80℃水浴上加热回流 2 小时，放冷，再称定重量，用三氯甲烷 – 甲醇（4：1）的混合溶液补足减失的重量，摇匀，滤过，精密量取液滤液 10ml，蒸干，残渣加甲醇溶解，转移至 2ml 量瓶中，加甲醇至刻度，摇匀，即得。

对照品溶液的配制：

　　精密称定西贝母碱苷对照品 12.11mg，置具塞锥形瓶中，精密加入甲醇 60ml 溶解，摇匀，即得。精密称定西贝母碱对照品 11.52mg，置具塞锥形瓶中，精密加入甲醇 60ml 溶解，摇匀，即得。

【分析条件】

色谱柱：Agilent ZORBAX SB–C18
　　　　　　4.6mm × 150mm，5μm
进样量：对照品 10μl、20μl；供试品 20μl
雾化温度：60℃；柱温：25℃
流速：1ml/min
流动相：乙腈：水：二乙胺
　　　　　=55：45：0.03
方法来源：《中国药典》2020 年版一部

对照药材：中国食品药品检定研究院
对照品：上海诗丹德标准技术服务有限公司
对照品含量：西贝母碱苷 98.0%
　　　　　　　西贝母碱 98.0%
仪器：Agilent 1120
配置：二元梯度泵，在线脱气机，ELSD，柱温箱，手动进样器

【分析色谱图】

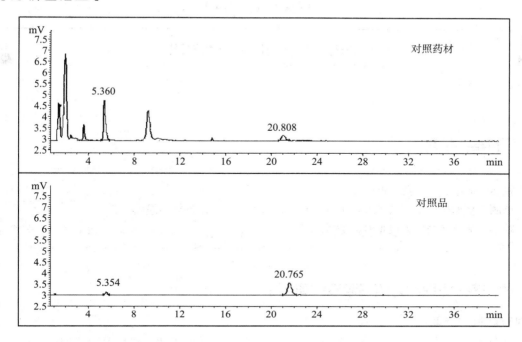

【分析结果】

对照品名称	保留时间	对称因子	理论板数	含量
西贝母碱苷	5.4min	1.59	4532	0.25%
西贝母碱	20.8min	1.15	17 978	0.022%

【注意事项】

- 根据操作条件的不同，出峰时间会有少许变化，但在同一仪器和相同操作条件下，RSD ≤ 2.0%；
- 建议采用定量环定量，每次进样体积为定量环体积的两倍以上；
- 对照品称量天平精度须达到十万分之一。

检测人员：丁慧

审核人：费文静

血竭（Xuejie）

（DRACONIS SANGUIS）

【药材基本信息】

> 别名　血结、血力花、血竭花
> 来源　棕榈科植物麒麟竭 *Daemonorops draco* Bl. 果实渗出的树脂经加工制成
> 功能　活血定痛，化瘀止血，生肌敛疮

【对照药材提取和对照品溶液的配制】

对照药材的提取：

精密称定本品粉末 0.0527g，置具塞试管中，精密加入 3% 磷酸甲醇溶液 10ml，密塞，振摇 3 分钟，滤过，精密量取续滤液 1ml，置 5ml 棕色量瓶中，加甲醇至刻度，摇匀，即得。

对照品溶液的配制：

精密称定血竭素高氯酸盐对照品 11.53mg，置 10ml 棕色量瓶中，加 3% 磷酸甲醇溶液使溶解并稀释至刻度，摇匀，精密量取 0.1ml，置 5ml 棕色量瓶中，加甲醇至刻度，摇匀，即得（每 1ml 中含血竭素 16.703μg）（血竭素重量＝血竭素高氯酸盐重量／1.377）。

【分析条件】

> 色谱柱：Agilent ZORBAX SB–C18
> 　　　　4.6mm×250mm，5μm
> 进样量：10μl
> 检测波长：440nm；柱温：40℃
> 流速：1ml/min
> 流动相：乙腈：0.05mg/L 磷酸二氢钠
> 　　　　=50：50
> 方法来源：《中国药典》2020 年版一部

> 对照药材：中国食品药品检定研究院
> 对照品：上海诗丹德标准技术服务有限公司
> 对照品含量：血竭素高氯酸盐 98.0%
> 仪器：Agilent 1200
> 配置：四元梯度泵，在线脱气机，DAD检测器，柱温箱，自动进样器

【分析色谱图】

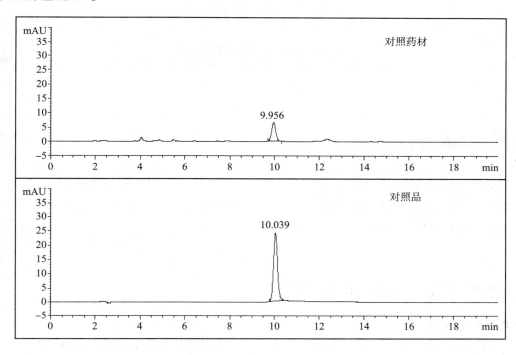

【分析结果】

对照品名称	保留时间	对称因子	理论板数	含量
血竭素（以血竭素高氯酸盐计）	10.0min	0.94	14 040	0.088%

【注意事项】

- 根据操作条件的不同，出峰时间会有少许变化，但在同一仪器和相同操作条件下，RSD ≤ 2.0%；
- 对照品称量天平精度须达到十万分之一；
- 3% 磷酸甲醇溶液的配制：精密量取 3ml 磷酸溶液，加甲醇稀释至 100ml，震荡混匀即得。

检测人员：谢飞强

审核人：费文静

合欢皮（Heihuanpi）

（ALBIZIAE CORTEX）

【药材基本信息】

> 别名　合昏皮、夜台皮、合欢木皮
> 来源　豆科植物合欢 *Albizia julibrissin* Durazz. 的干燥树皮
> 功能　解郁安神，活血消肿

【对照药材提取和对照品溶液的配制】

对照药材的提取：

精密称定本品粉末（过三号筛）0.5629g，置具塞锥形瓶中，精密加入 50% 甲醇 20ml，密塞，称定重量，浸泡 1 小时，超声处理 30 分钟，放冷，再称定重量，用 50% 甲醇补足减失的重量，摇匀，滤过，取续滤液，即得。

对照品溶液的配制：

精密称定（−）− 丁香树脂酚 −4−*O*−*β*−D− 呋喃芹糖基 −（1 → 2）−*β*−D− 吡喃葡萄糖苷对照品 11.50mg，置 25ml 量瓶内，加甲醇溶解并稀释至刻度，摇匀，取上述溶液适量，加甲醇稀释 16 倍，即得。

【分析条件】

色谱柱： Agilent ZORBAX Extend−C18
　　　　　4.6mm × 250mm，5μm
进样量： 20μl
检测波长： 204nm；**柱温：** 25℃
流速： 1ml/min
流动相： 乙腈：0.04% 磷酸溶液 =18：82
方法来源：《中国药典》2020 年版一部

对照药材： 中国食品药品检定研究院
对照品： 上海诗丹德标准技术服务有限公司
对照品含量：（−）− 丁香树脂酚 −4−*O*−*β*−D− 呋喃芹糖基 −（1 → 2）−*β*−D− 吡喃葡萄糖苷 92.7%
仪器： Agilent 1200
配置： 四元梯度泵，在线脱气机，DAD 检测器，柱温箱，自动进样器

【分析色谱图】

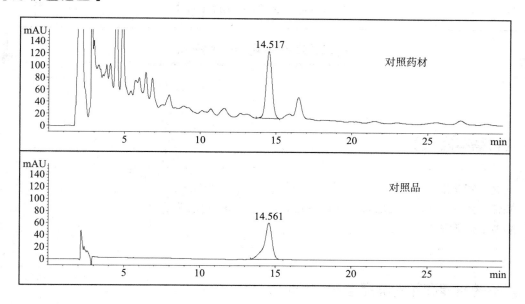

【分析结果】

对照品名称	保留时间	对称因子	理论板数	含量
（－）－ 丁香树脂酚 –4–O–β–D– 呋喃芹糖基 –（1 → 2）–β–D– 吡喃葡萄糖苷	14.6min	0.92	6945	0.13%

【注意事项】

- 根据操作条件的不同，出峰时间会有少许变化，但在同一仪器和相同操作条件下，RSD ≤ 2.0%；
- 对照品称量天平精度须达到十万分之一。

检测人员：诸晨

审核人：费文静

合欢花（Hehuanhua）

（ALBIZIAE FLOS）

【药材基本信息】

别名　夜合花、乌绒

来源　豆科植物合欢 *Albizia julibrissin* Durazz. 的干燥花序或花蕾

功能　解郁安神

【对照药材提取和对照品溶液的配制】

对照药材的提取：

　　精密称定本品粉末（过三号筛）0.2561g，置具塞锥形瓶中，精密加入稀乙醇 50ml，称定重量，加热回流 30 分钟，放冷，再称定重量，用稀乙醇补足减失的重量，摇匀，滤过，取续滤液，即得。

对照品溶液的配制：

　　精密称定槲皮苷对照品 9.83mg，置 25ml 容量瓶中，用稀乙醇定容至刻度，再取上述溶液 1ml，用稀乙醇精密稀释 7 倍，即得。

【分析条件】

色谱柱：Agilent ZORBAX Extend–C18
　　　　4.6mm × 250mm，5μm

进样量：20μl

检测波长：256nm；柱温：25℃

流速：1ml/min

流动相：乙腈：0.1% 磷酸溶液 =22：78

方法来源：《中国药典》2020 年版一部

对照药材：中国食品药品检定研究院

对照品：上海诗丹德标准技术服务有限公司

对照品含量：槲皮苷 98.0%

仪器：Agilent 1120

配置：二元梯度泵，在线脱气机，VWD 检测器，柱温箱，手动进样器

【分析色谱图】

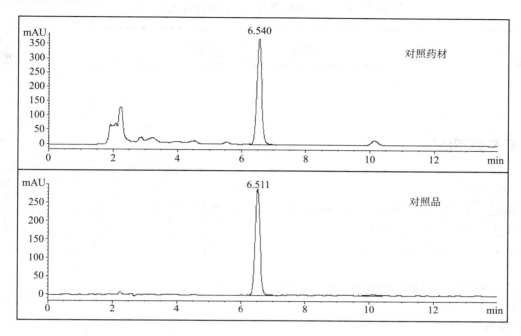

【分析结果】

对照品名称	保留时间	对称因子	理论板数	含量
槲皮苷	6.5min	0.88	8986	1.4%

【注意事项】

- 根据操作条件的不同，出峰时间会有少许变化，但在同一仪器和相同操作条件下，RSD ≤ 2.0%；
- 建议采用定量环定量，每次进样体积为定量环体积的两倍以上；
- 对照品称量天平精度须达到十万分之一；
- 稀乙醇的配制：取乙醇 529ml，加水稀释至 1000ml，即得。本液在 20℃时含 C_2H_5OH 应为 49.5%~50.5%（ml/ml）。

检测人员：费文静

审核人：钱勇

决明子（钝叶决明）（Juemingzi）

（CASSIAE SEMEN）

【药材基本信息】

> 别名　无
> 来源　豆科植物钝叶决明 *Cassia obtusifolia* L. 的干燥成熟种子
> 功能　清热明目，润肠通便

【对照药材提取和对照品溶液的配制】

对照药材的提取：

　　精密称定本品粉末（过三号筛）0.4930g，置锥形瓶中，精密加入甲醇50ml，称定重量，加热回流2小时，放冷，再称定重量，用甲醇补足减失的重量，摇匀，滤过，精密量取续滤液25ml，蒸干，加稀盐酸30ml，置水浴中加热水解1小时，立即冷却，用三氯甲烷振摇提取4次，每次30ml，合并三氯甲烷液，回收溶剂至干，残渣用无水乙醇–乙酸乙酯（2∶1）混合溶液使溶解，转移至25ml量瓶中，并稀释至刻度，摇匀，取续滤液，即得。

对照品溶液的配制：

　　精密称定大黄酚对照品适量，用无水乙醇–乙酸乙酯（2∶1）混合溶液制成每1ml含大黄酚20.3μg的混合溶液，即得。精密称定橙黄决明素对照品0.70mg，加无水乙醇–乙酸乙酯（2∶1）混合溶液制成每1ml含橙黄决明素29.9μg的混合溶液，即得。

【分析条件】

色谱柱：Agilent ZORBAX SB–C18
　　　　4.6mm×250mm，5μm
进样量：10μl
检测波长：284nm；柱温：25℃
流速：1ml/min
流动相：A：0.1%磷酸水溶液，B：乙腈
　　　　0~15min，40%B；
　　　　15~30min，40%B~90%B；
　　　　30~40min，90%B；
　　　　40~41min，90%B~40%B；
　　　　41~50min，40%B
方法来源：《中国药典》2020年版一部

对照药材：中国食品药品检定研究院
对照品：上海诗丹德标准技术服务有限
　　　　公司
对照品含量：大黄酚98.5%
　　　　　　橙黄决明素98.5%
仪器：Agilent 1260
配置：四元梯度泵，在线脱气机，DAD
　　　检测器，柱温箱，自动进样器

【分析色谱图】

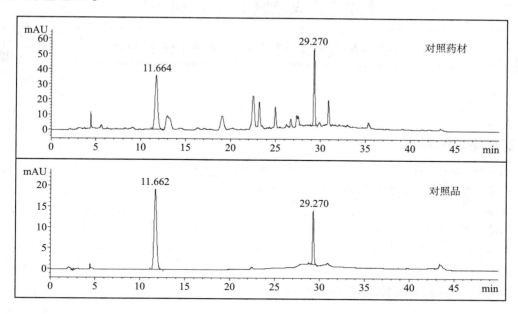

【分析结果】

对照品名称	保留时间	对称因子	理论板数	含量
大黄酚	29.3min	1.16	201 921	1.1%
橙黄决明素	11.7min	1.15	8171	0.40%

【注意事项】

● 根据操作条件的不同，出峰时间会有少许变化，但在同一仪器和相同操作条件下，RSD ≤ 2.0%；

● 对照品称量天平精度须达到十万分之一。

检测人员：杨新磊

审核人：陈波

冰片（合成龙脑）（Bingpian）

（BORNEOLUM SYNTHETICUM）

【药材基本信息】

别名　片脑、桔片、龙脑香等

来源　无

功能　开窍醒神，清热止痛

【对照药材提取和对照品溶液的配制】

对照药材的提取：

精密称定本品细粉 47.50mg，置 10ml 量瓶中，加乙酸乙酯溶解并稀释至刻度，摇匀，即得。

对照品溶液的配制：

精密称定龙脑对照品 20.10mg，置 5ml 量瓶内，加乙酸乙酯溶解并稀释至刻度，摇匀，即得。

【分析条件】

色谱柱：DB-FFAP
　　　　30m×0.25mm，0.50μm

进样量：1μl

检测条件：进样口温度：230℃；检测器
　　　　温度：350℃；柱温：140℃

方法来源：《中国药典》2020 年版一部

对照药材：中国食品药品检定研究院

对照品：上海诗丹德标准技术服务有限公司

对照品含量：龙脑 98.0%

仪器：Agilent 7890A

配置：自动进样器，FID 检测器，分流不分流进样口

【分析色谱图】

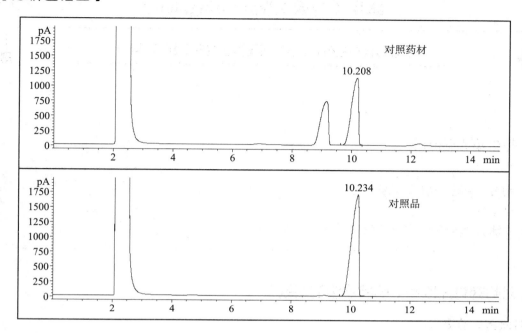

【分析结果】

对照品名称	保留时间	对称因子	理论板数	含量
龙脑	10.2min	4.63	7525	52.3%

【注意事项】

- 根据操作条件的不同，出峰时间会有少许变化，但在同一仪器和相同操作条件下，RSD ≤ 2.0%；
- 对照品称量天平精度须达到十万分之一。

检测人员：诸晨

审核人：费文静

冰片（合成龙脑）（Bingpian）

（BORNEOLUM SYNTHETICUM）

【药材基本信息】

> **别名** 片脑、桔片、龙脑香等
> **来源** 无
> **功能** 开窍醒神，清热止痛

【对照药材提取和对照品溶液的配制】

对照药材的提取：

精密称定本品细粉 0.1337mg，置 10ml 量瓶中，加乙酸乙酯溶解并稀释至刻度，摇匀，即得。

对照品溶液的配制：

精密称定樟脑对照品 4.80mg，置 10ml 量瓶内，加乙酸乙酯溶解并稀释至刻度，摇匀，即得。

【分析条件】

色谱柱： DB-FFAP
30m × 0.25mm，0.50μm
进样量： 1μl
检测条件： 进样口温度：230℃；检测器
温度：350℃；柱温：140℃
方法来源：《中国药典》2020 年版一部

对照药材： 中国食品药品检定研究院
对照品： 上海诗丹德标准技术服务有限
公司
对照品含量： 樟脑 98.0%
仪器： Agilent 7890A
配置： 自动进样器，FID 检测器，分流不
分流进样口

【 分析色谱图 】

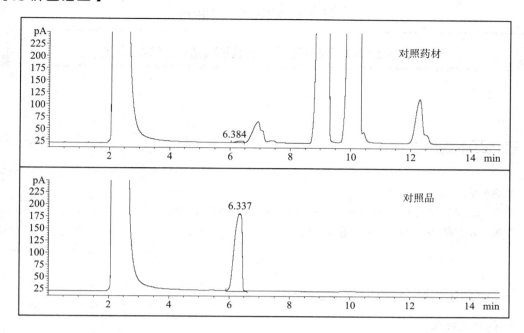

【 分析结果 】

对照品名称	保留时间	对称因子	理论板数	含量
樟脑	6.3min	3.52	2846	0.060%

【 注意事项 】

- 根据操作条件的不同，出峰时间会有少许变化，但在同一仪器和相同操作条件下，RSD ≤ 2.0%；
- 对照品称量天平精度须达到十万分之一。

检测人员：诸晨

审核人：费文静

关黄柏（Guanhuangbo）

（PHELLODENDRI AMURENSIS CORTEX）

【药材基本信息】

> 别名　无
> 来源　芸香科植物黄檗 *Phellodendron amurense* Rupr. 的干燥树皮
> 功能　清热燥湿，泻火除蒸，解毒疗疮

【对照药材提取和对照品溶液的配制】

对照药材的提取：

　　精密称定本品粉末（过三号筛）0.2090g，置 50ml 容量瓶中，加入 60% 乙醇 40ml，超声处理（功率 250W，频率 40kHz）45 分钟，放冷，加 60% 乙醇至刻度，摇匀，滤过，取续滤液，即得。

对照品溶液的配制：

　　精密称定盐酸巴马汀对照品 10.61mg，盐酸小檗碱对照品 11.80mg，置 25ml 量瓶中用 60% 乙醇定容至刻度，摇匀；精密吸取上述混合溶液 1ml，用 60% 乙醇稀释 9 倍，即得。

【分析条件】

色谱柱：Agilent ZORBAX SB–C18
　　　　4.6mm×250mm，5μm
进样量：5μl
检测波长：345nm；柱温：25℃
流速：1ml/min
流动相：A：乙腈，B：0.1% 磷酸溶液（加入磷酸二氢钠使其浓度达到 0.02mol/L）
　　　　0~20min，25%A；
　　　　20~40min，25%A~65%A；
　　　　40~45min，65%A~90%A；
　　　　45~50min，90%A；
　　　　50~65min，25%A
方法来源：《中国药典》2020 年版一部

对照药材：中国食品药品检定研究院
对照品：上海诗丹德标准技术服务有限公司
对照品含量：盐酸巴马汀 98.5%
　　　　　　盐酸小檗碱 98.5%
仪器：Agilent 1260
配置：四元梯度泵，在线脱气机，DAD 检测器，柱温箱，自动进样器

【分析色谱图】

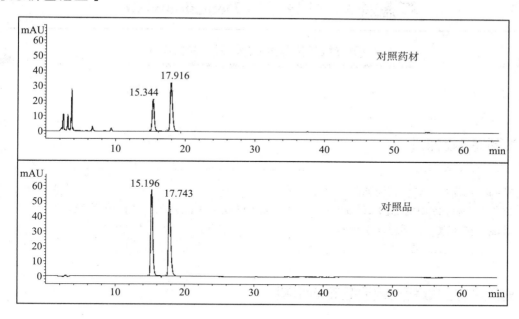

【分析结果】

对照品名称	保留时间	对称因子	理论板数	含量
盐酸巴马汀	15.2min	1.53	12 381	0.46%
盐酸小檗碱	17.7min	1.66	11 955	0.77%

【注意事项】

- 根据操作条件的不同，出峰时间会有少许变化，但在同一仪器和相同操作条件下，RSD ≤ 2.0%；
- 对照品称量天平精度须达到十万分之一。

检测人员：杨新磊

审核人：安蓉

灯盏细辛（灯盏花）（Dengzhanxixin）

（ERIGERONTIS HERBA）

【药材基本信息】

> 别名　地顶草、灯盏花地朝阳、双葵花等
> 来源　菊科植物短葶飞蓬 *Erigeron breviscapus*（Vant.）Hand.–Mazz. 的干燥全草
> 功能　祛风散寒，活血通络止痛

【对照药材提取和对照品溶液的配制】

对照药材的提取：

　　精密称定本品粗粉 0.5013g，置索氏提取器中，加三氯甲烷适量，加热回流至提取液无绿色，弃去三氯甲烷液，药渣挥去溶剂，连同滤纸筒移入具塞锥形瓶中，精密加入甲醇 50ml，密塞，称定重量，放置 1 小时，水浴中加热回流 1 小时，放冷，再称定重量，同甲醇补足减失的重量，摇匀，滤过。精密量取续滤液 25ml，回收溶剂至干，残渣用甲醇溶解并转移至 10ml 量瓶中，加甲醇至刻度，摇匀，滤过，取续滤液，即得。

对照品溶液的配制：

　　精密称定野黄芩苷对照品 1.11mg，加甲醇 4ml，摇匀，精密取 2.52ml，置 5ml 量瓶中，加甲醇至刻度，摇匀，即得（每 1ml 含野黄芩苷 0.1385mg）。

【分析条件】

> 色谱柱：Agilent Eclipse Plus C18
> 　　　　　4.6mm×250mm，5μm
> 进样量：20μl
> 检测波长：335nm；柱温：28℃
> 流速：1ml/min
> 流动相：甲醇∶0.1% 磷酸溶液 =40∶60
> 方法来源：《中国药典》2020 年版一部

> 对照药材：中国食品药品检定研究院
> 对照品：上海诗丹德标准技术服务有限
> 　　　　　公司
> 对照品含量：野黄芩苷 98.0%
> 仪器：Agilent 1120
> 配置：二元梯度泵，在线脱气机，VWD
> 　　　检测器，柱温箱，手动进样器

【 分析色谱图 】

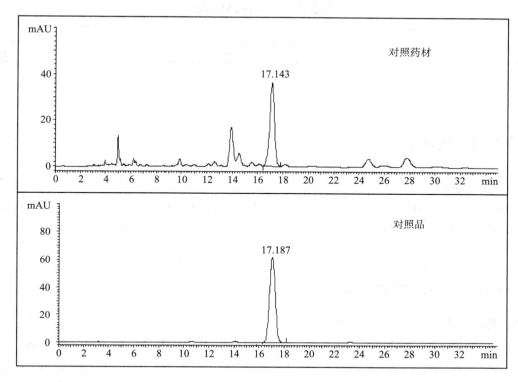

【 分析结果 】

对照品名称	保留时间	对称因子	理论板数	含量
野黄芩苷	17.2min	1.01	2382	1.8%

【 注意事项 】

- 根据操作条件的不同，出峰时间会有少许变化，但在同一仪器和相同操作条件下，RSD ≤ 2.0%；
- 建议采用定量环定量，每次进样体积为定量环体积的两倍以上；
- 对照品称量天平精度须达到十万分之一；
- 检测若有前拖尾现象，请用流动相溶解样品。

检测人员：丁慧

审核人：钱勇

安息香（Anxixiang）

（BENZOINUM）

【药材基本信息】

别名　拙贝罗香
来源　安息香科植物白花树 *Styrax tonkinensis*（Pierre）Craib ex Hart. 的干燥树脂
功能　开窍醒神，行气活血，止痛

【对照药材提取和对照品溶液的配制】

对照药材的提取：

精密称定本品粉末（过三号筛）0.1027g，置具塞锥形瓶中，加氢氧化钾 0.8g，甲醇 20ml，加热回流 1 小时，取出，放冷，加醋酸 5ml，摇匀，转移至 50ml 量瓶中，用少量水分次洗涤容器，洗液并入同一量瓶中，加水至刻度，摇匀，滤过，精密量取续滤液 5ml，置 25ml 量瓶中，加 50% 甲醇至刻度，摇匀，即得。

对照品溶液的配制：

精密称定经 80℃ 干燥至恒重的苯甲酸对照品 12.51mg，精密加甲醇 120ml 溶解，摇匀，即得。

【分析条件】

色谱柱：Agilent ZORBAX SB-C18
　　　　4.6mm×250mm，5μm
进样量：20μl
检测波长：228nm；柱温：25℃
流速：1ml/min
流动相：甲醇:水:冰醋酸 =47：53：0.2
方法来源：《中国药典》2020 年版一部

对照药材：中国食品药品检定研究院
对照品：上海诗丹德标准技术服务有限公司
对照品含量：苯甲酸 98.0%
仪器：Agilent 1120
配置：二元梯度泵，在线脱气机，VWD检测器，柱温箱，手动进样器

【分析色谱图】

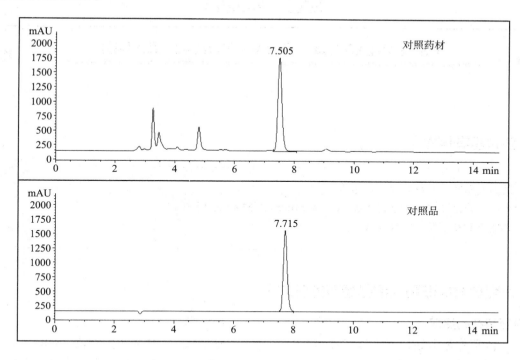

【分析结果】

对照品名称	保留时间	对称因子	理论板数	含量
总香脂酸（以苯甲酸计）	7.7min	0.79	15 535	29.2%

【注意事项】

- 根据操作条件的不同，出峰时间会有少许变化，但在同一仪器和相同操作条件下，RSD ≤ 2.0%；
- 建议采用定量环量，每次进样体积为定量环体积的两倍以上。
- 对照品称量天平精度须达到十万分之一。

检测人员：丁慧

审核人：费文静

防己（Fangji）

（STEPHANIAE TETRANDRAE RADIX）

【药材基本信息】

别名　粉防己、汉防己、白木香
来源　防己科植物粉防己 *Stephania tetrandra* S. Moore 的干燥根
功能　利水消肿，祛风止痛

【对照药材提取和对照品溶液的配制】

对照药材的提取：

　　精密称定本品粉末（过三号筛）0.5121g，精密加入 2% 盐酸甲醇溶液 25ml，称定重量，加热回流 30 分钟，放冷，再称定重量，用 2% 盐酸甲醇溶液补足减失的重量，滤过。精密量取续滤液 5ml，置 10ml 量瓶，加流动相稀释至刻度，摇匀，即得。

对照品溶液的配制：

　　精密称定粉防己碱对照品 10.52mg，置 10ml 容量瓶中加甲醇溶解并稀释至刻度，摇匀；精密称定防己诺林碱对照品 11.11mg，置 10ml 容量瓶中加甲醇溶解并稀释至刻度，摇匀；精密量取以上两种对照品用流动相稀释制成每 1ml 含粉防己碱 0.105mg、防己诺林碱 0.555mg 的溶液，即得。

【分析条件】

色谱柱：Agilent Eclipse Plus C18
　　　　4.6mm×250mm，5μm
进样量：20μl
检测波长：280nm；柱温：27℃
流速：1ml/min
流动相：乙腈：甲醇：水：冰醋酸（每
　　　　100ml 含十二烷基磺酸钠 0.41g）
　　　　=40：30：30：1
方法来源：《中国药典》2020 年版一部

对照药材：中国食品药品检定研究院
对照品：上海诗丹德标准技术服务有限
　　　　公司
对照品含量：防己诺林碱 98.5%
　　　　　　粉防己碱 98.5%
仪器：Agilent 1120
配置：二元梯度泵，在线脱气机，VWD
　　　检测器，柱温箱，手动进样器

【分析色谱图】

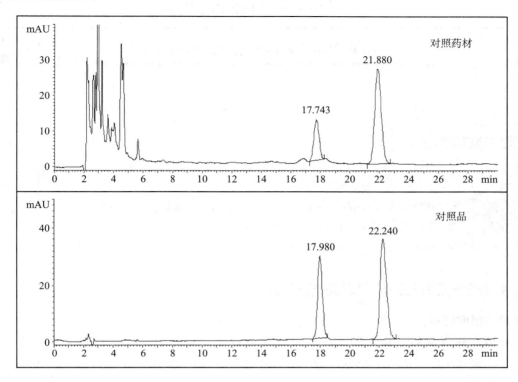

【分析结果】

对照品名称	保留时间	对称因子	理论板数	含量
防己诺林碱	18.0min	1.12	10 626	0.53%
粉防己碱	22.2min	0.98	9614	1.6%

【注意事项】

● 根据操作条件的不同，出峰时间会有少许变化，但在同一仪器和相同操作条件下，RSD ≤ 2.0%；

● 建议采用定量环定量，每次进样体积为定量环体积的两倍以上；

● 对照品称量天平精度须达到十万分之一。

检测人员：张磊

审核人：费文静

防风（Fangfeng）

（SAPOSHNIKOVIAE RADIX）

【药材基本信息】

别名	山芹菜、白毛草、铜芸等
来源	伞形科植物防风 *Saposhnikovia divaricata*（Turcz.）Schischk. 的干燥根
功能	祛风解表，胜湿止痛，止痉

【对照药材提取和对照品溶液的配制】

对照药材的提取：

　　精密称定本品细粉 0.2605g，置具塞锥形瓶中，精密加入甲醇 10ml，称定重量，水浴回流 2 小时，放冷，再称定重量，用甲醇补足减失的重量，摇匀，滤过，取续滤液，即得。

对照品溶液的配制：

　　精密称定 5-*O*-甲基维斯阿米醇苷对照品 8.73mg，置 10ml 容量瓶中加甲醇溶解并稀释至刻度，摇匀；精密称定升麻素苷对照品 9.32mg，置 10ml 容量瓶中加甲醇溶解并稀释至刻度，摇匀；精密量取以上两种对照品，混合，用流动相稀释制成每 1ml 含 5-*O*-甲基维斯阿米醇苷 60.9μg、升麻素苷 67.9μg 的溶液，即得。

【分析条件】

色谱柱： Agilent ZORBAX SB-C18
　　　　　　4.6mm×150mm，5μm

进样量： 40μl

检测波长： 254nm；**柱温：** 28℃

流速： 1ml/min

流动相： 甲醇:水 =40：60

方法来源：《中国药典》2020 年版一部

对照药材： 中国食品药品检定研究院

对照品： 上海诗丹德标准技术服务有限公司

对照品含量： 升麻素苷 98.5%
　　　　　　　　5-*O*-甲基维斯阿米醇苷 98.5%

仪器： Agilent 1200

配置： 四元梯度泵，在线脱气机，DAD检测器，柱温箱，自动进样器

【分析色谱图】

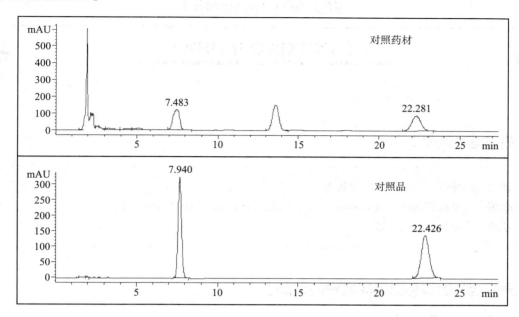

【分析结果】

对照品名称	保留时间	对称因子	理论板数	含量
升麻素苷	7.9min	0.88	2981	0.70%
5-*O*-甲基维斯阿米醇苷	22.4min	0.92	4520	

【注意事项】

● 根据操作条件的不同，出峰时间会有少许变化，但在同一仪器和相同操作条件下，RSD ≤ 2.0%；

● 对照品称量天平精度须达到十万分之一。

检测人员：汪露露

审核人：钱勇

红大戟（Hongdaji）

（KNOXIAE RADIX）

【药材基本信息】

> **别名** 红牙戟、紫大戟、广大戟等
> **来源** 茜草科植物红大戟 *Knoxia valerianoides* Thorel et Pitard 的干燥块根
> **功能** 泻水逐饮，消肿散结

【对照药材提取和对照品溶液的配制】

对照药材的提取：

　　精密称定本品粉末（过四号筛）0.9725g，置具塞锥形瓶中，精密加入甲醇20ml，称定重量，超声处理（功率300W，频率40kHz）30分钟，放冷，再称定重量，用甲醇补足减失的重量，摇匀，滤过，取续滤液，即得。

对照品溶液的配制：

　　精密称定3-羟基巴戟醌4.20mg，加甲醇制成每1ml含30.2μg的溶液，摇匀，滤过，即得。

【分析条件】

> **色谱柱：** Agilent ZORBAX SB-Aq
> 　　　　　4.6mm×250mm，5μm
> **进样量：** 20μl
> **检测波长：** 276nm；**柱温：** 30℃
> **流速：** 1ml/min
> **流动相：** 甲醇∶1%冰醋酸溶液 =75∶25
> **方法来源：**《中国药典》2020年版一部

> **对照药材：** 中国食品药品检定研究院
> **对照品：** 上海诗丹德标准技术服务有限公司
> **对照品含量：** 3-羟基巴戟醌 99.0%
> **仪器：** Agilent 1260
> **配置：** 四元梯度泵，在线脱气机，VWD检测器，柱温箱，自动进样器

【分析色谱图】

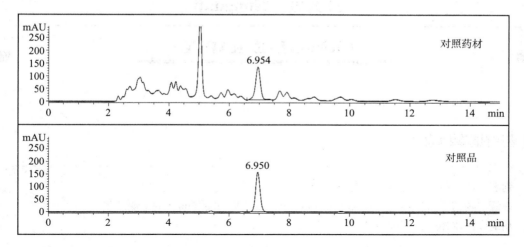

【分析结果】

对照品名称	保留时间	对称因子	理论板数	含量
3-羟基巴戟醌	7.0min	0.93	10 488	0.051%

【注意事项】

● 根据操作条件的不同，出峰时间会有少许变化，但在同一仪器和相同操作条件下，RSD ≤ 2.0%；
● 对照品称量天平精度须达到十万分之一。

检测人员：管柔端

审核人：费文静

红大戟（Hongdaji）

（KNOXIAE RADIX）

【药材基本信息】

> 别名　红牙戟、紫大戟、广大戟等
> 来源　为茜草科植物红大戟 *Knoxia valerianoides* Thorel et Pitard 的干燥块根
> 功能　泻水逐饮，消肿散结

【对照药材提取和对照品溶液的配制】

对照药材的提取：

精密称定本品粉末（过四号筛）1.0576g，置具塞锥形瓶中，精密加入甲醇 20ml，称定重量，超声处理（功率 300W，频率 40kHz）1 小时，放冷，再称定重量，用甲醇补足减失的重量，摇匀，滤过，取续滤液，即得。

对照品溶液的配制：

精密称定芦西定 10.17mg 置棕色量瓶中，加甲醇制成每 1ml 含 40.7μg 的溶液，摇匀，滤过，即得。

【分析条件】

色谱柱：Agilent ZORBAX Extend–C18
　　　　4.6mm×150mm，5μm
进样量：20μl
检测波长：280nm；柱温：30℃
流速：1ml/min
流动相：甲醇：1% 冰醋酸溶液 =60：40
方法来源：《中国药典》2020 年版一部

对照药材：中国食品药品检定研究院
对照品：上海诗丹德标准技术服务有限公司
对照品含量：芦西定 99.0%
仪器：Agilent 1260
配置：四元梯度泵，在线脱气机，VWD 检测器，柱温箱，自动进样器

【分析色谱图】

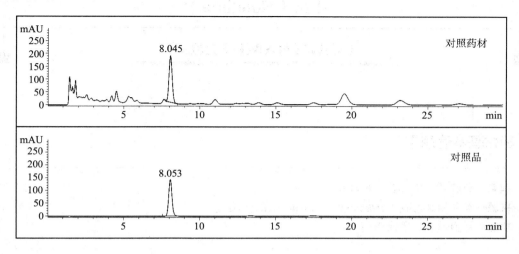

【分析结果】

对照品名称	保留时间	对称因子	理论板数	含量
芦西定	8.1min	0.89	6720	0.090%

【注意事项】

● 根据操作条件的不同，出峰时间会有少许变化，但在同一仪器和相同操作条件下，RSD ≤ 2.0%；

● 对照品称量天平精度须达到十万分之一。

检测人员：管柔端

审核人：费文静

红花（Honghua）

（CARTHAMI FLOS）

【药材基本信息】

别名	草红花、刺红花、金红花
来源	菊科植物红花 *Carthamus tinctorius* L. 的干燥花
功能	活血通经，散瘀止痛

【对照药材提取和对照品溶液的配制】

对照药材的提取：

精密称定对照药材粉末（过三号筛）0.1000g，置具塞锥形瓶中，精密加入 25% 甲醇 13ml，称定重量，超声处理（功率 300W，频率 50kHz）40 分钟，放冷，再称定重量，用 25% 甲醇补足减失的重量，摇匀，用微孔滤膜滤过（0.45μm），取续滤液，即得。

对照品溶液的配制：

精密称定羟基红花黄色素 A 对照品 11.71mg，置 10ml 棕色容量瓶中，加 25% 甲醇使溶解并稀释至刻度，摇匀；精密量取 0.1ml，置 10ml 棕色量瓶中，加 25% 甲醇至刻度，摇匀，即得（每 1ml 溶液含羟基红花黄色素 A 11.7μg）。

【分析条件】

色谱柱：Agilent ZORBAX SB-C18
4.6mm×150mm，5μm
进样量：10μl
检测波长：403nm；柱温：25℃
流速：1ml/min
流动相：甲醇：乙腈：0.7% 磷酸溶液
=26：2：72
方法来源：《中国药典》2020 年版一部

对照药材：中国食品药品检定研究院
对照品：上海诗丹德标准技术服务有限公司
对照品含量：羟基红花黄色素 A 99.0%
仪器：Agilent 1200
配置：四元梯度泵，在线脱气机，DAD 检测器，柱温箱，自动进样器

【分析色谱图】

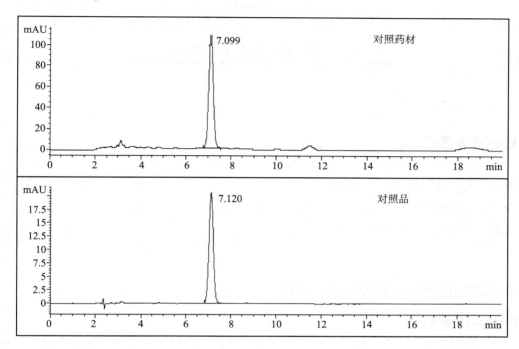

【分析结果】

对照品名称	保留时间	对称因子	理论板数	含量
羟基红花黄色素 A	7.1min	0.93	9875	0.83%

【注意事项】

- 根据操作条件的不同，出峰时间会有少许变化，但在同一仪器和相同操作条件下，RSD ≤ 2.0%；
- 对照品称量天平精度须达到十万分之一；
- 羟基红花黄色素 A 在分析时，前面的峰容易对其产生干扰，建议换用柱效较高的柱子。

检测人员：汪露露

审核人：费文静

红花（Honghua）

（CARTHAMI FLOS）

【药材基本信息】

> 别名 草红花、刺红花、金红花
> 来源 菊科植物红花 *Carthamus tinctorius* L. 的干燥花
> 功能 活血通经，散瘀止痛

【对照药材提取和对照品溶液的配制】

对照药材的提取：

精密称定本品粉末（过三号筛）0.2000g，精密加入甲醇11ml，称定重量，加热回流30分钟，放冷，再称定重量，用甲醇补足减失的重量，摇匀，滤过，精密量取续滤液5ml，置平底烧瓶中，加盐酸溶液（15→37）1.5ml，摇匀，置水浴中热水解30分钟，立即冷却，转移至25ml量瓶中，用甲醇稀释至刻度，摇匀，用微孔滤膜滤过（0.45μm），取续滤液，即得。

对照品溶液的配制：

精密称定山奈酚对照品16.22mg，置10ml棕色容量瓶中，加甲醇使溶解并稀释至刻度，摇匀；精密量取0.05ml，置10ml棕色容量瓶中，加25%甲醇至刻度，摇匀，即得（每1ml溶液含山奈酚8.1μg）。

【分析条件】

> **色谱柱**：Agilent Eclipse Plus C18
> 　　　　　4.6mm×150mm，5μm
> **进样量**：20μl
> **检测波长**：367nm；柱温：25℃
> **流速**：1ml/min
> **流动相**：甲醇：0.4%磷酸溶液＝52：48
> **方法来源**：《中国药典》2020年版一部

> **对照药材**：中国食品药品检定研究院
> **对照品**：上海诗丹德标准技术服务有限公司
> **对照品含量**：山奈酚98.4%
> **仪器**：Agilent 1120
> **配置**：二元梯度泵，在线脱气机，VWD检测器，柱温箱，手动进样器

【分析色谱图】

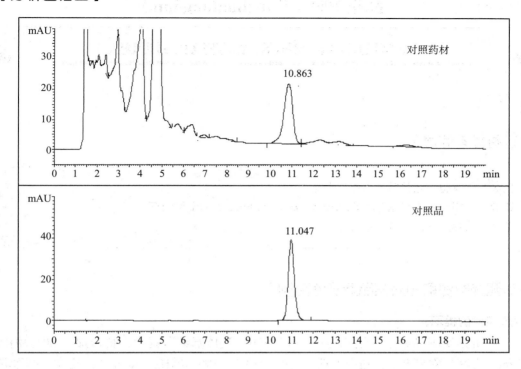

【分析结果】

对照品名称	保留时间	对称因子	理论板数	含量
山柰酚	11.0min	0.96	7478	0.071%

【注意事项】

- 根据操作条件的不同，出峰时间会有少许变化，但在同一仪器和相同操作条件下，RSD ≤ 2.0%；
- 建议采用定量环定量，每次进样体积为定量环体积的两倍以上；
- 对照品称量天平精度须达到十万分之一。

检测人员：汪露露

审核人：费文静

红花龙胆（Honghualongdan）

（GENTIANAE RHODANTHAE HERBA）

【药材基本信息】

> 别名　红龙胆、龙胆草、小青鱼胆等
> 来源　龙胆科植物红花龙胆 *Gentiana rhodantha* Franch. 的干燥全草
> 功能　清热除湿，解毒，止咳

【对照药材提取和对照品溶液的配制】

对照药材的提取：

精密称定本品粉末（过三号筛）0.3055g，置具塞锥形瓶中，精密加入 60% 甲醇 50ml，密塞，称定重量，超声处理（功率 250W，频率 40kHz）30 分钟，放冷，再称定重量，用 60% 甲醇补足减失的重量，摇匀，滤过，精密量取续滤液 3ml，置 10ml 量瓶中，加 60% 甲醇至刻度，摇匀，即得。

对照品溶液的配制：

精密称定芒果苷 5.90mg，加甲醇制成每 1ml 含 40.1μg 的溶液，摇匀，滤过，即得。

【分析条件】

色谱柱：Agilent ZORBAX SB-Aq
　　　　4.6mm × 250mm，5μm
进样量：10μl
检测波长：254nm；柱温：30℃
流速：1ml/min
流动相：乙腈：0.02% 磷酸溶液 =13：87
方法来源：《中国药典》2020 年版一部

对照药材：中国食品药品检定研究院
对照品：上海诗丹德标准技术服务有限公司
对照品含量：芒果苷 98.0%
仪器：Agilent 1260
配置：四元梯度泵，在线脱气机，VWD 检测器，柱温箱，自动进样器

【分析色谱图】

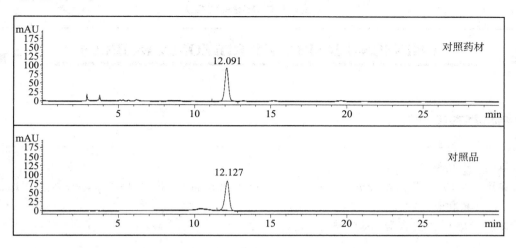

【分析结果】

对照品名称	保留时间	对称因子	理论板数	含量
芒果苷	12.1min	1.17	9051	2.1%

【注意事项】

- 根据操作条件的不同，出峰时间会有少许变化，但在同一仪器和相同操作条件下，RSD ≤ 2.0%；
- 对照品称量天平精度须达到十万分之一。

检测人员：管柔端

审核人：费文静

红参（Hongshen）

（GINSENG RADIX ET RHIZOMA RUBRA）

【药材基本信息】

别名	小红参
来源	五加科植物人参 *Panax ginseng* C. A. Mey. 的栽培品（习称"圆参"）经蒸制后的干燥根和根茎
功能	大补元气，复脉固脱，益气摄血

【对照药材提取和对照品溶液的配制】

对照药材的提取：

　　精密称定本品粉末（过四号筛）0.8838g，置索氏提取器中，加三氯甲烷40ml，加热回流3小时，弃去三氯甲烷液，药渣挥去三氯甲烷，连同滤纸筒移至100ml具塞锥形瓶中，精密加入水饱和的正丁醇50ml，密塞，放置过夜，超声处理（功率250W，频率50kHz）30分钟，滤过，精密量取续滤液25ml，置蒸发皿中，蒸干，残渣加甲醇溶解并转移至5ml量瓶中，加甲醇至刻度，摇匀，即得。

对照品溶液的配制：

　　精密称定人参皂苷 Rg_1 对照品、人参皂苷 Re 对照品、人参皂苷 Rb_1 对照品14.72mg、12.71mg、13.24mg，加甲醇制成每1ml中各含人参皂苷 Rg_1 0.294mg、人参皂苷 Re 0.254mg、人参皂苷 Rb_1 0.276mg的溶液，即得。

【分析条件】

色谱柱：Agilent ZORBAX SB-C18
　　　　 4.6mm × 250mm，5μm
进样量：10μl
检测波长：203nm；柱温：30℃
流速：1ml/min
流动相：A：乙腈，B：水
　　　　 0~35min，19%A；
　　　　 35~55min，19%A~29%A；
　　　　 55~70min，29%A；
　　　　 70~100min，29%~40%A
方法来源：《中国药典》2020年版一部

对照药材：中国食品药品检定研究院
对照品：上海诗丹德标准技术服务有限公司
对照品含量：人参皂苷 Rg_1 98.6%
　　　　　　 人参皂苷 Re 98.5%
　　　　　　 人参皂苷 Rb_1 98.5%
仪器：Agilent 1200
配置：四元梯度泵，在线脱气机，DAD检测器，柱温箱，自动进样器

【分析色谱图】

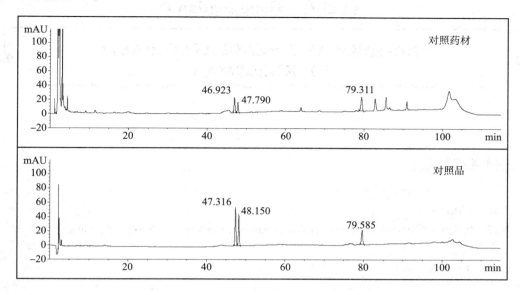

【分析结果】

对照品名称	保留时间	对称因子	理论板数	含量
人参皂苷 Rg_1	47.3min	0.98	8810	
人参皂苷 Re	48.2min	1.20	9736	0.013%
人参皂苷 Rb_1	79.6min	0.98	9960	

【注意事项】

● 根据操作条件的不同，出峰时间会有少许变化，但在同一仪器和相同操作条件下，RSD ≤ 2.0%；

● 对照品称量天平精度须达到十万分之一。

检测人员：张磊

审核人：马双成

红景天（Hongjingtian）

（RHODIOLAE CRENULATAE RADIX ET RHIZOMA）

【药材基本信息】

别名 蔷薇红景天

来源 景天科植物大花红景天 *Rhodiola crenulata*（Hook. f. et. Thoms.）H. Ohba 干燥根和根茎

功能 益气活血，通脉平喘

【对照药材提取和对照品溶液的配制】

对照药材的提取：

精密称定本品粉末（过三号筛）0.5167mg，置具塞锥形瓶中，精密加入甲醇 10ml，密塞，摇匀，称定重量，超声处理 30 分钟，放冷，再称定重量，用甲醇补足减失的重量，摇匀，滤过，取续滤液，即得。

对照品溶液的配制：

精密称定红景天苷对照品 12.61mg，置 10ml 量瓶中，加甲醇溶解，并稀释至刻度，摇匀，精密取 5ml 溶液，置 10ml 量瓶中，加甲醇稀释至刻度，摇匀，制成每 1ml 含 0.63mg 的溶液，即得。

【分析条件】

色谱柱： Agilent ZORBAX SB−C18
4.6mm × 150mm，5μm

进样量： 10μl

检测波长： 275nm；**柱温：** 26℃

流速： 1ml/min

流动相： 甲醇∶水 =15∶85

方法来源：《中国药典》2020 年版一部

对照药材： 中国食品药品检定研究院

对照品： 上海诗丹德标准技术服务有限公司

对照品含量： 红景天苷 98.5%

仪器： Agilent 1200

配置： 四元梯度泵，在线脱气机，DAD 检测器，柱温箱，自动进样器

【分析色谱图】

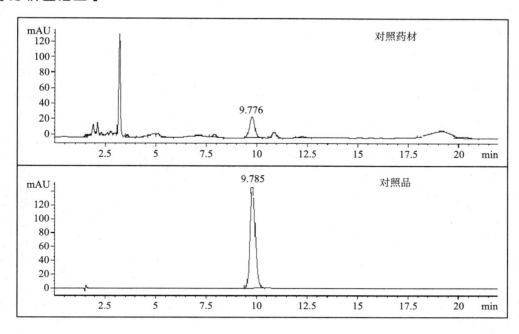

【分析结果】

对照品名称	保留时间	对称因子	理论板数	含量
红景天苷	9.8min	1.05	6754	0.92%

【注意事项】

- 根据操作条件的不同，出峰时间会有少许变化，但在同一仪器和相同操作条件下，RSD ≤ 2.0%；
- 对照品称量天平精度须达到十万分之一。

检测人员：费文静

审核人：钱勇

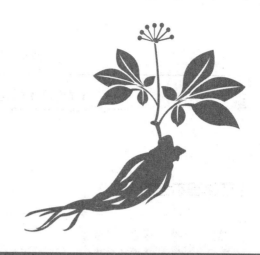

七　画

远赤芫芥苍芦苏杜杠巫豆两连吴牡何
佛余龟辛羌沙沉补阿陈附忍

远志（Yuanzhi）

（POLYGALAE RADIX）

【药材基本信息】

别名 葽绕、蕀蒬、棘菀等
来源 远志科植物远志 *Polygala tenuifolia* Willd. 的干燥根
功能 安神益智，交通心肾，祛痰，消肿

【对照药材提取和对照品溶液的配制】

对照药材的提取：

精密称定本品粉末（过三号筛）0.5139g，置具塞锥形瓶中，精密加入 70% 甲醇 50ml，称定重量，超声处理（功率 400W，频率 40kHz）1 小时，放冷，再称定重量，用 70% 甲醇补足减失的重量，摇匀，滤过，精密量取续滤液 25ml，置圆底烧瓶中，蒸干，残渣加 10% 氢氧化钠溶液 50ml，加热回流 2 小时，放冷，用盐酸调节 pH 值为 4~5，用水饱和的正丁醇振摇提取 3 次，每次 50ml，合并正丁醇液，回收溶剂至干，残渣加甲醇适量使溶解，转移至 25ml 量瓶中，加甲醇刻度，摇匀，即得。

对照品溶液的配制：

精密称定细叶远志皂苷对照品 10.61mg，置 10ml 容量瓶中，加甲醇至刻度，摇匀；精密吸取上述溶液 1ml，用流动相稀释 4 倍，即得。

【分析条件】

色谱柱：Agilent Eclipse Plus C18
　　　　 4.6mm × 150mm，5μm
进样量：10μl
检测波长：210nm；**柱温**：25℃
流速：1ml/min
流动相：甲醇：0.05% 磷酸溶液
　　　　 =65：35
方法来源：《中国药典》2020 年版一部

对照药材：中国食品药品检定研究院
对照品：上海诗丹德标准技术服务有限公司
对照品含量：细叶远志皂苷 98.0%
仪器：Agilent 1200
配置：四元梯度泵，在线脱气机，DAD 检测器，柱温箱，自动进样器

【分析色谱图】

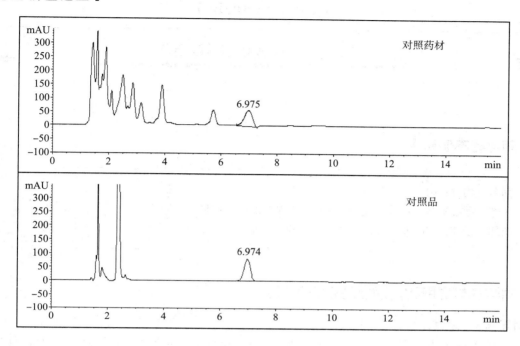

【分析结果】

对照品名称	保留时间	对称因子	理论板数	含量
细叶远志皂苷	7.0min	1.04	4408	2.7%

【注意事项】

- 根据操作条件的不同，出峰时间会有少许变化，但在同一仪器和相同操作条件下，RSD ≤ 2.0%；
- 对照品称量天平精度须达到十万分之一。

检测人员：费文静

审核人：马双成

远志（Yuanzhi）

（POLYGALAE RADIX）

【药材基本信息】

别名	葽绕、蕀蒬、棘菀等
来源	远志科植物远志 *Polygala tenuifolia* Willd. 的干燥根
功能	安神益智，交通心肾，祛痰，消肿

【对照药材提取和对照品溶液的配制】

对照药材的提取：

精密称定本品粉末（过三号筛）0.4995g，置具塞锥形瓶中，精密加入 70% 甲醇 25ml，称定重量，加热回流 1.5 小时，放冷，再称定重量，用 70% 甲醇补足减失的重量，摇匀，滤过，取续滤液，即得。

对照品溶液的配制：

精密称定远志𠮷酮Ⅲ对照品 12.61mg，置 10ml 容量瓶中，加甲醇至刻度，摇匀；精密吸取上述溶液 1ml，用 90% 甲醇稀释 6 倍，即得。称取 3,6′- 二芥子酰基蔗糖对照品 11.33mg，置 10ml 容量瓶中，加甲醇至刻度，摇匀；精密吸取上述溶液 1ml，用 90% 甲醇稀释 6 倍，即得。

【分析条件】

色谱柱：Agilent Extend–C18
　　　　　4.6mm × 250mm，5μm
进样量：10μl
检测波长：320nm；**柱温**：25℃
流速：1ml/min
流动相：乙腈：0.05% 磷酸溶液 =15：85
方法来源：《中国药典》2020 年版一部

对照药材：中国食品药品检定研究院
对照品：上海诗丹德标准技术服务有限公司
对照品含量：远志𠮷酮Ⅲ 93.6%
　　　　　　　3,6′- 二芥子酰基蔗糖 85.5%
仪器：Agilent 1120
配置：二元梯度泵，在线脱气机，VWD 检测器，柱温箱，手动进样器

【分析色谱图】

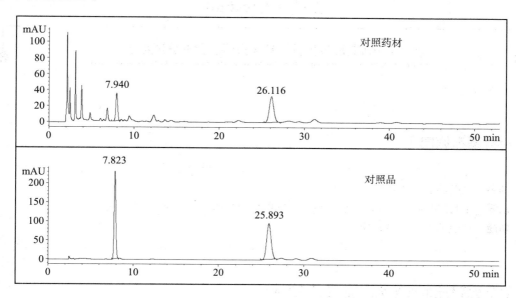

【分析结果】

对照品名称	保留时间	对称因子	理论板数	含量
远志𧅓酮Ⅲ	7.8min	0.81	6414	0.15%
3,6′-二芥子酰基蔗糖	25.9min	0.98	12 338	0.27%

【注意事项】

- 根据操作条件的不同，出峰时间会有少许变化，但在同一仪器和相同操作条件下，RSD ≤ 2.0%；
- 建议采用定量环定量，每次进样体积为定量环体积的两倍以上；
- 对照品称量天平精度须达到十万分之一。

检测人员：费文静
审核人：马双成

赤芍（Chishao）

（PAEONIAE RADIX RUBRA）

【药材基本信息】

> **别名** 山芍药、草芍药
>
> **来源** 毛茛科植物芍药 *Paeonia lactiflora* Pall. 的干燥根
>
> **功能** 清热凉血，散瘀止痛

【对照药材提取和对照品溶液的配制】

对照药材的提取：

精密称定本品粗粉 0.4124g，置具塞锥形瓶中，精密加入甲醇 25ml，称定重量，浸泡 4 小时，超声处理 20 分钟，放冷，再称定重量，用甲醇补足减失的重量，摇匀，滤过，取续滤液，即得。

对照品溶液的配制：

精密称定芍药苷对照品 10.80mg，置 25ml 棕色容量瓶中，用甲醇使溶解并稀释至刻度，摇匀，即得（每 1ml 含芍药苷 0.432mg）。

【分析条件】

> **色谱柱**：Agilent ZORBAX SB-C18
> 　　　　　4.6mm×250mm，5μm
> **进样量**：10μl
> **检测波长**：230nm；**柱温**：28℃
> **流速**：1ml/min
> **流动相**：甲醇：0.05mol/L 磷酸二氢钾溶液
> 　　　　　=32：68
> **方法来源**：《中国药典》2020 年版一部

> **对照药材**：中国食品药品检定研究院
> **对照品**：上海诗丹德标准技术服务有限公司
> **对照品含量**：芍药苷 98.5%
> **仪器**：Agilent 1200
> **配置**：四元梯度泵，在线脱气机，DAD检测器，柱温箱，自动进样器

【 分析色谱图 】

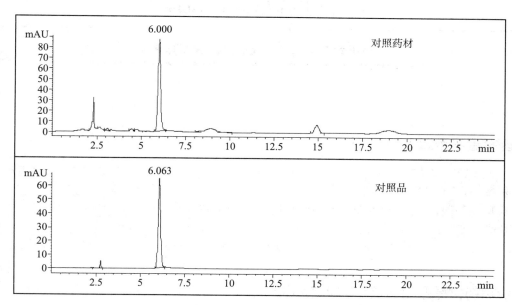

【 分析结果 】

对照品名称	保留时间	对称因子	理论板数	含量
芍药苷	6.1min	0.93	8328	3.6%

【 注意事项 】

● 根据操作条件的不同，出峰时间会有少许变化，但在同一仪器和相同操作条件下，RSD ≤ 2.0%；

● 对照品称量天平精度须达到十万分之一。

检测人员：谢飞强

审核人：费文静

赤芍（川赤芍）（Chishao）

（PAEONIAE RADIX RUBRA）

【药材基本信息】

> **别名** 木芍药、草芍药
> **来源** 毛茛科植物川赤芍 *Paeonia veitchii* Lynch 的干燥根
> **功能** 清热凉血，散瘀止痛

【对照药材提取和对照品溶液的配制】

对照药材的提取：

　　精密称定本品粗粉 0.4573g，置具塞锥形瓶中，精密加入甲醇 25ml，称定重量，浸泡 4 小时，超声处理 20 分钟，放冷，再称定重量，用甲醇补足减失的重量，摇匀，滤过，取续滤液，即得。

对照品溶液的配制：

　　精密称定芍药苷对照品 10.80mg，置 25ml 棕色容量瓶中，用甲醇使溶解并定容至刻度，摇匀，即得（每 1ml 含芍药苷 0.432mg）。

【分析条件】

色谱柱： Agilent ZORBAX SB-C18
　　　　　　4.6mm×250mm，5μm
进样量： 20μl
检测波长： 230nm；**柱温：** 28℃
流速： 1ml/min
流动相： 甲醇：0.05mol/L 磷酸二氢钾溶液
　　　　　=40：65
方法来源：《中国药典》2020 年版一部

对照药材： 中国食品药品检定研究院
对照品： 上海诗丹德标准技术服务有限
　　　　　公司
对照品含量： 芍药苷 99.4%
仪器： Agilent 1100
配置： 四元梯度泵，在线脱气机，VWD
　　　　检测器，手动进样器

【分析色谱图】

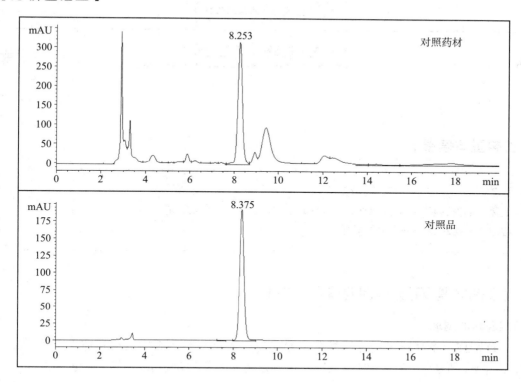

【分析结果】

对照品名称	保留时间	对称因子	理论板数	含量
芍药苷	8.4min	0.92	8718	4.0%

【注意事项】

● 根据操作条件的不同，出峰时间会有少许变化，但在同一仪器和相同操作条件下，
RSD ≤ 2.0%；

● 建议采用定量环定量，每次进样体积为定量环体积的两倍以上；

● 对照品称量天平精度须达到十万分之一；

● 在实际检测时，如若发现对照品峰前拖尾，请用流动相溶解标准品。

检测人员：费文静

审核人：钱勇

芫花（Yuanhua）

（GENKWA FLOS）

【药材基本信息】

别名	南芫花、芫花条、药鱼草等
来源	瑞香科植物芫花 *Daphne genkwa* Sieb. et Zucc. 的干燥花蕾
功能	泻水逐饮，外用杀虫疗疮

【对照药材提取和对照品溶液的配制】

对照药材的提取：

精密称定本品粉末（过四号筛）0.5022g，置具塞锥形瓶中，精密加入甲醇25ml，称定重量，加热回流1小时，放冷，再称定重量，用甲醇补足减失的重量，摇匀，滤过，取续滤液，即得。

对照品溶液的配制：

精密称定芫花素对照品5.41mg，置具塞锥形瓶中，精密加入甲醇50ml溶解，摇匀，即得。

【分析条件】

色谱柱：Agilent ZORBAX SB-C18 4.6mm×150mm，5μm 进样量：20μl 检测波长：338nm；柱温：25℃ 流速：1ml/min 流动相：甲醇：水：冰醋酸 =65：35：0.8 方法来源:《中国药典》2020年版一部	对照药材：中国食品药品检定研究院 对照品：上海诗丹德标准技术服务有限公司 对照品含量：芫花素 98.0% 仪器：Agilent 1200 配置：四元梯度泵，在线脱气机，DAD检测器，柱温箱，自动进样器

【分析色谱图】

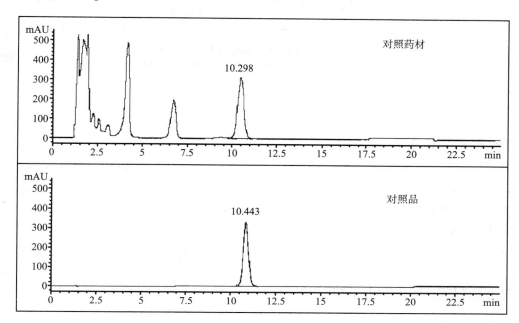

【分析结果】

对照品名称	保留时间	对称因子	理论板数	含量
芫花素	10.4min	1.14	4298	0.59%

【注意事项】

- 根据操作条件的不同，出峰时间会有少许变化；但在同一仪器和相同操作条件下，RSD ≤ 2.0%；
- 对照品称量天平精度须达到十万分之一。

检测人员：丁慧

审核人：费文静

芥子（黄芥子）（Jiezi）

（SINAPIS SEMEN）

【药材基本信息】

> 别名　黄芥子
> 来源　十字花科植物芥 *Brassica juncea*（L.）Czern. et Coss. 的干燥成熟种子
> 功能　温肺豁痰利气，散结通络止痛

【对照药材提取和对照品溶液的配制】

对照药材的提取：

精密称定本品细粉约 1g，置具塞锥形瓶中，加甲醇 50ml，超声处理 20 分钟（功率 250W，频率 20kHz），滤过，滤渣再用甲醇同法提取 3 次，滤液合并。降压回收溶剂至干，残渣加流动相溶解，转移至 50ml 量瓶中，用流动相稀释至刻度，摇匀，滤过，取续滤液，即得。

对照品溶液的配制：

精密称定芥子碱硫氰酸盐对照品 13.90mg，置 50ml 容量瓶中，加流动相至刻度线，摇匀，即得。

【分析条件】

色谱柱：Agilent ZORBAX SB-C18
　　　　4.6mm×150mm，5μm
进样量：10μl
检测波长：326nm；柱温：30℃
流速：1ml/min
流动相：乙腈：0.08mol/L 磷酸二氢钾溶液
　　　　=10：90
方法来源：《中国药典》2020 年版一部

对照药材：中国食品药品检定研究院
对照品：上海诗丹德标准技术服务有限公司
对照品含量：芥子碱硫氰酸盐 98.5%
仪器：Agilent 1200
配置：四元梯度泵，在线脱气机，DAD检测器，柱温箱，自动进样器

【分析色谱图】

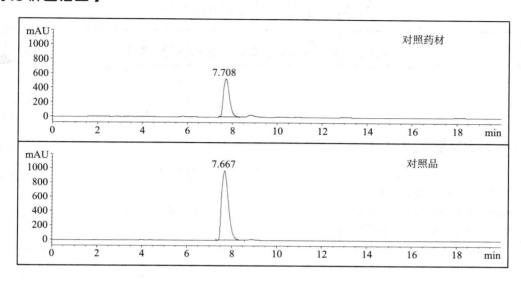

【分析结果】

对照品名称	保留时间	对称因子	理论板数	含量
芥子碱（以芥子碱硫氰酸盐计）	7.7min	0.75	20 400	0.63%

【注意事项】

- 根据操作条件的不同，出峰时间会有少许变化，但在同一仪器和相同操作条件下，RSD ≤ 2.0%；
- 对照品称量天平精度须达到十万分之一。

检测人员：丁慧

审核人：费文静

苍术（茅苍术）（Cangzhu）

（ATRACTYLODIS RHIZOMA）

【药材基本信息】

别名	赤术、青术、仙术
来源	菊科植物茅苍术 *Atractylodes lancea*（Thunb.）DC. 的干燥根茎
功能	燥湿健脾，祛风散寒，明目

【对照药材提取和对照品溶液的配制】

对照药材的提取：

精密称定本品粉末（过三号筛）0.1938g，置具塞锥形瓶中，精密加入甲醇 50ml，密塞，称定重量，超声处理 1 小时，放冷，再称定重量，用甲醇补足减失的重量，摇匀，滤过，取续滤液，即得。

对照品溶液的配制：

精密称定苍术素对照品 2.51mg，置 100ml 量瓶内，加甲醇溶解并稀释至刻度，摇匀，即得。

【分析条件】

色谱柱： Agilent ZORBAX SB-C18 　　　　4.6mm×250mm，5μm	**对照药材：** 中国食品药品检定研究院
进样量： 10μl	**对照品：** 上海诗丹德标准技术服务有限公司
检测波长： 340nm；**柱温：** 25℃	**对照品含量：** 苍术素 98.0%
流速： 1ml/min	**仪器：** Agilent 1260
流动相： 甲醇：水 =79：21	**配置：** 四元梯度泵，在线脱气机，DAD 检测器，柱温箱，自动进样
方法来源：《中国药典》2020 年版一部	

【分析色谱图】

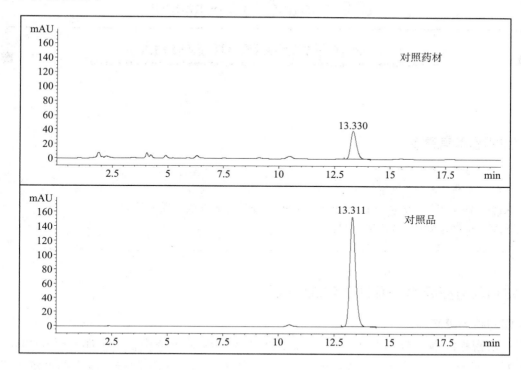

【分析结果】

对照品名称	保留时间	对称因子	理论板数	含量
苍术素	13.3min	0.83	12 833	0.16%

【注意事项】

- 根据操作条件的不同，出峰时间会有少许变化，但在同一仪器和相同操作条件下，RSD ≤ 2.0%；
- 对照品称量天平精度须达到十万分之一。

检测人员：诸晨

审核人：安蓉

苍术（北苍术）（Cangzhu）

（ATRACTYLODIS RHIZOMA）

【药材基本信息】

> **别名**　赤术、青术、仙术
> **来源**　菊科植物北苍术 *Atractylodes chinensis*（DC.）Koid. 的干燥根茎
> **功能**　燥湿健脾，祛风散寒，明目

【对照药材提取和对照品溶液的配制】

对照药材的提取：

　　精密称定本品粉末（过三号筛）0.2138g，置具塞锥形瓶中，精密加入甲醇 50ml，密塞，称定重量，超声处理 1 小时，放冷，再称定重量，用甲醇补足减失的重量，摇匀，滤过，取续滤液，即得。

对照品溶液的配制：

　　精密称定苍术素对照品 3.50mg，置 100ml 量瓶内，加甲醇溶解并稀释至刻度，摇匀，即得。

【分析条件】

> **色谱柱**：Agilent ZORBAX SB-C18
> 　　　　　　4.6mm×250mm，5μm
> **进样量**：10μl
> **检测波长**：340nm；**柱温**：25℃
> **流速**：1ml/min
> **流动相**：甲醇:水 =79：21
> **方法来源**：《中国药典》2020 年版一部

> **对照药材**：中国食品药品检定研究院
> **对照品**：上海诗丹德标准技术服务有限公司
> **对照品含量**：苍术素 98.0%
> **仪器**：Agilent 1260
> **配置**：四元梯度泵，在线脱气机，DAD 检测器，柱温箱，自动进样

【分析色谱图】

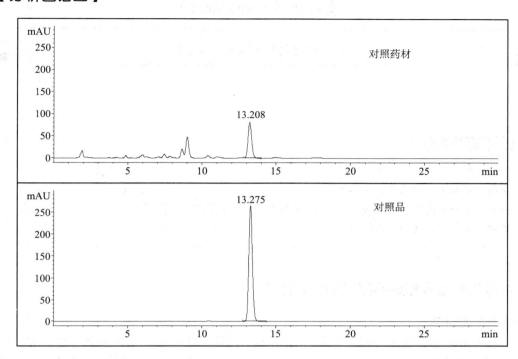

【分析结果】

对照品名称	保留时间	对称因子	理论板数	含量
苍术素	13.3min	0.82	13 849	0.24%

【注意事项】

- 根据操作条件的不同，出峰时间会有少许变化，但在同一仪器和相同操作条件下，RSD ≤ 2.0%；
- 对照品称量天平精度须达到十万分之一。

检测人员：张磊

审核人：费文静

苍耳子（Cang'erzi）

（XANTHII FRUCTUS）

【药材基本信息】

> **别名** 道人头、刺八裸、虱马头等
> **来源** 菊科植物苍耳 *Xanthium sibiricum* Patr. 的干燥成熟带总苞的果实
> **功能** 散风寒，通鼻窍，祛风湿

【对照药材提取和对照品溶液的配制】

对照药材的提取：

精密称定本品粉末（过三号筛）0.5070g，置具塞锥形瓶中，精密加入水 10ml，称定重量，超声处理（功率 300W，频率 40kHz）40 分钟，放冷，再称定重量，用水补足减失的重量，摇匀，离心（转速为每分钟 12 000 转，5 分钟），取上清液滤过，取续滤液，即得。

对照品溶液的配制：

精密称定羧基苍术苷三钾盐 6.90mg，加水制成每 1ml 含羧基苍术苷三钾盐 0.10mg 的溶液（含羧基苍术苷 0.087mg），摇匀，滤过，即得。

【分析条件】

色谱柱：Agilent ZORBAX SB-Phenyl
　　　　　4.6mm×250mm，5μm
进样量：10μl
检测波长：203nm；**柱温**：30℃
流速：1ml/min
流动相：乙腈：0.01mol/L 磷酸二氢钠溶液
　　　　　（pH=5.4）=10：90
方法来源：《中国药典》2015 年版一部

对照药材：中国食品药品检定研究院
对照品：上海诗丹德标准技术服务有限
　　　　　公司
对照品含量：羧基苍术苷三钾盐 98.0%
仪器：Agilent 1260
配置：四元梯度泵，在线脱气机，VWD
　　　　检测器，柱温箱，自动进样器

【分析色谱图】

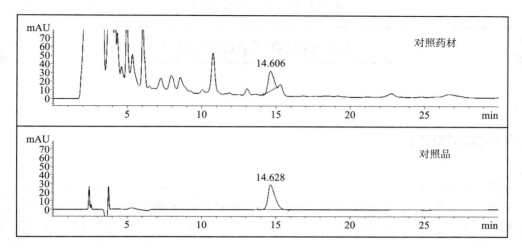

【分析结果】

对照品名称	保留时间	对称因子	理论板数	含量
羧基苍术苷	14.6min	0.57	4626	1.0%

【注意事项】

- 根据操作条件的不同，出峰时间会有少许变化，但在同一仪器和相同操作条件下，RSD ≤ 2.0%；
- 对照品称量天平精度须达到十万分之一。

检测人员：管柔端

审核人：费文静

苍耳子（Cang'erzi）

（XANTHII FRUCTUS）

【药材基本信息】

别名	道人头、刺八裸、虱马头等
来源	菊科植物苍耳 *Xanthium sibiricum* Patr. 的干燥成熟带总苞的果实
功能	散风寒，通鼻窍，祛风湿

【对照药材提取和对照品溶液的配制】

对照药材的提取：

精密称定本品粉末（过三号筛）0.5626g，置具塞锥形瓶中，精密加入 5% 甲酸的 50% 甲醇溶液 25ml，称定重量，超声处理（功率 300W，频率 40kHz）40 分钟，放冷，再称定重量，用 5% 甲酸的 50% 甲醇补足减失的重量，摇匀，滤过，取续滤液（置棕色瓶中），即得。

对照品溶液的配制：

精密称定绿原酸 5.25mg，加 50% 甲醇制成每 1ml 含绿原酸 52.5μg 的溶液，摇匀，滤过，即得。

【分析条件】

色谱柱：	Agilent ZORBAX SB–Aq
	4.6mm×250mm，5μm
进样量： 5μl	
检测波长： 327nm；**柱温：** 30℃	
流速： 1ml/min	
流动相： 乙腈∶0.4% 磷酸溶液 =10∶90	
方法来源：《中国药典》2020 年版一部	

对照药材： 中国食品药品检定研究院	
对照品： 上海诗丹德标准技术服务有限公司	
对照品含量： 绿原酸 98.0%	
仪器： Agilent 1260	
配置： 四元梯度泵，在线脱气机，DAD 检测器，柱温箱，自动进样器	

【分析色谱图】

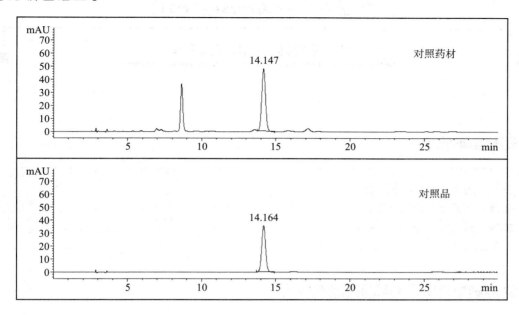

【分析结果】

对照品名称	保留时间	对称因子	理论板数	含量
绿原酸	14.2min	0.95	14 417	0.30%

【注意事项】

- 根据操作条件的不同，出峰时间会有少许变化，但在同一仪器和相同操作条件下，RSD ≤ 2.0%；
- 对照品称量天平精度须达到十万分之一。

检测人员：管柔端

审核人：费文静

炒苍耳子（Chaocang' erzi）

（XANTHII FRUCTUS）

【药材基本信息】

> **别名** 道人头、刺八裸、虱马头等
> **来源** 苍耳子的炮制加工品
> **功能** 散风寒，通鼻窍，祛风湿

【对照药材提取和对照品溶液的配制】

对照药材的提取：

精密称定本品粉末（过三号筛）1.0144g，置具塞锥形瓶中，精密加入水 20ml，称定重量，超声处理（功率 300W，频率 40kHz）40 分钟，放冷，再称定重量，用水补足减失的重量，摇匀，离心（转速为每分钟 12 000 转，5 分钟），取上清液滤过，取续滤液，即得。

对照品溶液的配制：

精密称定苍术苷二钾盐 8.95mg，加 20% 甲醇制成每 1ml 含苍术苷二钾盐 0.11mg 的溶液（含苍术苷 0.10mg），摇匀，滤过，即得。

【分析条件】

色谱柱： Agilent ZORBAX SB–Phenyl
　　　　　4.6mm × 250mm，5μm
进样量： 10μl
检测波长： 203 nm；**柱温：** 30℃
流速： 1ml/min
流动相： 乙腈：0.01mol/L 磷酸二氢钠溶液
　　　　　（pH=5.4）=20：80
方法来源：《中国药典》2015 年版一部

对照药材： 中国食品药品检定研究院
对照品： 上海诗丹德标准技术服务有限公司
对照品含量： 苍术苷二钾盐 98.0%
仪器： Agilent 1260
配置： 四元梯度泵，在线脱气机，VWD 检测器，柱温箱，自动进样器

【分析色谱图】

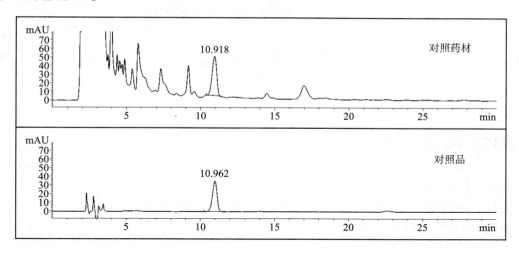

【分析结果】

对照品名称	保留时间	对称因子	理论板数	含量
苍术苷	11.0min	1.16	6053	0.26%

【注意事项】

● 根据操作条件的不同，出峰时间会有少许变化，但在同一仪器和相同操作条件下，RSD ≤ 2.0%；

● 对照品称量天平精度须达到十万分之一。

检测人员：管柔端

审核人：费文静

芦荟（好望角芦荟）（Luhui）

（ALOE）

【药材基本信息】

别名　卢会、讷会、象胆等
来源　百合科植物好望角芦荟 *Aloe ferox* Miller 同属近缘植物叶的汁液浓缩干燥物
功能　清肝热，通便，杀虫疗疳

【对照药材提取和对照品溶液的配制】

对照药材的提取：

精密称定好望角芦荟粉末（过五号筛）0.1011g，置 100ml 量瓶中，加入甲醇适量，超声处理（功率 250W，频率 33kHz）30 分钟，放冷，用甲醇稀释至刻度，摇匀，滤过，取续滤液，即得。

对照品溶液的配制：

精密称定芦荟苷对照品 10.23mg，置 10ml 容量瓶中加甲醇溶解并稀释至刻度，摇匀；精密量取 1ml，置 5ml 容量瓶中加流动相稀释至刻度，摇匀，即得（每 1ml 溶液含芦荟苷 0.204mg）。

【分析条件】

色谱柱：Agilent ZORBAX SB-C18
　　　　　4.6mm×250mm，5μm
进样量：20μl
检测波长：355nm；柱温：28℃
流速：1ml/min
流动相：乙腈：水 =25：75
方法来源：《中国药典》2020 年版一部

对照药材：中国食品药品检定研究院
对照品：上海诗丹德标准技术服务有限公司
对照品含量：芦荟苷 99.0%
仪器：Agilent 1120
配置：二元梯度泵，在线脱气机，VWD 检测器，柱温箱，手动进样器

【分析色谱图】

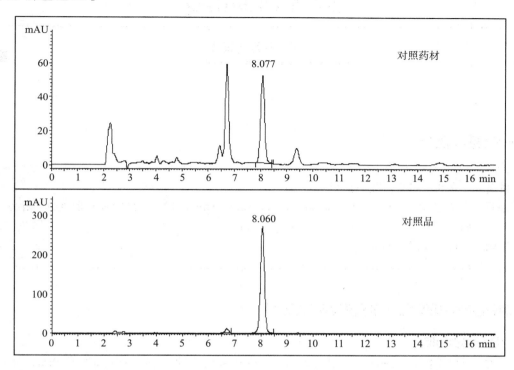

【分析结果】

对照品名称	保留时间	对称因子	理论板数	含量
芦荟苷	8.1min	0.99	13 082	14.7%

【注意事项】

- 根据操作条件的不同，出峰时间会有少许变化，但在同一仪器和相同操作条件下，RSD ≤ 2.0%；
- 建议采用定量环定量，每次进样体积为定量环体积的两倍以上；
- 若对照药材提取液检测出现目标峰前伸现象，在提取最后步骤中用甲醇补足容量瓶时，改用流动相；
- 对照品称量天平精度须达到十万分之一。

检测人员：费文静

审核人：马双成

苏合香（Suhexiang）

（STYRAX）

【药材基本信息】

别名	苏合油、咄鲁瑟剑、帝油流等
来源	金缕梅科植物苏合香树 *Liquidambar orientalis* Mill. 的树干渗出的香树脂经加工精制而成
功能	开窍，辟秽，止痛

【对照药材提取和对照品溶液的配制】

对照药材的提取：

精密称定本品 0.5348g，加新配制的乙醇制氢氧化钾试液（0.5mol/L）10ml，加热回流 1 小时，于低温迅速蒸去乙醇，残渣加热水 20ml 使均匀分散，放冷，加水 30ml 与硫酸镁溶液（1.5→50）20ml，混匀，静置 10 分钟，滤过，滤渣用水 20ml 分次洗涤，合并洗液与滤液，加盐酸使成酸性后，用乙醚振摇提取 4 次，每次 40ml。合并乙醚液，挥干。残渣用甲醇溶解，转移至 100ml 量瓶中，并稀释至刻度，摇匀。精密量取 1ml，置 50ml 量瓶中，加甲醇稀释至刻度，摇匀，滤过，取续滤液，即得。

对照品溶液的配制：

精密称定肉桂酸对照品 3.00mg，置具塞锥形瓶中，精密加入甲醇 3ml，精密取 0.1ml，置 10ml 量瓶中，加甲醇至刻度，摇匀，即得（每 1ml 含肉桂酸 10μl 的溶液）。

【分析条件】

色谱柱：Agilent ZORBAX SB-C18 4.6mm×150mm，5μm **进样量**：20μl **检测波长**：285nm；**柱温**：27℃ **流速**：1ml/min **流动相**：甲醇∶1% 冰醋酸溶液 =50∶50 **方法来源**：《中国药典》2020 年版一部	**对照药材**：中国食品药品检定研究院 **对照品**：上海诗丹德标准技术服务有限公司 **对照品含量**：肉桂酸 98.5% **仪器**：Agilent 1120 **配置**：二元梯度泵，在线脱气机，VWD 检测器，柱温箱，手动进样器

【分析色谱图】

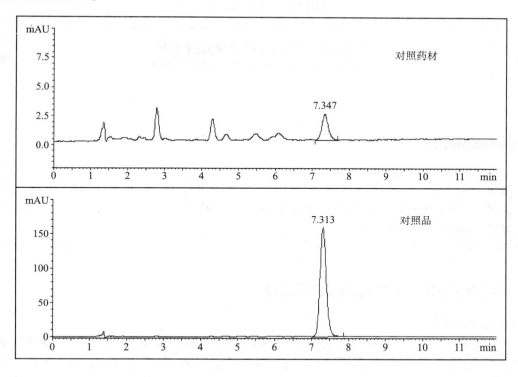

【分析结果】

对照品名称	保留时间	对称因子	理论板数	含量
肉桂酸	7.3min	1.14	8850	0.13%

【注意事项】

- 根据操作条件的不同，出峰时间会有少许变化，但在同一仪器和相同操作条件下，RSD ≤ 2.0%；
- 建议采用定量环定量，每次进样体积为定量环体积的两倍以上；
- 乙醇制氢氧化钾试液（0.5mol/L）配制方法：①氢氧化钾（KOH）的分子量为56.11，配制本滴定液1000ml应取KOH 28.06g，但因分析纯氢氧化钾的含量均为82%，故取氢氧化钾35g（相当于KOH约28.7g）；②乙醇中的醛类在氢氧化钾液中受光线作用聚合而呈黄色，故需强调用无醛乙醇作溶剂；
- 对照品称量天平精度须达到十万分之一。

检测人员：诸晨

审核人：费文静

杜仲（Duzhong）

（EUCOMMIAE CORTEX）

【药材基本信息】

> **别名** 思仙、木绵、思仲等
> **来源** 杜仲科植物杜仲 *Eucommia ulmoides* Oliv. 的干燥树皮
> **功能** 补肝肾，强筋骨，安胎

【对照药材提取和对照品溶液的配制】

对照药材的提取：

精密称定本品 1.1035g，剪成碎片，揉成絮状，置索氏提取器中，加入三氯甲烷适量，加热回流 6 小时，弃去三氯甲烷液，药渣挥去三氯甲烷，再置索氏提取器中，加入甲醇适量，加热回流 6 小时，提取液回收甲醇至适量，转移至 10ml 量瓶中，加甲醇至刻度，摇匀，滤过，取续滤液，即得。

对照品溶液的配制：

精密称定松脂醇二葡萄糖苷对照品 10.51mg，置 50ml 容量瓶中加甲醇溶解并稀释至刻度，摇匀，即得（每 1ml 溶液含松脂醇二葡萄糖苷 0.21mg）。

【分析条件】

> **色谱柱**：Agilent Eclipse Plus C18
> 　　　　　4.6mm×150mm，5μm
> **进样量**：20μl
> **检测波长**：277nm；**柱温**：28℃
> **流速**：1ml/min
> **流动相**：甲醇:水 =25：75
> **方法来源**：《中国药典》2020 年版一部

> **对照药材**：中国食品药品检定研究院
> **对照品**：上海诗丹德标准技术服务有限公司
> **对照品含量**：松脂醇二葡萄糖苷 99.0%
> **仪器**：Agilent 1120
> **配置**：二元梯度泵，在线脱气机，VWD检测器，柱温箱，手动进样器

【分析色谱图】

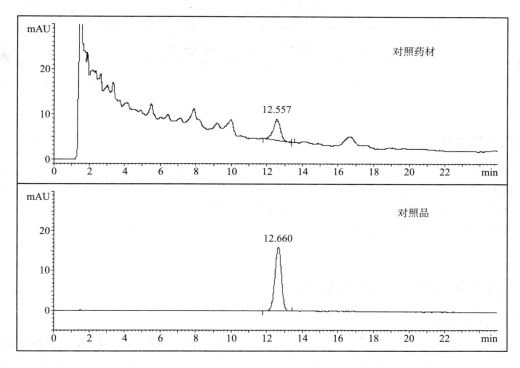

【分析结果】

对照品名称	保留时间	对称因子	理论板数	含量
松脂醇二葡萄糖苷	12.7min	0.49	5630	0.43%

【注意事项】

● 根据操作条件的不同，出峰时间会有少许变化，但在同一仪器和相同操作条件下，RSD ≤ 2.0%；

● 建议采用定量环定量，每次进样体积为定量环体积的两倍以上；

● 对照品称量天平精度须达到十万分之一。

检测人员：费文静

审核人：马双成

杜仲叶（Duzhongye）

（EUCOMMIAE FOLIUM）

【 药材基本信息 】

> 别名　扯丝皮、思仲、丝棉皮等
> 来源　杜仲科植物杜仲 *Eucommia ulmoides* Oliv. 的干燥叶
> 功能　补肝肾，强筋骨，降血压

【 对照药材提取和对照品溶液的配制 】

对照药材的提取：

　　精密称定本品粉末（过三号筛）1.0003g，置具塞锥形瓶中，精密加入 50% 甲醇 25ml，称定重量，加热回流 30 分钟，放冷，再称定重量，用 50% 甲醇补足减失的重量，摇匀，滤过，取续滤液，即得。

对照品溶液的配制：

　　精密称定绿原酸对照品 9.52mg，置 10ml 棕色容量瓶中加 50% 甲醇溶解并稀释至刻度，摇匀；精密量取 1ml，置 25ml 棕色容量瓶中加流动相稀释至刻度，摇匀即得（每 1ml 溶液含绿原酸 38μg）。

【 分析条件 】

色谱柱：Agilent ZORBAX SB–C18
　　　　4.6mm × 250mm，5μm
进样量：20μl
检测波长：327nm；柱温：26℃
流速：1ml/min
流动相：乙腈:水 =13：87
方法来源：诗丹德结合《中国药典》2020
　　　　年版一部改进

对照药材：中国食品药品检定研究院
对照品：上海诗丹德标准技术服务有限
　　　　公司
对照品含量：绿原酸 98.9%
仪器：Agilent 1120
配置：二元梯度泵，在线脱气机，VWD
　　　检测器，柱温箱，手动进样器

【分析色谱图】

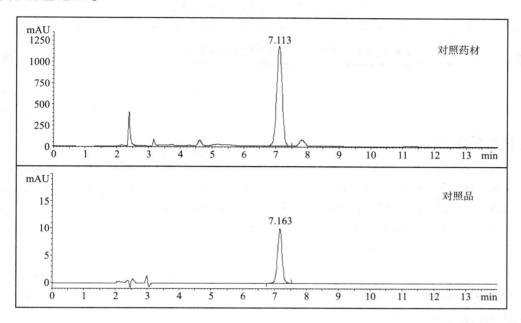

【分析结果】

对照品名称	保留时间	对称因子	理论板数	含量
绿原酸	7.2min	1.01	12 136	1.4%

【注意事项】

- 根据操作条件的不同，出峰时间会有少许变化，但在同一仪器和相同操作条件下，RSD ≤ 2.0%；
- 建议采用定量环定量，每次进样体积为定量环体积的两倍以上；
- 对照品称量天平精度须达到十万分之一。

检测人员：丁慧

审核人：钱勇

杠板归（Gangbangui）

（POLYGONI PERFOLIATI HERBA）

【药材基本信息】

别名	河白草、蛇倒退、梨头刺等
来源	蓼科植物杠板归 *Polygonum perfoliayum* L. 的干燥地上部分
功能	清热解毒，利水消肿，止咳

【对照药材提取和对照品溶液的配制】

对照药材的提取：

精密称定本品粉末（过三号筛）0.6898g，置具塞锥形瓶中，精密加入甲醇－盐酸（4∶1）混合溶液 50ml，称定重量，置 90℃水浴中加热回流 1 小时，放冷，再称定重量，用甲醇补足减失的重量，摇匀，滤过，取续滤液，即得。

对照品溶液的配制：

精密称定槲皮素对照品 13.60mg，置 25ml 量瓶中加甲醇定容，摇匀；取上述溶液，加 80% 甲醇精密稀释 20 倍，即得。

【分析条件】

色谱柱：Agilent ZORBAX SB－C18
　　　　4.6mm×250mm，5μm
进样量：10μl
检测波长：360nm；柱温：25℃
流速：1ml/min
流动相：甲醇∶0.4% 磷酸溶液 =50∶50
方法来源：《中国药典》2020 年版一部

对照药材：中国食品药品检定研究院
对照品：上海诗丹德标准技术服务有限
　　　　公司
对照品含量：槲皮素 98.0%
仪器：Agilent 1200
配置：四元梯度泵，在线脱气机，DAD
　　　检测器，柱温箱，自动进样器

【分析色谱图】

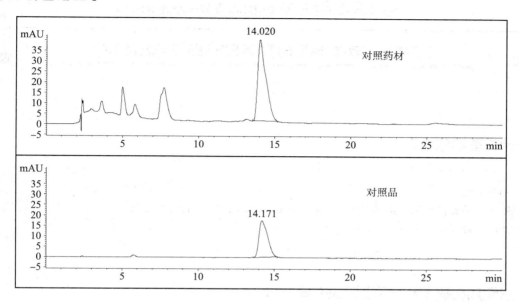

【分析结果】

对照品名称	保留时间	对称因子	理论板数	含量
槲皮素	14.2min	0.88	3164	0.59%

【注意事项】

- 根据操作条件的不同，出峰时间会有少许变化，但在同一仪器和相同操作条件下，RSD ≤ 2.0%；
- 对照品称量天平精度须达到十万分之一。

检测人员：丁慧

审核人：费文静

巫山淫羊藿（Wushan Yinyanghuo）

（EPIMEDII WUSHANENSIS FOLIUM）

【药材基本信息】

> 别名　无
> 来源　小檗科植物巫山淫羊藿 *Epimedium wushanense* T. S. Ying 的干燥叶
> 功能　补肾阳，强筋骨，祛风湿

【对照药材提取和对照品溶液的配制】

对照药材的提取：

　　精密称定本品粉末（过三号筛）0.2070g，置具塞锥形瓶中，精密加入 70% 乙醇 50ml，密塞，称定重量，超声处理（功率 300W，频率 25kHz）30 分钟，放冷，再称定重量，用 70% 乙醇补足减失的重量，摇匀，滤过，取续滤液，即得。

对照品溶液的配制：

　　精密称定朝藿定 C 对照品 10.50mg，置 25ml 量瓶中，用甲醇定容至刻度，摇匀；精密吸取上述溶液 1ml，用甲醇稀释 4 倍，即得。

【分析条件】

色谱柱：Agilent ZORBAX SB–C18
　　　　4.6mm×250mm，5μm
进样量：10μl
检测波长：270nm；柱温：30℃
流速：1ml/min
流动相：A：乙腈，B：水
　　　　0~5min，30%A；
　　　　5~30min，30%A~27%A
方法来源：《中国药典》2020 年版一部

对照药材：中国食品药品检定研究院
对照品：上海诗丹德标准技术服务有限
　　　　公司
对照品含量：朝藿定 C 98.5%
仪器：Agilent 1260
配置：四元梯度泵，在线脱气机，DAD
　　　检测器，柱温箱，自动进样器

【分析色谱图】

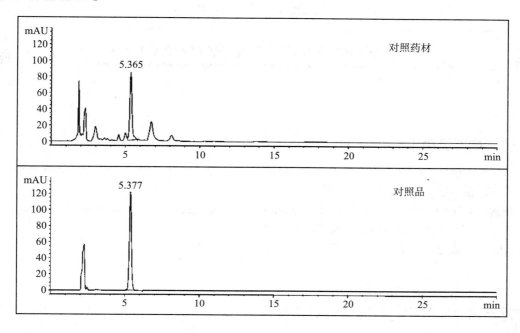

【分析结果】

对照品名称	保留时间	对称因子	理论板数	含量
朝藿定 C	5.4min	1.02	6720	1.7%

【注意事项】

- 根据操作条件的不同，出峰时间会有少许变化，但在同一仪器和相同操作条件下，RSD ≤ 2.0%；
- 对照品称量天平精度须达到十万分之一。

检测人员：杨新磊

审核人：安蓉

豆蔻（Doukou）

（AMOMI FRUCTUS ROTUNDUS）

【 药材基本信息 】

别名	白豆蔻、圆豆蔻、原豆蔻等
来源	姜科植物白豆蔻 *Amomum kravanh* Pierre ex Gagnep. 或爪哇白豆蔻 *Amomum compactum* Soland ex Maton 的干燥成熟果实
功能	化湿行气，温中止呕，开胃消食

【 对照药材提取和对照品溶液的配制 】

对照药材的提取：

精密称定豆蔻仁粉末（过三号筛）5.0219g，置圆底烧瓶中，加水 200ml，连接挥发油测定器，自测定器上端加水至刻度 3ml，再加正己烷 2~3ml，连接回流冷凝管，加热至微沸，并保持 2 小时，放冷，分取正己烷液，通过铺有无水硫酸钠约 1g 的漏斗滤过，滤液置 5ml 量瓶中，挥发油测定器内壁用正己烷少量洗涤，洗液并入同一量瓶中，用正己烷稀释至刻度，摇匀，滤过，取续滤液，即得。

对照品溶液的配制：

精密称定桉油精对照品 80.21mg，加正己烷制成每 1ml 含 8.02mg 的溶液，即得。

【 分析条件 】

色谱柱： HP-INNOWAX	
30m×0.25mm×0.25μm	
进样量： 20μl	
检测条件： 进样口温度 190℃；检测器温度 230℃；柱温：50℃保持 6 分钟，以每分钟 5℃上升至 80℃，保持 6 分钟	
方法来源： 诗丹德结合《中国药典》2020 年版一部改进	

对照药材： 中国食品药品检定研究院	
对照品： 上海诗丹德标准技术服务有限公司	
对照品含量： 桉油精 98.5%	
仪器： Agilent 7890A	
配置： 自动进样器，FID 检测器，分流不分流进样口	

【分析色谱图】

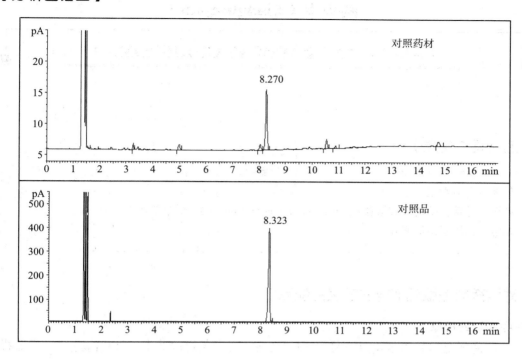

【分析结果】

对照品名称	保留时间	对称因子	理论板数	含量
桉油精	8.3min	0.73	65 885	0.036%

【注意事项】

- 根据操作条件的不同，出峰时间会有少许变化，但在同一仪器和相同操作条件下，RSD ≤ 2.0%；
- 对照品称量天平精度须达到十万分之一。

检测人员：汪露露

审核人：马双成

两头尖（Liangtoujian）

（ANEMONES RADDEANAE RHIZOMA）

【药材基本信息】

别名　竹节香附、草乌
来源　毛茛科植物多被银莲花 *Anemone raddeana* Regel 的干燥根茎
功能　祛风湿，消痈肿

【对照药材提取和对照品溶液的配制】

对照药材的提取：

精密称定本品粉末（过三号筛）0.5117g，置索氏提取器中，加甲醇适量，回流提取 3 小时，提取液回收溶剂至干，残渣加水 10ml 溶解，用乙醚振摇提取两次（20ml，10ml），弃去乙醚液。水液再用水饱和正丁醇振摇提取 5 次（20ml，20ml，15ml，15ml，15ml），合并正丁醇液，减压回收溶剂至干。残渣用甲醇溶解并转移至 10ml 量瓶中，并稀释至刻度，摇匀，滤过，取续滤液，即得。

对照品溶液的配制：

精密称定竹节香附素 A 对照品 10.10mg，加甲醇制成每 1ml 含 1.01mg 的溶液，即得。

【分析条件】

色谱柱：Agilent Eclipse Plus C18
　　　　4.6mm×150mm，5μm
进样量：20μl
检测波长：206nm；柱温：30℃
流速：1ml/min
流动相：A：乙腈，B：0.1% 磷酸溶液
　　　　0~7min，47%A；
　　　　7~15min，47%A~55%A
方法来源：《中国药典》2020 年版一部

对照药材：中国食品药品检定研究院
对照品：上海诗丹德标准技术服务有限公司
对照品含量：竹节香附素 A 98.5%
仪器：Agilent 1120
配置：二元梯度泵，在线脱气机，VWD检测器，柱温箱，手动进样器

【分析色谱图】

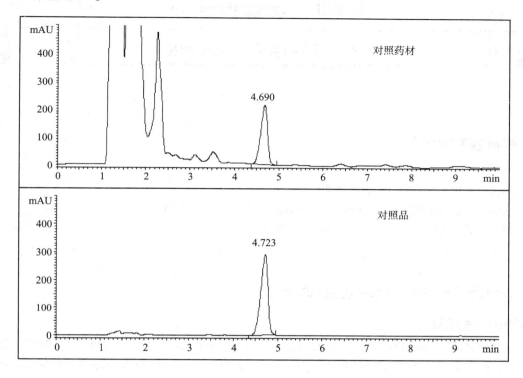

【分析结果】

对照品名称	保留时间	对称因子	理论板数	含量
竹节香附素 A	4.7min	0.81	4141	0.13%

【注意事项】

- 根据操作条件的不同，出峰时间会有少许变化，但在同一仪器和相同操作条件下，RSD ≤ 2.0%；
- 建议采用定量环定量，每次进样体积为定量环体积的两倍以上；
- 对照品称量天平精度须达到十万分之一；
- 检测若有前伸现象，请用流动相溶解样品。

检测人员：费文静

审核人：马双成

两面针（Liangmianzhen）

（ZANTHOXYLI RADIX）

【药材基本信息】

別名　入地金牛、红倒钩簕、两背针等
来源　芸香科植物两面针 *Zanthoxylum nitidum*（Roxb.）DC. 的干燥根
功能　活血化瘀，行气止痛，祛风通络，解毒消肿

【对照药材提取和对照品溶液的配制】

对照药材的提取：

　　精密称定本品粉末（过三号筛）1.0257g，置具塞锥形瓶中，加 70% 甲醇 20ml，超声处理（功率 200W，频率 59kHz）30 分钟，放冷，滤过，滤液置 50ml 量瓶中，滤渣和滤纸再加 70% 甲醇 20ml，同法超声处理 30 分钟，放冷，滤过，滤液置同一量瓶中，加适量 70% 甲醇洗涤 2 次，洗液并入同一量瓶中，加 70% 甲醇至刻度，摇匀，即得。

对照品溶液的配制：

　　精密称定氯化两面针碱对照品 5.22mg，置 100ml 具塞容量瓶中，加 70% 甲醇制成每 1ml 含 52μg 的溶液，摇匀，即得。

【分析条件】

色谱柱：Agilent ZORBAX Eclipse Plus C18
　　　　　4.6mm×150mm，5μm
进样量：10μl
检测波长：273nm；**柱温**：30℃
流速：1ml/min
流动相：A：0.1% 甲酸－三乙胺（pH4.5），
　　　　　B：乙腈
　　　　　0~30min，20%B~50%B；
　　　　　30~35min，50%B~100%B
方法来源：《中国药典》2020 年版一部

对照药材：中国食品药品检定研究院
对照品：上海诗丹德标准技术服务有限公司
对照品含量：氯化两面针碱 98.5%
仪器：Agilent 1200
配置：四元梯度泵，在线脱气机，DAD检测器，柱温箱，自动进样器

【分析色谱图】

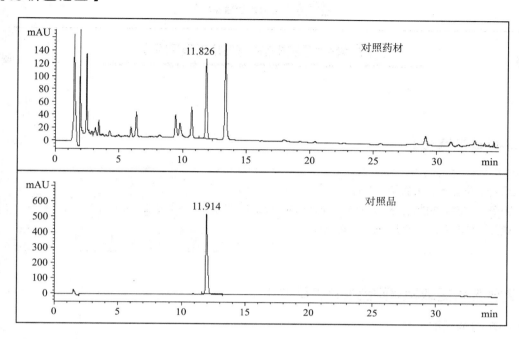

【分析结果】

对照品名称	保留时间	对称因子	理论板数	含量
氯化两面针碱	11.9min	1.65	34 892	0.050%

【注意事项】

- 根据操作条件的不同，出峰时间会有少许变化，但在同一仪器和相同操作条件下，RSD ≤ 2.0%；
- 对照品称量天平精度须达到十万分之一。

检测人员：陈波

审核人：安蓉

连翘（Lianqiao）

（FORSYTHIAE FRUCTUS）

【药材基本信息】

别名	旱莲子、大翘子、空翘等
来源	木犀科植物连翘 *Forsythia suspensa*（Thunb.）Vahl 的干燥果实
功能	清热解毒，消肿散结，疏散风热

【对照药材提取和对照品溶液的配制】

对照药材的提取：

取本品粉末（过五号筛）2.0011g，精密称定，置具塞锥形瓶中，精密加入甲醇25ml，称定重量，超声处理（功率250W，频率40kHz）25分钟，放冷，再称定重量，用甲醇补足减失的重量，摇匀，滤过，精密量取续滤液10ml，置25ml量瓶中，加水稀释至刻度，摇匀，滤过，取续滤液，即得。

对照品溶液的配制：

取连翘苷对照品2.119mg，精密称定，加甲醇制成每1ml含0.2119mg的溶液，即得。

【分析条件】

色谱柱：Agilent ZORBAX SB-C18 4.6mm×250mm，5μm	**对照药材**：中国食品药品检定研究院
进样量：10μl	**对照品**：上海诗丹德标准技术服务有限公司
检测波长：277nm；**柱温**：30℃	**对照品含量**：连翘苷 99.4%
流速：1.0ml/min	**仪器**：Agilent 1260
流动相：乙腈∶水 =25∶75	**配置**：四元梯度泵，在线脱气机，FLD检测器，柱温箱，自动进样器
方法来源：《中国药典》2020年版一部	

【分析色谱图】

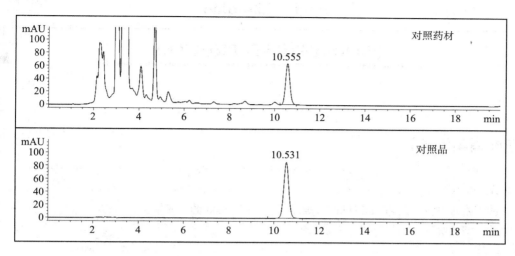

【分析结果】

对照品名称	保留时间	对称因子	理论板数	含量
连翘苷	10.5min	1.00	10 449	0.41%

【注意事项】

- 根据操作条件的不同，出峰时间会有少许变化，但在同一仪器和相同操作条件下，RSD ≤ 2.0%；
- 建议采用定量环定量，每次进样体积为定量环体积的两倍以上；
- 对照品称量天平精度须达到十万分之一。

检测人员：张耿菊

审核人：诸晨

连翘（Lianqiao）

（FORSYTHIAE FRUCTUS）

【药材基本信息】

别名	旱连子、大翘子、空翘等
来源	木犀科植物连翘 *Forsythia suspensa*（Thunb.）Vahl 的干燥果实
功能	清热解毒，消肿散结，疏散风热

【对照药材提取和对照品溶液的配制】

对照药材的提取：

　　精密称定本品粉末（过五号筛）0.5012g，置具塞锥形瓶中，精密加入 70% 甲醇 15ml，密塞，称定重量，超声处理 30 分钟，放冷，再称定重量，用 70% 甲醇补足减失的重量，摇匀，滤过，取续滤液，即得。

对照品溶液的配制：

　　精密称定连翘酯苷 A 对照品 11.82mg，置 10ml 容量瓶中，用甲醇溶解并定容至刻度，摇匀，再取上述溶液，用 50% 甲醇精密稀释 10 倍，即得。

【分析条件】

色谱柱：Agilent ZORBAX Eclipse Plus C18
　　　　　4.6mm×250mm，5μm
进样量：10μl
检测波长：330nm；**柱温**：35℃
流速：1ml/min
流动相：乙腈：0.4% 冰醋酸溶液 =15：85
方法来源：《中国药典》2020 年版一部

对照药材：中国食品药品检定研究院
对照品：上海诗丹德标准技术服务有限公司
对照品含量：连翘酯苷 A 98.0%
仪器：Agilent 1260
配置：四元梯度泵，在线脱气机，DAD检测器，柱温箱，自动进样器

【分析色谱图】

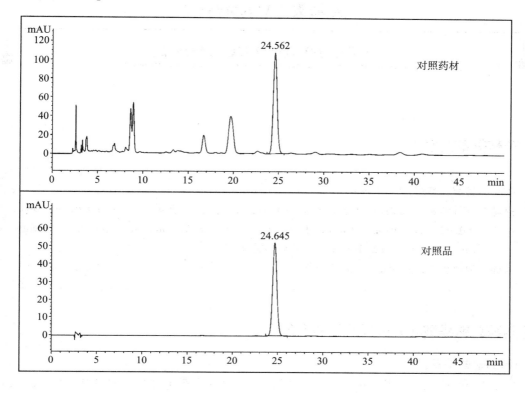

【分析结果】

对照品名称	保留时间	对称因子	理论板数	含量
连翘酯苷 A	24.6min	1.04	12 786	0.56%

【注意事项】

- 根据操作条件的不同，出峰时间会有少许变化，但在同一仪器和相同操作条件下，RSD ≤ 2.0%;
- 按照药典方法，连翘酯苷 A 有明显溶剂效应，峰前延。本方法采用增加自动进样器至柱温箱入口处管线体积来克服（使用 0.5×200mm PEEK 管线连接），也可采用降低进样体积克服溶剂效应；
- 连翘酯苷 A 易降解，建议临用前新配；
- 对照品称量天平精度须达到十万分之一。

检测人员：鲁锐

审核人：杨新磊

吴茱萸（Wuzhuyu）

（EUODIAE FRUCTUS）

【药材基本信息】

别名	吴萸、茶辣、漆辣子等
来源	芸香科植物吴茱萸 *Euodia rutaecarpa*（Juss.）Benth.、石虎 *Euodia rutaecarpa*（Juss.）Benth. var. *officinalis*（Dode）Huang 或疏毛吴茱萸 *Euodia rutaecarpa*（Juss.）Benth. var. *bodinieri*（Dode）Huang 的干燥近成熟果实
功能	散寒止痛，降逆止呕，助阳止泻

【对照药材提取和对照品溶液的配制】

对照药材的提取：

精密称定本品粉末（过三号筛）0.3126g，置具塞锥形瓶中，精密加入 70% 乙醇 25ml，称定重量，浸泡 1 小时，超声处理（功率 300W，频率 40kHz）40 分钟，放冷，再称定重量，用 70% 乙醇补足减失的重量，摇匀，滤过，取续滤液，即得。

对照品溶液的配制：

分别精密称定吴茱萸碱 8.11mg、吴茱萸次碱 9.02mg、柠檬苦素 4.60mg，加甲醇制成每 1ml 含吴茱萸碱 81.1μg、吴茱萸次碱 49.61μg、柠檬苦素 99.36μg 的混合溶液，摇匀，滤过，即得。

【分析条件】

色谱柱： Agilent ZORBAX Extend–C18 4.6mm × 150mm，5μm	**对照药材：** 中国食品药品检定研究院
进样量： 10μl	**对照品：** 上海诗丹德标准技术服务有限公司
检测波长： 215nm；**柱温：** 30℃	**对照品含量：** 吴茱萸碱 98.5%
流速： 1ml/min	吴茱萸次碱 98.5%
流动相：[乙腈 – 四氢呋喃（25：15）]：0.02% 磷酸溶液 =35：65	柠檬苦素 98.5%
方法来源：《中国药典》2020 年版一部	**仪器：** Agilent 1260
	配置： 四元梯度泵，在线脱气机，DAD 检测器，柱温箱，自动进样器

【分析色谱图】

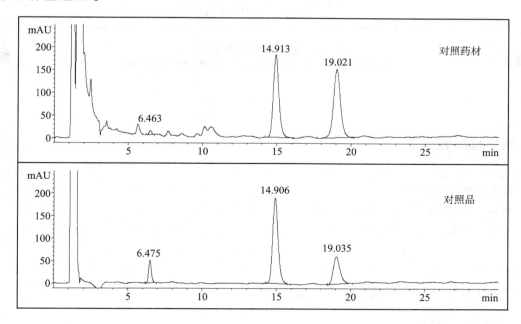

【分析结果】

对照品名称	保留时间	对称因子	理论板数	含量
柠檬苦素	6.5min	0.85	5941	0.011%
吴茱萸碱	14.9min	0.92	8171	0.42%
吴茱萸次碱	19.0min	0.80	8506	0.26%

【注意事项】

- 根据操作条件的不同，出峰时间会有少许变化，但在同一仪器和相同操作条件下，RSD ≤ 2.0%；
- 对照品称量天平精度须达到十万分之一。

检测人员：管柔端

审核人：费文静

牡丹皮（Mudanpi）

（MOUTAN CORTEX）

【药材基本信息】

> **别名** 丹皮、粉丹皮、木芍药等
> **来源** 毛茛科植物牡丹 *Paeonia suffruticosa* Andr. 的干燥根皮
> **功能** 清热凉血，活血化瘀

【对照药材提取和对照品溶液的配制】

对照药材的提取：

精密称定本品粗粉 0.5003g，置具塞锥形瓶中，精密加入甲醇 50ml，密塞，摇匀，称定重量，超声处理（功率 300W，频率 50kHz）30 分钟，放冷，再称定重量，用甲醇补足减失的重量，摇匀，滤过。精密量取续滤液 1ml，置 10ml 量瓶中，加甲醇稀释至刻度，摇匀，即得。

对照品溶液的配制：

精密称定丹皮酚对照品 2.22mg，置 10ml 棕色容量瓶中，加甲醇使溶解并稀释至刻度，摇匀；精密量取 0.9ml，置 10ml 棕色容量瓶中，加甲醇至刻度，摇匀，即得（每 1ml 溶液含丹皮酚 19.8μg）。

【分析条件】

> **色谱柱**：Agilent Eclipse Plus C18
> 　　　　　4.6mm × 150mm，5μm
> **进样量**：20μl
> **检测波长**：274nm；**柱温**：27℃
> **流速**：1ml/min
> **流动相**：甲醇：水 =45：55
> **方法来源**：《中国药典》2020 年版一部

> **对照药材**：中国食品药品检定研究院
> **对照品**：上海诗丹德标准技术服务有限公司
> **对照品含量**：丹皮酚 98.4%
> **仪器**：Agilent 1120
> **配置**：二元梯度泵，在线脱气机，VWD检测器，柱温箱，手动进样器

【分析色谱图】

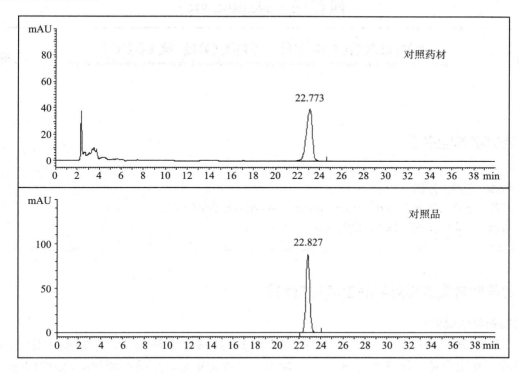

【分析结果】

对照品名称	保留时间	对称因子	理论板数	含量
丹皮酚	22.8min	0.89	13 957	1.4%

【注意事项】

- 根据操作条件的不同，出峰时间会有少许变化，但在同一仪器和相同操作条件下，RSD ≤ 2.0%；
- 建议采用定量环定量，每次进样体积为定量环体积的两倍以上；
- 对照品称量天平精度须达到十万分之一。

检测人员：丁慧

审核人：钱勇

何首乌（Heshouwu）

（POLYGONI MULTIFLORI RADIX）

【药材基本信息】

> 别名　首乌、地精
> 来源　蓼科植物何首乌 *Polygonum multiflorum* Thunb. 的干燥块根
> 功能　解毒，消痈，截疟，润肠通便

【对照药材提取和对照品溶液的配制】

对照药材的提取：

　　精密称定本品粉末（过四号筛）0.2021g，置具塞锥形瓶中，精密加入稀乙醇25ml，称定重量，加热回流30分钟，放冷，再称定重量，用稀乙醇补足减失的重量，摇匀，静置，上清液滤过，取续滤液，即得。

对照品溶液的配制：

　　精密称定经80℃干燥至恒重的2,3,5,4′-四羟基二苯乙烯-2-*O*-β-D葡萄糖苷对照品11.11mg，置具塞锥形瓶中，精密加稀乙醇50ml溶解，摇匀，即得。

【分析条件】

色谱柱：Agilent ZORBAX SB–C18
　　　　4.6mm×250mm，5μm
进样量：20μl
检测波长：320nm；柱温：25℃
流速：1ml/min
流动相：乙腈：水=25：75
方法来源：《中国药典》2020年版一部

对照药材：中国食品药品检定研究院
对照品：上海诗丹德标准技术服务有限公司
对照品含量：2,3,5,4′-四羟基二苯乙烯-2-*O*-β-D-葡萄糖苷98.0%
仪器：Agilent 1120
配置：二元梯度泵，在线脱气机，VWD检测器，柱温箱，手动进样器

【分析色谱图】

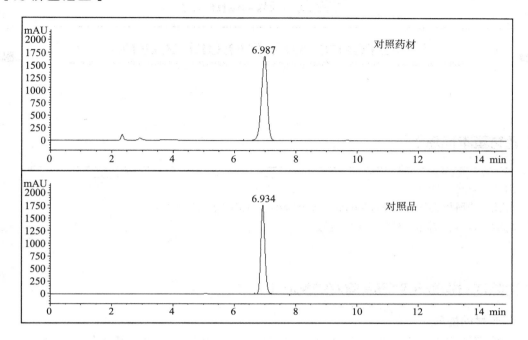

【分析结果】

对照品名称	保留时间	对称因子	理论板数	含量
2,3,5,4′- 四羟基二苯乙烯 -2-O-β-D- 葡萄糖苷	6.9min	1.12	7245	3.7%

【注意事项】

- 根据操作条件的不同，出峰时间会有少许变化，但在同一仪器和相同操作条件下，RSD ≤ 2.0%；
- 建议采用定量环定量，每次进样体积为定量环体积的两倍以上；
- 对照品称量天平精度须达到十万分之一。

检测人员：丁慧

审核人：马双成

何首乌（Heshouwu）

（POLYGONI MULTIFLORI RADIX）

【药材基本信息】

别名	首乌、地精
来源	蓼科植物何首乌 *Polygonum multiflorum* Thunb. 的干燥块根
功能	解毒，消痈，截疟，润肠通便

【对照药材提取和对照品溶液的配制】

对照药材的提取：

精密称定本品粉末（过四号筛）0.5104g，置具塞锥形瓶中，精密加入甲醇 25ml，称定重量，加热回流 1 小时，放冷，再称定重量，用甲醇补足减失的重量，摇匀，滤过，取续滤液 5ml 作为供试品 A。另精密量取续滤液 12.5ml，置具塞锥形瓶中，水浴蒸干，精密加 8% 盐酸溶液 10ml，超声处理 5 分钟，加三氯甲烷 10ml，水浴中加热回流 1 小时，取出，立即冷却，置分液漏斗中，分取三氯甲烷液，酸液再用三氯甲烷振摇提取 3 次，每次 7.5ml，合并三氯甲烷液，回收溶剂至干，残渣加甲醇使溶解，转移至 5ml 量瓶中，加甲醇至刻度，摇匀，滤过，取续滤液，作为供试品溶液 B。

对照品溶液的配制：

精密称定大黄素对照品 15.01mg，置 25ml 容量瓶中，加甲醇定容，摇匀。取上述溶液，加 50% 甲醇精密稀释 10 倍，即得。精密称定大黄素甲醚对照品 11.23mg，置 25ml 容量瓶中，加甲醇定容，摇匀。取上述溶液，加 50% 甲醇精密稀释 10 倍，即得。

【分析条件】

色谱柱：Agilent Eclipse Plus C18 　　　　4.6mm × 250mm，5μm 进样量：20μl 检测波长：254nm；柱温：25℃ 流速：1ml/min 流动相：甲醇：0.1% 磷酸溶液 =80：20 方法来源：《中国药典》2020 年版一部	对照药材：中国食品药品检定研究院 对照品：上海诗丹德标准技术服务有限 　　　　公司 对照品含量：大黄素 98.5% 　　　　　　大黄素甲醚 98.5% 仪器：Agilent 1200 配置：四元梯度泵，在线脱气机，DAD 　　　检测器，柱温箱，自动进样器

【分析色谱图】

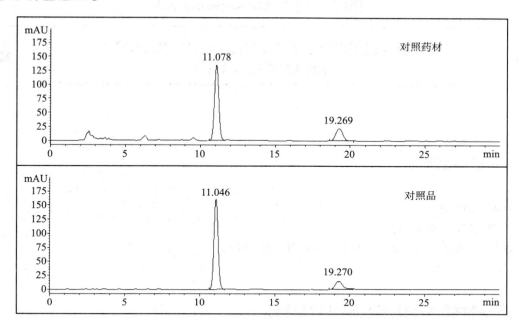

【分析结果】

对照品名称	保留时间	对称因子	理论板数	含量
大黄素	11.0min	0.97	9687	0.11%
大黄素甲醚	19.3min	0.95	5216	0.15%

【注意事项】

● 根据操作条件的不同，出峰时间会有少许变化；但在同一仪器和相同操作条件下，RSD ≤ 2.0%；

● 对照品称量天平精度须达到十万分之一。

检测人员：许纪锋

审核人：马双成

制何首乌（Zhiheshouwu）

（POLYGONI MULTIFLORI RADIX PRAEPARATA）

【药材基本信息】

> **别名** 制首乌
>
> **来源** 何首乌的炮制加工品
>
> **功能** 补肝肾，益精血，乌须发，强筋骨，化浊降脂

【对照药材提取和对照品溶液的配制】

对照药材的提取：

精密称定本品粉末（过四号筛）0.1996g，置具塞锥形瓶中，精密加入稀乙醇25ml，称定重量，加热回流 30 分钟，放冷，再称定重量，用稀乙醇补足减失的重量，摇匀，静置，上清液滤过，取续滤液，即得。

对照品溶液的配制：

精密称定经 80℃干燥至恒重的 2,3,5,4′- 四羟基二苯乙烯 -2-O-β-D 葡萄糖苷对照品 11.11mg，置具塞锥形瓶中，精密加稀乙醇 50ml 溶解，摇匀，即得。

【分析条件】

> **色谱柱：** Agilent ZORBAX SB-C18
> 　　　　　4.6mm × 250mm，5μm
> **进样量：** 20μl
> **检测波长：** 320nm；**柱温：** 25℃
> **流速：** 1ml/min
> **流动相：** 乙腈：水 =25：75
> **方法来源：**《中国药典》2020 年版一部

> **对照药材：** 中国食品药品检定研究院
> **对照品：** 上海诗丹德标准技术服务有限公司
> **对照品含量：** 2,3,5,4′- 四羟基二苯乙烯 -2-O-β-D- 葡萄糖苷 98.0%
> **仪器：** Agilent 1200
> **配置：** 四元梯度泵，在线脱气机，DAD 检测器，柱温箱，自动进样器

【分析色谱图】

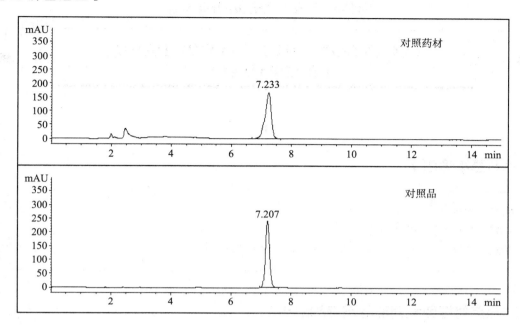

【分析结果】

对照品名称	保留时间	对称因子	理论板数	含量
2,3,5,4′- 四羟基二苯乙烯 -2-O-β-D- 葡萄糖苷	7.2min	0.99	13687	5.7%

【注意事项】

- 根据操作条件的不同，出峰时间会有少许变化，但在同一仪器和相同操作条件下，RSD ≤ 2.0%；
- 对照品称量天平精度须达到十万分之一。

检测人员：丁慧

审核人：马双成

制何首乌（Zhiheshouwu）

（POLYGONI MULTIFLORI RADIX PRAEPARATA）

【药材基本信息】

别名	制首乌
来源	何首乌的炮制加工品
功能	补肝肾，益精血，乌须发，强筋骨，化浊降脂

【对照药材提取和对照品溶液的配制】

对照药材的提取：

精密称定本品粉末（过四号筛）1.0417g，置具塞锥形瓶中，精密加入甲醇50ml，称定重量，加热回流1小时，放冷，再称定重量，用甲醇补足减失的重量，摇匀，滤过，取续滤液，即得。

对照品溶液的配制：

精密称定大黄素对照品15.01mg，置25ml容量瓶中，加甲醇定容，摇匀。取上述溶液，加50%甲醇精密稀释10倍，即得。精密称定大黄素甲醚对照品11.23mg，置25ml容量瓶中，加甲醇定容，摇匀。取上述溶液，加50%甲醇精密稀释10倍，即得。

【分析条件】

色谱柱：	Agilent Eclipse Plus C18
	4.6mm×250mm，5μm
进样量：	20μl
检测波长：	254nm；**柱温：**25℃
流速：	1ml/min
流动相：	甲醇：0.1%磷酸溶液＝80：20
方法来源：	《中国药典》2020年版一部

对照药材：	中国食品药品检定研究院
对照品：	上海诗丹德标准技术服务有限公司
对照品含量：	大黄素98.5%
	大黄素甲醚98.5%
仪器：	Agilent 1200
配置：	四元梯度泵，在线脱气机，DAD检测器，柱温箱，自动进样器

【分析色谱图】

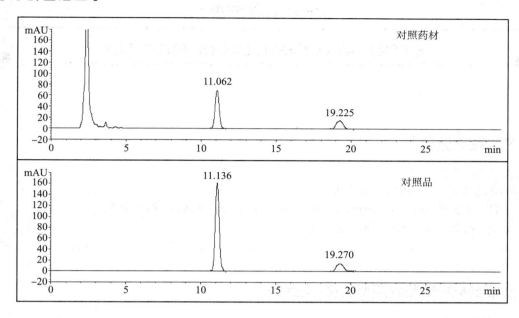

【分析结果】

对照品名称	保留时间	对称因子	理论板数	含量
大黄素	11.1min	0.98	9687	0.12%
大黄素甲醚	19.3min	0.95	5216	0.21%

【注意事项】

● 根据操作条件的不同，出峰时间会有少许变化，但在同一仪器和相同操作条件下，RSD ≤ 2.0%；

● 对照品称量天平精度须达到十万分之一。

检测人员：丁慧

审核人：马双成

佛手（Foshou）

（CITRI SARCODACTYLIS FRUCTUS）

【药材基本信息】

别名	九爪木、五指橘、佛手柑
来源	芸香科植物佛手 *Citrus medica* L. var. *sarcodactylis* Swingle 的干燥果实
功能	疏肝理气，和胃止痛，燥湿化痰

【对照药材提取和对照品溶液的配制】

对照药材的提取：

　　精密称定本品粉末（过五号筛）0.5164g，置具塞锥形瓶中，精密加入甲醇 25ml，称定重量，加热回流 1 小时，放冷，再称定重量，用甲醇补足减失的重量，摇匀，滤过，取续滤液，即得。

对照品溶液的配制：

　　精密称定橙皮苷对照品 15.04mg，置 25ml 容量瓶中，用甲醇定容至刻度，再取上述溶液，用 80% 甲醇稀释 40 倍，摇匀，即得。

【分析条件】

色谱柱： Agilent ZORBAX SB-C18 　　　　　4.6mm×250mm，5μm **进样量：** 20μl **检测波长：** 284nm；**柱温：** 25℃ **流速：** 1ml/min **流动相：** 甲醇：水：冰醋酸=33：63：2 **方法来源：**《中国药典》2020 年版一部	**对照药材：** 中国食品药品检定研究院 **对照品：** 上海诗丹德标准技术服务有限公司 **对照品含量：** 橙皮苷 98.5% **仪器：** HPLC 1120 **配置：** 二元梯度泵，在线脱气机，VWD检测器，柱温箱，手动进样器

【分析色谱图】

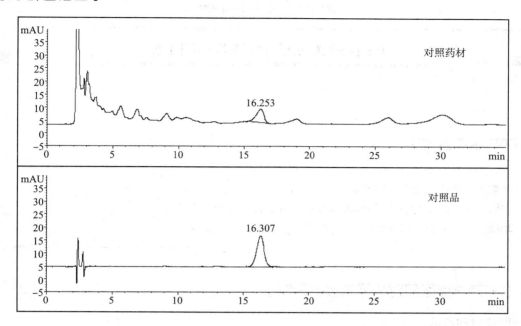

【分析结果】

对照品名称	保留时间	对称因子	理论板数	含量
橙皮苷	16.3min	0.95	5744	0.060%

【注意事项】

- 根据操作条件的不同，出峰时间会有少许变化，但在同一仪器和相同操作条件下，RSD ≤ 2.0%；
- 建议采用定量环定量，每次进样体积为定量环体积的两倍以上；
- 对照品称量天平精度须达到十万分之一。

检测人员：费文静

审核人：马双成

余甘子（Yuganzi）

（PHYLLANTHI FRUCTUS）

【药材基本信息】

别名　滇橄榄、橄榄、庵摩勒等
来源　大戟科植物余甘子 *Phyllanthus emblica* L. 的干燥成熟果实
功能　清热凉血，消食健胃，生津止咳

【对照药材提取和对照品溶液的配制】

对照药材的提取：

精密称定本品粉末（过三号筛）0.1306g，置具塞锥形瓶中，精密加入 50% 甲醇 50ml，称定重量，加热回流 1 小时，放冷，再称定重量，用 50% 甲醇补足减失的重量，摇匀，滤过，取续滤液，即得。

对照品溶液的配制：

精密称定没食子酸对照品 15.00mg，置 25ml 容量瓶中，精密加入 50% 甲醇至刻度，摇匀；精密吸取上述溶液 1ml，用 50% 甲醇精密稀释 20 倍，即得。

【分析条件】

色谱柱：Agilent ZORBAX SB–Aq C18
　　　　4.6mm×250mm，5μm
进样量：20μl
检测波长：273nm；柱温：30℃
流速：1ml/min
流动相：甲醇∶0.2% 磷酸溶液 =4∶96
方法来源：诗丹德结合《中国药典》2020
　　　　年版一部改进

对照药材：中国食品药品检定研究院
对照品：上海诗丹德标准技术服务有限
　　　　公司
对照品含量：没食子酸 98.5%
仪器：Agilent 1200
配置：四元梯度泵，在线脱气机，DAD
　　　检测器，柱温箱，自动进样器

【分析色谱图】

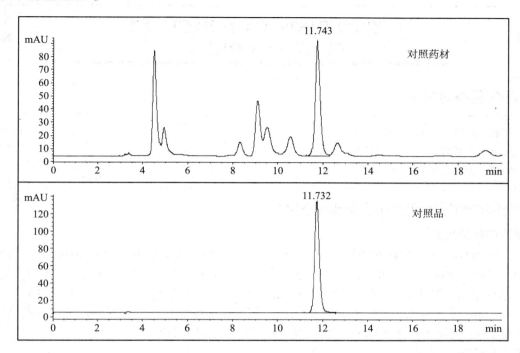

【分析结果】

对照品名称	保留时间	对称因子	理论板数	含量
没食子酸	11.7min	0.81	12 874	1.6%

【注意事项】

- 根据操作条件的不同，出峰时间会有少许变化，但在同一仪器和相同操作条件下，RSD ≤ 2.0%；
- 对照品称量天平精度须达到十万分之一。

检测人员：诸晨

审核人：钱勇

龟甲胶（Guijiajiao）

（TESTUDINIS CARAPACIS ET PLASTRI COLLA）

【药材基本信息】

> **别名**　龟胶、龟板膏、龟板胶
> **来源**　龟甲经水煎煮、浓缩制成的固体胶
> **功能**　滋阴，养血，止血

【对照药材提取和对照品溶液的配制】

对照药材的提取：

　　精密称定本品粗粉 0.2480g，置 25ml 量瓶中，加 0.1mol/L 盐酸溶液 20ml，超声处理（功率 300W，频率 40kHz）30 分钟，放冷，加 0.1mol/L 盐酸溶液至刻度，摇匀。精密量取 2ml，置 5ml 安瓿中，加盐酸 2ml，150℃水解 1 小时，放冷，移至蒸发皿中，用水 10ml 分次洗涤，洗液并入蒸发皿中，蒸干，残渣加 0.1mol/L 盐酸溶液溶解，转移至 25ml 量瓶中，加 0.1mol/L 盐酸溶液至刻度，摇匀，即得。

对照品溶液的配制：

　　分别精密称定 L–羟基脯氨酸 9.50mg、甘氨酸 6.85mg、丙氨酸 5.31mg、L–脯氨酸 5.07mg 置棕色量瓶中，加 0.1mol/L 盐酸溶液制成每 1ml 含 L–羟基脯氨酸 70.3μg、甘氨酸 0.14mg、丙氨酸 60.2μg、L–脯氨酸 70.1μg 的溶液，摇匀，即得。

　　精密量取上述对照品溶液和对照药材溶液各 5ml，分别置 25ml 量瓶中，各加 0.1mol/L 异硫氰酸苯酯（PITC）的乙腈溶液 2.5ml、1mol/L 三乙胺的乙腈溶液 2.5ml，摇匀，室温放置 1 小时后，加 50% 乙腈至刻度，摇匀。取 10ml，加正己烷 10ml，振摇，放置 10 分钟，取下层溶液，滤过，取续滤液，即得。

【分析条件】

色谱柱： Agilent ZORBAX Eclipse Plus C18 4.6mm × 250mm，5μm **进样量：** 1μl **检测波长：** 254nm；**柱温：** 43℃ **流速：** 1ml/min **流动相：** A：乙腈–0.1mol/L 醋酸钠溶液（用醋酸调节 pH 值至 6.5）（7∶93），B：乙腈–水（4∶1） 0~11min，100%A~93%A； 11~13.9min，93%A~88%A； 13.9~14min，88%A~85%A； 14~15min，85%A~0%A； 15~22.5min，0%A； 22.5~23min，0%A~100%A； 23~30min，100%A **方法来源：** 诗丹德结合《中国药典》2020 年版一部改进	**对照药材：** 中国食品药品检定研究院 **对照品：** 上海诗丹德标准技术服务有限公司 **对照品含量：** L–羟基脯氨酸 98.5% 　　　　　　　甘氨酸 99.0% 　　　　　　　L–脯氨酸 99.0% 　　　　　　　丙氨酸 98.5% **仪器：** Agilent 1260 **配置：** 四元梯度泵，在线脱气机，VWD 检测器，柱温箱，自动进样器

【分析色谱图】

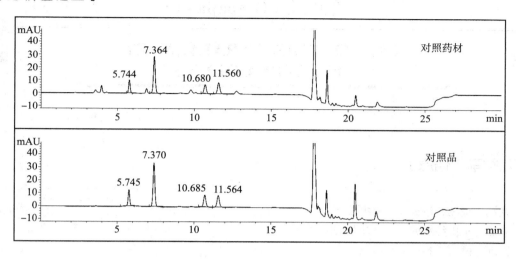

【分析结果】

对照品名称	保留时间	对称因子	理论板数	含量
L－羟基脯氨酸	5.7min	1.03	14 505	6.6%
甘氨酸	7.4min	0.93	18 566	14.8%
丙氨酸	10.7min	0.95	26 146	5.6%
L－脯氨酸	11.6min	0.95	27 781	8.3%

【注意事项】

- 根据操作条件的不同，出峰时间会有少许变化，但在同一仪器和相同操作条件下，RSD ≤ 2.0%；
- 对照品称量天平精度须达到十万分之一。

检测人员：管柔端

审核人：费文静

龟甲胶（Guijiajiao）

（TESTUDINIS CARAPACIS ET PLASTRI COLLA）

【药材基本信息】

> **别名** 龟胶、龟板膏、龟板胶
> **来源** 龟甲经水煎煮、浓缩制成的固体胶
> **功能** 滋阴，养血，止血

【对照药材的提取】

对照药材的提取：

精密称定本品粉末 0.10 383g，加 1% 碳酸氢铵溶液 50ml，超声处理 30 分钟，用微孔滤膜滤过，取续滤液 100μl，置微量进样瓶中，加胰蛋白酶溶液 10μl，摇匀，37℃恒温酶解 12 小时，即得。

【分析条件】

色谱柱：Agilent ZORBAX Eclipse Plus C18
2.1mm × 50mm，1.8μm

进样量：5μl

检测离子对：m/z=631.3（双电荷）→ 546.4
和 631.3（双电荷）→ 921.4

柱温：30℃

流速：0.3ml/min

流动相：A：乙腈，B：0.1% 甲酸溶液
0~5min，5%A~20%A；
5~8min，20%A~50%A；
8~12min，50%A

方法来源：诗丹德结合《中国药典》2020 年版一部改进

对照药材：中国食品药品检定研究院

仪器：Agilent 1290-6460

配置：四元梯度泵，在线脱气机，三重四级杆质谱检测器，柱温箱，自动进样器

【分析色谱图】

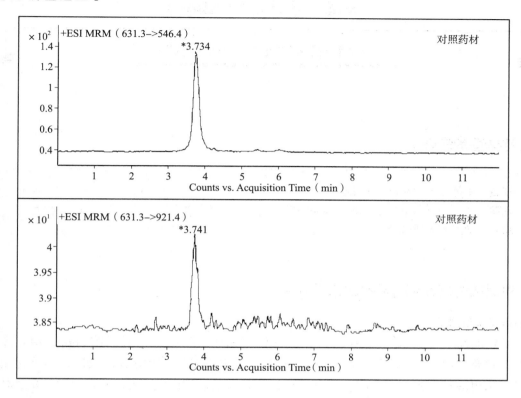

【分析结果】

对照药材名称	检测离子对	保留时间	信噪比
龟甲胶	631.3（双电荷）→ 546.4	3.7min	26.9
龟甲胶	631.3（双电荷）→ 921.4	3.7min	5

【注意事项】

- 根据操作条件的不同，出峰时间会有少许变化，但在同一仪器和相同操作条件下，RSD ≤ 2.0%;
- 胰蛋白酶溶液配制：取序列分析用胰蛋白酶，加 1% 碳酸氢铵溶液制成每 1ml 中含 1mg 的溶液，临用时配制;
- 对照品称量天平精度须达到十万分之一。

检测人员：汪露露

审核人：费文静

辛夷（望春花）（Xinyi）

（MAGNOLIAE FLOS）

【药材基本信息】

> 别名 木笔花、望春花、春花等
> 来源 木兰科植物望春花 *Magnolia biondii* Pamp. 的干燥花蕾
> 功能 散风寒，通鼻窍

【对照药材提取和对照品溶液的配制】

对照药材的提取：

　　精密称定本品粗粉 0.9677g，置具塞锥形瓶中，精密加乙酸乙酯 20ml，称定重量，浸泡 30 分钟，超声处理（功率 250W，频率 33kHz）30 分钟，放冷，再称定重量，用甲醇补足减失的重量，摇匀，滤过，精密量取续滤液 3ml，加于中性氧化铝柱（100~200 目，2g，内径 9mm，湿法装柱，用乙酸乙酯 5ml 预洗）上，用 15ml 甲醇洗脱，收集洗脱液，置 25ml 容量瓶中，加甲醇至刻度，摇匀，滤过，取续滤液，即得。

对照品溶液的配制：

　　精密称定木兰脂素对照品 11.43mg，置 10ml 棕色容量瓶中，加甲醇使溶解并稀释至刻度，制成每 1ml 溶液含木兰脂素 1.14mg。

【分析条件】

色谱柱：Agilent Eclipse XDB-C8 　　　　4.6mm×250mm，5μm **进样量**：20μl **检测波长**：278nm；**柱温**：25.0℃ **流速**：1ml/min **流动相**：乙腈：四氢呋喃：水 =35：1：64 **方法来源**：《中国药典》2020 年版一部	**对照药材**：中国食品药品检定研究院 **对照品**：上海诗丹德标准技术服务有限公司 **对照品含量**：木兰脂素 99.0% **仪器**：Agilent 1120 **配置**：二元梯度泵，在线脱气机，VWD检测器，柱温箱，手动进样器

【分析色谱图】

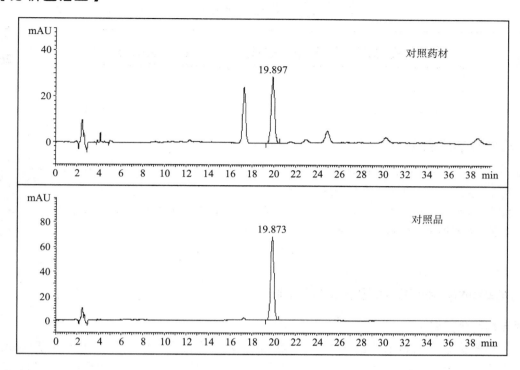

【分析结果】

对照品名称	保留时间	对称因子	理论板数	含量
木兰脂素	19.9min	1.04	5123	1.7%

【注意事项】

- 根据操作条件的不同，出峰时间会有少许变化，但在同一仪器和相同操作条件下，RSD ≤ 2.0%；
- 建议采用定量环定量，每次进样体积为定量环体积的两倍以上；
- 样品和对照品溶液均会出现前拖尾现象，在配制时，可均加入适量的流动相来溶解样品；
- 对照品称量天平精度须达到十万分之一。

检测人员：许纪锋

审核人：马双成

羌活（Qianghuo）

（NOTOPTERYGII RHIZOMA ET RADIX）

【药材基本信息】

别名　羌青、护羌使者、胡王使者等
来源　伞形科植物羌活 *Notopterygium incisum* Ting ex H. T. Chang 的干燥根茎和根
功能　解表散寒，祛风除湿，止痛

【对照药材提取和对照品溶液的配制】

对照药材的提取：

精密称定本品粉末（过三号筛）0.4017g，置具塞锥形瓶中，精密加入甲醇 50ml，称定重量，超声处理 30 分钟，放冷，再称定重量，用甲醇补足减失的重量，摇匀，滤过，取续滤液，即得。

对照品溶液的配制：

精密称定羌活醇对照品 13.61mg，置具塞锥形瓶中，精密加甲醇 176ml 使溶解，摇匀，即得。精密称定异欧前胡素对照品 10.73mg，置具塞锥形瓶中，精密加甲醇 352ml 使溶解，摇匀，即得。

【分析条件】

色谱柱：Agilent ZORBAX SB-C18
　　　　4.6mm×150mm，5μm
进样量：20μl
检测波长：310nm；柱温：25℃
流速：1ml/min
流动相：乙腈：水 =44 : 56
方法来源:《中国药典》2020 年版一部

对照药材：中国食品药品检定研究院
对照品：上海诗丹德标准技术服务有限公司
对照品含量：羌活醇 98.0%
　　　　　　异欧前胡素 98.0%
仪器：Agilent 1200
配置：四元梯度泵，在线脱气机，DAD 检测器，柱温箱，自动进样器

【分析色谱图】

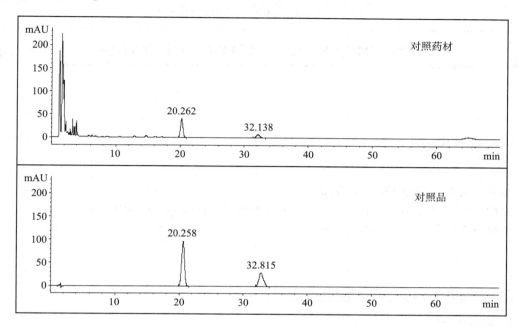

【分析结果】

对照品名称	保留时间	对称因子	理论板数	含量
羌活醇	20.3min	0.94	12 113	0.65%
异欧前胡素	32.8min	0.89	12 644	0.18%

【注意事项】

- 根据操作条件的不同，出峰时间会有少许变化，但在同一仪器和相同操作条件下，RSD ≤ 2.0%；
- 对照品称量天平精度须达到十万分之一。

检测人员：丁慧

审核人：费文静

羌活（宽叶羌活）（Qianghuo）

（NOTOPTERYGII RHIZOMA ET RADIX）

【药材基本信息】

别名　羌青、护羌使者、胡王使者等
来源　伞形科植物宽叶羌活 *Notopterygium franchetii* H. de Boiss. 的干燥根茎和根
功能　解表散寒，祛风除湿，止痛

【对照药材提取和对照品溶液的配制】

对照药材的提取：

精密称定本品粉末（过三号筛）0.4007g，置具塞锥形瓶中，精密加入甲醇50ml，称定重量，超声处理30分钟，放冷，再称定重量，用甲醇补足减失的重量，摇匀，滤过，取续滤液，即得。

对照品溶液的配制：

精密称定羌活醇对照品13.61mg，置具塞锥形瓶中，精密加甲醇176ml使溶解，摇匀，即得。精密称定异欧前胡素对照品10.73mg，置具塞锥形瓶中，精密加甲醇352ml使溶解，摇匀，即得。

【分析条件】

色谱柱：Agilent ZORBAX SB-C18
　　　　　4.6mm×150mm，5μm
进样量：20μl
检测波长：310nm；**柱温**：25℃
流速：1ml/min
流动相：乙腈:水 =44:56
方法来源：《中国药典》2020年版一部

对照药材：中国食品药品检定研究院
对照品：上海诗丹德标准技术服务有限公司
对照品含量：羌活醇98.0%
　　　　　　　异欧前胡素98.0%
仪器：Agilent 1200
配置：四元梯度泵，在线脱气机，DAD检测器，柱温箱，自动进样器

【分析色谱图】

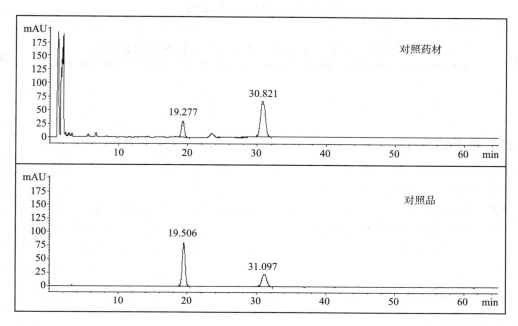

【分析结果】

对照品名称	保留时间	对称因子	理论板数	含量
羌活醇	19.5min	0.98	10 740	0.37%
异欧前胡素	31.1min	0.99	9061	1.0%

【注意事项】

- 根据操作条件的不同，出峰时间会有少许变化；但在同一仪器和相同操作条件下，RSD ≤ 2.0%；
- 对照品称量天平精度须达到十万分之一。

检测人员：丁慧

审核人：费文静

沙苑子（Shayuanzi）

（ASTRGALI COMPLANATI SEMEN）

【药材基本信息】

> **别名** 潼蒺藜、蔓黄芪、夏黄草等
> **来源** 豆科植物扁茎黄芪 *Astragalus complanatus* R. Br. 的干燥成熟种子
> **功能** 补肾助阳，固精缩尿，养肝明目

【对照药材提取和对照品溶液的配制】

对照药材的提取：

　　精密称定本品粉末（过三号筛）约 0.5g，精密称定为 0.4503g，置具塞锥形瓶中，精密加入 60% 乙醇 25ml，称定重量，70.5155g，加热回流 1 小时，放冷后，用 60% 乙醇补足重量，摇匀过滤，取续滤液，即得。

对照品溶液的配制：

　　精密称定沙苑子苷对照品 20.25mg，置 250ml 容量瓶中，加 60% 乙醇制成每 1ml 含 0.081mg，加至刻度后混合均匀，取 2ml 溶液至 10ml 容量瓶中，加 60% 乙醇至刻度，混合均匀，即得。

【分析条件】

> **色谱柱**：Agilent ZORBAX Eclipse Plus C18
> 　　　　　4.6mm×150mm，5μm
> **进样量**：10μl
> **检测波长**：266nm；**柱温**：30℃
> **流速**：1ml/min
> **流动相**：乙腈：0.1% 磷酸溶液 =21：79
> **方法来源**：《中国药典》2020 年版一部

> **对照药材**：中国食品药品检定研究院
> **对照品**：上海诗丹德标准技术服务有限公司
> **对照品含量**：沙苑子苷 98.5%
> **仪器**：Agilent 1120
> **配置**：二元梯度泵，在线脱气机，VWD 检测器，柱温箱，手动进样器

【分析色谱图】

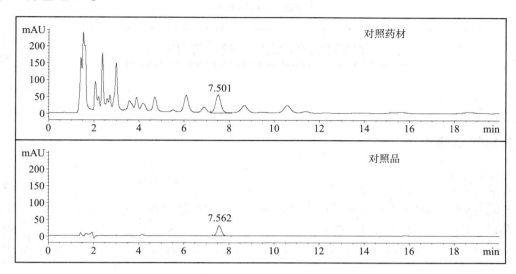

【分析结果】

对照品名称	保留时间	对称因子	理论板数	含量
沙苑子苷	7.6min	0.91	4988	0.21%

【注意事项】

- 根据操作条件的不同，出峰时间会有少许变化，但在同一仪器和相同操作条件下，RSD ≤ 2.0%；
- 建议采用定量环定量，每次进样体积为定量环体积的两倍以上；
- 对照品称量天平精度须达到十万分之一。

检测人员：谢绚影
审核人：钱勇

沙棘（Shaji）

（HIPPOPHAE FRUCTUS）

【药材基本信息】

> **别名** 醋柳果、醋刺柳、酸刺子等
> **来源** 胡颓子科植物沙棘 *Hippophae rhamnoides* L. 的干燥成熟果实
> **功能** 止咳祛痰，健脾消食，活血散瘀

【对照药材提取和对照品溶液的配制】

对照药材的提取：

精密称定本品粉末（过三号筛）0.5018g，置具塞锥形瓶中，精密加入乙醇50ml，称定重量，加热回流1小时，放冷，再称定重量，用乙醇补足减失的重量，摇匀，滤过。精密量取续滤液25ml，置具塞锥形瓶中，加盐酸3.5ml，在75℃水浴中加热水解1小时，立即冷却，转移至50ml量瓶中，用适量乙醇洗涤容器，洗液并入同一量瓶中，加乙醇至刻度，摇匀，滤过，取续滤液，即得。

对照品溶液的配制：

精密称定异鼠李素（黄色粉末）对照品14.43mg，置10ml棕色容量瓶中，加甲醇使溶解并稀释至刻度，摇匀；精密量取0.9ml，置10ml棕色容量瓶中，加甲醇至刻度，摇匀，即得（每1ml溶液含异鼠李素13.09μg）。

【分析条件】

色谱柱：Agilent Eclipse Plus C18
　　　　　4.6mm×150mm，5μm
进样量：20μl
检测波长：370nm；**柱温**：25℃
流速：1ml/min
流动相：甲醇∶0.4%磷酸溶液=58∶42
方法来源：《中国药典》2020年版一部

对照药材：中国食品药品检定研究院
对照品：上海诗丹德标准技术服务有限公司
对照品含量：异鼠李素98.4%
仪器：Agilent 1120
配置：二元梯度泵，在线脱气机，VWD检测器，柱温箱，手动进样器

【分析色谱图】

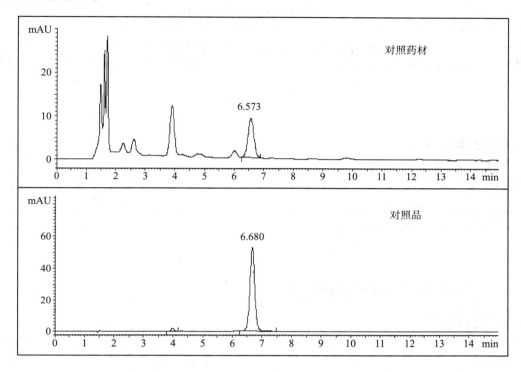

【分析结果】

对照品名称	保留时间	对称因子	理论板数	含量
异鼠李素	6.7min	1.01	4888	0.11%

【注意事项】

- 根据操作条件的不同，出峰时间会有少许变化，但在同一仪器和相同操作条件下，RSD ≤ 2.0%；
- 建议采用定量环定量，每次进样体积为定量环体积的两倍以上；
- 对照品溶液检测若有前伸现象，请用流动相溶解对照品；
- 对照品称量天平精度须达到十万分之一。

检测人员：丁慧

审核人：费文静

沉香（Chenxiang）

（AQUILARIAE LIGNUM RESINATUM）

【药材基本信息】

> 别名　无
> 来源　瑞香科植物白木香 *Aquilaria sinensis*（Lour.）Gilg 含有树脂的木材
> 功能　行气止痛，温中止呕，纳气平喘

【对照药材提取和对照品溶液的配制】

对照药材的提取：

取本品粉末（过三号筛）约 0.1998g，精密称定，置具塞锥形瓶中，精密加入乙醇 10ml，称定重量，浸泡 0.5 小时，超声处理（功率 250W，频率 40kHz）1 小时，放冷，再称定重量，用乙醇补足减失的重量，摇匀，静置，取上清液滤过，取续滤液，即得。

对照品溶液的配制：

取沉香四醇对照品 3.130g，精密称定，加乙醇制成每 1ml 含 61.02μg 的溶液，即得。

【分析条件】

> **色谱柱：** Agilent Eclipse C18
> 　　　　　4.6mm × 250mm，5μm
> **进样量：** 10μl
> **检测波长：** 252nm；**柱温：** 30℃
> **流速：** 1ml/min
> **流动相：** 乙腈：0.1% 甲酸溶液
> 　　　　　0~10min，15%~20% 乙腈；
> 　　　　　10~19min，20%~23% 乙腈；
> 　　　　　19~21min，23%~33% 乙腈；
> 　　　　　21~25min，33% 乙腈；
> 　　　　　25.1~35min，95% 乙腈
> **方法来源：**《中国药典》2020 年版一部

> **对照药材：** 中国食品药品检定研究院
> **对照品：** 上海诗丹德标准技术服务有限
> 　　　　　公司
> **对照品含量：** 沉香四醇 100.0%
> **仪器：** Agilent 1260
> **配置：** 四元梯度泵，在线脱气机，DAD
> 　　　　　检测器，柱温箱，自动进样器

【分析色谱图】

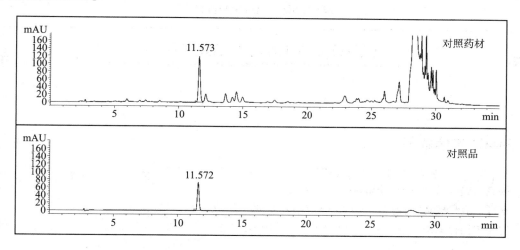

【分析结果】

对照品名称	保留时间	对称因子	理论板数	含量
沉香四醇	11.6min	0.88	32 199	0.50%

【注意事项】

- 根据操作条件的不同，出峰时间会有少许变化，但在同一仪器和相同操作条件下，RSD ≤ 2.0%；
- 建议采用定量环定量，每次进样体积为定量环体积的两倍以上；
- 对照品称量天平精度须达到十万分之一。

检测人员：张耿菊

审核人：诸晨

补骨脂（Buguzhi）

（PSORALEAE FRUCTUS）

【药材基本信息】

> 别名　破故纸、故子、黑胡纸
> 来源　豆科植物补骨脂 *Psoralea corylifolia* L. 的干燥成熟果实
> 功能　温肾助阳，纳气平喘，温脾止泻；外用消风祛斑

【对照药材提取和对照品溶液的配制】

对照药材的提取：

　　精密称定本品粉末（过三号筛）0.1046g，置索氏提取器中，加甲醇适量，加热回流提取 2 小时，放冷，转移至 100ml 量瓶中，加甲醇至刻度，摇匀，滤过，取续滤液，即得。

对照品溶液的配制：

　　精密称定补骨脂素对照品 9.21mg、异补骨脂素对照品 11.31mg，加甲醇制成每 1ml 含补骨脂素 18.4μg 和异补骨脂素 22.6μg 的溶液，即得。

【分析条件】

> 色谱柱：Agilent ZORBAX SB-C18
> 　　　　　4.6mm×250mm，5μm
> 进样量：20μl
> 检测波长：246nm；柱温：27℃
> 流速：1ml/min
> 流动相：甲醇:水 =55 : 45
> 方法来源：《中国药典》2020 年版一部

> 对照药材：中国食品药品检定研究院
> 对照品：上海诗丹德标准技术服务有限
> 　　　　　公司
> 对照品含量：补骨脂素 99.0%
> 　　　　　　　异补骨脂素 99.0%
> 仪器：Agilent 1120
> 配置：二元梯度泵，在线脱气机，VWD
> 　　　检测器，柱温箱，手动进样器

【分析色谱图】

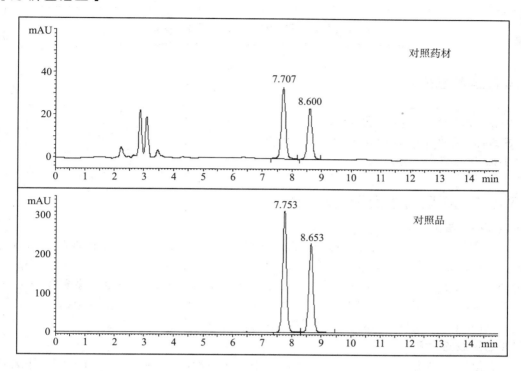

【分析结果】

对照品名称	保留时间	对称因子	理论板数	含量
补骨脂素	7.8min	1.07	15 513	0.20%
异补骨脂素	8.7min	1.03	15 477	0.23%

【注意事项】

- 根据操作条件的不同，出峰时间会有少许变化，但在同一仪器和相同操作条件下，RSD ≤ 2.0%；
- 建议采用定量环定量，每次进样体积为定量环体积的两倍以上；
- 对照品称量天平精度须达到十万分之一。

检测人员：费文静

审核人：钱勇

阿胶（Ejiao）

（ASINI CORII COLLA）

【药材基本信息】

别名	驴皮胶、傅致胶、盆覆胶等
来源	马科动物驴 *Equus asinus* L. 的干燥皮或鲜皮经煎煮、浓缩制成的固体胶
功能	补血滋阴，润燥，止血

【对照药材提取和对照品溶液的配制】

对照药材的提取：

精密称定本品粗粉 0.2663g，置 25ml 量瓶中，加 0.1mol/L 盐酸溶液 20ml，超声处理（功率 500W，频率 40kHz）30 分钟，放冷，加 0.1mol/L 盐酸溶液至刻度，摇匀。精密量取 2ml，置 5ml 安瓿中，加盐酸 2ml，150℃水解 1 小时，放冷，移至蒸发皿中，用水 10ml 分次洗涤，洗液并入蒸发皿中，蒸干，残渣加 0.1mol/L 盐酸溶液溶解，转移至 25ml 量瓶中，加 0.1mol/L 盐酸溶液至刻度，摇匀，即得。

对照品溶液的配制：

分别精密称定 L–羟基脯氨酸 9.50mg、甘氨酸 6.85mg、丙氨酸 5.31mg、L–脯氨酸 5.07mg 置棕色量瓶中，加 0.1mol/L 盐酸溶液制成每 1ml 含 L–羟基脯氨酸 70.3μg、甘氨酸 0.14mg、丙氨酸 60.2μg、L–脯氨酸 70.1μg 的溶液，摇匀，即得。

精密量取上述对照品溶液和对照药材溶液各 5ml，分别置 25ml 量瓶中，各加 0.1mol/L 异硫氰酸苯酯（PITC）的乙腈溶液 2.5ml、1mol/L 三乙胺的乙腈溶液 2.5ml，摇匀，室温放置 1 小时后，加 50% 乙腈至刻度，摇匀。取 10ml，加正己烷 10ml，振摇，放置 10 分钟，取下层溶液，滤过，取续滤液，即得。

【分析条件】

色谱柱：Agilent ZORBAX Eclipse Plus C18 4.6mm × 250mm，5μm

进样量：1μl

检测波长：254nm；**柱温**：43℃

流速：1ml/min

流动相：A：乙腈–0.1mol/L 醋酸钠溶液（用醋酸调节 pH 值至 6.5）（7∶93），
B：乙腈 – 水（4∶1）
0~11min，100%A~93%A；
11~13.9min，93%A~88%A；
13.9~14min，88%A~85%A；
14~15min，85%A~0%A；
15~22.5min，0%A；
22.5~23min，0%A~100%A；
23~30min，100%A

方法来源：诗丹德结合《中国药典》2020 年版一部改进

对照药材：中国食品药品检定研究院

对照品：上海诗丹德标准技术服务有限公司

对照品含量：L– 羟基脯氨酸 98.5%
甘氨酸 99.0%
L– 脯氨酸 99.0%
丙氨酸 98.5%

仪器：Agilent 1260

配置：四元梯度泵，在线脱气机，VWD 检测器，柱温箱，自动进样器

【分析色谱图】

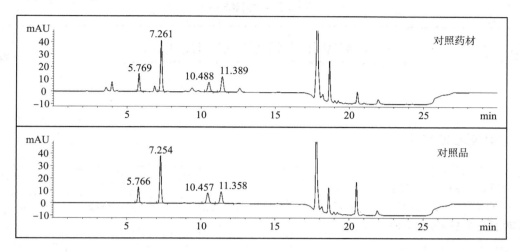

【分析结果】

对照品名称	保留时间	对称因子	理论板数	含量
L–羟基脯氨酸	5.8min	1.03	16 194	9.2%
甘氨酸	7.3min	0.91	21 853	17.5%
丙氨酸	10.5min	0.93	20 692	6.1%
L–脯氨酸	11.4min	0.92	27 915	10.3%

【注意事项】

● 根据操作条件的不同，出峰时间会有少许变化，但在同一仪器和相同操作条件下，RSD ≤ 2.0%；

● 对照品称量天平精度须达到十万分之一。

检测人员：管柔端

审核人：费文静

阿胶（Ejiao）

（ASINI CORII COLLA）

【药材基本信息】

别名 傅致胶、盆覆胶、驴皮胶
来源 马科动物驴 *Equus asinus* L. 的干燥皮或鲜皮经煎煮、浓缩制成的固体胶
功能 补血滋阴，润燥，止血

【对照药材提取和对照品溶液的配制】

对照药材的提取：

取本品粉末 0.1005g，精密称定，置 50ml 量瓶中，加 1% 碳酸氢铵溶液 40ml，超声处理（功率 250W，频率 40kHz）30 分钟，加 1% 碳酸氢铵溶液稀释至刻度，摇匀。精密量取 1ml 至 5ml 量瓶中，加胰蛋白酶溶液（取序列分析级胰蛋白酶，加 1% 碳酸氢铵溶液制成每 1ml 中含 1mg 的溶液，临用前新制）1ml，加 1% 碳酸氢铵溶液稀释至刻度，摇匀，37℃恒温酶解 12 小时，滤过，取续滤液，即得。

对照品溶液的配制：

分别取驴源多肽 A_1 对照品、驴源多肽 A_2 对照品 2.275mg、2.563mg，精密称定，加 1% 碳酸氢铵溶液分别制成每 1ml 含 2.275μg、2.563μg 的混合溶液，即得。

【分析条件】

色谱柱： Agilent SB–C18 RRHD
　　　　　2.1mm × 100mm，1.8μm
进样量： 5μl
柱温： 30℃
流速： 0.3ml/min
流动相： 乙腈：0.1% 甲酸溶液
　　　　　0~25min，5%~20% 乙腈；
　　　　　25~40min，20%~50% 乙腈
方法来源：《中国药典》2020 年版一部

对照药材： 中国食品药品检定研究院
对照品： 中国食品药品检定研究院
对照品含量： 驴源多肽 A_1 91.5%
　　　　　　　驴源多肽 A_2 94.2%
仪器： Agilent 1290
配置： 二元梯度泵，在线脱气机，MS 检测器，柱温箱，自动进样器

【分析色谱图】

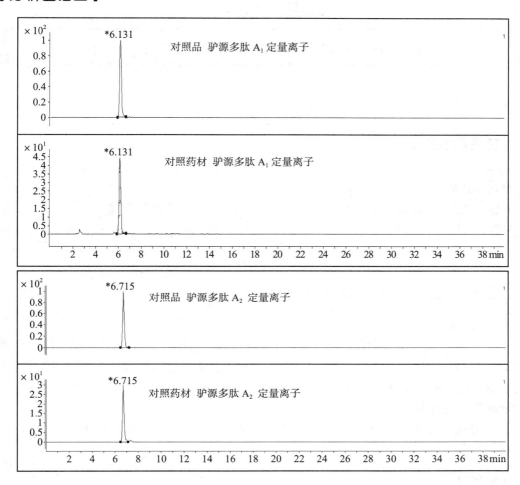

【分析结果】

对照品名称	保留时间	含量
驴源多肽 A_1	6.1min	0.16%
驴源多肽 A_2	6.7min	

【注意事项】

- 根据操作条件的不同，出峰时间会有少许变化，但在同一仪器和相同操作条件下，RSD ≤ 2.0%；
- 建议采用定量环定量，每次进样体积为定量环体积的两倍以上；
- 对照品称量天平精度须达到十万分之一。

检测人员：孙光财

审核人：武晓剑

陈皮（Chenpi）

（CITRI RETICULATAE PERICARPIUM）

【药材基本信息】

别名 橘皮

来源 芸香科植物橘 *Citrus reticulata* Blanco 及其栽培变种的干燥成熟果皮

功能 理气健脾，燥湿化痰

【对照药材提取和对照品溶液的配制】

对照药材的提取：

取本品粗粉（过二号筛）约 0.2003g，精密称定，置具塞锥形瓶中，精密加入甲醇 25ml，密塞，称定重量，超声处理（功率 300W，频率 40kHz）45 分钟，放冷，再称定重量，用甲醇补足减失的重量，摇匀，滤过，取续滤液，即得。

对照品溶液的配制：

取橙皮苷对照品 4.015mg，精密称定，加甲醇制成每 1ml 含 0.4015mg 的溶液，即得。

【分析条件】

色谱柱：Agilent Poroshell 120 SB-C18
　　　　4.6mm × 250mm，4μm
进样量：5μl
检测波长：283nm；柱温：30℃
流速：1ml/min
流动相：乙腈：水 =22：78
方法来源：《中国药典》2020 年版一部

对照药材：中国食品药品检定研究院
对照品：上海诗丹德标准技术服务有限公司
对照品含量：橙皮苷 95.8%
仪器：Agilent 1260
配置：四元梯度泵，在线脱气机，VWD 检测器，柱温箱，自动进样器

【分析色谱图】

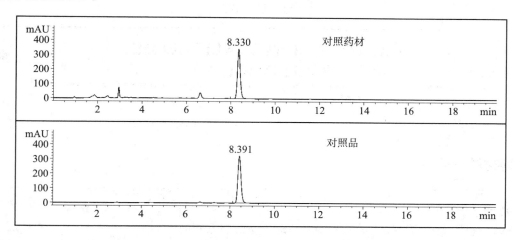

【分析结果】

对照品名称	保留时间	对称因子	理论板数	含量
橙皮苷	8.4min	0.81	16 978	4.5%

【注意事项】

- 根据操作条件的不同，出峰时间会有少许变化，但在同一仪器和相同操作条件下，RSD ≤ 2.0%；
- 建议采用定量环定量，每次进样体积为定量环体积的两倍以上；
- 对照品称量天平精度须达到十万分之一。

检测人员：孙光财

审核人：诸晨

附子（Fuzi）

（ACONITI LATERALIS RADIX PRAEPARATA）

【药材基本信息】

> 别名　无
> 来源　毛茛科植物乌头 *Aconitum carmichaelii* Debx. 的子根的加工品
> 功能　回阳救逆，补火助阳，散寒止痛

【对照药材提取和对照品溶液的配制】

对照药材的提取：

　　精密称定本品粉末（过三号筛）2.0012g，置具塞锥形瓶中，加氨试液 3ml，精密加入异丙醇－乙酸乙酯（1∶1）混合溶液 50ml，称定重量，超声处理 30 分钟，放冷，再称定重量，用异丙醇－乙酸乙酯（1∶1）混合溶液补足减失的重量，摇匀，滤过，精密量取续滤液 25ml，40℃以下减压回收溶剂至干，残渣精密加入异丙醇－二氯甲烷（1∶1）混合溶液 3ml 溶解，滤过，取续滤液，即得。

对照品溶液的配制：

　　取苯甲酰乌头原碱对照品、苯甲酰次乌头原碱对照品、苯甲酰新乌头原碱对照品，精密称定，加异丙醇－二氯甲烷（1∶1）混合溶液制成每 1ml 中各含 10μg 的混合溶液，即得。

【分析条件】

色谱柱：Agilent Extend C18
　　　　　　4.6mm×250mm，5μm
进样量：10μl
检测波长：235nm；**柱温**：30℃
流速：1ml/min
流动相：A：乙腈∶四氢呋喃（25∶15），
　　　　　　B：0.1mol/L 的醋酸铵溶液（每
　　　　　　1L 加 0.5ml 冰醋酸）
　　　　　　0~48min，15%A~26%A；
　　　　　　48~49min，26%A~35%A；
　　　　　　49~58min，35%A；
　　　　　　58~65min，35%A~15%A
方法来源：《中国药典》2020 年版一部

对照药材：中国食品药品检定研究院
对照品：上海诗丹德标准技术服务有限
　　　　　　公司
对照品含量：苯甲酰乌头原碱 98.0%
　　　　　　　　苯甲酰次乌头原碱 98.0%
　　　　　　　　苯甲酰新乌头原碱 98.0%
仪器：Agilent 1260
配置：四元梯度泵，在线脱气机，DAD
　　　　检测器，柱温箱，自动进样器

【分析色谱图】

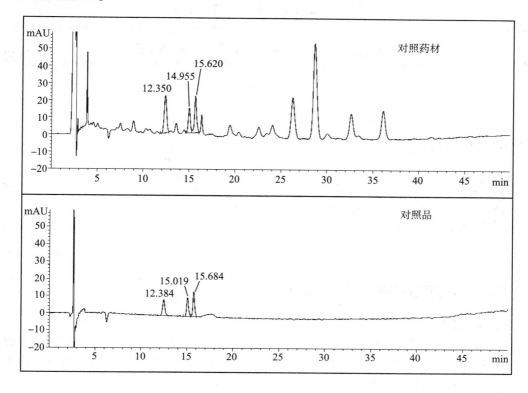

【分析结果】

对照品名称	保留时间	对称因子	理论板数	含量
苯甲酰新乌头原碱	12.4min	1.15	32 610	0.0061%
苯甲酰乌头原碱	15.0min	1.10	11 708	0.0072%
苯甲酰次乌头原碱	15.7min	1.18	22 952	0.0045%

【注意事项】

● 根据操作条件的不同，出峰时间会有少许变化，但在同一仪器和相同操作条件下，RSD ≤ 2.0%；

● 对照品称量天平精度须达到十万分之一。

检测人员：周洁

审核人：安蓉

忍冬藤（Rendongteng）

（LONICERAE JAPONICAE CAULIS）

【药材基本信息】

> 别名　老翁须、金钗股、大薜荔等
> 来源　忍冬科植物忍冬 *Lonicera japonica* Thunb. 的干燥茎枝
> 功能　清热解毒，疏风通络

【对照药材提取和对照品溶液的配制】

对照药材的提取：

　　精密称定本品粉末（过三号筛）0.9526g，置具塞锥形瓶中，精密加入 50% 甲醇 25ml，称定重量，超声处理 30 分钟，放冷，再称定重量，用 50% 甲醇补足减失的重量，摇匀，滤过，取续滤液，即得。

对照品溶液的配制：

　　精密称定绿原酸对照品 9.51mg，置 25ml 容量瓶中，用 50% 甲醇溶解并定容至刻度，摇匀，再取上述溶液，用 50% 甲醇精密稀释 10 倍，即得。

【分析条件】

> 色谱柱：Agilent ZORBAX SB–C18
> 　　　　　4.6mm × 250mm，5μm
> 进样量：20μl
> 检测波长：327nm；柱温：25℃
> 流速：1ml/min
> 流动相：乙腈：0.4% 磷酸溶液 =10：90
> 方法来源：《中国药典》2020 年版一部

> 对照药材：中国食品药品检定研究院
> 对照品：上海诗丹德标准技术服务有限公司
> 对照品含量：绿原酸 98.5%
> 仪器：HPLC 1120
> 配置：二元梯度泵，在线脱气机，VWD 检测器，柱温箱，手动进样器

【分析色谱图】

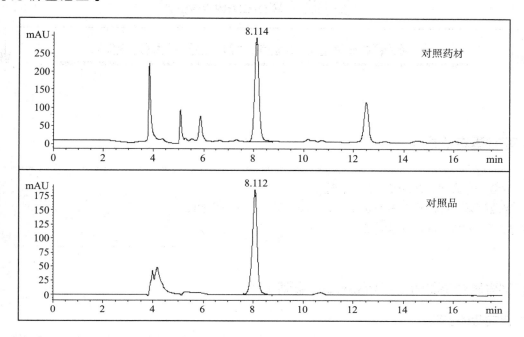

【分析结果】

对照品名称	保留时间	对称因子	理论板数	含量
绿原酸	8.1min	1.10	10 359	0.13%

【注意事项】

- 根据操作条件的不同，出峰时间会有少许变化，但在同一仪器和相同操作条件下，RSD ≤ 2.0%；
- 建议采用定量环定量，每次进样体积为定量环体积的两倍以上；
- 对照品称量天平精度须达到十万分之一。

检测人员：费文静

审核人：钱勇

忍冬藤（Rendongteng）

（LONICERAE JAPONICAE CAULIS）

【药材基本信息】

> 别名　老翁须、金钗股、大薜荔等
> 来源　忍冬科植物忍冬 *Lonicera japonica* Thunb. 的干燥茎枝
> 功能　清热解毒，疏风通络

【对照药材提取和对照品溶液的配制】

对照药材的提取：

　　精密称定本品粉末（过三号筛）1.0106g，置具塞锥形瓶中，精密加入 50% 甲醇 25ml，称定重量，超声处理（功率 500W，频率 40kHz）30 分钟，放冷，再称定重量，用 50% 甲醇补足减失的重量，摇匀，滤过，取续滤液，即得。

对照品溶液的配制：

　　精密称定马钱苷对照品 2.02mg，加 50% 甲醇制成每 1ml 含 40μg 的溶液，即得。

【分析条件】

> 色谱柱：Agilent ZORBAX SB–Phenyl
> 　　　　　4.6mm × 150mm，3.5μm
> 进样量：20μl
> 检测波长：236nm；柱温：25℃
> 流速：1ml/min
> 流动相：乙腈：0.4% 磷酸溶液 =12：88
> 方法来源：《中国药典》2020 年版一部

> 对照药材：中国食品药品检定研究院
> 对照品：上海诗丹德标准技术服务有限公司
> 对照品含量：马钱苷 98.5%
> 仪器：Agilent 1120
> 配置：二元梯度泵，在线脱气机，VWD 检测器，柱温箱，手动进样器

【分析色谱图】

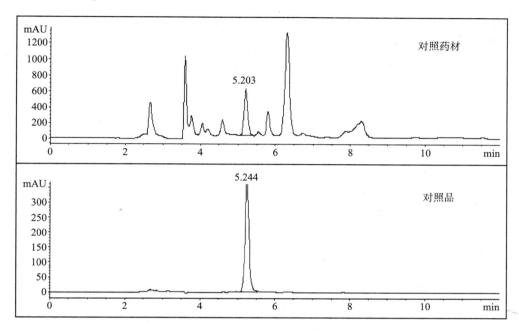

【分析结果】

对照品名称	保留时间	对称因子	理论板数	含量
马钱苷	5.2min	0.91	12 080	0.14%

【注意事项】

● 根据操作条件的不同，出峰时间会有少许变化，但在同一仪器和相同操作条件下，RSD ≤ 2.0%；

● 建议采用定量环定量，每次进样体积为定量环体积的两倍以上；

● 对照品称量天平精度须达到十万分之一。

检测人员：费文静

审核人：钱勇

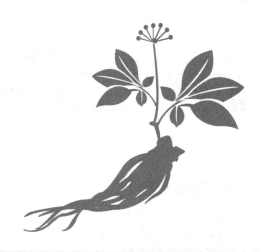

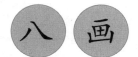

青苦枇板剌郁虎岩罗知垂委使侧
金乳肿狗京卷油泽细贯

青风藤（Qingfengteng）

（SINOMENII CAULIS）

【药材基本信息】

别名	青藤、寻风藤、清风藤等
来源	防己科植物青藤 *Sinomenium acutum*（Thunb.）Rehd. et Wils. 及毛青藤 *Sinomenium acutum*（Thunb.）Rehd. et Wils. var. *cinereum* Rehd. et Wils. 的干燥藤茎
功能	祛风湿，通经络，利小便

【对照药材提取和对照品溶液的配制】

对照药材的提取：

　　精密称定本品粉末（过三号筛）0.5248g，置具塞锥形瓶中，精密加入 70% 乙醇 20ml，密塞，称定重量，超声处理（功率 250W，频率 20kHz）20 分钟，放冷，再称定重量，用 70% 乙醇补足减失的重量，摇匀，滤过，取续滤液，即得。

对照品溶液的配制：

　　精密称定青藤碱对照品 6.80mg，置 5ml 容量瓶中加甲醇溶解并稀释至刻度，摇匀；精密量取该溶液适量加流动相制成每 1ml 含青藤碱 0.5mg，即得。

【分析条件】

色谱柱：Agilent Extend-C18 　　　　　4.6mm×250mm，5μm	**对照药材**：中国食品药品检定研究院
进样量：20μl	**对照品**：上海诗丹德标准技术服务有限公司
检测波长：262nm；**柱温**：28℃	**对照品含量**：青藤碱 98.5%
流速：1ml/min	**仪器**：Agilent 1120
流动相：甲醇:磷酸盐缓冲液 =48：52	**配置**：二元梯度泵，在线脱气机，VWD
方法来源：《中国药典》2020 年版一部	检测器，柱温箱，手动进样器

【分析色谱图】

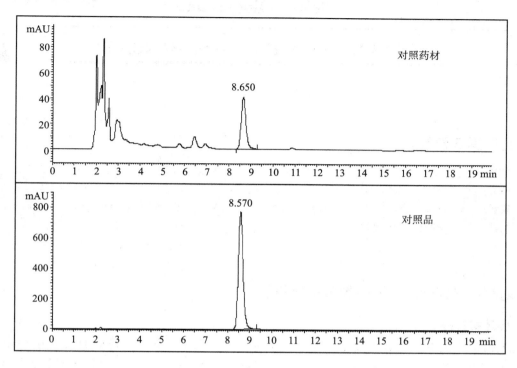

【分析结果】

对照品名称	保留时间	对称因子	理论板数	含量
青藤碱	8.6min	1.23	7688	1.0%

【注意事项】

● 根据操作条件的不同，出峰时间会有少许变化，但在同一仪器和相同操作条件下，RSD ≤ 2.0%；

● 建议采用定量环定量，每次进样体积为定量环体积的两倍以上；

● 对照品称量天平精度须达到十万分之一。

检测人员：费文静

审核人：马双成

青叶胆（Qingyedan）

（SWERTIAE MILEENSIS HERBA）

【药材基本信息】

> **别名** 青叶丹、青鱼胆、走胆药等
> **来源** 龙胆科植物青叶胆 *Swertia mileensis* T. N. Ho et W. L. Shih 的干燥全草
> **功能** 清肝利胆，清热利湿

【对照药材提取和对照品溶液的配制】

对照药材的提取：

　　精密称定本品粉末（过三号筛）0.6066g，置具塞锥形瓶中，精密加入甲醇 50ml，称定重量，超声处理（功率 250W，频率 40kHz）30 分钟，放冷，再称定重量，用甲醇补足减失的重量，摇匀，滤过，精密量取续滤液 5ml，置 25ml 量瓶中，加甲醇稀释至刻度，摇匀，滤过，取续滤液，即得。

对照品溶液的配制：

　　精密称定獐牙菜苦苷 11.50mg，加甲醇制成每 1ml 獐牙菜苦苷 0.12mg 的溶液，摇匀，滤过，即得。

【分析条件】

> **色谱柱**：Agilent ZORBAX Eclipse Plus C18
> 　　　　　4.6mm×250mm，5μm
> **进样量**：10μl
> **检测波长**：237nm；**柱温**：30℃
> **流速**：1ml/min
> **流动相**：甲醇：0.05% 磷酸溶液 =22：78
> **方法来源**：《中国药典》2020 年版一部

> **对照药材**：中国食品药品检定研究院
> **对照品**：上海诗丹德标准技术服务有限公司
> **对照品含量**：獐牙菜苦苷 98.0%
> **仪器**：Agilent 1260
> **配置**：四元梯度泵，在线脱气机，VWD检测器，柱温箱，自动进样器

【分析色谱图】

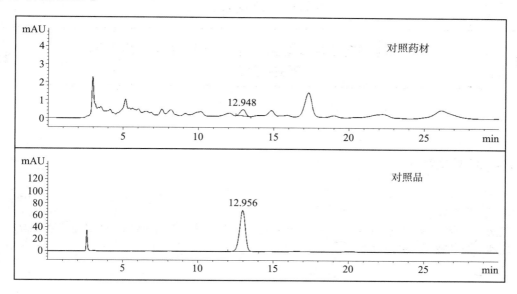

【分析结果】

对照品名称	保留时间	对称因子	理论板数	含量
獐牙菜苦苷	13.0 min	1.18	5191	0.022%

【注意事项】

- 根据操作条件的不同，出峰时间会有少许变化，但在同一仪器和相同操作条件下，RSD ≤ 2.0%；
- 对照品称量天平精度须达到十万分之一。

检测人员：管柔端

审核人：费文静

青皮（Qingpi）

（CITRI RETICULATAE PERICARPIUM VIRIDE）

【药材基本信息】

别名 四花青皮、个青皮、青皮子等
来源 芸香科植物橘 *Citrus reticulata* Blanco 及其栽培变种的干燥幼果或未成熟果实的果皮
功能 疏肝破气，消积化滞

【对照药材提取和对照品溶液的配制】

对照药材的提取：

精密称定本品细粉 0.1503g，置 50ml 量瓶中，加甲醇 30ml，超声处理 30 分钟，放冷，加甲醇至刻度，摇匀，滤过，精密量取续滤液 2ml，置 5ml 量瓶中，加甲醇至刻度，摇匀，即得。

对照品溶液的配制：

精密称定橙皮苷对照品 10.01mg，置 10ml 容量瓶中加甲醇溶解并稀释至刻度，摇匀；精密量取 1m 置 10ml 容量瓶中用流动相稀释至刻度，摇匀，即得（每 1ml 溶液含橙皮苷 0.1mg）。

【分析条件】

色谱柱：Agilent Extend–C18
　　　　　　4.6mm × 150mm，5μm
进样量：20μl
检测波长：284nm；**柱温**：27℃
流速：1ml/min
流动相：甲醇:水 =25：75
方法来源：《中国药典》2020 年版一部

对照药材：中国食品药品检定研究院
对照品：上海诗丹德标准技术服务有限公司
对照品含量：橙皮苷 99.4%
仪器：Agilent 1120
配置：二元梯度泵，在线脱气机，VWD 检测器，柱温箱，手动进样器

【分析色谱图】

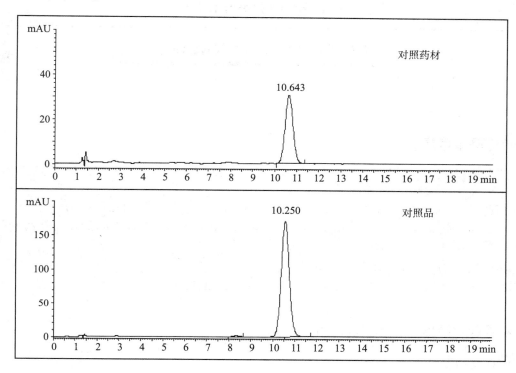

【分析结果】

对照品名称	保留时间	对称因子	理论板数	含量
橙皮苷	10.3min	1.07	4296	6.4%

【注意事项】

- 根据操作条件的不同，出峰时间会有少许变化，但在同一仪器和相同操作条件下，RSD ≤ 2.0%；
- 建议采用定量环定量，每次进样体积为定量环体积的两倍以上；
- 对照品称量天平精度须达到十万分之一。

检测人员：丁慧

审核人：费文静

青黛（Qingdai）

（INDIGO NATURALIS）

【药材基本信息】

别名	靛花、青蛤粉、青缸花等
来源	爵床科植物马蓝 *Baphicacanthus cusia*（Nees）Bremek.、蓼科植物蓼蓝 *Polygonum tinctorium* Ait. 或十字花科植物菘蓝 *Isatis indigotica* Fort. 的叶或茎叶经加工制得的干燥粉末、团块或颗粒
功能	清热解毒，凉血消斑，泻火定惊

【对照药材提取和对照品溶液的配制】

对照药材的提取：

精密称定本品细粉 51.1mg，置 250ml 量瓶中，加 2% 水合氯醛的三氯甲烷溶液约 220ml，称定重量，超声处理 30 分钟，放冷，加 2% 水合氯醛的三氯甲烷溶液至刻度，摇匀，滤过，取续滤液，即得。

对照品溶液的配制：

精密称定靛蓝对照品 4.51mg，置 250ml 容量瓶中，加 2% 水合氯醛的三氯甲烷溶液约 220ml，超声处理 1.5 小时，放冷，加 2% 水合氯醛的三氯甲烷溶液至刻度，摇匀，滤过，取续滤液，即得。

【分析条件】

色谱柱：Agilent Eclipse Plus C18 4.6mm × 250mm，5μm	**对照药材**：中国食品药品检定研究院
进样量：20μl	**对照品**：上海诗丹德标准技术服务有限公司
检测波长：606nm；**柱温**：25℃	**对照品含量**：靛蓝 98.0%
流速：1ml/min	**仪器**：Agilent 1200
流动相：甲醇:水 =75 : 25	**配置**：四元梯度泵，在线脱气机，DAD 检测器，柱温箱，自动进样器
方法来源：《中国药典》2020 年版一部	

【分析色谱图】

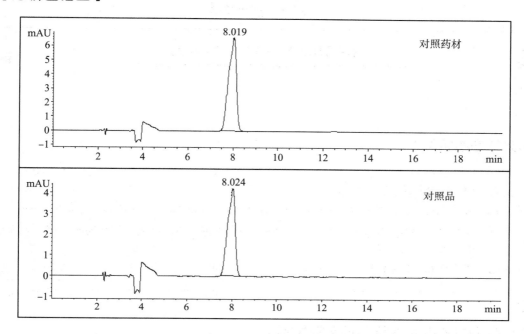

【分析结果】

对照品名称	保留时间	对称因子	理论板数	含量
靛蓝	8.0min	0.92	4152	14.3%

【注意事项】

- 根据操作条件的不同，出峰时间会有少许变化，但在同一仪器和相同操作条件下，RSD ≤ 2.0%；
- 对照品称量天平精度须达到十万分之一。

检测人员：许纪锋

审核人：费文静

青黛（Qingdai）

（INDIGO NATURALIS）

【药材基本信息】

别名	靛花、青蛤粉、青缸花等
来源	爵床科植物马蓝 *Baphicacanthus cusia*（Nees）Bremek.、蓼科植物蓼蓝 *Polygonum tinctorium* Ait. 或十字花科植物菘蓝 *Isatis indigotica* Fort. 的叶或茎叶经加工制得的干燥粉末、团块或颗粒
功能	清热解毒，凉血消斑，泻火定惊

【对照药材提取和对照品溶液的配制】

对照药材的提取：

精密称定本品细粉 57.1mg，置 25ml 容量瓶中，加 *N, N*–二甲基甲酰胺约 20ml，超声处理 30 分钟，放冷，加 *N, N*–二甲基甲酰胺至刻度，摇匀，滤过，取续滤液，即得。

对照品溶液的配制：

精密称定靛玉红对照品 2.42mg，置 50ml 容量瓶中，加 *N, N*–二甲基甲酰胺约 45ml，超声处理使溶解，放冷，加 *N, N*–二甲基甲酰胺至刻度，摇匀。取上述溶液，加 *N, N*–二甲基甲酰胺稀释 10 倍，即得。

【分析条件】

色谱柱：Agilent Eclipse Plus C18 4.6mm×250mm，5μm	对照药材：中国食品药品检定研究院
进样量：20μl	对照品：上海诗丹德标准技术服务有限公司
检测波长：292nm；柱温：25℃	对照品含量：靛玉红 98.0%
流速：1ml/min	仪器：Agilent 1200
流动相：甲醇:水 =70：30	配置：四元梯度泵，在线脱气机，DAD检测器，柱温箱，自动进样器
方法来源：《中国药典》2020 年版一部	

【分析色谱图】

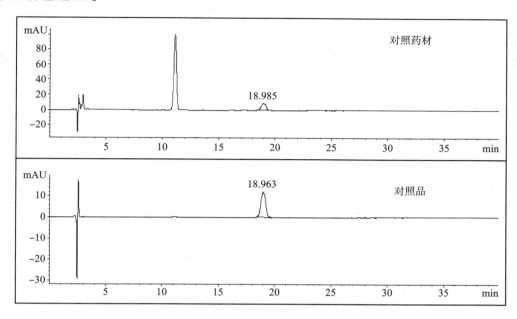

【分析结果】

对照品名称	保留时间	对称因子	理论板数	含量
靛玉红	19.0min	0.98	9634	0.15%

【注意事项】

- 根据操作条件的不同，出峰时间会有少许变化，但在同一仪器和相同操作条件下，RSD ≤ 2.0%；
- 对照品称量天平精度须达到十万分之一。

检测人员：许纪锋

审核人：费文静

苦玄参（Kuxuanshen）

（PICRIAE HERBA）

【药材基本信息】

别名　鱼胆草、四环素草
来源　玄参科植物苦玄参 *Picria fel-terrae* Lour. 的干燥全草
功能　清热解毒，消肿止痛

【对照药材提取和对照品溶液的配制】

对照药材的提取：

精密称定本品粉末（过三号筛）0.9994g，置具塞锥形瓶中，精密加入 60% 甲醇 25ml，密塞，称定重量，加热回流 30 分钟，放冷，再称定重量，用 60% 甲醇补足减失的重量，摇匀，滤过，取续滤液，即得。

对照品溶液的配制：

精密称定苦玄参苷 I$_A$ 对照品 2.61mg，置具塞锥形瓶中，精密加入甲醇 25ml 溶解，摇匀，即得。

【分析条件】

色谱柱：Agilent ZORBAX SB–C18
　　　　4.6mm × 150mm，5μm
进样量：20μl
检测波长：264nm；柱温：35℃
流速：1ml/min
流动相：乙腈：水 =35：65
方法来源：《中国药典》2020 年版一部

对照药材：中国食品药品检定研究院
对照品：上海诗丹德标准技术服务有限公司
对照品含量：苦玄参苷 I$_A$ 98.5%
仪器：Agilent 1200
配置：四元梯度泵，在线脱气机，DAD 检测器，柱温箱，自动进样器

【分析色谱图】

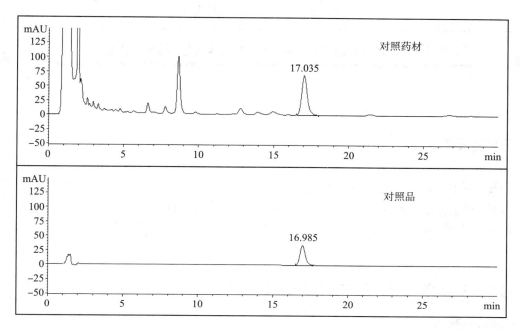

【分析结果】

对照品名称	保留时间	对称因子	理论板数	含量
苦玄参苷 I_A	17.0min	0.83	11 133	0.53%

【注意事项】

- 根据操作条件的不同，出峰时间会有少许变化，但在同一仪器和相同操作条件下，RSD ≤ 2.0%；
- 对照品称量天平精度须达到十万分之一。

检测人员：许纪锋

审核人：费文静

苦地丁（Kudiding）

（CORYDALIS BUNGEANAE HERBA）

【药材基本信息】

> 别名　地丁、地丁草、扁豆秧、小鸡菜
> 来源　罂粟科植物地丁草 *Corydalis bungeana* Turcz. 的干燥全草
> 功能　清热解毒，散结消肿

【对照药材提取和对照品溶液的配制】

对照药材的提取：

　　精密称定本品粉末（过三号筛）0.5010g，置于具塞锥形瓶中，精密加入甲醇25ml，密塞，称定重量，浸泡1小时，超声处理（功率250W，频率33kHz）30分钟，取出，放冷，再称定重量，用甲醇补足减失的重量，摇匀，滤过，取续滤液，即得。

对照品溶液的配制：

　　精密称定紫堇灵对照品8.92mg，置于25ml量瓶中，加甲醇溶解，并稀释至刻度，摇匀，制成每1ml含0.356mg的溶液，即得。

【分析条件】

色谱柱：Agilent ZORBAX SB–C18
　　　　　4.6mm×250mm，5μm
进样量：10μl
检测波长：289nm；柱温：28℃
流速：1ml/min
流动相：甲醇：0.015mol/L 磷酸盐缓冲液
　　　　=70：30
方法来源：《中国药典》2020年版一部

对照药材：中国食品药品检定研究院
对照品：上海诗丹德标准技术服务有限公司
对照品含量：紫堇灵98.5%
仪器：Agilent 1200
配置：四元梯度泵，在线脱气机，DAD检测器，柱温箱，自动进样器

【分析色谱图】

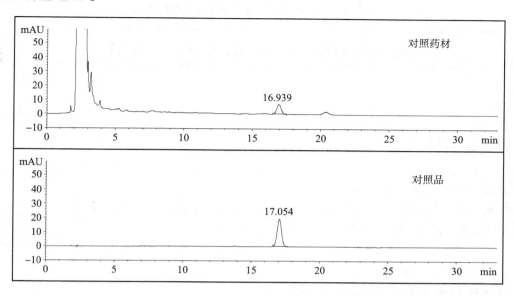

【分析结果】

对照品名称	保留时间	对称因子	理论板数	含量
紫堇灵	17.1min	0.97	13 001	0.64%

【注意事项】

- 根据操作条件的不同，出峰时间会有少许变化，但在同一仪器和相同操作条件下，RSD ≤ 2.0%；
- 对照品称量天平精度须达到十万分之一。

检测人员：汪露露

审核人：费文静

苦杏仁（东北杏）（Kuxingren）

（ARMENIACAE SEMEN AMARUM）

【药材基本信息】

> **别名**　杏仁、北杏、光北杏等
> **来源**　蔷薇科植物东北杏 *Prunus mandshurica*（Maxim.）Koehne 的干燥成熟种子
> **功能**　降气止咳平喘，润肠通便

【对照药材提取和对照品溶液的配制】

对照药材的提取：

精密称定本品粉末（过二号筛）0.2526g，置具塞锥形瓶中，精密加入甲醇25ml，称定重量，超声处理30分钟，放冷，再称定重量，用甲醇补足减失的重量，摇匀，滤过，精密量取续滤液5ml，置50ml量瓶中，加入50%甲醇稀释至刻度，摇匀，滤过，取续滤液，即得。

对照品溶液的配制：

精密称定苦杏仁苷对照品10.22mg，置具塞锥形瓶中，精密加入甲醇250ml溶解，摇匀，即得。

【分析条件】

> **色谱柱**：Agilent ZORBAX SB–C18
> 　　　　　4.6mm×150mm，5μm
> **进样量**：20μl
> **检测波长**：207nm；**柱温**：25℃
> **流速**：1ml/min
> **流动相**：乙腈：0.1%磷酸溶液=8：92
> **方法来源**：《中国药典》2020年版一部

> **对照药材**：中国食品药品检定研究院
> **对照品**：上海诗丹德标准技术服务有限公司
> **对照品含量**：苦杏仁苷98.5%
> **仪器**：Agilent 1200
> **配置**：四元梯度泵，在线脱气机，DAD检测器，柱温箱，自动进样器

【分析色谱图】

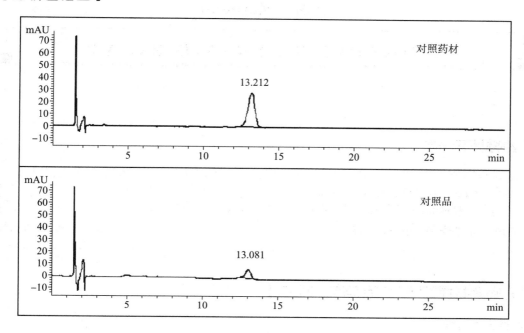

【分析结果】

对照品名称	保留时间	对称因子	理论板数	含量
苦杏仁苷	13.1min	1.30	3759	19.6%

【注意事项】

- 根据操作条件的不同，出峰时间会有少许变化；但在同一仪器和相同操作条件下，RSD ≤ 2.0%；
- 对照品称量天平精度须达到十万分之一。

检测人员：丁慧
审核人：费文静

苦参（Kushen）

（SOPHORAE FLAVESCENTIS RADIX）

【药材基本信息】

别名	地槐、好汉枝、山槐子、野槐
来源	豆科植物苦参 *Sophora flavescens* Ait. 的干燥根
功能	清热燥湿，杀虫，利尿

【对照药材提取和对照品溶液的配制】

对照药材的提取：

取本品粉末（过三号筛）约 0.3005g，精密称定，置具塞锥形瓶中，加浓氨试液 0.4ml，精密加入三氯甲烷 25ml，密塞，称定重量，超声处理（功率 250W，频率 33kHz）40 分钟，放冷，再称定重量，用三氯甲烷补足减失的重量，摇匀，滤过，精密量取续滤液 10ml，回收溶剂至干，残渣加无水乙醇适量使溶解，转移至 10ml 量瓶中，加无水乙醇至刻度，摇匀，即得。

对照品溶液的配制：

分别取苦参碱对照品、氧化苦参碱对照品 1.266mg、3.708mg，精密称定，加乙醇分别制成每 1ml 含苦参碱 50.64μg、氧化苦参碱 0.1483mg 的溶液，即得。

【分析条件】

色谱柱：Agilent Eclipse C18
　　　　4.6mm × 250mm，5μm
进样量：10μl
检测波长：225nm；**柱温**：30℃
流速：1ml/min
流动相：A：乙腈 –［0.01mol/L 乙酸铵溶液（浓氨试液调 pH 至 8.1）]（3：2），
　　　　B：0.01mol/L 乙酸铵溶液（浓氨试液调 pH 至 8.1）
　　　　0~20min，10%A~30%A；
　　　　20~40min，30%A~40%A；
　　　　40~50min，40%A~60%A
方法来源：《中国药典》2020 年版一部

对照药材：中国食品药品检定研究院
对照品：上海诗丹德标准技术服务有限公司
对照品含量：苦参碱 100.0%
　　　　　　氧化苦参碱 100.0%
仪器：Agilent 1260
配置：四元梯度泵，在线脱气机，DAD 检测器，柱温箱，自动进样器

【分析色谱图】

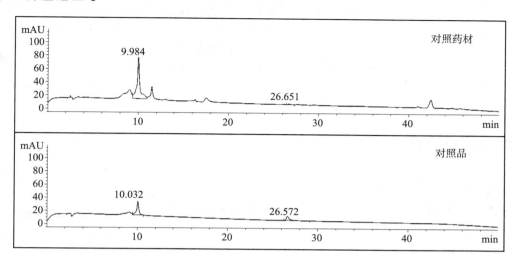

【分析结果】

对照品名称	保留时间	对称因子	理论板数	含量
苦参碱	10.0min	1.18	13 054	1.6%
氧化苦参碱	26.6min	0.37	39 009	

【注意事项】

● 根据操作条件的不同，出峰时间会有少许变化，但在同一仪器和相同操作条件下，RSD ≤ 2.0%；

● 建议采用定量环定量，每次进样体积为定量环体积的两倍以上；

● 对照品称量天平精度须达到十万分之一。

检测人员：张耿菊

审核人：诸晨

苦楝皮（楝）（Kulianpi）

（MELIAE CORTEX）

【药材基本信息】

别名　苦楝、楝树果、楝枣子等
来源　楝科植物楝 *Melia azedarach* L. 的干燥树皮和根皮
功能　杀虫，疗癣

【对照药材提取和对照品溶液的配制】

对照药材的提取：

　　精密称定本品粉末（过四号筛）0.2501g，置圆底烧瓶中，精密加入甲醇 50ml，称定重量，加热回流 1 小时，放冷，再称定重量，用甲醇补足减失的重量，摇匀，滤过，取续滤液，即得。

对照品溶液的配制：

　　精密称定川楝素对照品 10.31mg，置 10ml 容量瓶中，以甲醇定容至刻度，得 1.03mg/ml 储备液，再取此储备液 0.1ml 置 100ml 容量瓶中，用甲醇稀释定容，摇匀，即得。

【分析条件】

色谱柱：Agilent ZORBAX SB–C18
　　　　　2.1mm×100mm，3.5μm
进样量：2μl
检测离子：m/z=573（–）；柱温：30℃
流速：0.2ml/min
流动相：乙腈：0.01% 甲酸溶液 =31：69
方法来源：《中国药典》2020 年版一部

对照药材：中国食品药品检定研究院
对照品：上海诗丹德标准技术服务有限公司
对照品含量：川楝素 98.5%
仪器：Agilent 1200–6130 LCMS
配置：四元梯度泵，在线脱气机，单级四极杆质谱检测器，柱温箱，自动进样器

【分析色谱图】

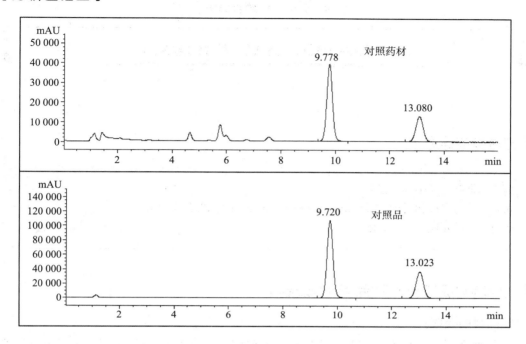

【分析结果】

对照品名称	保留时间	对称因子	理论板数	含量
川楝素	9.7min	0.94	9473	0.0071%

【注意事项】

- 由于此品种对理论板数要求甚高（>8000），所以使用短柱时柱效很难达到要求，至少要用10cm长度的色谱柱；
- 根据操作条件的不同，出峰时间会有少许变化，但在同一仪器和相同操作条件下，RSD ≤ 2.0%；
- 对照品称量天平精度须达到十万分之一。

检测人员：陈波

审核人：安蓉

枇杷叶（Pipaye）

（ERIOBOTRYAE FOLIUM）

【药材基本信息】

别名　杷叶、芦桔叶、巴叶
来源　蔷薇科植物枇杷 *Eriobotrya japonica*（Thunb.）Lindl. 的干燥叶
功能　清肺止咳，降逆止呕

【对照药材提取和对照品溶液的配制】

对照药材的提取：

精密称定本品粉末 1.000g，置具塞锥形瓶中，精密加入乙醇 50ml，称定重量，超声处理（功率 250W，频率 50kHz）30 分钟，放冷，再称定重量，加乙醇补足减失的重量，摇匀，滤过，取续滤液，即得。

对照品溶液的配制：

精密称定齐墩果酸对照品 11.11mg，置 25ml 容量瓶中加甲醇定容，摇匀；取上述溶液，加 80% 甲醇精密稀释 10 倍，即得。精密称定熊果酸对照品 9.12mg，置 25ml 容量瓶中加甲醇定容，摇匀；取上述溶液，加 80% 甲醇精密稀释 2 倍，即得。

【分析条件】

色谱柱：Agilent ZORBAX Eclipse SB–C18
　　　　4.6mm×250mm，5μm
进样量：10μl
检测波长：210nm；柱温：25℃
流速：1ml/min
流动相：乙腈：甲醇：0.5% 醋酸铵溶液
　　　　=67：12：21
方法来源：《中国药典》2020 年版一部

对照药材：中国食品药品检定研究院
对照品：上海诗丹德标准技术服务有限
　　　　公司
对照品含量：齐墩果酸 98.0%
　　　　　　熊果酸 98.0%
仪器：Agilent 1200
配置：四元梯度泵，在线脱气机，DAD
　　　检测器，柱温箱，自动进样器

【分析色谱图】

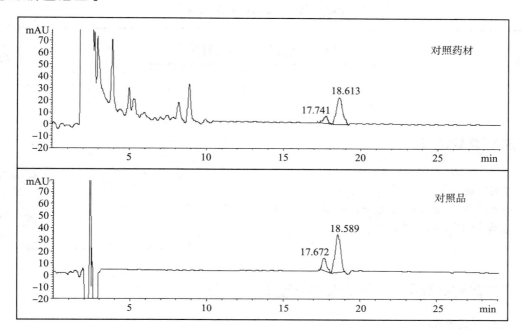

【分析结果】

对照品名称	保留时间	对称因子	理论板数	含量
齐墩果酸	17.7min	0.91	17 133	0.17%
熊果酸	18.6min	0.94	11 742	0.62%

【注意事项】

- 根据操作条件的不同，出峰时间会有少许变化，但在同一仪器和相同操作条件下，RSD ≤ 2.0%；
- 对照品称量天平精度须达到十万分之一。

检测人员：许纪锋

审核人：费文静

板蓝根（Banlangen）

（ISATIDIS RADIX）

【药材基本信息】

> **别名**　靛青根、蓝靛根、大青根等
> **来源**　十字花科植物菘蓝 *Isatis indigotica* Fort. 的干燥根
> **功能**　清热解毒，凉血利咽

【对照药材提取和对照品溶液的配制】

对照药材的提取：

精密称定本品粉末（过四号筛）1.0849g，置圆底烧瓶中，精密加入水 50ml，称定重量，煎煮 2 小时，放冷，再称定重量，用水补足减失的重量，摇匀，滤过，取续滤液，即得。

对照品溶液的配制：

精密称定（*R,S*）- 告依春对照品 12.22mg，置 25ml 容量瓶中，加甲醇定容至刻度，摇匀。取上述溶液，加 50% 甲醇精密稀释 10 倍，即得。

【分析条件】

色谱柱： Agilent Extend-C18
　　　　　4.6mm × 250mm，5μm
进样量： 20μl
检测波长： 245nm；**柱温：** 25℃
流速： 1ml/min
流动相： 甲醇：0.02% 磷酸溶液 =7∶93
方法来源：《中国药典》2020 年版一部

对照药材： 中国食品药品检定研究院
对照品： 上海诗丹德标准技术服务有限公司
对照品含量：（*R,S*）- 告依春 98.0%
仪器： Agilent 1200
配置： 四元梯度泵，在线脱气机，DAD 检测器，柱温箱，自动进样器

【分析色谱图】

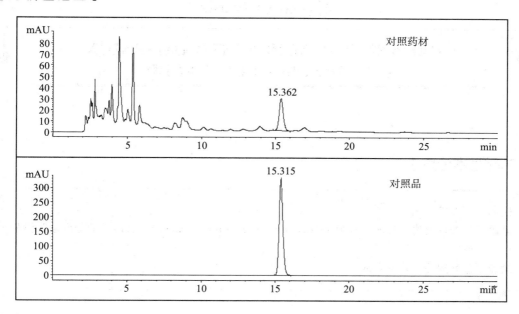

【分析结果】

对照品名称	保留时间	对称因子	理论板数	含量
（R,S）- 告依春	15.3min	0.98	16 704	0.020%

【注意事项】

- 根据操作条件的不同，出峰时间会有少许变化，但在同一仪器和相同操作条件下，RSD ≤ 2.0%；
- 对照品称量天平精度须达到十万分之一。

检测人员：许纪锋

审核人：费文静

刺五加（Ciwujia）

（ACANTHOPANCIS SENTICOSI RADIX ET RHIZOMA SEU CAULIS）

【药材基本信息】

别名	五加皮、刺拐棒
来源	五加科植物刺五加 *Acanthopanax senticosus*（Rupr. et Maxim.）Harms 的干燥根及根茎或茎
功能	益气健脾，补肾安神

【对照药材提取和对照品溶液的配制】

对照药材的提取：

精密称定本品 2.0100g，置 50ml 圆底烧瓶中，加 50% 甲醇水 25ml，精密称定，加热回流 1 小时，放冷，加 50% 甲醇水补足重量，摇匀，滤过，取续滤液，即得。

对照品溶液的配制：

精密称定紫丁香苷对照品 9.80mg，置于 10ml 量瓶中，加甲醇溶解，并稀释至刻度，摇匀，精密量取 10µl，置 2ml 量瓶中，加甲醇至刻度，摇匀，即得（每 1ml 中含紫丁香苷 68.6µg）。

【分析条件】

色谱柱：Agilent Eclipse Plus C18
　　　　　4.6mm × 250mm，5µm
进样量：40µl
检测波长：265nm；**柱温**：28℃
流速：1ml/min
流动相：A：乙腈，B：水
　　　　　0~20min，10%A~20%A
方法来源：诗丹德结合《中国药典》2020
　　　　　年版一部改进

对照药材：中国食品药品检定研究院
对照品：上海诗丹德标准技术服务有限公司
对照品含量：紫丁香苷 98.5%
仪器：Agilent 1200
配置：四元梯度泵，在线脱气机，DAD检测器，柱温箱，自动进样器

【分析色谱图】

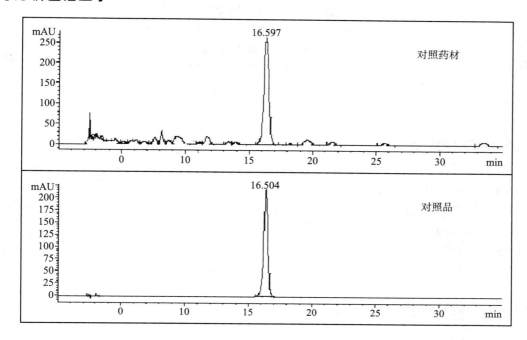

【分析结果】

对照品名称	保留时间	对称因子	理论板数	含量
紫丁香苷	16.5min	0.99	28 839	0.15%

【注意事项】

- 根据操作条件的不同，出峰时间会有少许变化，但在同一仪器和相同操作条件下，RSD ≤ 2.0%；
- 用原药典的方法检测含量有较大差异，根据光谱分析是后面的峰与之重叠造成的；
- 对照品称量天平精度须达到十万分之一。

检测人员：费文静

审核人：钱勇

郁李仁（Yuliren）

（PRUNI SEMEN）

【药材基本信息】

别名　郁子、郁里仁、小李仁等

来源　蔷薇科植物欧李 *Prunus humilis* Bge.、郁李 *Prunus japonica* Thunb. 或长柄扁桃 *Prunus pedunculata* Maxim. 的干燥成熟种子

功能　润肠通便，下气利水

【对照药材提取和对照品溶液的配制】

对照药材的提取：

精密称定本品粉末（过二号筛）约 0.2017g，置具塞锥形瓶中，精密加入甲醇 20ml，称定重量，加热回流 1 小时，放冷，再称定重量，用甲醇补足减失的重量，摇匀，滤过，精密量取续滤液 1ml，置 10ml 量瓶中，加甲醇至刻度，摇匀，滤过，取续滤液，即得。

对照品溶液的配制：

精密称定苦杏仁苷对照品 10.90mg，置 25ml 量瓶中加甲醇定容，摇匀；取上述溶液，加 80% 甲醇精密稀释 20 倍，即得。

【分析条件】

色谱柱：Agilent ZORBAX C18
　　　　4.6mm×250mm，5μm

进样量：10μl

检测波长：210nm；柱温：25℃

流速：1ml/min

流动相：乙腈:水 =12：88

方法来源:《中国药典》2020 年版一部

对照药材：中国食品药品检定研究院

对照品：上海诗丹德标准技术服务有限公司

对照品含量：苦杏仁苷 98.0%

仪器：Agilent 1200

配置：四元梯度泵，在线脱气机，DAD 检测器，柱温箱，自动进样器

【分析色谱图】

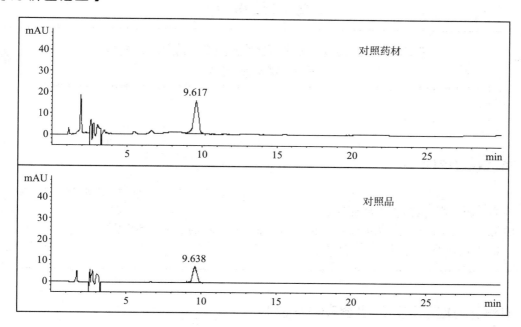

【分析结果】

对照品名称	保留时间	对称因子	理论板数	含量
苦杏仁苷	9.6min	1.05	4852	4.6%

【注意事项】

- 根据操作条件的不同，出峰时间会有少许变化，但在同一仪器和相同操作条件下，RSD ≤ 2.0%；
- 对照品称量天平精度须达到十万分之一。

检测人员：许纪锋

审核人：钱勇

虎杖（Huzhang）

（POLYGONI CUSPIDATI RHIZOMA ET RADIX）

【药材基本信息】

别名　花斑竹、酸筒杆、酸桶笋等
来源　蓼科植物虎杖 *Polygonum cuspidatum* Sieb. et Zucc. 的干燥根茎及根
功能　利湿退黄，散瘀止痛，清热解毒

【对照药材提取和对照品溶液的配制】

对照药材的提取：

精密称定本品粉末（过三号筛）0.0998g，精密加入三氯甲烷 25ml 和 2.5mol/L 硫酸溶液 20ml，称定重量，置 80℃水浴中加热回流 2 小时，冷却至室温，再称定重量，用三氯甲烷补足减失的重量，摇匀。分取三氯甲烷液，精密量取 10ml，蒸干，残渣加甲醇使溶解，转移至 10ml 量瓶中，加甲醇稀释至刻度，摇匀，即得。

对照品溶液的配制：

精密称定大黄素对照品 6.00mg，置 10ml 容量瓶中加甲醇溶解并稀释至刻度，摇匀；精密量取 1ml，置 10ml 容量瓶中加流动相稀释至刻度，摇匀，即得（每 1ml 溶液含大黄素 60μg）。

【分析条件】

色谱柱：Agilent ZORBAX SB-C18
　　　　4.6mm×150mm，5μm
进样量：20μl
检测波长：254nm；柱温：28℃
流速：1ml/min
流动相：甲醇：0.1% 磷酸溶液 =80：20
方法来源：《中国药典》2020 年版一部

对照药材：中国食品药品检定研究院
对照品：上海诗丹德标准技术服务有限公司
对照品含量：大黄素 99.0%
仪器：Agilent 1200
配置：四元梯度泵，在线脱气机，DAD 检测器，柱温箱，自动进样器

【分析色谱图】

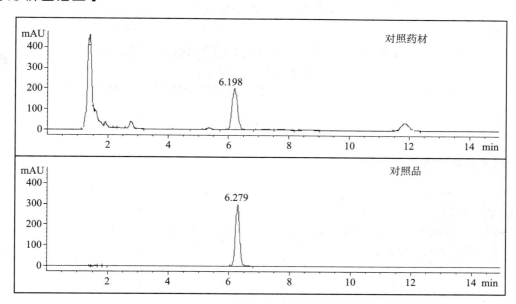

【分析结果】

对照品名称	保留时间	对称因子	理论板数	含量
大黄素	6.3min	0.94	4321	0.15%

【注意事项】

- 根据操作条件的不同，出峰时间会有少许变化，但在同一仪器和相同操作条件下，RSD ≤ 2.0%；
- 对照品称量天平精度须达到十万分之一。

检测人员：丁慧

审核人：钱勇

虎杖（Huzhang）

（POLYGONI CUSPIDATI RHIZOMA ET RADIX）

【药材基本信息】

别名	花斑竹、酸筒杆、酸桶笋等
来源	蓼科植物虎杖 *Polygonum cuspidatum* Sieb. et Zucc. 的干燥根茎及根
功能	利湿退黄，散瘀止痛，清热解毒

【对照药材提取和对照品溶液的配制】

对照药材的提取：

精密称定本品粉末 0.1017g，精密加入稀乙醇 25ml，称定重量，加热回流 30 分钟，冷却至室温，再称定重量，用稀乙醇补足减失的重量，摇匀，取上清液，滤过，即得。

对照品溶液的配制：

精密称定虎杖苷对照品 15.52mg，置 25ml 容量瓶中加稀乙醇溶解并稀释至刻度，摇匀；精密量取 3ml，置 100ml 容量瓶中加流动相稀释至刻度，摇匀，即得（每 1ml 溶液含虎杖苷 18.60μg）。

【分析条件】

色谱柱：Agilent ZORBAX SB–C18 4.6mm × 250mm，5μm	
进样量：20μl	
检测波长：306nm；柱温：28℃	
流速：1ml/min	
流动相：乙腈：水 =23：77	
方法来源：《中国药典》2020 年版一部	

对照药材：中国食品药品检定研究院

对照品：上海诗丹德标准技术服务有限公司

对照品含量：虎杖苷 98.7%

仪器：Agilent 1200

配置：四元梯度泵，在线脱气机，DAD 检测器，柱温箱，自动进样器

【分析色谱图】

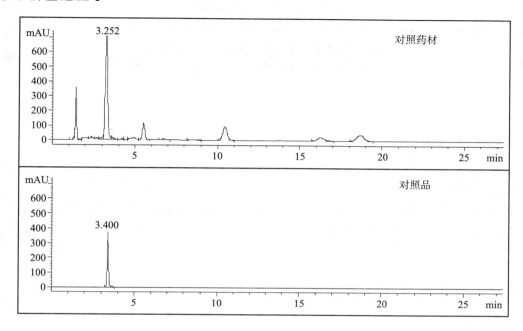

【分析结果】

对照品名称	保留时间	对称因子	理论板数	含量
虎杖苷	3.4min	0.87	2337	1.3%

【注意事项】

- 根据操作条件的不同，出峰时间会有少许变化，但在同一仪器和相同操作条件下，RSD ≤ 2.0%；
- 对照品称量天平精度须达到十万分之一。

检测人员：丁慧

审核人：钱勇

岩白菜（Yanbaicai）

（BERGENIAE RHIZOMA）

【药材基本信息】

> 别名　岩壁菜、石白菜、矮白菜等
> 来源　虎耳草科植物岩白菜 *Bergenia purpurascens*（Hook. f. et Thoms.）Engl. 的干燥根茎
> 功能　收敛止泻，止血止咳，舒筋活络

【对照药材提取和对照品溶液的配制】

对照药材的提取：

　　精密称定本品粉末（过二号筛）0.2140g，置 50ml 量瓶中，加 80% 甲醇适量，超声处理（功率 100W，频率 25kHz）40 分钟，放冷，加 80% 甲醇稀释至刻度，摇匀，滤过，取续滤液，即得。

对照品溶液的配制：

　　精密称定岩白菜素 11.91mg，加 80% 甲醇制成每 1ml 岩白菜素 0.42mg 的溶液，摇匀，滤过，即得。

【分析条件】

> 色谱柱：Agilent ZORBAX SB-Aq
> 　　　　　4.6mm×250mm，5μm
> 进样量：10μl
> 检测波长：275nm；柱温：30℃
> 流速：1ml/min
> 流动相：甲醇∶水 =20∶80
> 方法来源：《中国药典》2020 年版一部

> 对照药材：中国食品药品检定研究院
> 对照品：上海诗丹德标准技术服务有限
> 　　　　　公司
> 对照品含量：岩白菜素 98.0%
> 仪器：Agilent 1260
> 配置：四元梯度泵，在线脱气机，DAD
> 　　　检测器，柱温箱，自动进样器

【分析色谱图】

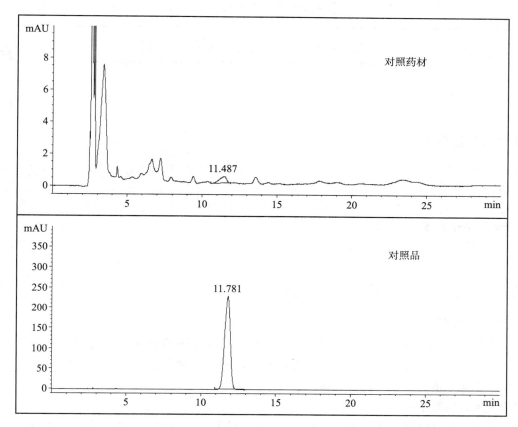

【分析结果】

对照品名称	保留时间	对称因子	理论板数	含量
岩白菜素	11.8min	1.38	4356	0.021%

【注意事项】

- 根据操作条件的不同，出峰时间会有少许变化，但在同一仪器和相同操作条件下，RSD ≤ 2.0%；
- 对照品称量天平精度须达到十万分之一。

检测人员：管柔端

审核人：费文静

罗布麻叶（Luobumaye）

（APOCYNI VENETI FOLIUM）

【药材基本信息】

> **别名** 红麻、茶叶花、野麻
> **来源** 夹竹桃科植物罗布麻 *Apocynum venetum* L. 的干燥叶
> **功能** 平肝安神，清热利水

【对照药材提取和对照品溶液的配制】

对照药材的提取：

精密称定本品粉末（过三号筛）0.5019g，置具塞锥形瓶中，精密加入 50% 甲醇 50ml，密塞，称定，加热回流 30 分钟，放冷，再称定重量，用 50% 甲醇补足减失的重量，摇匀，滤过，取续滤液，即得。

对照品溶液的配制：

精密称定金丝桃苷 15.89mg，置 500ml 容量瓶中，加甲醇至刻度，摇匀，即得。

【分析条件】

> **色谱柱**：Agilent ZORBAX Eclipse Plus C18
> 　　　　　4.6mm × 150mm，5μm
> **进样量**：10μl
> **检测波长**：256nm；**柱温**：30℃
> **流速**：1ml/min
> **流动相**：乙腈：0.2% 磷酸溶液 =15：85
> **方法来源**：《中国药典》2020 年版一部

> **对照药材**：中国食品药品检定研究院
> **对照品**：上海诗丹德标准技术服务有限公司
> **对照品含量**：金丝桃苷 98.5%
> **仪器**：HPLC 1120
> **配置**：二元梯度泵，在线脱气机，VWD 检测器，柱温箱，手动进样器

【分析色谱图】

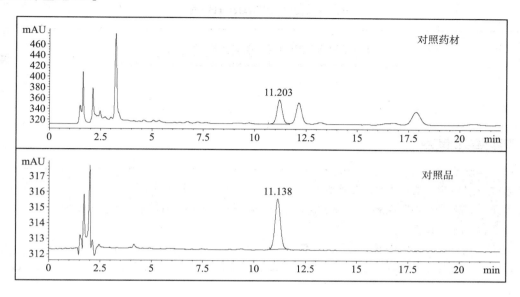

【分析结果】

对照品名称	保留时间	对称因子	理论板数	含量
金丝桃苷	11.1min	0.96	8802	4.1%

【注意事项】

- 根据操作条件的不同，出峰时间会有少许变化，但在同一仪器和相同操作条件下，RSD ≤ 2.0%；
- 建议采用定量环定量，每次进样体积为定量环体积的两倍以上；
- 对照品称量天平精度须达到十万分之一。

检测人员：丁慧

审核人：费文静

罗汉果（Luohanguo）

（SIRAITIAE FRUCTUS）

【药材基本信息】

别名	拉汗果、假苦瓜、光果木鳖等
来源	葫芦科植物罗汉果 *Siraitia grosvenorii*（Swingle）C. Jeffrey ex A. M. Lu et Z. Y. Zhang 的干燥果实
功能	清热润肺，利咽开音，滑肠通便

【对照药材提取和对照品溶液的配制】

对照药材的提取：

精密称定本品粉末（过四号筛）0.5107g，置具塞锥形瓶中，精密加入甲醇50ml，称定重量，加热回流2小时，放冷，再称定重量，用甲醇补足减失的重量，摇匀，滤过。精密量取续滤液20ml，回收溶剂至干，加水10ml溶解，通过大孔吸附树脂柱AB-8（内径为1cm，柱高为10cm），以水100ml洗脱，弃去水液，再用20%乙醇100ml洗脱，弃去洗脱液，继用稀乙醇100ml洗脱，收集洗脱液，回收溶剂至干，残渣加流动相溶解，转移至10ml量瓶中，加流动相至刻度，摇匀，即得。

对照品溶液的配制：

精密称定罗汉果皂苷V对照品7.11mg，置25ml量瓶中，加20%乙腈溶解并稀释至刻度，摇匀，即得。

【分析条件】

色谱柱： Agilent Extend-C18	**对照药材：** 中国食品药品检定研究院
4.6mm×250mm，5μm	**对照品：** 上海诗丹德标准技术服务有限
进样量： 10μl	公司
检测波长： 203nm；**柱温：** 25℃	**对照品含量：** 罗汉果皂苷V 97.0%
流速： 1ml/min	**仪器：** Agilent 1120
流动相： 乙腈：水=21：79	**配置：** 二元梯度泵，在线脱气机，VWD
方法来源：《中国药典》2020年版一部	检测器，柱温箱，手动进样器

【分析色谱图】

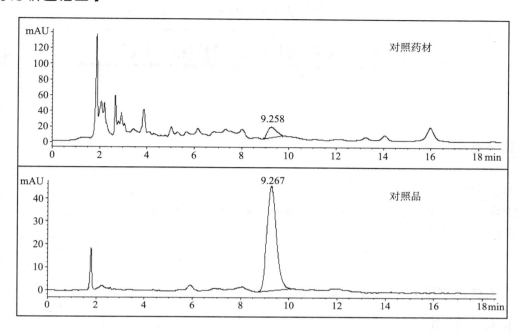

【分析结果】

对照品名称	保留时间	对称因子	理论板数	含量
罗汉果皂苷 V	9.3min	0.89	3874	0.38%

【注意事项】

- 根据操作条件的不同，出峰时间会有少许变化，但在同一仪器和相同操作条件下，RSD ≤ 2.0%；
- 建议采用定量环定量，每次进样体积为定量环体积的两倍以上；
- 对照品称量天平精度须达到十万分之一；
- 稀乙醇的配制：取乙醇 529ml，加水稀释至 1000ml，即得。本液在 20℃时含 C_2H_5OH 应为 49.5%~50.5%（ml/ml）。

检测人员：费文静

审核人：安蓉

知母（Zhimu）

（ANEMARRHENAE RHIZOMA）

【药材基本信息】

> **别名** 蚔母、连母、地参等
> **来源** 百合科植物知母 *Anemarrhena asphodeloides* Beg. 的干燥根茎
> **功能** 清热泻火，滋阴润燥

【对照药材提取和对照品溶液的配制】

对照药材的提取：

精密称定本品粉末（过三号筛）0.0998g，置具塞锥形瓶中，精密加入稀乙醇25ml，称定重量，超声处理30分钟，放冷，再称定重量，用稀乙醇补足减失的重量，摇匀，滤过，取续滤液，即得。

对照品溶液的配制：

精密称定芒果苷对照品10.31mg置25ml量瓶内，加稀乙醇溶解并稀释至刻度，摇匀，取上述溶液1ml置10ml量瓶内，加稀乙醇溶解并稀释至刻度，摇匀，即得。

【分析条件】

> **色谱柱**：Agilent ZORBAX Eclipse Plus C18
> 　　　　　4.6mm×250mm，5μm
> **进样量**：5μl
> **检测波长**：258nm；**柱温**：25℃
> **流速**：1ml/min
> **流动相**：乙腈：0.2%冰醋酸溶液=13：87
> **方法来源**：《中国药典》2020年版一部

> **对照药材**：中国食品药品检定研究院
> **对照品**：上海诗丹德标准技术服务有限公司
> **对照品含量**：芒果苷98.0%
> **仪器**：Agilent 1260
> **配置**：四元梯度泵，在线脱气机，DAD检测器，柱温箱，自动进样

【分析色谱图】

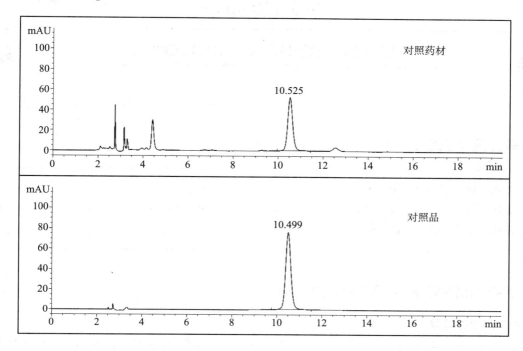

【分析结果】

对照品名称	保留时间	对称因子	理论板数	含量
芒果苷	10.5min	1.11	9706	0.80%

【注意事项】

- 根据操作条件的不同，出峰时间会有少许变化，但在同一仪器和相同操作条件下，RSD ≤ 2.0%；
- 按照药典方法，芒果苷有明显溶剂效应，峰前延。本方法采用降低进样体积克服溶剂效应，也可采用增加自动进样器至柱温箱入口处管线体积来克服（如使用 0.5×200mm PEEK 管线连接）；
- 对照品称量天平精度须达到十万分之一；
- 稀乙醇的配制：取乙醇 529ml，加水稀释至 1000ml，即得。本液在 20℃时含 C_2H_5OH 应为 49.5%~50.5%（ml/ml）。

检测人员：杨新磊

审核人：鲁锐

知母（Zhimu）

（ANEMARRHENAE RHIZOMA）

【药材基本信息】

> 别名 蚳母、连母、地参等
> 来源 百合科植物知母 *Anemarrhena asphodeloides* Beg. 的干燥根茎
> 功能 清热泻火，滋阴润燥

【对照药材提取和对照品溶液的配制】

对照药材的提取：

精密称定本品粉末（过三号筛）0.1501g，置具塞锥形瓶中，精密加入30%丙酮25ml，称定重量，超声处理（功率400W，频率40kHz）30分钟，放冷，再称定重量，用30%丙酮补足减失的重量，摇匀，滤过，取续滤液，即得。

对照品溶液的配制：

精密称定知母皂苷BⅡ对照品12.03mg置25ml量瓶内，加30%丙酮溶解并稀释至刻度，摇匀，即得。

【分析条件】

> 色谱柱：Agilent ZORBAX Eclipse Plus C8
>   4.6mm×250mm，5μm
> 进样量：对照5μl、10μl；供试品10μl
> 雾化温度：50℃；蒸发温度：50℃
> 柱温：25℃
> 流速：1ml/min
> 流动相：乙腈∶水 =25∶75
> 方法来源：《中国药典》2020年版一部

> 对照药材：中国食品药品检定研究院
> 对照品：上海诗丹德标准技术服务有限
>   公司
> 对照品含量：知母皂苷BⅡ 98.0%
> 仪器：Agilent 1260
> 配置：四元梯度泵，在线脱气机，ELSD
>   检测器，柱温箱，自动进样

【分析色谱图】

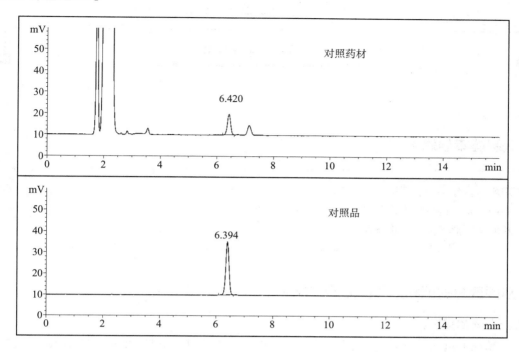

【分析结果】

对照品名称	保留时间	对称因子	理论板数	含量
知母皂苷 BⅡ	6.4min	0.99	14 692	2.6%

【注意事项】

- 根据操作条件的不同，出峰时间会有少许变化，但在同一仪器和相同操作条件下，RSD ≤ 2.0%；
- 对照品称量天平精度须达到十万分之一。

检测人员：杨新磊

审核人：鲁锐

垂盆草（Chuipencao）

（SEDI HERBA）

【药材基本信息】

别名　狗牙半支、石指甲、半支莲等
来源　景天科植物垂盆草 *Sedum sarmentosun* Bunge 的干燥全草
功能　利湿退黄，清热解毒

【对照药材提取和对照品溶液的配制】

对照药材的提取：

　　精密称定本品粉末（过二号筛）0.5024g，紧密加入甲醇-25% 盐酸溶液（4∶1）混合溶液 25ml，称定重量，加热回流 1 小时，放冷，再称定重量，用甲醇-25% 盐酸溶液（4∶1）混合溶液补足减失的重量，摇匀，滤过，取续滤液，即得。

对照品溶液的配制：

　　精密称定异鼠李素对照品 11.51mg，置具塞锥形瓶中，精密加入甲醇 2400ml 溶解，摇匀，即得。精密称定山奈酚对照品 12.12mg，置具塞锥形瓶中，精密加入甲醇 2400ml 溶解，摇匀，即得。精密称定槲皮素对照品 11.62mg，置具塞锥形瓶中，精密加入甲醇 600ml 溶解，摇匀，即得。

【分析条件】

色谱柱：Agilent ZORBAX SB-C18
　　　　　4.6mm×150mm，5μm
进样量：20μl
检测波长：360nm；柱温：30℃
流速：1ml/min
流动相：甲醇∶0.4% 磷酸溶液 =45∶55
方法来源：《中国药典》2020 年版一部

对照药材：中国食品药品检定研究院
对照品：上海诗丹德标准技术服务有限
　　　　　公司
对照品含量：异鼠李素 98.5%
　　　　　　　山奈酚 98.0%
　　　　　　　槲皮素 98.0%
仪器：Agilent 1120
配置：二元梯度泵，在线脱气机，VWD
　　　　检测器，柱温箱，手动进样器

【分析色谱图】

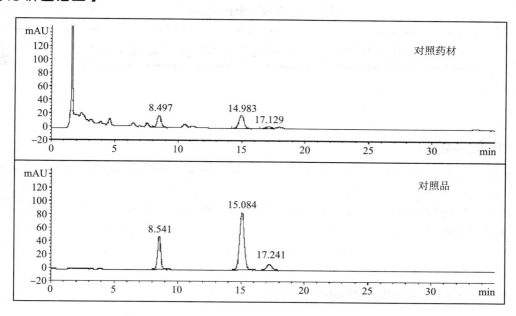

【分析结果】

对照品名称	保留时间	对称因子	理论板数	含量
异鼠李素	17.2min	1.06	5935	0.0091%
山奈素	15.1min	1.04	7164	0.0063%
槲皮素	8.5min	0.94	4347	0.041%

【注意事项】

● 根据操作条件的不同，出峰时间会有少许变化，但在同一仪器和相同操作条件下，RSD ≤ 2.0%；

● 建议采用定量环定量，每次进样体积为定量环体积的两倍以上；

● 对照品称量天平精度须达到十万分之一。

检测人员：丁慧

审核人：费文静

委陵菜（Weilingcai）

（POTENTILLAE CHINENSIS HERBA）

【药材基本信息】

> **别名** 翻白草、天青地白、鸡腿根等
> **来源** 蔷薇科植物委陵菜 *Potentilla chinensis* Ser. 的干燥全草
> **功能** 清热解毒，凉血止痢

【对照药材提取和对照品溶液的配制】

对照药材的提取：

精密称定本品粉末（过四号筛）0.5167g，置具塞锥形瓶中，精密加入 4mol/L 盐酸溶液 50ml，称定重量，加热回流 4 小时，放冷，再称定重量，用 4mol/L 盐酸溶液补足减失的重量，摇匀，滤过，取续滤液，即得。

对照品溶液的配制：

精密称定没食子酸 13.02mg，加 50% 甲醇制成每 1ml 含 10.4μg 的溶液，摇匀，滤过，即得。

【分析条件】

色谱柱： Agilent ZORBAX SB-Aq
4.6mm×250mm，5μm
进样量： 10μl
检测波长： 272nm；**柱温：** 30℃
流速： 1ml/min
流动相： 甲醇：0.1% 磷酸溶液 =6：94
方法来源：《中国药典》2020 年版一部

对照药材： 中国食品药品检定研究院
对照品： 上海诗丹德标准技术服务有限公司
对照品含量： 没食子酸 99.0%
仪器： Agilent 1260
配置： 四元梯度泵，在线脱气机，VWD 检测器，柱温箱，自动进样器

【分析色谱图】

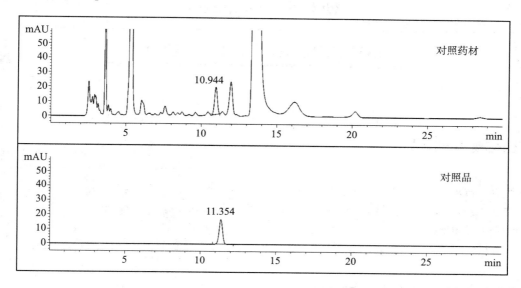

【分析结果】

对照品名称	保留时间	对称因子	理论板数	含量
没食子酸	11.4min	1.03	11 599	0.092%

【注意事项】

- 根据操作条件的不同，出峰时间会有少许变化，但在同一仪器和相同操作条件下，RSD ≤ 2.0%；
- 对照品称量天平精度须达到十万分之一。

检测人员：管柔端

审核人：费文静

使君子（Shijunzi）

（QUISQUALIS FRUCTUS）

【药材基本信息】

别名　留求子、史君子、五梭子等
来源　使君子科植物使君子 *Quisqualis indica* L. 的干燥成熟果实
功能　杀虫消积

【对照药材提取和对照品溶液的配制】

对照药材的提取：

精密称定本品粉末（过二号筛）0.5070g，置具塞锥形瓶中，精密加入 50% 甲醇 20ml，密塞，称定重量，超声处理（功率 250W，频率 33kHz）30 分钟，放冷，再称定重量，用 50% 甲醇补足减失的重量，摇匀，滤过，取续滤液，即得。

对照品溶液的配制：

精密称定经 80℃ 干燥至恒重的胡芦巴碱对照品 10.14mg，置具塞锥形瓶中，精密加 50% 甲醇 100ml 溶解，摇匀，即得。

【分析条件】

色谱柱：Agilent ZORBAX NH₂
　　　　4.6mm × 250mm，5μm
进样量：10μl
检测波长：265nm；柱温：25℃
流速：1ml/min
流动相：乙腈:水 =80：20
方法来源：《中国药典》2020 年版一部

对照药材：中国食品药品检定研究院
对照品：上海诗丹德标准技术服务有限
　　　　公司
对照品含量：胡芦巴碱 98.0%
仪器：Agilent 1260
配置：四元梯度泵，在线脱气机，DAD
　　　检测器，柱温箱，自动进样器

【分析色谱图】

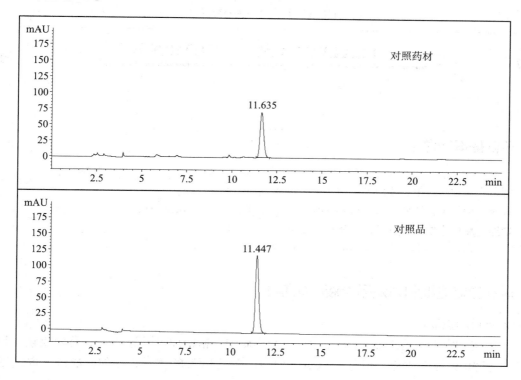

【分析结果】

对照品名称	保留时间	对称因子	理论板数	含量
胡芦巴碱	11.4min	0.84	15 558	0.24%

【注意事项】

- 根据操作条件的不同，出峰时间会有少许变化，但在同一仪器和相同操作条件下，RSD ≤ 2.0%；
- 对照品称量天平精度须达到十万分之一。

检测人员：丁慧

审核人：马双成

侧柏叶（Cebaiye）

（PLATYCLADI CACUMEN）

【药材基本信息】

别名	扁柏、香柏、片柏等
来源	柏科植物侧柏 *Platycladus orientalis*（L.）Franco 的干燥枝梢及叶
功能	凉血止血，生发乌发，化痰止咳

【对照药材提取和对照品溶液的配制】

对照药材的提取：

精密称定本品粉末 0.5119g，置具塞锥形瓶中，精密加入甲醇 20ml，称定重量，超声处理 30 分钟，放冷，再称定重量，用甲醇补足减失的重量，摇匀，滤过，取续滤液，即得。

对照品溶液的配制：

精密称定槲皮苷对照品 9.81mg，置 25ml 容量瓶中加甲醇溶解并稀释至刻度，摇匀；精密量取 3ml 置 25ml 容量瓶中，加 40% 甲醇至刻度，摇匀，即得（每 1ml 溶液含槲皮苷 47μg）。

【分析条件】

色谱柱：Agilent ZORBAX SB-C18
　　　　　　4.6mm×150mm，5μm
进样量：20μl
检测波长：254nm；**柱温**：30℃
流速：1ml/min
流动相：甲醇：0.01mol/L 磷酸二氢钾溶液：冰醋酸 =40：60：1.5
方法来源：《中国药典》2020 年版一部

对照药材：中国食品药品检定研究院
对照品：上海诗丹德标准技术服务有限公司
对照品含量：槲皮苷 99.0%
仪器：Agilent 1120
配置：二元梯度泵，在线脱气机，VWD 检测器，柱温箱，手动进样器

【分析色谱图】

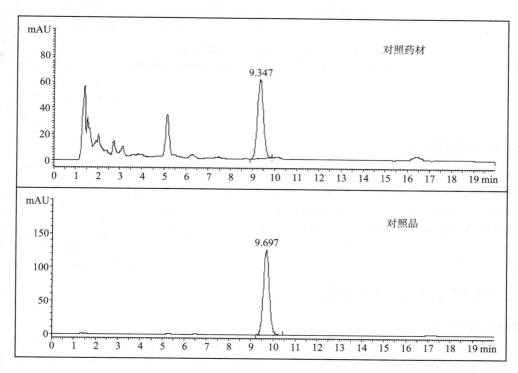

【分析结果】

对照品名称	保留时间	对称因子	理论板数	含量
槲皮苷	9.7min	1.07	6056	0.36%

【注意事项】

- 根据操作条件的不同，出峰时间会有少许变化，但在同一仪器和相同操作条件下，RSD ≤ 2.0%；
- 建议采用定量环定量，每次进样体积为定量环体积的两倍以上；
- 对照品称量天平精度须达到十万分之一。

检测人员：许纪锋

审核人：费文静

金龙胆草（Jinlongdancao）

（CONYZAE HERBA）

【药材基本信息】

别名	矮脚苦蒿、熊胆草、鱼胆草等
来源	菊科植物苦蒿 *Conyza blinii* Lévl 的干燥地上部分
功能	清热化痰，止咳平喘，解毒利湿，凉血止血

【对照药材提取和对照品溶液的配制】

对照药材的提取：

精密称定本品粉末（过三号筛）0.5058g，置具塞锥形瓶中，精密加入甲醇 20ml，称定重量，加热回流 1 小时，放冷，再称定重量，用甲醇补足减失的重量，摇匀，滤过，取续滤液，即得。

对照品溶液的配制：

精密称定苦蒿素 5.0mg，加甲醇制成每 1ml 含苦蒿素 0.10mg 的溶液，摇匀，滤过即得。

【分析条件】

色谱柱：Agilent ZORBAX Eclipse Plus C18 　　　　　4.6mm×150mm，5μm	**对照药材**：中国食品药品检定研究院
进样量：10μl	**对照品**：上海诗丹德标准技术服务有限公司
检测波长：210nm；柱温：30℃	**对照品含量**：苦蒿素 98.0%
流速：1ml/min	**仪器**：Agilent 1260
流动相：甲醇：水 =55：45	**配置**：四元梯度泵，在线脱气机，VWD 　　　　检测器，柱温箱，自动进样器
方法来源：《中国药典》2020 年版一部	

【分析色谱图】

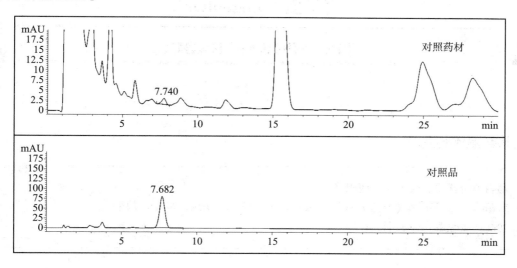

【分析结果】

对照品名称	保留时间	对称因子	理论板数	含量
苦蒿素	7.7min	0.94	2145	0.011%

【注意事项】

- 根据操作条件的不同，出峰时间会有少许变化，但在同一仪器和相同操作条件下，RSD ≤ 2.0%；
- 对照品称量天平精度须达到十万分之一。

检测人员：管柔端

审核人：费文静

金果榄（Jinguolan）

（TINOSPORAE RADIX）

【药材基本信息】

> 别名　金桔榄、金苦榄、地胆等
> 来源　防己科植物青牛胆 *Tinospora sagittata*（Oliv.）Gagnep. 的干燥块根
> 功能　清热解毒，利咽，止痛

【对照药材提取和对照品溶液的配制】

对照药材的提取：

　　精密称定本品粉末（过三号筛）0.1032g，精密加入 70% 甲醇 10ml，称定重量，超声处理（功率 200W，频率 59kHz）20 分钟，放冷，再称定重量，用 70% 甲醇补足减失的重量，摇匀，滤过，精密量取续滤液 1ml，置 10ml 量瓶中，加 70% 甲醇至刻度，摇匀，即得。

对照品溶液的配制：

　　精密称定古伦宾对照品 11.41mg，置 10ml 容量瓶中，精密加入 70% 甲醇至刻度，摇匀；精密吸取上述溶液 1ml，用 70% 甲醇稀释 4 倍，即得。

【分析条件】

> 色谱柱：Agilent Eclipse Plus C18
> 　　　　　4.6mm×150mm，5μm
> 进样量：10μl
> 检测波长：210nm；柱温：25℃
> 流速：1ml/min
> 流动相：乙腈:水 =35：65
> 方法来源：《中国药典》2020 年版一部

> 对照药材：中国食品药品检定研究院
> 对照品：上海诗丹德标准技术服务有限公司
> 对照品含量：古伦宾 98.0%
> 仪器：Agilent 1120
> 配置：二元梯度泵，在线脱气机，VWD 检测器，柱温箱，手动进样器

【分析色谱图】

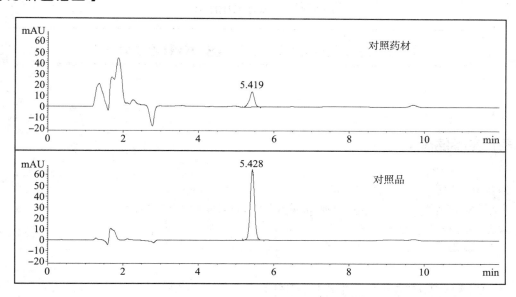

【分析结果】

对照品名称	保留时间	对称因子	理论板数	含量
古伦宾	5.4min	0.95	11 258	1.1%

【注意事项】

- 根据操作条件的不同，出峰时间会有少许变化，但在同一仪器和相同操作条件下，RSD ≤ 2.0%；
- 建议采用定量环定量，每次进样体积为定量环体积的两倍以上。
- 对照品称量天平精度须达到十万分之一。

检测人员：费文静

审核人：钱勇

金荞麦（Jinqiaomai）

（FAGOPYRI DIBOTRYIS RHIZOMA）

【药材基本信息】

> 别名　苦荞麦、野桥荞麦、天荞麦
>
> 来源　蓼科植物金荞麦 *Fagopyrum dibotrys*（D. Don）Hara 的干燥根茎
>
> 功能　清热解毒，排脓祛瘀

【对照药材提取和对照品溶液的配制】

对照药材的提取：

　　精密称定本品粗粉 0.5806g，置具塞锥形瓶中，精密加入稀乙醇 50ml，密塞，精密称定重量，放置 1 小时，加热回流 1 小时，放冷，再称定重量，用稀乙醇补足减失的重量，摇匀，滤过，精密量取续滤液 25ml，减压干燥（50~70℃）至近干，残渣加乙腈－水（10：90）混合溶液分次洗涤，洗液转移至 10ml 量瓶中，加乙腈－水（10：90）混合溶液至刻度，摇匀，离心（转速为每分钟 3000 转）5 分钟，精密量取上清液 5ml，加于聚酰胺柱（30~60 目，内径为 1.0cm，柱长为 15cm，湿法装柱）上，以水 50ml 洗脱，弃去水液，再用乙醇 100ml 洗脱，收集洗脱液，减压浓缩（50~70℃）至近干，残渣用乙腈－水（10：90）混合溶液溶解，转移至 10ml 量瓶中，加乙腈－水（10：90）混合溶液稀释至刻度，摇匀，即得。

对照品溶液的配制：

　　精密称定表儿茶素对照品 6.00mg，置 10ml 量瓶内，加流动相溶解并稀释至刻度，摇匀，取上述溶液 1ml 至 25ml 量瓶中，加流动相稀释至刻度，即得。

【分析条件】

> 色谱柱：Agilent ZORBAX SB-C18
> 　　　　4.6mm×250mm，5μm；
> 进样量：20μl
> 检测波长：280nm；柱温：25℃
> 流速：1ml/min
> 流动相：乙腈：0.004% 磷酸溶液 =10：90
> 方法来源：《中国药典》2020 年版一部

> 对照药材：中国食品药品检定研究院
> 对照品：上海诗丹德标准技术服务有限公司
> 对照品含量：表儿茶素 98.0%
> 仪器：Agilent 1200
> 配置：四元梯度泵，在线脱气机，DAD 检测器，柱温箱，自动进样

【分析色谱图】

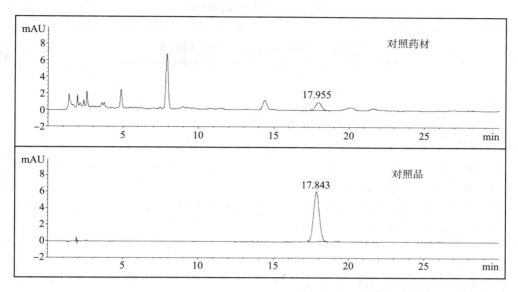

【分析结果】

对照品名称	保留时间	对称因子	理论板数	含量
表儿茶素	17.8min	1.04	9204	0.016%

【注意事项】

- 根据操作条件的不同，出峰时间会有少许变化，但在同一仪器和相同操作条件下，RSD ≤ 2.0%；
- 建议采用定量环定量，每次进样体积为定量环体积的两倍以上；
- 对照品称量天平精度须达到十万分之一；
- 稀乙醇的配制：取乙醇 529ml，加水稀释至 1000ml，即得。本液在 20℃时含 C_2H_5OH 应为 49.5%~50.5%（ml/ml）。

检测人员：诸晨

审核人：钱勇

金钱草（Jinqiancao）

（LYSIMACHIAE HERBA）

【药材基本信息】

> **别名** 对座草、大叶金钱草、过路黄
>
> **来源** 报春花科植物过路黄 *Lysimachia christinae* Hance 的干燥全草
>
> **功能** 利湿退黄，利尿通淋，解毒消肿

【对照药材提取和对照品溶液的配制】

对照药材的提取：

　　精密称定本品粉末（过三号筛）约 0.5010g，置具塞锥形瓶中，精密加入 80% 甲醇 17ml，密塞，称定重量，加热回流 1 小时，放冷，再称定重量，用 80% 甲醇补足减失的重量，摇匀，滤过。精密量取续滤液 8ml，精密加入盐酸 1.6ml，置 90℃ 水浴中加热水解 1 小时，取出，迅速冷却，转移至 10ml 量瓶中，用 80% 甲醇稀释至刻度，摇匀，即得。

对照品溶液的配制：

　　精密称定山柰酚对照品 11.53mg，置 5ml 容量瓶中加甲醇溶解并稀释至刻度，摇匀；精密称定槲皮素对照品 11.01mg，置 10ml 容量瓶中加甲醇溶解并稀释至刻度。精密量取以上两种对照品，混合，用流动相稀释制成每 1ml 含山柰酚 15.8μg、槲皮素 7.6μg 的溶液，即得。

【分析条件】

色谱柱： Agilent ZORBAX SB-C18
　　　　　　4.6mm × 150mm，5μm
进样量： 10μl
检测波长： 360nm；**柱温：** 25℃
流速： 1ml/min
流动相： 甲醇：0.5% 磷酸溶液 =50：50
方法来源：《中国药典》2020 年版一部

对照药材： 中国食品药品检定研究院
对照品： 上海诗丹德标准技术服务有限公司
对照品含量： 山柰酚 99.3%
　　　　　　　　槲皮素 99.2%
仪器： Agilent 1200
配置： 四元梯度泵，在线脱气机，DAD检测器，柱温箱，自动进样器

【 分析色谱图 】

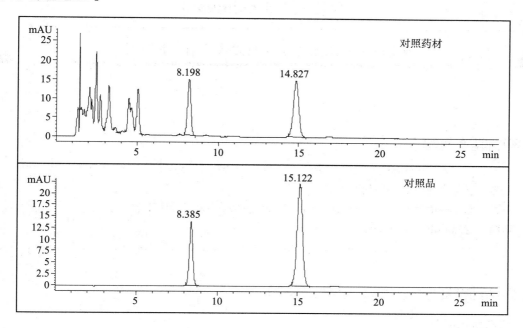

【 分析结果 】

对照品名称	保留时间	对称因子	理论板数	含量
山奈酚	15.1min	1.00	3583	0.078%
槲皮素	8.4min	1.00	4106	

【 注意事项 】

- 根据操作条件的不同，出峰时间会有少许变化，但在同一仪器和相同操作条件下，RSD ≤ 2.0%；
- 对照品称量天平精度须达到十万分之一。

检测人员：谢飞强

审核人：费文静

金银花（Jinyinhua）

（LONICERAE JAPONICAE FLOS）

【药材基本信息】

> **别名** 忍冬、金银藤、银花等
> **来源** 忍冬科植物忍冬 *Lonicera japonica* Thunb. 的干燥花蕾或带初开的花
> **功能** 清热解毒，疏散风热

【对照药材提取和对照品溶液的配制】

对照药材的提取：

取本品粉末（过四号筛）约 0.4974g，精密称定，置具塞锥形瓶中，精密加入 75% 甲醇 50ml，称定重量，超声处理（功率 500W，频率 40kHz）30 分钟，放冷，再称定重量，用 75% 甲醇补足减失的重量，摇匀，滤过，取续滤液，即得。

对照品溶液的配制：

分别取绿原酸对照品、3,5- 二 –O– 咖啡酰奎宁酸对照品和 4,5- 二 –O– 咖啡酰奎宁酸对照品 2.951mg、1.635mg、4.414mg，精密称定，置棕色量瓶中，加 75% 甲醇制成每 1ml 含 0.2951mg、0.1635mg、44.14μg 的溶液，即得。

【分析条件】

> **色谱柱：** Agilent ZORBAX Extend–C18
> 　　　　　 4.6mm × 250mm，5μm
> **进样量：** 2μl
> **检测波长：** 327nm；柱温：20℃
> **流速：** 0.7ml/min
> **流动相：** 乙腈：0.1% 磷酸溶液
> 　　　　　 0~8min，14%~19% 乙腈；
> 　　　　　 8~14min，19% 乙腈；
> 　　　　　 14~34min，19%~31% 乙腈；
> 　　　　　 34~35min，31%~90% 乙腈；
> 　　　　　 35~40min，90% 乙腈
> **方法来源：**《中国药典》2020 年版一部

> **对照药材：** 中国食品药品检定研究院
> **对照品：** 上海诗丹德标准技术服务有限公司
> **对照品含量：** 绿原酸 100%
> 　　　　　　　 3,5- 二 –O– 咖啡酰奎宁酸 91.0%
> 　　　　　　　 4,5- 二 –O– 咖啡酰奎宁酸 95.5%
> **仪器：** Agilent 1200
> **配置：** 四元梯度泵，在线脱气机，DAD 检测器，柱温箱，自动进样器

【分析色谱图】

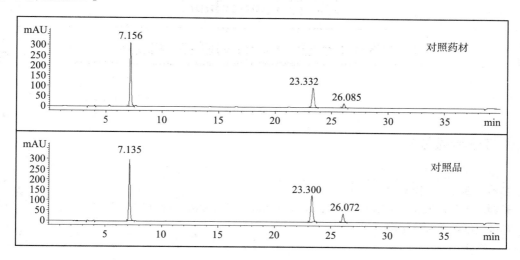

【分析结果】

对照品名称	保留时间	对称因子	理论板数	含量
绿原酸	7.1min	0.83	19 588	绿原酸：3.1% 总量：4.4%
3,5-二-O-咖啡酰奎宁酸	23.3min	0.89	66 087	
4,5-二-O-咖啡酰奎宁酸	26.1min	0.89	119 155	

【注意事项】

- 根据操作条件的不同，出峰时间会有少许变化，但在同一仪器和相同操作条件下，RSD ≤ 2.0%；
- 建议采用定量环定量，每次进样体积为定量环体积的两倍以上；
- 对照品称量天平精度须达到十万分之一。

检测人员：张明

审核人：诸晨

金银花（Jinyinhua）

（LONICERAE JAPONICAE FLOS）

【药材基本信息】

> 别名　忍冬、金银藤、银花等
> 来源　忍冬科植物忍冬 *Lonicera japonica* Thunb. 的干燥花蕾或带初开的花
> 功能　清热解毒，疏散风热

【对照药材提取和对照品溶液的配制】

对照药材的提取：

　　精密称定本品粉末（过四号筛）0.3944g，置具塞锥形瓶中，精密加入 70% 乙醇 50ml，称定重量，超声处理（功率 250W，频率 35kHz）1 小时，放冷，再称定重量，用 70% 乙醇补足减失的重量，摇匀，滤过。精密量取续滤液 10ml，回收溶剂至干，残渣用 70% 乙醇溶解，转移至 5ml 量瓶中，加 70% 乙醇至刻度，即得。

对照品溶液的配制：

　　精密称定木犀草苷对照品 4.00mg，置 100ml 量瓶中，加 70% 乙醇至刻度，即得。

【分析条件】

色谱柱：Agilent ZORBAX SB–Phenyl
　　　　4.6mm × 250mm，5μm
进样量：10μl
检测波长：350nm；柱温：25℃
流速：1ml/min
流动相：A：0.5% 冰醋酸溶液，B：乙腈
　　　　0~15min，10%B~18%B；
　　　　15~28min，18%B；
　　　　28~28.1min，18%B~50%B；
　　　　28.1~32min，50%B；
　　　　32~32.1min，50%B~10%B
方法来源：Agilent 科技结合《中国药典》
　　　　　2020 年版一部改进

对照药材：中国食品药品检定研究院
对照品：上海诗丹德标准技术服务有限
　　　　公司
对照品含量：木犀草苷 98.5%
仪器：Agilent 1200
配置：四元梯度泵，在线脱气机，DAD
　　　检测器，柱温箱，自动进样器

【分析色谱图】

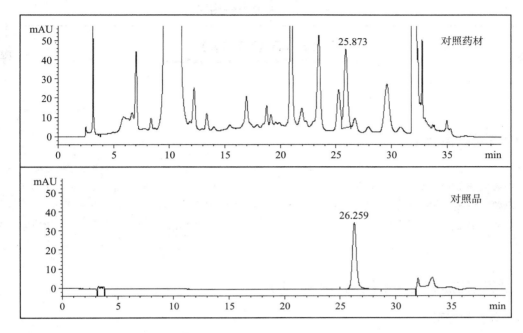

【分析结果】

对照品名称	保留时间	对称因子	理论板数	含量
木犀草苷	26.3min	1.13	26 456	0.054%

【注意事项】

- 由于主峰前后均有较多的杂质出现，很难做到完全基线分离，但柱温对于木犀草苷和前后的杂质峰的分离有显著影响，建议在试验中注意合适柱温的选择。
- 根据操作条件的不同，出峰时间会有少许变化，但在同一仪器和相同操作条件下，RSD ≤ 2.0%;
- 对照品称量天平精度须达到十万分之一。

检测人员：陈波

审核人：安蓉

乳香（Ruxiang）

（OLIBANUM）

【药材基本信息】

别名　熏陆香、马尾香、乳头香等
来源　橄榄科植物乳香树 *Boswellia carterii* Birdw. 树皮渗出的树脂
功能　活血定痛，消肿生肌

【对照药材提取和对照品溶液的配制】

对照药材的提取：

　　精密称定挥发油 25.31mg，加无水乙醇制成每 1ml 含 2.5mg 的溶液，摇匀，滤过，取续滤液，即得。

对照品溶液的配制：

　　精密称定经 80℃ 干燥至恒重的 α-蒎烯对照品 21.52mg，置具塞锥形瓶中，精密加无水乙醇 75ml 溶解，摇匀，即得。

【分析条件】

色谱柱：DB-FFAP
　　　　　30m×250μm，0.5μm
进样量：1μl
检测条件：进样口温度：200℃；检测器
　　　　　温度：220℃；柱温：初始温
　　　　　度 50℃，保持 3 分钟，以每分
　　　　　钟 25℃ 的速率升温至 200℃，
　　　　　保持 1 分钟；分流比：20∶1
方法来源：《中国药典》2020 年版一部

对照药材：中国食品药品检定研究院
对照品：上海诗丹德标准技术服务有限
　　　　　公司
对照品含量：α-蒎烯 98.0%
仪器：Agilent 7890A
配置：自动进样器，FID 检测器，分流不
　　　分流进样口

【分析色谱图】

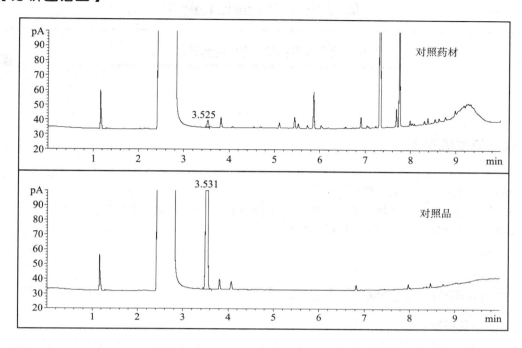

【分析结果】

对照品名称	保留时间	对称因子	理论板数	含量
α-蒎烯	3.5min	1.05	54 880	0.32%

【注意事项】

- 根据操作条件的不同，出峰时间会有少许变化，但在同一仪器和相同操作条件下，RSD ≤ 2.0%；
- 对照品称量天平精度须达到十万分之一。

检测人员：丁慧

审核人：费文静

肿节风（Zhongjiefeng）

（SARCANDRAE HERBA）

【药材基本信息】

> 别名 草珊瑚、九节茶、接骨木等
> 来源 本品为金粟兰科植物草珊瑚 *Sarcandra glabra*（Thumb.）Nakai 的干燥全草
> 功能 清热凉血，活血消斑，祛风通络

【对照药材提取和对照品溶液的配制】

对照药材的提取：

精密称定本品粉末 0.5152g，精密称定，置具塞锥形瓶中，精密加入甲醇 25ml，密塞，称定重量，加热回流 1 小时，放冷，再称定重量，用甲醇补足减失的重量，摇匀，滤过，取续滤液，即得。

对照品溶液的配制：

精密称定异嗪皮啶对照品 12.50mg，置 25ml 量瓶中加甲醇定容，摇匀；取上述溶液，加 80% 甲醇精密稀释 50 倍，即得。精密称定迷迭香酸对照品 12.50mg，置 25ml 量瓶中加甲醇定容，摇匀；取上述溶液，加 80% 甲醇精密稀释 50 倍，即得。

【分析条件】

色谱柱：Agilent ZORBAX Eclipse Plus C18
　　　　4.6mm × 250mm，5μm
进样量：10μl
检测波长：342nm；柱温：25℃
流速：1ml/min
流动相：乙腈：0.1% 磷酸溶液 =20：80
方法来源：《中国药典》2020 年版一部

对照药材：中国食品药品检定研究院
对照品：上海诗丹德标准技术服务有限公司
对照品含量：异嗪皮啶 98.0%
　　　　　　迷迭香酸 98.0%
仪器：Agilent 1200
配置：四元梯度泵，在线脱气机，DAD 检测器，柱温箱，自动进样器

【分析色谱图】

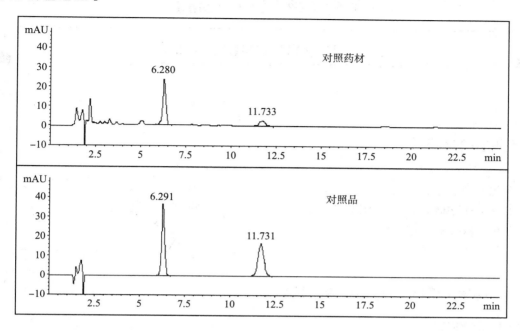

【分析结果】

对照品名称	保留时间	对称因子	理论板数	含量
异嗪皮啶	6.3min	0.92	7113	0.032%
迷迭香酸	11.7min	0.95	6468	0.0081%

【注意事项】

- 根据操作条件的不同，出峰时间会有少许变化，但在同一仪器和相同操作条件下，RSD ≤ 2.0%；
- 对照品称量天平精度须达到十万分之一。

检测人员：许纪锋

审核人：费文静

狗脊（烫狗脊）（Gouji）

（CIBOTII RHIZOMA）

【药材基本信息】

别名　金毛狗脊、金毛狗、金狗脊等
来源　蚌壳蕨科植物金毛狗脊 *Cibotium barometz*（L.）J. Sm. 的干燥根茎
功能　祛风湿，补肝肾，强腰膝

【对照药材提取和对照品溶液的配制】

对照药材的提取：

精密称定本品粉末（过三号筛）1.0255g，置具塞锥形瓶中，精密加入甲醇–1% 冰醋酸溶液（70∶30）混合溶液 25ml，密塞，称定重量，超声处理（功率 250W，频率 40KHz）30 分钟，放冷，再称定重量，用甲醇–1% 冰醋酸溶液（70∶30）混合溶液补足减失的重量，摇匀，滤过，取续滤液，即得。

对照品溶液的配制：

精密称定经 80℃干燥至恒重的原儿茶酸对照品 13.92mg，置具塞锥形瓶中，精密加甲醇–1% 冰醋酸溶液（70∶30）混合溶液 250ml 溶解，摇匀，即得。

【分析条件】

色谱柱：Agilent Extend–C18
　　　　4.6mm × 150mm，5μm
进样量：10μl
检测波长：260nm；柱温：25℃
流速：1ml/min
流动相：乙腈∶1% 冰醋酸溶液 =5∶95
方法来源：《中国药典》2020 年版一部

对照药材：中国食品药品检定研究院
对照品：上海诗丹德标准技术服务有限
　　　　公司
对照品含量：原儿茶酸 98.0%
仪器：Agilent 1260
配置：四元梯度泵，在线脱气机，DAD
　　　检测器，柱温箱，自动进样器

【分析色谱图】

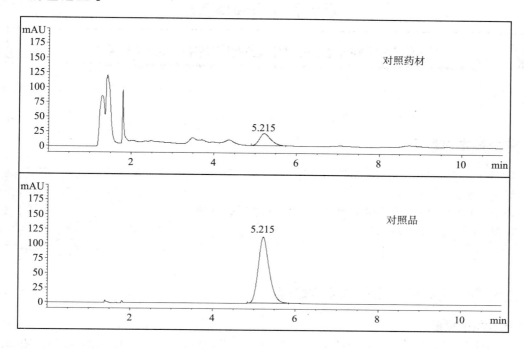

【分析结果】

对照品名称	保留时间	对称因子	理论板数	含量
原儿茶酸	5.2min	0.71	1659	0.026%

【注意事项】

- 根据操作条件的不同，出峰时间会有少许变化，但在同一仪器和相同操作条件下，RSD ≤ 2.0%；
- 对照品称量天平精度须达到十万分之一。

检测人员：丁慧

审核人：马双成

京大戟（Jingdaji）

（EUPHORBIAE PEKINENSIS RADIX）

【药材基本信息】

> **别名** 大戟、湖北大戟、下马仙等
>
> **来源** 大戟科植物大戟 *Euphorbia pekinensis* Rupr. 的干燥根
>
> **功能** 泻水逐饮，消肿散结

【对照药材提取和对照品溶液的配制】

对照药材的提取：

精密称定本品粉末（过四号筛）1.0385g，置具塞锥形瓶中，精密加入乙醇 50ml，密塞，称定重量，超声处理（功率 200W，频率 40kHz）30 分钟，放冷，再称定重量，用乙醇补足减失的重量，摇匀，滤过，精密量取续滤液 10ml，蒸干，残渣加甲醇溶解，转移至 5ml 量瓶中，加甲醇稀释至刻度，摇匀，滤过，取续滤液，即得。

对照品溶液的配制：

精密称定大戟二烯醇 3.50mg，加甲醇制成每 1ml 含 0.14mg 的溶液，滤过，即得。

【分析条件】

色谱柱： Agilent Poroshell 120 EC–C8
  4.6mm × 250mm，4μm
进样量： 10μl
检测波长： 210nm；柱温：30℃
流速： 1ml/min
流动相： 乙腈：水 =92：8
方法来源：《中国药典》2020 年版一部

对照药材： 中国食品药品检定研究院
对照品： 上海诗丹德标准技术服务有限公司
对照品含量： 大戟二烯醇 98.5%
仪器： Agilent 1260
配置： 四元梯度泵，在线脱气机，VWD 检测器，柱温箱，自动进样器

【分析色谱图】

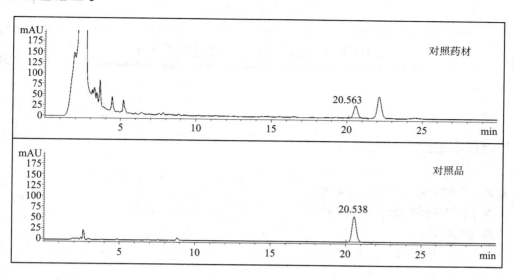

【分析结果】

对照品名称	保留时间	对称因子	理论板数	含量
大戟二烯醇	20.5min	0.86	25 313	0.15%

【注意事项】

- 根据操作条件的不同，出峰时间会有少许变化，但在同一仪器和相同操作条件下，RSD ≤ 2.0%；
- 对照品称量天平精度须达到十万分之一。

检测人员：管柔端

审核人：费文静

卷柏（Juanbai）

（SELAGINELLAE HERBA）

【药材基本信息】

别名	九死还魂草、豹足、求股等
来源	卷柏科植物卷柏 Selaginella tamariscina（Beauv.）Spring 的干燥全草
功能	活血通经

【对照药材提取和对照品溶液的配制】

对照药材的提取：

精密称定本品粉末（过三号筛）0.2007g，置具塞锥形瓶中，精密加入甲醇50ml，称定重量，加热回流5小时，放冷，再称定重量，用甲醇补足减失的重量，摇匀，滤过，取续滤液，即得。

对照品溶液的配制：

精密称定穗花杉双黄酮对照品11.61mg置25ml量瓶内，加甲醇溶解并稀释至刻度，摇匀，取出上述溶液适量，加甲醇稀释5倍，摇匀，即得。

【分析条件】

色谱柱：Agilent ZORBAX SB-C18
　　　　4.6mm×250mm，5μm
进样量：5μl
检测波长：330nm；柱温：25℃
流速：1ml/min
流动相：A：甲醇，B：0.1%磷酸溶液
　　　　0~16.25min，70%A；
　　　　16.25~17.5min，70%A~85%A；
　　　　17.5~40min，85%A；
　　　　40~41min，85%A~70%A；
　　　　41~50min，70%A
方法来源：Agilent科技结合《中国药典》
　　　　　2020年版一部改进

对照药材：中国食品药品检定研究院
对照品：上海诗丹德标准技术服务有限
　　　　公司
对照品含量：穗花杉双黄酮98.0%
仪器：Agilent 1260
配置：四元梯度泵，在线脱气机，DAD
　　　检测器，柱温箱，自动进样

【分析色谱图】

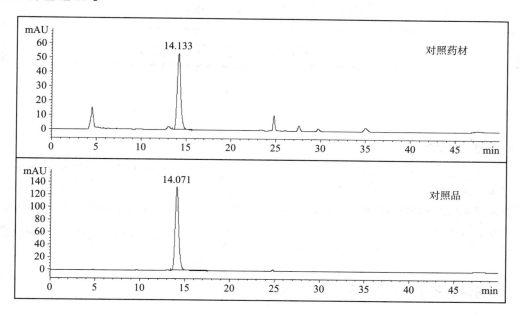

【分析结果】

对照品名称	保留时间	对称因子	理论板数	含量
穗花杉双黄酮	14.1min	1.25	6341	1.0%

【注意事项】

● 根据操作条件的不同，出峰时间会有少许变化，但在同一仪器和相同操作条件下，RSD ≤ 2.0%；

● 对照品称量天平精度须达到十万分之一；

● 柱温 20℃时分离度较好，有利于杂质的分离。

检测人员：李功恒

审核人：安蓉

卷柏（垫状卷柏）（Juanbai）

（SELAGINELLAE HERBA）

【药材基本信息】

> 别名　九死还魂草、豹足、求股等
> 来源　卷柏科植物垫状卷柏 *Selaginella pulvinata*（Hook. et Grev.）Maxim. 的干燥全草
> 功能　活血通经

【对照药材提取和对照品溶液的配制】

对照药材的提取：

　　精密称定本品粉末（过三号筛）0.2059g，置具塞锥形瓶中，精密加入甲醇50ml，称定重量，加热回流5小时，放冷，再称定重量，用甲醇补足减失的重量，摇匀，滤过，取续滤液，即得。

对照品溶液的配制：

　　精密称定穗花杉双黄酮对照品12.01mg置25ml量瓶内，加甲醇溶解并稀释至刻度，摇匀，取出上述溶液适量，加甲醇稀释5倍，摇匀，即得。

【分析条件】

色谱柱：Agilent ZORBAX SB-C18
　　　　　　4.6mm×250mm，5μm
进样量：20μl
检测波长：330nm；**柱温**：25℃
流速：1ml/min
流动相：A：甲醇，B：0.1%磷酸溶液
　　　　　0~16min，70%A；
　　　　　16~17min，70%A~85%A；
　　　　　17~30min，85%A；
　　　　　30~30.5min，85%A~70%A；
　　　　　30.5~40min，70%A
方法来源：诗丹德结合《中国药典》2020
　　　　　年版一部改进

对照药材：中国食品药品检定研究院
对照品：上海诗丹德标准技术服务有限
　　　　　公司
对照品含量：穗花杉双黄酮98.0%
仪器：Agilent 1260
配置：四元梯度泵，在线脱气机，DAD
　　　　检测器，柱温箱，自动进样

【分析色谱图】

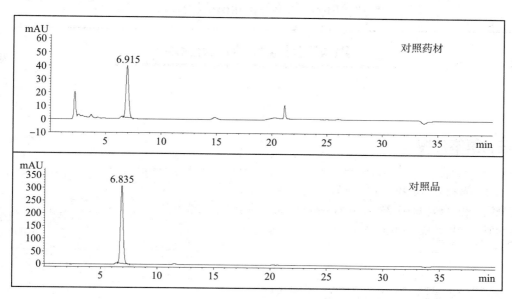

【分析结果】

对照品名称	保留时间	对称因子	理论板数	含量
穗花杉双黄酮	6.8min	0.90	3803	0.16%

【注意事项】

● 根据操作条件的不同，出峰时间会有少许变化，但在同一仪器和相同操作条件下，RSD ≤ 2.0%；

● 对照品称量天平精度须达到十万分之一。

检测人员：诸晨

审核人：马双成

油松节（Yousongjie）

（PINI LIGNUM NODI）

【药材基本信息】

> **别名** 黄松木节、松油节、松郎头
>
> **来源** 松科植物油松 *Pinus tabulieformis* Carr. 的干燥瘤状节或分枝节
>
> **功能** 祛风除湿，通络止痛

【对照药材提取和对照品溶液的配制】

对照药材的提取：

精密称定本品粉末（过三号筛）2.0079g，置具塞锥形瓶中，精密加入乙醇 20ml，密塞，称定重量，超声处理（功率 150W，频率 50kHz，水温 30℃以下）15 分钟，放冷，再称定重量，用乙醇补足减失的重量，摇匀，滤过，取续滤液，即得。

对照品溶液的配制：

精密称定经 80℃干燥至恒重的 α-蒎烯对照品 16.62mg，置具塞锥形瓶中，精密加乙醇 100ml 溶解，摇匀，即得。

【分析条件】

色谱柱： HP-5

　　　　30m × 320mm，0.25μm

进样量： 1μl

检测条件： 进样口温度：200℃；检测器温度：320℃；柱温：初始温度 60℃，保持 5 分钟，以每分钟 5℃的速率升温至 160℃，然后以每分钟 70℃的速率升温至 300℃，保持 10 分钟；分流比为 5 : 1

方法来源：《中国药典》2020 年版一部

对照药材： 中国食品药品检定研究院

对照品： 上海诗丹德标准技术服务有限公司

对照品含量： α-蒎烯 98.0%

仪器： Agilent 7890A

配置： 自动进样器，FID 检测器，分流不分流进样口

【分析色谱图】

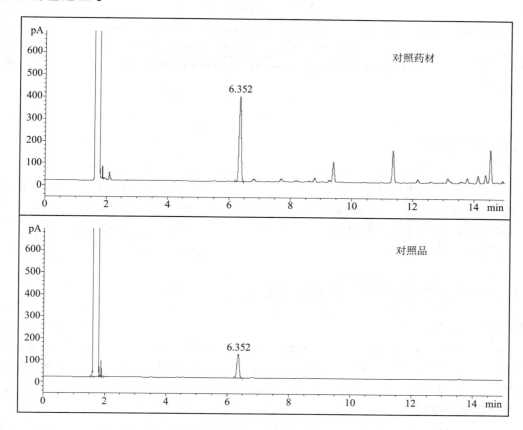

【分析结果】

对照品名称	保留时间	对称因子	理论板数	含量
α-蒎烯	6.4min	1.15	34 932	0.53%

【注意事项】

- 根据操作条件的不同，出峰时间会有少许变化，但在同一仪器和相同操作条件下，RSD ≤ 2.0%；
- 对照品称量天平精度须达到十万分之一。

检测人员：丁慧

审核人：钱勇

泽泻（Zexie）

（ALISMATIS RHIZOMA）

【药材基本信息】

> 别名　水泽、如意花、车苦菜
> 来源　泽泻科植物泽泻 *Alisma plantago-aquatica* Linn. 的干燥块茎
> 功能　利水渗湿，泄热，化浊降脂

【对照药材提取和对照品溶液的配制】

对照药材的提取：

取本品粉末（过五号筛）约 0.4999g，精密称定，置具塞锥形瓶中，精密加入乙腈 25ml，密塞，称定重量，超声处理（功率 250W，频率 50kHz）30 分钟，放冷，再称定重量，用乙腈补足减失的重量，摇匀，滤过，取续滤液，即得。

对照品溶液的配制：

分别取 23-乙酰泽泻醇 B 对照品和 23-乙酰泽泻醇 C 对照品 1.777mg、1.466mg，精密称定，加乙腈制成每 1ml 含 23-乙酰泽泻醇 B 35.54μg 和 23-乙酰泽泻醇 C 5.864μg 的混合溶液，即得。

【分析条件】

色谱柱：Agilent ZORBAX Eclipse Plus C18
　　　　4.6mm × 250mm，5μm
进样量：20μl
检测波长：208nm，246nm；柱温：30℃
流速：1.0ml/min
流动相：乙腈：水
　　　　0~5min，45% 乙腈；
　　　　5~30min，45%~84% 乙腈；
　　　　30~40min，84% 乙腈
方法来源：《中国药典》2020 年版一部

对照药材：中国食品药品检定研究院
对照品：上海诗丹德标准技术服务有限公司
对照品含量：23-乙酰泽泻醇 B 99.5%；
　　　　　　23-乙酰泽泻醇 C 100%
仪器：Agilent 1260
配置：四元梯度泵，在线脱气机，DAD 检测器，柱温箱，自动进样器

【分析色谱图】

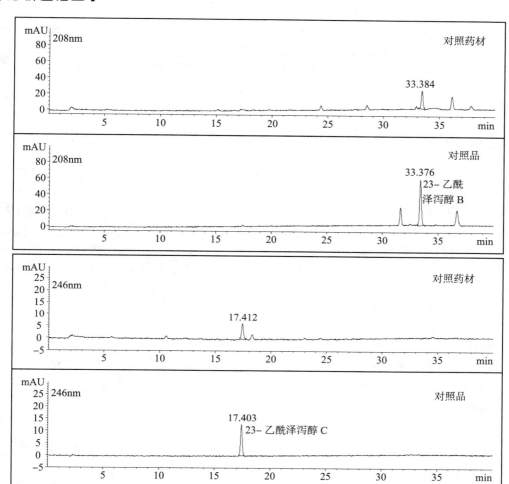

【分析结果】

对照品名称	保留时间	对称因子	理论板数	含量
23-乙酰泽泻醇 B	33.4min	0.87	205 406	0.078%
23-乙酰泽泻醇 C	17.4min	0.90	56 883	

【注意事项】

- 根据操作条件的不同，出峰时间会有少许变化，但在同一仪器和相同操作条件下，RSD ≤ 2.0%；
- 建议采用定量环定量，每次进样体积为定量环体积的两倍以上；
- 对照品称量天平精度须达到十万分之一。

检测人员：张耿菊

审核人：诸晨

细辛（北细辛）（Xixin）

（ASARI RADIX ET RHIZOMA）

【药材基本信息】

> **别名** 小辛、细草、少辛等
> **来源** 马兜铃科植物北细辛 *Asarum heterotropoides* Fr. Schmidt var. *mandshuricum*（Maxim.）Kitag. 的干燥根和根茎
> **功能** 解表散寒，祛风止痛，通窍，温肺化饮

【对照药材提取和对照品溶液的配制】

对照药材的提取：

精密称定本品粉末 0.5010g，置具塞锥形瓶中，精密加入 70% 甲醇 25ml，称定重量，超声处理（功率 500W，频率 40kHz）40 分钟，放冷，再称定重量，用 70% 甲醇补足减失的重量，摇匀，滤过，取续滤液，即得。

对照品溶液的配制：

精密称定马兜铃酸 I 对照品 3.24mg 置 100ml 量瓶内，加甲醇溶解并稀释至刻度，摇匀，取上述溶液 100μl 置 10ml 量瓶中，加甲醇稀释至刻度，摇匀，即得。

【分析条件】

色谱柱：Agilent Eclipse Plus C18
　　　　　　4.6mm × 250mm，5μm
进样量：10μl
检测波长：260nm；**柱温**：30℃
流速：1ml/min
流动相 A：0.05% 磷酸溶液，B：乙腈
　　　　　0~25min，70%A~60%A；
　　　　　25~35min，60%A~37%A；
　　　　　35~40min，37%A~0%A；
　　　　　40~48min，0%A；
　　　　　48~50min，0%A~70%A；
　　　　　50~60min，70%A
方法来源：Agilent 科技结合《中国药典》
　　　　　　2020 年版一部优化

对照药材：中国食品药品检定研究院
对照品：上海诗丹德标准技术服务有限公司
对照品含量：马兜铃酸 I 98.0%
仪器：Agilent 1260
配置：四元梯度泵，在线脱气机，DAD 检测器，柱温箱，自动进样

【分析色谱图】

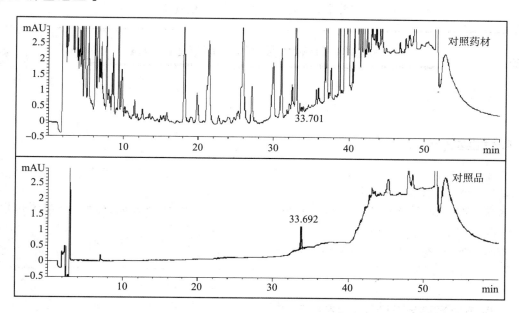

【分析结果】

对照品名称	保留时间	对称因子	理论板数	含量
马兜铃酸 I	33.7min	1.08	561 768	0.000 050%

【注意事项】

- 根据操作条件的不同，出峰时间会有少许变化，但在同一仪器和相同操作条件下，RSD ≤ 2.0%;
- 对照品称量天平精度须达到十万分之一。

检测人员：周洁

审核人：杨新磊

细辛（北细辛）（Xixin）

（ASARI RADIX ET RHIZOMA）

【药材基本信息】

> **别名** 小辛、细草、少辛等
>
> **来源** 马兜铃科植物北细辛 *Asarum heterotropoides* Fr. Schmidt var. *mandshuricum*（Maxim.）Kitag. 的干燥根和根茎
>
> **功能** 解表散寒，祛风止痛，通窍，温肺化饮

【对照药材提取和对照品溶液的配制】

对照药材的提取：

精密称定本品粉末（过三号筛）0.5010g，置具塞锥形瓶中，精密加入甲醇15ml，称定重量，超声处理45分钟，放冷，再称定重量，用甲醇补足减失的重量，摇匀，滤过，取续滤液，即得。

对照品溶液的配制：

精密称定细辛脂素对照品5.05mg置25ml量瓶内，加甲醇溶解并稀释至刻度，摇匀，取上述溶液适量，加甲醇稀释4倍，摇匀，即得。

【分析条件】

色谱柱： Agilent Zorbax Eclipse Plus C18
4.6mm×250mm，5μm；

进样量： 10μl

检测波长： 287nm；**柱温：** 40℃

流速： 1ml/min

流动相： A：水，B：乙腈
0~20min，50%B；
20~26min，50%B~100%B；
26~30min，100%B；
30~31min，100%B~50%B；
31~41min，50%B

方法来源： Agilent科技结合《中国药典》2020年版一部改进

对照药材： 中国食品药品检定研究院

对照品： 上海诗丹德标准技术服务有限公司

对照品含量： 细辛脂素98.0%

仪器： Agilent 1260

配置： 四元梯度泵，在线脱气机，DAD检测器，柱温箱，自动进样

【 分析色谱图 】

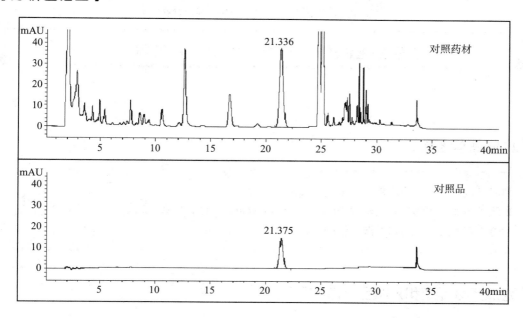

【 分析结果 】

对照品名称	保留时间	对称因子	理论板数	含量
细辛脂素	21.4min	1.11	18 884	0.30%

【 注意事项 】

- 根据操作条件的不同，出峰时间会有少许变化，但在同一仪器和相同操作条件下，RSD ≤ 2.0%；
- 对照品称量天平精度须达到十万分之一。

检测人员：周洁
审核人：杨新磊

贯叶金丝桃（Guanyejinsitao）

（HYPERICI PERFORATI HERBA）

【药材基本信息】

别名　贯叶连翘、千层楼、小旱莲草等
来源　藤黄科植物贯叶金丝桃 *Hypericum perforatum* L. 的干燥地上部分
功能　疏肝解郁，清热利湿，消肿通乳

【对照药材提取和对照品溶液的配制】

对照药材的提取：

　　精密称定本品粉末（过三号筛）0.4078g，置具塞锥形瓶中，精密加入 60% 乙醇 50ml，称定重量，加热回流 1 小时，放冷，再称定重量，用 60% 乙醇补足减失的重量，摇匀，滤过，取续滤液，即得。

对照品溶液的配制：

　　精密称定金丝桃苷对照品 1.33mg，置 50ml 量瓶中，加甲醇溶解，并稀释至刻度，摇匀，即得（每 1ml 含金丝桃苷 26μg）。

【分析条件】

色谱柱：Agilent Eclipse Plus C18
　　　　　4.6mm×150mm，5μm
进样量：20μl
检测波长：360nm；柱温：26℃
流速：1ml/min
流动相：乙腈：0.1% 磷酸溶液 =16：84
方法来源：《中国药典》2020 年版一部

对照药材：中国食品药品检定研究院
对照品：上海诗丹德标准技术服务有限
　　　　公司
对照品含量：金丝桃苷 98.5%
仪器：Agilent 1120
配置：二元梯度泵，在线脱气机，VWD
　　　检测器，柱温箱，手动进样器

【分析色谱图】

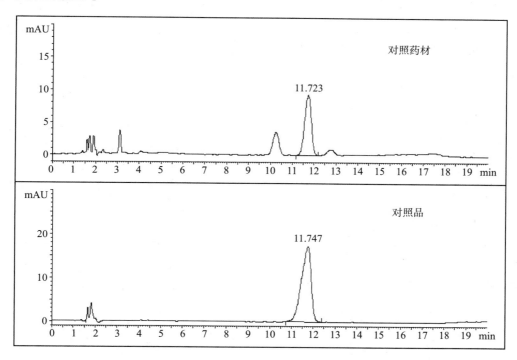

【分析结果】

对照品名称	保留时间	对称因子	理论板数	含量
金丝桃苷	11.7min	0.86	5864	0.46%

【注意事项】

- 根据操作条件的不同，出峰时间会有少许变化，但在同一仪器和相同操作条件下，RSD ≤ 2.0%；
- 建议采用定量环定量，每次进样体积为定量环体积的两倍以上；
- 前伸较为严重时，请用流动相溶解样品；
- 对照品称量天平精度须达到十万分之一。

检测人员：丁慧
审核人：费文静

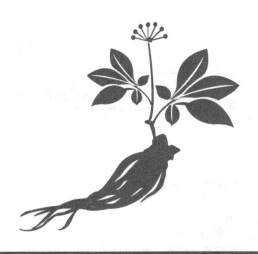

九 画

荆茜荜草茵茺胡南枳栀枸威厚砂鸦哈
骨香重禹独急姜前首洪洋穿络

荆芥（Jingjie）

（SCHIZONEPETAE HERBA）

【药材基本信息】

> **别名** 假苏、四棱杆蒿、香荆芥
> **来源** 唇形科植物荆芥 *Schizonepeta tenuifolia* Briq. 的干燥地上部分
> **功能** 解表散风，透疹，消疮

【对照药材提取和对照品溶液的配制】

对照药材的提取：

  精密称定本品粉末（过二号筛）0.2490g，置具塞锥形瓶中，加甲醇 5ml，超声处理（功率 250W，频率 50kHz）20 分钟，滤过，滤渣和滤纸再加甲醇 5ml，同法超声处理一次，滤过，加适量甲醇洗涤 2 次，合并滤液和洗液，转移至 25ml 量瓶中，加甲醇至刻度，摇匀，即得。

对照品溶液的配制：

  精密称定胡薄荷酮对照品 8.63mg，置 10ml 量瓶中，加甲醇溶解，并稀释至刻度，摇匀，精密取 0.1ml，置 5ml 量瓶中，加甲醇至刻度，摇匀，即得（每 1ml 含胡薄荷酮 17.2μg）。

【分析条件】

色谱柱： Agilent ZORBAX SB–C18
       4.6mm × 250mm，5μm
进样量： 20μl
检测波长： 252nm；**柱温：** 28℃
流速： 1ml/min
流动相： 甲醇：水 =80：20
方法来源：《中国药典》2020 年版一部

对照药材： 中国食品药品检定研究院
对照品： 上海诗丹德标准技术服务有限公司
对照品含量： 胡薄荷酮 98.5%
仪器： Agilent 1120
配置： 二元梯度泵，在线脱气机，VWD检测器，柱温箱，手动进样器

【分析色谱图】

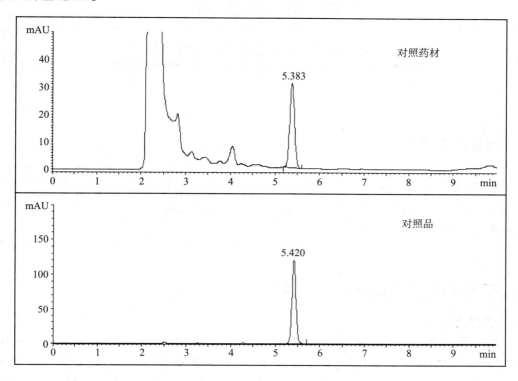

【分析结果】

对照品名称	保留时间	对称因子	理论板数	含量
胡薄荷酮	5.4min	0.99	10 950	0.056%

【注意事项】

- 根据操作条件的不同，出峰时间会有少许变化，但在同一仪器和相同操作条件下，RSD ≤ 2.0%；
- 建议采用定量环定量，每次进样体积为定量环体积的两倍以上；
- 对照品称量天平精度须达到十万分之一。

检测人员：费文静

审核人：马双成

荆芥穗（Jingjiesui）

（SCHIZONEPETAE SPICA）

【药材基本信息】

> 别名　芥穗、芥禾、芥穗炭
> 来源　唇形科植物荆芥 *Schizonepeta tenuisfolia* Briq. 的干燥花穗
> 功能　解表散风，透疹，消疮

【对照药材提取和对照品溶液的配制】

对照药材的提取：

　　精密称定本品粉末（过二号筛）0.4979g，置具塞锥形瓶中，加入甲醇 10ml，超声处理（功率 250W，频率 50kHz）20 分钟，滤过，滤渣和滤纸再加 10ml 甲醇，同法再超声处理一次，滤过，加适量甲醇洗涤 2 次，合并滤液和洗液，转移至 25ml 量瓶中，加甲醇至刻度，摇匀，即得。

对照品溶液的配制：

　　精密称定胡薄荷酮对照品 8.63mg，置 10ml 量瓶中，加甲醇溶解，并稀释至刻度，摇匀，精密量取 0.1ml，置 5ml 量瓶中，加甲醇至刻度，摇匀，即得（每 1ml 含胡薄荷酮 17.2μg）。

【分析条件】

色谱柱：Agilent ZORBAX SB-C18
　　　　　4.6mm×250mm，5μm
进样量：20μl
检测波长：252nm；柱温：27℃
流速：1ml/min
流动相：甲醇∶水 =80∶20
方法来源：《中国药典》2020 年版一部

对照药材：中国食品药品检定研究院
对照品：上海诗丹德标准技术服务有限公司
对照品含量：胡薄荷酮 98.5%
仪器：Agilent 1120
配置：二元梯度泵，在线脱气机，VWD检测器，柱温箱，手动进样器

【分析色谱图】

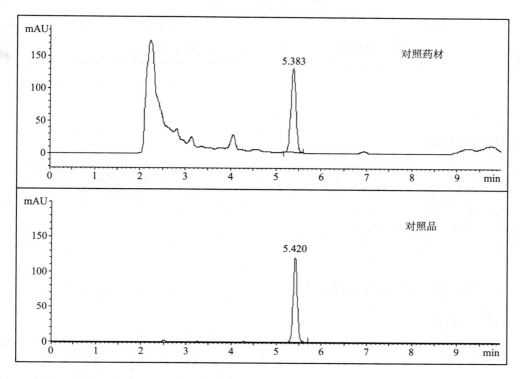

【分析结果】

对照品名称	保留时间	对称因子	理论板数	含量
胡薄荷酮	5.4min	1.01	10 786	0.12%

【注意事项】

- 根据操作条件的不同，出峰时间会有少许变化，但在同一仪器和相同操作条件下，RSD ≤ 2.0%；
- 建议采用定量环定量，每次进样体积为定量环体积的两倍以上；
- 若有前伸现象，请用流动相溶解样品；
- 对照品称量天平精度须达到十万分之一。

检测人员：丁慧

审核人：费文静

茜草（Qiancao）

（RUBIAE RADIX ET RHIZOMA）

【药材基本信息】

> **别名** 蒨草、血见愁、地苏木等
> **来源** 茜草科植物茜草 *Rubia cordifolia* L. 的干燥根和根茎
> **功能** 凉血，祛瘀，止血，通经

【对照药材提取和对照品溶液的配制】

对照药材的提取：

  精密称定本品粉末（过二号筛）5.001g，置具塞锥形瓶中，精密加入甲醇100ml，密塞，称定重量，放置过夜，超声处理（功率250W，频率40kHz）30分钟，放冷，再称定重量，用甲醇补足减失的重量，摇匀，滤过，精密量取续滤液50ml，蒸干，残渣加甲醇–25% 盐酸（4∶1）混合溶液20ml溶解，至水浴中加热水解30分钟，立即冷却，加入三乙胺3ml，混匀，转移至25ml量瓶中，加甲醇至刻度，摇匀，滤过，取续滤液，即得。

对照品溶液的配制：

  精密称定大叶茜草素对照品11.71mg，置具塞锥形瓶中，精密加甲醇100ml溶解，摇匀，即得。精密称定羟基茜草素对照品13.42mg，置具塞锥形瓶中，精密加甲醇25ml溶解，摇匀；精密吸取上述溶液1ml，用甲醇稀释13倍，即得。

【分析条件】

色谱柱： Agilent ZORBAX SB-C18
      4.6mm × 250mm，5μm
进样量： 10μl
检测波长： 250nm；**柱温：** 25℃
流速： 1ml/min
流动相： A：甲醇；B：乙腈；C：0.1% 磷
      酸溶液
      0~10min，A∶B∶C=20∶45∶35；
      10~25min，A∶B∶C=30∶55∶15；
      25~35min，A∶B∶C=30∶55∶15；
      36min，A∶B∶C=20∶45∶35；
      36~50min，A∶B∶C=20∶45∶35
方法来源：《中国药典》2020 年版一部

对照药材： 中国食品药品检定研究院
对照品： 上海诗丹德标准技术服务有限
      公司
对照品含量： 大叶茜草素 98.0%
       羟基茜草素 98.0%
仪器： Agilent 1200
配置： 四元梯度泵，在线脱气机，DAD
      检测器，柱温箱，自动进样器

【分析色谱图】

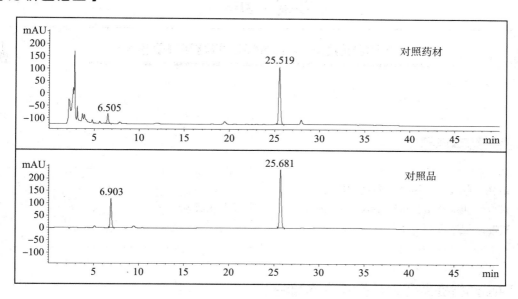

【分析结果】

对照品名称	保留时间	对称因子	理论板数	含量
大叶茜草素	25.7min	0.86	90 197	0.011%
羟基茜草素	6.9min	0.88	11 151	0.0013%

【注意事项】

- 根据操作条件的不同，出峰时间会有少许变化，但在同一仪器和相同操作条件下，RSD ≤ 2.0%；
- 对照品称量天平精度须达到十万分之一。

检测人员：费文静

审核人：马双成

荜茇（Bibo）

（PIPERIS LONGI FRUCTUS）

【药材基本信息】

别名　荜拨、荜拨梨、阿梨诃他等
来源　胡椒科植物荜茇 *Piper tongum* L. 的干燥近成熟或成熟果穗
功能　温中散寒，下气止痛

【对照药材提取和对照品溶液的配制】

对照药材的提取：

　　精密称定本品中粉 0.1526g，置 50ml 棕色量瓶中，加无水乙醇 40ml，超声处理（功率 250W，频率 20kHz）30 分钟，放冷，加无水乙醇至刻度，摇匀，滤过，精密量取续滤液 10ml，置 25ml 棕色量瓶中，加无水乙醇至刻度，摇匀，滤过，取续滤液，即得。

对照品溶液的配制：

　　精密称定胡椒碱对照品 10.42mg，置 25ml 量瓶中，加无水乙醇溶解并稀释至刻度，摇匀；精密吸取上述溶液 1ml，用无水乙醇稀释 21 倍，即得。

【分析条件】

色谱柱：Agilent ZORBAX SB–C18
　　　　　4.6mm×250mm，5μm
进样量：10μl
检测波长：343nm；柱温：25℃
流速：1ml/min
流动相：甲醇:水 =65：35
方法来源：《中国药典》2020 年版一部

对照药材：中国食品药品检定研究院
对照品：上海诗丹德标准技术服务有限公司
对照品含量：胡椒碱 98.0%
仪器：Agilent 1200
配置：四元梯度泵，在线脱气机，DAD 检测器，柱温箱，自动进样器

【分析色谱图】

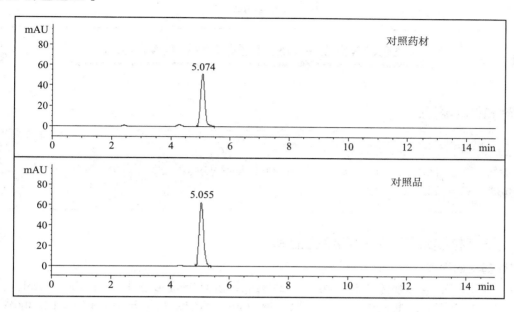

【分析结果】

对照品名称	保留时间	对称因子	理论板数	含量
胡椒碱	5.0min	0.87	6094	2.8%

【注意事项】

- 根据操作条件的不同，出峰时间会有少许变化，但在同一仪器和相同操作条件下，RSD ≤ 2.0%；
- 对照品称量天平精度须达到十万分之一。

检测人员：费文静

审核人：安蓉

草乌（Caowu）

（ACONITI KUSNEZOFFII RADIX）

【药材基本信息】

> **别名** 鸭头、药羊蒿、鸡头草等
> **来源** 毛茛科植物北乌头 *Aconitum kusnezoffii* Reichb. 的干燥块根
> **功能** 祛风除湿，温经止痛

【对照药材提取和对照品溶液的配制】

对照药材的提取：

精密称定本品粉末（过三号筛）2.0886g，置具塞锥形瓶中，加氨试液 3ml，精密加入异丙醇 – 乙酸乙酯（1∶1）混合液 50ml，称定重量，超声处理（功率 300W，频率 40kHz；水温在 25℃以下）30 分钟，放冷，再称定重量，用异丙醇 – 乙酸乙酯（1∶1）混合液补足减失的重量，摇匀，滤过。精密量取续滤液 25ml，40℃以下减压回收溶剂至干，残渣加入 0.01% 盐酸乙醇溶液使溶解，转移至 5ml 量瓶中，并稀释至刻度，摇匀，滤过，即得。

对照品溶液的配制：

精密称定经 80℃干燥至恒重的乌头碱对照品 11.42mg，置具塞锥形瓶中，精密加异丙醇 – 三氯甲烷（1∶1）混合液 50ml 溶解，摇匀，即得。

精密称定经 80℃干燥至恒重的次乌头碱对照品 11.01mg，置具塞锥形瓶中，精密加 83ml 异丙醇 – 三氯甲烷（1∶1）混合液溶解，摇匀，即得。

精密称定经 80℃干燥至恒重的新乌头碱对照品 12.32mg，置具塞锥形瓶中，精密加 125ml 异丙醇 – 三氯甲烷（1∶1）混合液溶解，摇匀，即得。

【分析条件】

色谱柱： Agilent ZORBAX SB–C18
4.6mm×250mm，5μm
进样量： 10μl
检测波长： 235nm；柱温：25℃
流速： 1ml/min
流动相： A：乙腈 – 四氢呋喃（25∶15）；
B：0.1mol/L 醋酸铵溶液（每 1000ml 加冰醋酸 0.5ml）
0min，15%A；48min，26%A；
48.1min，35%A；58min，35%A；
65min，15%A
方法来源：《中国药典》2020 年版一部

对照药材： 中国食品药品检定研究院
对照品： 上海诗丹德标准技术服务有限公司
对照品含量： 乌头碱 98.0%
次乌头碱 98.0%
新乌头碱 98.0%
仪器： Agilent 1260
配置： 四元梯度泵，在线脱气机，DAD 检测器，柱温箱，自动进样器

【分析色谱图】

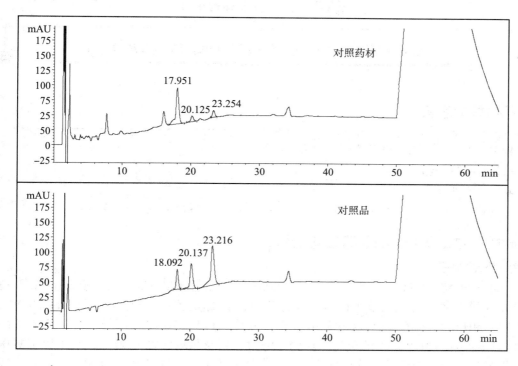

【分析结果】

对照品名称	保留时间	对称因子	理论板数	含量
乌头碱	23.2min	0.97	19 361	0.072%
次乌头碱	20.1min	1.02	12 721	0.093%
新乌头碱	18.1min	1.09	10 280	0.0081%

【注意事项】

- 根据操作条件的不同，出峰时间会有少许变化，但在同一仪器和相同操作条件下，RSD ≤ 2.0%；
- 对照品称量天平精度须达到十万分之一；

检测人员：丁慧

审核人：钱勇

制草乌（Zhicaowu）

（ACONITI KUSNEZOFFII RADIX COCTA）

【药材基本信息】

> 别名　无
> 来源　草乌的炮制加工品
> 功能　祛风除湿，温经止痛

【对照药材提取和对照品溶液的配制】

对照药材的提取：

　　精密称定本品粉末（过三号筛）2.0055g，置具塞锥形瓶中，加氨试液3ml，精密加入异丙醇–乙酸乙酯（1∶1）混合液50ml，称定重量，超声处理（功率300W，频率40kHz；水温在25℃以下）30分钟，放冷，再称定重量，用异丙醇–乙酸乙酯（1∶1）混合液补足减失的重量，摇匀，滤过。精密量取续滤液25ml，40℃以下减压回收溶剂至干，残渣精密加入异丙醇–三氯甲烷（1∶1）混合液3ml溶解，密塞，摇匀，滤过，取续滤液，即得。

对照品溶液的配制：

　　精密称定经80℃干燥至恒重的苯甲酰乌头原碱对照品1.62mg，置具塞锥形瓶中，精密加异丙醇–三氯甲烷（1∶1）混合液90ml溶解，摇匀，即得。

　　精密称定经80℃干燥至恒重的苯甲酰次乌头原碱对照品4.02mg，置具塞锥形瓶中，精密加异丙醇–三氯甲烷（1∶1）混合液30ml溶解，摇匀，即得。

　　精密称定经80℃干燥至恒重的苯甲酰新乌头原碱对照品6.64mg，置具塞锥形瓶中，精密加异丙醇–三氯甲烷（1∶1）混合液90ml溶解，摇匀，即得。

【分析条件】

色谱柱：Agilent ZORBAX SB–C18
　　　　4.6mm×250mm，5μm
进样量：10μl
检测波长：235nm；柱温：25℃
流速：1ml/min
流动相：A：乙腈–四氢呋喃（25∶15）；
　　　　B：0.1mol/L醋酸铵溶液（每1000ml加冰醋酸0.5ml）
　　　　0min，15%A；48min，26%A；48.1min，35%A；58min，35%A；65min，15%A
方法来源：《中国药典》2020年版一部

对照药材：中国食品药品检定研究院
对照品：上海诗丹德标准技术服务有限公司
对照品含量：苯甲酰乌头原碱98.0%
　　　　　　苯甲酰次乌头原碱98.0%
　　　　　　苯甲酰新乌头原碱98.0%
仪器：Agilent 1200
配置：四元梯度泵，在线脱气机，DAD检测器，柱温箱，自动进样器

【分析色谱图】

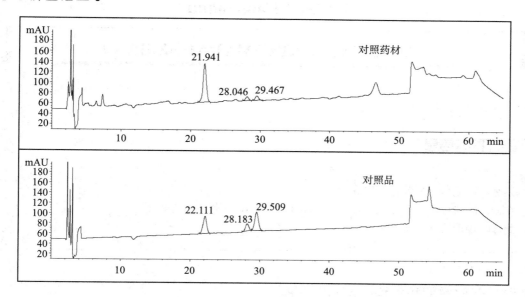

【分析结果】

对照品名称	保留时间	对称因子	理论板数	含量
苯甲酰乌头原碱	28.2min	0.94	16 116	0.0026%
苯甲酰次乌头原碱	29.5min	0.93	18 020	0.0086%
苯甲酰新乌头原碱	22.1min	0.92	11 108	0.045%

【注意事项】

- 根据操作条件的不同，出峰时间会有少许变化，但在同一仪器和相同操作条件下，RSD ≤ 2.0%；
- 对照品称量天平精度须达到十万分之一。

检测人员：丁慧

审核人：钱勇

草豆蔻（Caodoukou）

（ALPINIAE KATSUMADAI SEMEN）

【药材基本信息】

别名　草蔻仁、草蔻、偶仁等
来源　姜科植物草豆蔻 *Alpinia katsumadai* Hayata 的干燥近成熟种子
功能　燥湿行气，温中止呕

【对照药材提取和对照品溶液的配制】

对照药材的提取：

　　精密称定本品粉末（过三号筛）0.6281g，置具塞锥形瓶中，精密加入甲醇50ml，称定重量，超声处理（功率250W，频率40kHz）30分钟，放冷，再称定重量，用甲醇补足减失的重量，摇匀，滤过，取续滤液，即得。

对照品溶液的配制：

　　分别精密称定山姜素4.50mg、乔松素11.52mg、小豆蔻明13.25mg、桤木酮8.90mg，加甲醇制成每1ml含山姜素40μg、乔松素46μg、小豆蔻明42μg、桤木酮89μg的溶液，摇匀，滤过，即得。

【分析条件】

色谱柱：Agilent ZORBAX Eclipse Plus C18
　　　　　4.6mm×250mm，5μm
进样量：10μl
检测波长：300nm；柱温：30℃
流速：1ml/min
流动相：A：甲醇，B：水
　　　　0~20min，60%A；
　　　　20~21min，60%A~74%A；
　　　　21~31min，74%A；
　　　　31~32min，74%A~80%A；
　　　　32~42min，80%A；
　　　　42~45min，80%A~95%A
方法来源：《中国药典》2020年版一部

对照药材：中国食品药品检定研究院
对照品：上海诗丹德标准技术服务有限
　　　　公司
对照品含量：山姜素98.0%
　　　　　　乔松素98.0%
　　　　　　小豆蔻明98.0%
　　　　　　桤木酮98.0%
仪器：Agilent 1260
配置：四元梯度泵，在线脱气机，VWD
　　　检测器，柱温箱，自动进样器

【分析色谱图】

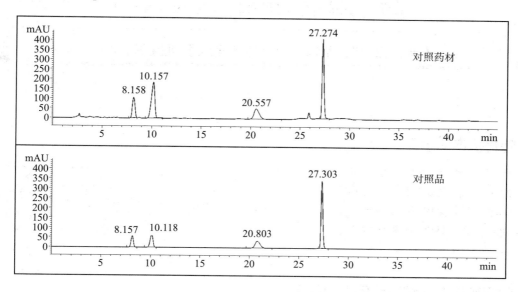

【分析结果】

对照品名称	保留时间	对称因子	理论板数	含量
山姜素	8.2min	1.08	5376	0.64%
乔松素	10.1min	1.22	5485	1.2%
小豆蔻明	20.8min	0.80	7596	0.49%
桤木酮	27.3min	0.71	101 176	0.86%

【注意事项】

- 根据操作条件的不同，出峰时间会有少许变化，但在同一仪器和相同操作条件下，RSD ≤ 2.0%；
- 对照品称量天平精度须达到十万分之一。

检测人员：管柔端

审核人：费文静

茵陈［茵陈蒿（绵茵陈）］（Yinchen）

（ARTEMISIAE SCOPARIAE HERBA）

【药材基本信息】

> **别名** 因陈蒿、绵茵陈、绒蒿等
> **来源** 菊科植物茵陈蒿 *Artemisia capillaris* Thunb. 的干燥地上部分
> **功能** 清利湿热，利胆退黄

【对照药材提取和对照品溶液的配制】

对照药材的提取：

精密称定本品粉末（过二号筛）1.0396g，置具塞锥形瓶中，精密加入 50% 甲醇 50ml，称定重量，超声处理 30 分钟，放冷，再称定重量，用 50% 甲醇补足减失的重量，摇匀，离心，精密量取上清液 5ml，置 25ml 棕色量瓶中，加 50% 甲醇至刻度，摇匀，滤过，取续滤液，即得。

对照品溶液的配制：

精密称定绿原酸对照品 9.52mg，置 250ml 容量瓶中，用 50% 甲醇溶解，并定容至刻度，摇匀，即得。

【分析条件】

色谱柱： Agilent ZORBAX SB–C18
4.6mm × 250mm，5μm
进样量： 10μl
检测波长： 327nm；**柱温：** 25℃
流速： 1ml/min
流动相： 乙腈：0.05% 磷酸溶液 =10：90
方法来源：《中国药典》2020 年版一部

对照药材： 中国食品药品检定研究院
对照品： 上海诗丹德标准技术服务有限公司
对照品含量： 绿原酸 98.5%
仪器： HPLC 1200
配置： 四元梯度泵，在线脱气机，DAD 检测器，柱温箱，自动进样器

【分析色谱图】

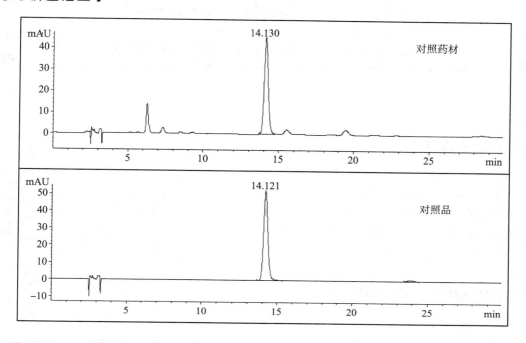

【分析结果】

对照品名称	保留时间	对称因子	理论板数	含量
绿原酸	14.1min	0.86	12 036	0.73%

【注意事项】

- 根据操作条件的不同，出峰时间会有少许变化，但在同一仪器和相同操作条件下，RSD ≤ 2.0%；
- 对照品称量天平精度须达到十万分之一。

检测人员：费文静

审核人：马双成

茵陈［滨蒿（绵茵陈）］（Yinchen）

（ARTEMISIAE SCOPARIAE HERBA）

【药材基本信息】

别名 因陈蒿、绵茵陈、绒蒿等
来源 菊科植物滨蒿 *Artemisia scoparia* Waldst. et Kit. 的干燥地上部分
功能 清利湿热，利胆退黄

【对照药材提取和对照品溶液的配制】

对照药材的提取：

精密称定本品粉末（过二号筛）0.2084g，置具塞锥形瓶中，精密加入甲醇50ml，称定重量，加热回流40分钟，放冷，再称定重量，用甲醇补足减失的重量，摇匀，离心，取上清液，即得。

对照品溶液的配制：

精密称定滨蒿内酯对照品13.72mg，置25ml量瓶中，加甲醇溶解并稀释至刻度，摇匀；精密吸取上述溶液1ml，用流动相稀释25倍，即得。

【分析条件】

色谱柱： Agilent ZORBAX SB–C18
　　　　　 4.6mm×250mm，5μm
进样量： 10μl
检测波长： 345nm；**柱温：** 25℃
流速： 1ml/min
流动相： 乙腈:水=20：80
方法来源：《中国药典》2020年版一部

对照药材： 中国食品药品检定研究院
对照品： 上海诗丹德标准技术服务有限
　　　　　 公司
对照品含量： 滨蒿内酯98.0%
仪器： Agilent 1120
配置： 二元梯度泵，在线脱气机，VWD
　　　　 检测器，柱温箱，手动进样器

【分析色谱图】

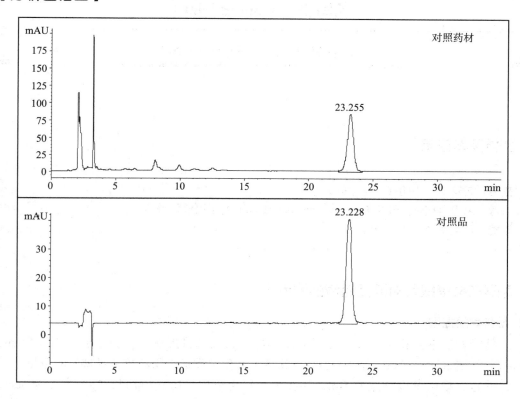

【分析结果】

对照品名称	保留时间	对称因子	理论板数	含量
滨蒿内酯	23.2min	0.87	8173	0.98%

【注意事项】

- 根据操作条件的不同，出峰时间会有少许变化，但在同一仪器和相同操作条件下，RSD ≤ 2.0%；
- 对照品称量天平精度须达到十万分之一。

检测人员：费文静

审核人：马双成

茺蔚子（Chongweizi）

（LEONURI FRUCTUS）

【药材基本信息】

> **别名** 苦草子、小胡麻、益母草子等
> **来源** 唇形科植物益母草 *Leonurus japonicus* Houtt. 的干燥成熟果实
> **功能** 活血调经，清肝明目

【对照药材提取和对照品溶液的配制】

对照药材的提取：

精密称定本品粉末（过三号筛）1.0376g，置具塞锥形瓶中，精密加入乙醇 25ml，密塞，称定重量，加热回流 1.5 小时，放冷，再称定重量，用乙醇补足减失的重量，摇匀，滤过，精密量取续滤液 5ml，加在中性氧化铝柱（100~200 目，3g，内径为 1cm，湿法装柱，用乙醇预洗）上，用乙醇 100ml 洗脱，收集洗脱液，回收溶剂至干，残渣加流动相溶解，转移至 5ml 量瓶中，并稀释到刻度，摇匀，滤过，取续滤液，即得。

对照品溶液的配制：

精密称定盐酸水苏碱 11.90mg，加流动相制成每 1ml 含盐酸水苏碱 48μg 的溶液，摇匀，滤过，即得。

【分析条件】

色谱柱：Agilent ZORBAX 300-SCX 　　　　4.6mm×250mm，5μm	**对照药材**：中国食品药品检定研究院
进样量：10μl	**对照品**：上海诗丹德标准技术服务有限公司
检测波长：192 nm；**柱温**：30℃	**对照品含量**：盐酸水苏碱 98.0%
流速：1ml/min	**仪器**：Agilent 1260
流动相：15mmol/L 磷酸二氢钾溶液（含 0.06% 三乙胺和 0.14% 磷酸）	**配置**：四元梯度泵，在线脱气机，VWD 检测器，柱温箱，自动进样器
方法来源：《中国药典》2020 年版一部	

【分析色谱图】

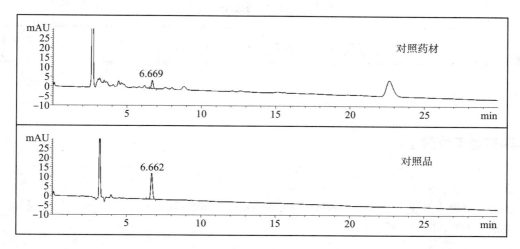

【分析结果】

对照品名称	保留时间	对称因子	理论板数	含量
盐酸水苏碱	6.7min	0.96	14 927	0.041%

【注意事项】

- 根据操作条件的不同，出峰时间会有少许变化，但在同一仪器和相同操作条件下，RSD ≤ 2.0%；
- 对照品称量天平精度须达到十万分之一。

检测人员：管柔端

审核人：费文静

胡芦巴（Huluba）

（TRIGONELLAE SEMEN）

【药材基本信息】

别名	苦豆、香草
来源	豆科植物胡芦巴 *Trigonella foenum-graecum* L. 的干燥成熟种子
功能	温肾助阳，祛寒止痛

【对照药材提取和对照品溶液的配制】

对照药材的提取：

精密称定本品粉末（过三号筛）0.5212g，精密加入 50% 甲醇 50ml，密塞，称定重量，放置 1 小时，超声处理（功率 300W，频率 50kHz）45 分钟，放冷，密塞，再称定重量，用 50% 甲醇补足减失重量，摇匀，滤过，取续滤液，即得。

对照品溶液的配制：

精密称定胡芦巴碱对照品 11.34mg，置 10ml 棕色容量瓶中，加甲醇使溶解并稀释至刻度，摇匀；精密量取 0.6ml，置 10ml 棕色容量瓶中，加 50% 甲醇至刻度，摇匀，即得（每 1ml 溶液含胡芦巴碱 67.8μg）。

【分析条件】

色谱柱：Agilent Eclipse Plus C18
　　　　4.6mm×250mm，5μm
进样量：20.0μl
检测波长：265nm；柱温：25.0℃
流速：1ml/min
流动相：甲醇：0.05% 十二烷基硫酸钠溶
　　　　液：冰醋酸 =20：80：0.1
方法来源：《中国药典》2020 年版一部

对照药材：中国食品药品检定研究院
对照品：上海诗丹德标准技术服务有限
　　　　公司
对照品含量：胡芦巴碱 98.4%
仪器：Agilent 1120
配置：二元梯度泵，在线脱气机，VWD
　　　检测器，柱温箱，手动进样器

【分析色谱图】

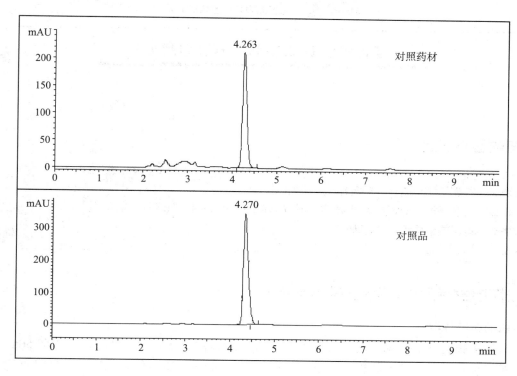

【分析结果】

对照品名称	保留时间	对称因子	理论板数	含量
胡芦巴碱	4.3min	1.25	8969	0.33%

【注意事项】

● 根据操作条件的不同，出峰时间会有少许变化，但在同一仪器和相同操作条件下，RSD ≤ 2.0%；

● 建议采用定量环定量，每次进样体积为定量环体积的两倍以上；

● 对照品称量天平精度须达到十万分之一。

检测人员：费文静

审核人：钱勇

胡黄连（Huhuanglian）

（PICRORHIZAE RHIZOMA）

【药材基本信息】

> **别名**　割孤露泽、胡连、假黄连
> **来源**　玄参科植物胡黄连 *Picrorhiza scrophulariiflora* Pennell 的干燥根茎
> **功能**　清湿热，除疳蒸，退虚热

【对照药材提取和对照品溶液的配制】

对照药材的提取：

　　精密称定本品粉末（过三号筛）0.1039g，置具塞锥形瓶中，精密加入甲醇 50ml，密集，称定重量，超声处理（功率 250W，频率 33kHz）30 分钟，放冷，再称定重量，用甲醇补足减失的重量，摇匀，滤过，精密量取续滤液 1ml，置 5ml 量瓶中，加甲醇至刻度，摇匀，即得。

对照品溶液的配制：

　　精密称定胡黄连苷 I 对照品 10.03mg，置 50ml 量瓶中，加甲醇使溶解并稀释至刻度，摇匀；精密称定胡黄连苷 II 对照品各 11.02mg，置 50ml 量瓶中，加甲醇使溶解并稀释至刻度，摇匀；精密量取以上两种对照品溶液加甲醇稀释，制成每 1ml 中含胡黄连苷 I 40μg 与胡黄连苷 II 20μg 的溶液，即得。

【分析条件】

色谱柱：Agilent ZORBAX SB-C18
　　　　　　4.6mm × 150mm，5μm
进样量：20μl
检测波长：275nm；**柱温**：28℃
流速：1ml/min
流动相：甲醇：水：磷酸 =35：65：0.1
方法来源：《中国药典》2020 年版一部

对照药材：中国食品药品检定研究院
对照品：上海诗丹德标准技术服务有限公司
对照品含量：胡黄连苷 I 98.5%
　　　　　　　　胡黄连苷 II 98.5%
仪器：Agilent 1200
配置：四元梯度泵，在线脱气机，DAD 检测器，柱温箱，自动进样器

【 分析色谱图 】

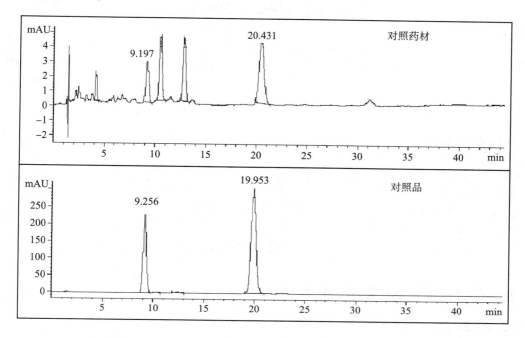

【 分析结果 】

对照品名称	保留时间	对称因子	理论板数	含量
胡黄连苷Ⅰ	20.0min	1.01	4985	5.4%
胡黄连苷Ⅱ	9.3min	0.92	8234	

【 注意事项 】

- 根据操作条件的不同，出峰时间会有少许变化，但在同一仪器和相同操作条件下，RSD ≤ 2.0%；
- 对照品称量天平精度须达到十万分之一。

检测人员：诸晨

审核人：费文静

胡椒（白胡椒）（Hujiao）

（PIPERIS FRUCTUS）

【药材基本信息】

别名 味履支、浮椒、玉椒
来源 胡椒科植物胡椒 *Piper nigrum* L. 的干燥近成熟或成熟果实
功能 温中散寒，下气，消痰

【对照药材提取和对照品溶液的配制】

对照药材的提取：

精密称定本品粉末 0.1005g，置 50ml 棕色容量瓶中，加无水乙醇 40ml，超声处理 30 分钟，放冷，加无水乙醇至刻度，摇匀，滤过，精密量取续滤液 10ml，置 25ml 棕色容量瓶中，加无水乙醇至刻度，摇匀，滤过，取续滤液，即得。

对照品溶液的配制：

精密称定胡椒碱对照品 10.42mg，置 10ml 容量瓶中加无水乙醇溶解并稀释至刻度，摇匀；精密量取上述溶液 1ml，用无水乙醇稀释 50 倍，摇匀，即得。

【分析条件】

色谱柱： Agilent ZORBAX SB-C18
　　　　　4.6mm×250mm，5μm
进样量： 10μl
检测波长： 343nm；**柱温：** 25℃
流速： 1ml/min
流动相： 甲醇：水 =65：35
方法来源： 诗丹德结合《中国药典》2020
　　　　　年版一部基础上的改进

对照药材： 中国食品药品检定研究院
对照品： 上海诗丹德标准技术服务有限
　　　　　公司
对照品含量： 胡椒碱 98.5%
仪器： Agilent 1200
配置： 四元梯度泵，在线脱气机，DAD
　　　　　检测器，柱温箱，自动进样器

【分析色谱图】

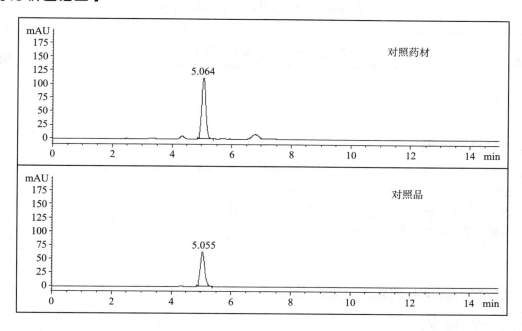

【分析结果】

对照品名称	保留时间	对称因子	理论板数	含量
胡椒碱	5.1min	0.86	6154	4.2%

【注意事项】

- 根据操作条件的不同，出峰时间会有少许变化，但在同一仪器和相同操作条件下，RSD ≤ 2.0%；
- 对照品称量天平精度须达到十万分之一。

检测人员：丁慧

审核人：马双成

胡椒（黑胡椒）（Hujiao）

（PIPERIS FRUCTUS）

【药材基本信息】

> **别名** 味履支、浮椒、玉椒
> **来源** 胡椒科植物胡椒 *Piper nigrum* L. 的干燥近成熟或成熟果实
> **功能** 温中散寒，下气，消痰

【对照药材提取和对照品溶液的配制】

对照药材的提取：

精密称定本品粉末 0.1006g，置 50ml 棕色容量瓶中，加无水乙醇 40ml，超声处理 30 分钟，放冷，加无水乙醇至刻度，摇匀，滤过，精密量取续滤液 10ml，置 25ml 棕色容量瓶中，加无水乙醇至刻度，摇匀，滤过，取续滤液，即得。

对照品溶液的配制：

精密称定胡椒碱对照品 10.42mg，置 10ml 容量瓶中加无水乙醇溶解并稀释至刻度，摇匀；精密量取上述溶液 1ml，用无水乙醇稀释 50 倍，摇匀，即得。

【分析条件】

色谱柱：Agilent ZORBAX SB-C18
        4.6mm×250mm，5μm
进样量：10μl
检测波长：343nm；**柱温**：25℃
流速：1ml/min
流动相：甲醇：水 =65：35
方法来源：诗丹德结合《中国药典》2020
        年版一部基础上的改进

对照药材：中国食品药品检定研究院
对照品：上海诗丹德标准技术服务有限
        公司
对照品含量：胡椒碱 98.5%
仪器：Agilent 1200
配置：四元梯度泵，在线脱气机，DAD
        检测器，柱温箱，自动进样器

【分析色谱图】

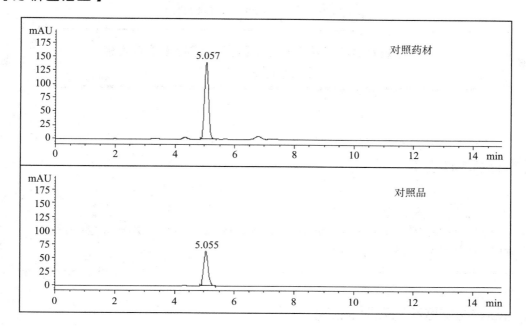

【分析结果】

对照品名称	保留时间	对称因子	理论板数	含量
胡椒碱	5.1min	0.86	6154	5.3%

【注意事项】

- 根据操作条件的不同，出峰时间会有少许变化，但在同一仪器和相同操作条件下，RSD ≤ 2.0%；
- 对照品称量天平精度须达到十万分之一。

检测人员：丁慧

审核人：马双成

南五味子（Nanwuweizi）

（SCHISANDRAE SPHENANTHERAE FRUCTUS）

【药材基本信息】

> **别名** 五味子、香苏、红铃子等
> **来源** 木兰科植物华中五味子 Schisandra sphenanthera Rehd. et Wils. 的干燥成熟果实
> **功能** 收敛固涩，益气生津，补肾宁心

【对照药材提取和对照品溶液的配制】

对照药材的提取：

  精密称定本品粉末（过三号筛）0.5559g，置具塞锥形瓶中，精密加入甲醇50ml，称定重量，超声处理30分钟，放冷，再称定重量，用甲醇补足减失的重量，摇匀，滤过，取续滤液，即得。

对照品溶液的配制：

  精密称定五味子酯甲对照品12.51mg，置25ml容量瓶中，加甲醇定容至刻度，摇匀。取上述溶液，加50%甲醇精密稀释10倍，即得。

【分析条件】

> **色谱柱**：Agilent Extend–C18
>   4.6mm×250mm，5μm
> **进样量**：20μl
> **检测波长**：254nm；**柱温**：25℃
> **流速**：1ml/min
> **流动相**：四氢呋喃:水 =38：62
> **方法来源**：《中国药典》2020年版一部

> **对照药材**：中国食品药品检定研究院
> **对照品**：上海诗丹德标准技术服务有限公司
> **对照品含量**：五味子酯甲 98.0%
> **仪器**：Agilent 1200
> **配置**：四元梯度泵，在线脱气机，DAD检测器，柱温箱，自动进样器

【分析色谱图】

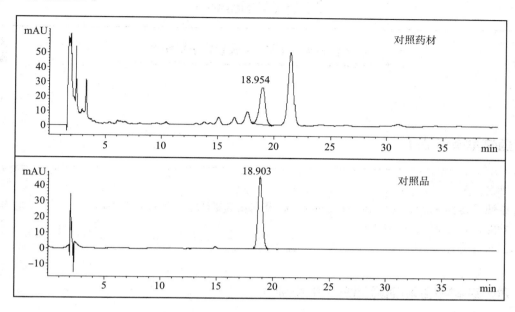

【分析结果】

对照品名称	保留时间	对称因子	理论板数	含量
五味子酯甲	18.9min	1.07	11 903	0.31%

【注意事项】

- 根据操作条件的不同，出峰时间会有少许变化，但在同一仪器和相同操作条件下，RSD ≤ 2.0%；
- 对照品称量天平精度须达到十万分之一。

检测人员：许纪锋

审核人：费文静

枳壳（Zhiqiao）

（AURANTII FRUCTUS）

【药材基本信息】

> 别名　无
>
> 来源　芸香科植物酸橙 *Citrus aurantium* L. 及其栽培变种的干燥未成熟果实
>
> 功能　理气宽中，行滞消胀

【对照药材提取和对照品溶液的配制】

对照药材的提取：

　　精密称定本品粗粉 0.2133g，置具塞锥形瓶中，精密加入甲醇 50ml，称定重量，加热回流 1.5 小时，放冷，再称定重量，用甲醇补足减失的重量，摇匀，滤过。精密量取续滤液 10ml，置 25ml 容量瓶中，加甲醇至刻度，摇匀，即得。

对照品溶液的配制：

　　精密称定柚皮苷对照品 10.91mg，置 25ml 容量瓶中，用甲醇溶解并定容至刻度；再取上述溶液，用 50% 甲醇精密稀释 5 倍，摇匀，即得。精密称定新橙皮苷对照品 10.53mg，置 25ml 容量瓶中，用甲醇溶解并定容至刻度；再取上述溶液，用 50% 甲醇精密稀释 5 倍，摇匀，即得。

【分析条件】

色谱柱：Agilent ZORBAX SB–C18 　　　　4.6mm×150mm，5μm **进样量**：10μl **检测波长**：283nm；柱温：25℃ **流速**：1ml/min **流动相**：乙腈：水 =20：80（用磷酸调 　　　　pH=3） **方法来源**：《中国药典》2020 年版一部	**对照药材**：中国食品药品检定研究院 **对照品**：上海诗丹德标准技术服务有限 　　　　公司 **对照品含量**：柚皮苷 98.5% 　　　　　　　新橙皮苷 98.4% **仪器**：HPLC 1200 **配置**：四元梯度泵，在线脱气机，DAD 　　　　检测器，柱温箱，自动进样器

【分析色谱图】

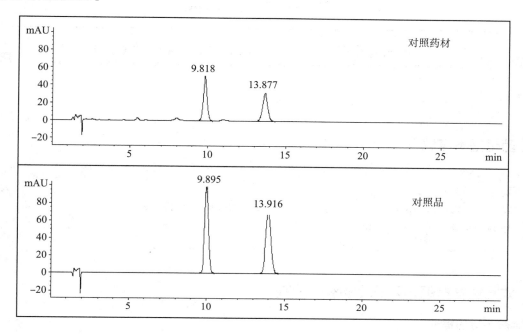

【分析结果】

对照品名称	保留时间	对称因子	理论板数	含量
柚皮苷	9.9min	0.94	7368	5.2%
新橙皮苷	13.9min	0.95	7848	4.2%

【注意事项】

● 根据操作条件的不同，出峰时间会有少许变化，但在同一仪器和相同操作条件下，RSD ≤ 2.0%；

● 对照品称量天平精度须达到十万分之一；

● 为防止样品前拖，可用 50% 甲醇稀释一下再进样。

检测人员：费文静

审核人：钱勇

枳实（酸橙）（Zhishi）

（AURANTII FRUCTUS IMMATURUS）

【药材基本信息】

别名　枸头橙、臭橙、香橙
来源　芸香科植物酸橙 *Citrus aurantium* L. 及其栽培变种的干燥幼果
功能　化痰散痞，破气消积

【对照药材提取和对照品溶液的配制】

对照药材的提取：

精密称定本品粉末 0.9938g，置具塞锥形瓶中，精密加入甲醇 50ml，称定重量，加热回流 1.5 小时，放冷，再称定重量，用甲醇补足减失的重量，摇匀，滤过，精密量取续滤液 10ml，蒸干，残渣加水 10ml 使溶解，摇匀，通过聚酰胺柱（60~90 目，2.5g，内径 1.5cm，干法装柱），用水 25ml 洗脱，收集洗脱液，转移至 25ml 量瓶中，加水至刻度，摇匀，即得。

对照品溶液的配制：

精密称定辛弗林对照品 10.71mg，置 25ml 容量瓶中加甲醇溶解并稀释至刻度，摇匀；精密量取 1.8ml 置 25ml 容量瓶中，加流动相至刻度，摇匀，即得（每 1ml 溶液含辛弗林 30.8μg）。

【分析条件】

色谱柱：Agilent Eclipse Plus C18
　　　　4.6mm×150mm，5μm
进样量：20μl
检测波长：275nm；柱温：27℃
流速：1ml/min
流动相：甲醇：磷酸二氢钾溶液（含十二
　　　　烷基硫酸钠，冰醋酸）=50：50
方法来源：《中国药典》2020 年版一部

对照药材：中国食品药品检定研究院
对照品：上海诗丹德标准技术服务有限
　　　　公司
对照品含量：辛弗林 99.0%
仪器：Agilent 1120
配置：二元梯度泵，在线脱气机，VWD
　　　检测器，柱温箱，手动进样器

【 分析色谱图 】

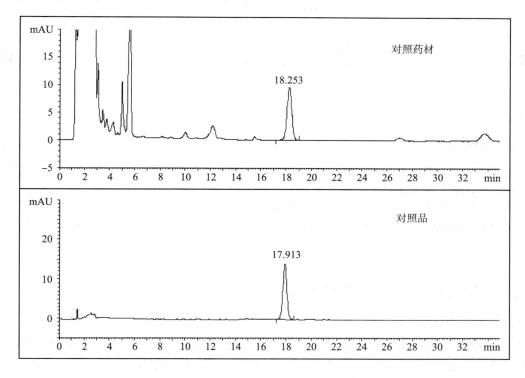

【 分析结果 】

对照品名称	保留时间	对称因子	理论板数	含量
辛弗林	17.9min	0.99	14 442	0.30%

【 注意事项 】

- 根据操作条件的不同，出峰时间会有少许变化，但在同一仪器和相同操作条件下，RSD ≤ 2.0%；
- 建议采用定量环定量，每次进样体积为定量环体积的两倍以上；
- 对照品称量天平精度须达到十万分之一。

检测人员：费文静

审核人：钱勇

栀子（Zhizi）

（GARDENIAE FRUCTUS）

【药材基本信息】

> 别名 黄栀子、山枝子、大红栀
> 来源 茜草科植物栀子 *Gardenia jasminoides* Ellis 的干燥成熟果实
> 功能 泻火除烦，清热利湿，凉血解毒

【对照药材提取和对照品溶液的配制】

对照药材的提取：

精密称定本品粉末（过四号筛）0.1005g，置具塞锥形瓶中，精密加入甲醇 25ml，称定重量，超声处理 20 分钟，放冷，再称定重量，用甲醇补足减失的重量，摇匀，滤过，精密量取续滤液 10ml，置 25ml 量瓶中，加甲醇至刻度，摇匀，即得。

对照品溶液的配制：

精密称定栀子苷对照品 10.63mg，置 10ml 量瓶中，加甲醇溶解，并稀释至刻度，摇匀，精密量取 0.7ml，置 25ml 量瓶中，加甲醇至刻度，即得（每 1ml 含栀子苷 30μg）。

【分析条件】

> 色谱柱：Agilent ZORBAX SB–C18
> 　　　　　4.6mm × 250mm，5μm
> 进样量：20μl
> 检测波长：238nm；柱温：28℃
> 流速：1ml/min
> 流动相：乙腈:水 =15：85
> 方法来源：《中国药典》2020 年版一部

> 对照药材：中国食品药品检定研究院
> 对照品：上海诗丹德标准技术服务有限公司
> 对照品含量：栀子苷 98.5%
> 仪器：Agilent 1120
> 配置：二元梯度泵，在线脱气机，VWD 检测器，柱温箱，手动进样器

【分析色谱图】

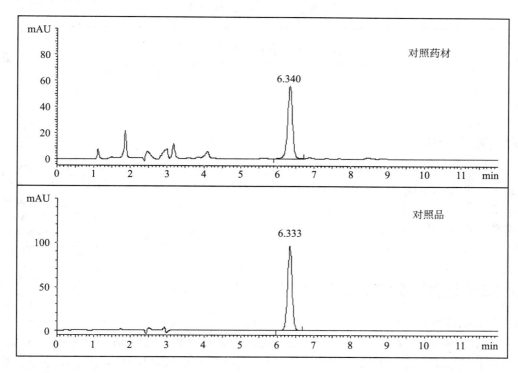

【分析结果】

对照品名称	保留时间	对称因子	理论板数	含量
栀子苷	6.3min	0.95	11 518	4.5%

【注意事项】

- 根据操作条件的不同，出峰时间会有少许变化，但在同一仪器和相同操作条件下，RSD ≤ 2.0%；
- 建议采用定量环定量，每次进样体积为定量环体积的两倍以上；
- 对照品称量天平精度须达到十万分之一。

检测人员：丁慧

审核人：钱勇

枸杞子（Gouqizi）

（LYCII FRUCTUS）

【药材基本信息】

别名 苟起子、甜菜子、杞子
来源 茄科植物宁夏枸杞 *Lycium barbarum* L. 的干燥成熟果实
功能 滋补肝肾，益精明目

【对照药材提取和对照品溶液的配制】

对照药材的提取：

取本品粉碎，取约 1.0037g，精密称定，置具塞锥形瓶中，精密加入甲醇 50ml，密塞，称定重量，加热回流 1 小时，放冷，再称定重量，用甲醇补足减失的重量，摇匀，滤过。精密量取续滤液 2ml，置碱性氧化铝固相萃取柱（2g）上，用乙醇 30ml 洗脱，收集洗脱液，蒸干，残渣加水溶解，转移至 2ml 量瓶中，加水至刻度，摇匀，滤过，取续滤液，即得。

对照品溶液的配制：

取甜菜碱对照品 1.716mg，精密称定，加水制成每 1ml 含 0.1716mg 的溶液，即得。

【分析条件】

色谱柱： Agilent ZORBAX–NH₂
　　　　　4.6mm × 250mm，5μm
进样量： 10μl
检测波长： 195nm；**柱温：** 30℃
流速： 1ml/min
流动相： 乙腈：水 =85：15
方法来源：《中国药典》2020 年版一部

对照药材： 中国食品药品检定研究院
对照品： 上海诗丹德标准技术服务有限公司
对照品含量： 甜菜碱 98.6%
仪器： Agilent 1260
配置： 四元梯度泵，在线脱气机，DAD 检测器，柱温箱，自动进样器

【分析色谱图】

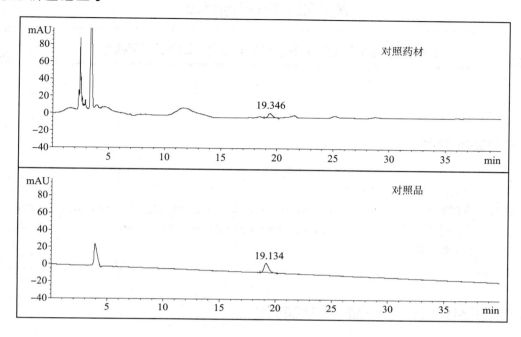

【分析结果】

对照品名称	保留时间	对称因子	理论板数	含量
甜菜碱	19.1min	0.74	10 318	0.37%

【注意事项】

- 根据操作条件的不同，出峰时间会有少许变化，但在同一仪器和相同操作条件下，RSD ≤ 2.0%；
- 建议采用定量环定量，每次进样体积为定量环体积的两倍以上；
- 对照品称量天平精度须达到十万分之一。

检测人员：孙光财

审核人：诸晨

威灵仙（Weilingxian）

（CLEMATIDIS RADIX ET RHIZOMA）

【药材基本信息】

别名　白条跟、老虎须、黑骨头等
来源　毛茛科植物威灵仙 *Clematis chinensis* Osbeck、棉团铁线莲 *Clematis hexapetala* Pall.
　　　或东北铁线莲 *Clematis manshurica* Rupr. 的干燥根和根茎
功能　祛风湿，通经络

【对照药材提取和对照品溶液的配制】

对照药材的提取：

　　精密称定本品粉末（过四号筛）2.4293g，置索氏提取器中，加乙酸乙酯适量，加热回流 3 小时，弃去乙酸乙酯液，药渣挥干溶剂，连同滤纸筒转移至锥形瓶中，精密加入稀乙醇 50ml，称定重量，加热回流 1 小时，放冷，再称定重量，用稀乙醇补足减失的重量，摇匀，滤过，精密量取续滤液 25ml，置水浴上蒸干，残渣加 2mol/L 盐酸溶液 30ml 使溶解，加热回流 2 小时。立即冷却，移入分液漏斗中，用水 10ml 分次洗涤容器，洗液并入分液漏斗中。加乙酸乙酯振摇提取 3 次，每次 15ml，合并乙酸乙酯液，70℃以下浓缩至近干，加甲醇溶解，转移至 10ml 量瓶中，加甲醇至刻度，摇匀，即得。

对照品溶液的配制：

　　精密称定齐墩果酸 11.02mg，加甲醇制成每 1ml 含 0.44mg 的溶液，滤过，即得。

【分析条件】

色谱柱：Agilent ZORBAX Eclipse Plus C18
　　　　4.6mm×250mm，5μm
进样量：10μl
检测波长：205nm；柱温：30℃
流速：1ml/min
流动相：乙腈:水 =90：10
方法来源：《中国药典》2020 年版一部

对照药材：中国食品药品检定研究院
对照品：上海诗丹德标准技术服务有限
　　　　公司
对照品含量：齐墩果酸 98.0%
仪器：Agilent 1260
配置：四元梯度泵，在线脱气机，VWD
　　　检测器，柱温箱，自动进样器

【分析色谱图】

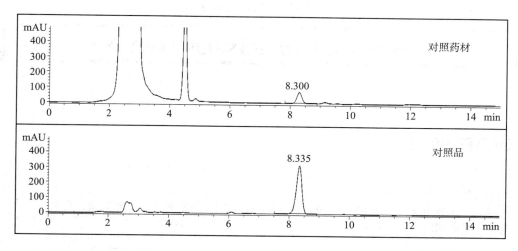

【分析结果】

对照品名称	保留时间	对称因子	理论板数	含量
齐墩果酸	8.3min	1.30	9941	0.080%

【注意事项】

- 根据操作条件的不同，出峰时间会有少许变化，但在同一仪器和相同操作条件下，RSD ≤ 2.0%；
- 对照品称量天平精度须达到十万分之一；
- 稀乙醇的配制：取乙醇529ml，加水稀释至1000ml，即得。本液在20℃时含 C_2H_5OH 应为49.5%~50.5%（ml/ml）。

检测人员：管柔端

审核人：费文静

厚朴（Houpo）

（MAGNOLIAE OFFICINALIS CORTEX）

【药材基本信息】

> **别名** 重皮、赤朴、油朴
> **来源** 木兰科植物厚朴 *Magnolia officinalis* Rehd. et Wils. 的干燥干皮、根皮及枝皮
> **功能** 燥湿消痰，下气除满

【对照药材提取和对照品溶液的配制】

对照药材的提取：

　　精密称定本品粉末（过三号筛）0.2026g，置具塞锥形瓶中，精密加入甲醇25ml，摇匀，密塞，浸渍24小时，滤过，精密量取续滤液5ml，置25ml量瓶中，加甲醇至刻度，摇匀，即得。

对照品溶液的配制：

　　精密称定厚朴酚对照品3.53mg，置10ml棕色容量瓶中，加甲醇使溶解并稀释至刻度，摇匀；精密称定和厚朴酚对照品8.51mg，置10ml棕色容量瓶中，加甲醇使溶解并稀释至刻度，摇匀；精密量取前面配制好的厚朴酚1.142ml和和厚朴酚0.28ml，置10ml棕色量瓶中，加甲醇至刻度，摇匀，即得混合的对照品溶液（每1ml溶液含厚朴酚40μg和和厚朴酚24μg）。

【分析条件】

色谱柱： Agilent ZORBAX SB-C18
　　　　　4.6mm×150mm，5μm
进样量： 10μl
检测波长： 294nm；**柱温：** 28℃
流速： 1ml/min
流动相： 甲醇：水 =78：22
方法来源：《中国药典》2020年版一部

对照药材： 中国食品药品检定研究院
对照品： 上海诗丹德标准技术服务有限公司
对照品含量： 厚朴酚98.5%
　　　　　　　和厚朴酚98.5%
仪器： Agilent 1200
配置： 四元梯度泵，在线脱气机，DAD检测器，柱温箱，自动进样器

【分析色谱图】

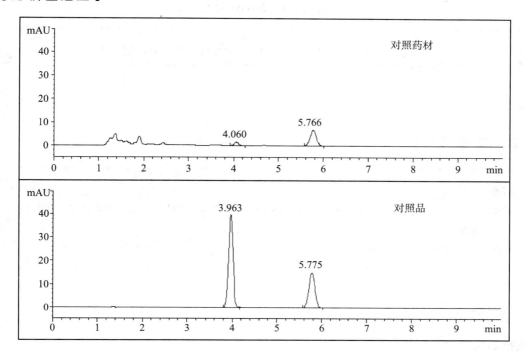

【分析结果】

对照品名称	保留时间	对称因子	理论板数	含量
厚朴酚	5.8min	0.94	11 499	0.11%
和厚朴酚	4.0min	0.96	10 271	0.052%

【注意事项】

- 根据操作条件的不同，出峰时间会有少许变化，但在同一仪器和相同操作条件下，RSD ≤ 2.0%；
- 对照品称量天平精度须达到十万分之一。

检测人员：张磊

审核人：费文静

厚朴花（Houpohua）

（MAGNOLIAE OFFICINALIS FLOS）

【药材基本信息】

> **别名** 调羹花
>
> **来源** 木兰科植物厚朴 *Magnolia officinali*s Rehd. et Wils. 或凹叶厚朴 *Magnolia officinalis* Rehd. et Wils. var. *biloba* Rehd. et Wils. 的干燥花蕾
>
> **功能** 理气宽中，芳香化湿

【对照药材提取和对照品溶液的配制】

对照药材的提取：

　　精密称定本品粗粉 1.1890g，置具塞锥形瓶中，精密加入甲醇 25ml，密塞，称定重量，超声处理 30 分钟，放冷，再称定重量，用甲醇补足减失的重量，摇匀，放置 30 分钟，取上清液，即得。

对照品溶液的配制：

　　精密称定厚朴酚对照品 0.72mg、和厚朴酚对照品 1.72mg 适量，加水分别制成每 1ml 含厚朴酚 70μg、和厚朴酚 42.5μg 的溶液，即得。

【分析条件】

> **色谱柱：** Agilent Eclipse Plus C18
> 　　　　　　4.6mm×150mm，5μm
> **进样量：** 20μl
> **检测波长：** 294nm；**柱温：** 27℃
> **流速：** 1ml/min
> **流动相：** 水:甲醇:乙腈 =30：50：20
> **方法来源：**《中国药典》2020 年版一部

> **对照药材：** 中国食品药品检定研究院
> **对照品：** 上海诗丹德标准技术服务有限公司
> **对照品含量：** 厚朴酚 98.5%
> 　　　　　　　　和厚朴酚 98.5%
> **仪器：** Agilent 1120
> **配置：** 二元梯度泵，在线脱气机，VWD 检测器，柱温箱，手动进样器

【分析色谱图】

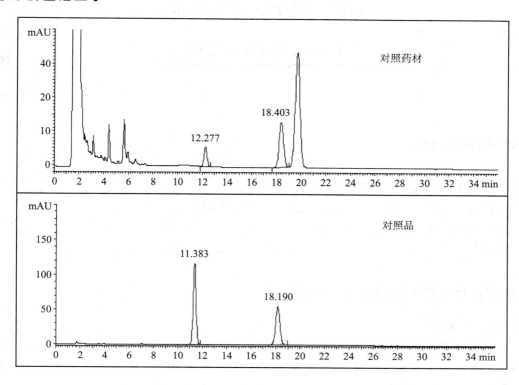

【分析结果】

对照品名称	保留时间	对称因子	理论板数	含量
厚朴酚	18.2min	1.00	11 499	0.081%
和厚朴酚	11.4min	1.06	10 271	

【注意事项】

- 根据操作条件的不同，出峰时间会有少许变化，但在同一仪器和相同操作条件下，RSD ≤ 2.0%；
- 建议采用定量环定量，每次进样体积为定量环体积的两倍以上；
- 对照品称量天平精度须达到十万分之一。

检测人员：许纪锋

审核人：费文静

砂仁（阳春砂）（Sharen）

（AMOMI FRUCTUS）

【药材基本信息】

> **别名**　缩沙蜜、缩砂仁、阳春砂等
> **来源**　姜科植物阳春砂 *Amomum villosum* Lour. 的干燥成熟果实
> **功能**　化湿开胃，温脾止泻，理气安胎

【对照药材提取和对照品溶液的配制】

对照药材的提取：

　　精密称定本品粉末（过三号筛）1.0215g，置具塞锥形瓶中，精密加入无水乙醇 25ml，密塞，称定重量，超声处理（功率300W，频率40kHz）30分钟，放冷，再称定重量，用无水乙醇补足减失的重量，摇匀，滤过，取续滤液，即得。

对照品溶液的配制：

　　精密称定经80℃干燥至恒重的乙酸龙脑酯对照品8.32mg，置具塞锥形瓶中，精密加无水乙醇30ml溶解，摇匀，即得。

【分析条件】

> **色谱柱：** HP-1
> 　　　　　30m×250μm，1.00μm
> **进样量：** 1μl
> **检测条件：** 进样口温度：230℃；检测器
> 　　　　　温度：250℃；柱温：100℃；
> 　　　　　分流比：10∶1
> **方法来源：**《中国药典》2020年版一部

> **对照药材：** 中国食品药品检定研究院
> **对照品：** 上海诗丹德标准技术服务有限
> 　　　　　公司
> **对照品含量：** 乙酸龙脑酯98.0%
> **仪器：** Agilent 7890A
> **配置：** 自动进样器，FID检测器，分流不
> 　　　　　分流进样口

【分析色谱图】

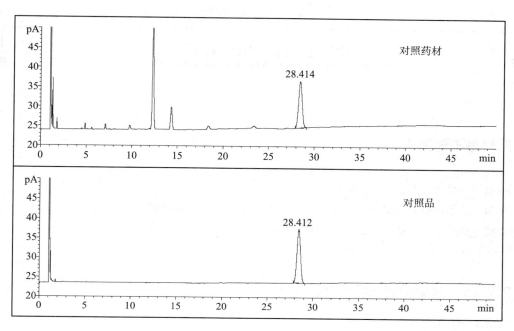

【分析结果】

对照品名称	保留时间	对称因子	理论板数	含量
乙酸龙脑酯	28.4min	0.95	24 666	0.58%

【注意事项】

● 根据操作条件的不同，出峰时间会有少许变化，但在同一仪器和相同操作条件下，RSD ≤ 2.0%；

● 对照品称量天平精度须达到十万分之一。

检测人员：丁慧

审核人：钱勇

鸦胆子（Yadanzi）

（BRUCEAE FRUCTUS）

【药材基本信息】

> **别名**　老鸦胆、苦榛子、苦参子等
>
> **来源**　苦木科植物鸦胆子 *Brucea javanica*（L.）Merr. 的干燥成熟果实
>
> **功能**　清热解毒，截疟，止痢；外用腐蚀赘疣

【对照药材提取和对照品溶液的配制】

对照药材的提取：

精密称定本品粗粉 1.0446g，加入石油醚（60~90℃）10ml，超声处理 30 分钟，滤过，滤液置 25ml 量瓶中，用石油醚（60~90℃）10ml，分次洗涤滤器和残渣，洗液滤入同一量瓶中，加石油醚（60~90℃）至刻度，摇匀。精密量取 5ml，自"置 10ml 具塞试管中，用氮气吹干"起，同对照品溶液制备供试品溶液。

对照品溶液的配制：

精密称定苯甲酸苯酯 0.0401g，置 5ml 量瓶中加正己烷至刻度并摇匀，作为内标溶液。另精密称定油酸 0.0356g 至 10ml 量瓶中，加正己烷溶解并定容至刻度。精密量取 5ml，置 10ml 具塞试管中，用氮气吹干，加入 0.5mol/L 氢氧化钾甲醇溶液 2ml，置 60℃水浴中皂化 25 分钟，至油珠全部消失，放冷，加 15% 三氟化硼乙醚溶液 2ml，置 60℃水浴中甲酯化 2 分钟，放冷；精密加入正己烷 2ml，振摇，加饱和氯化钠溶液 1ml，振摇，静置，取上层溶液作为对照品溶液。

【分析条件】

> **色谱柱**：Agilent HP–FFAP
> 　　　　　30m × 0.25mm，0.5μm
> **进样量**：1μl
> **柱温**：205℃
> **流速**：1ml/min；**分流比**：20∶1
> **进样口温度**：250℃
> **检测器温度**：250℃
> **方法来源**：《中国药典》2020 年版一部

> **对照药材**：上海诗丹德标准技术服务有限公司
> **对照品**：中国食品药品检定研究院
> **对照品含量**：油酸 99.6%
> **仪器**：Agilent 7890A
> **配置**：自动进样器，FID 检测器，分流不分流进样口

【分析色谱图】

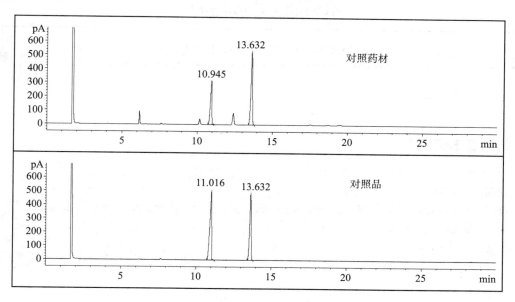

【分析结果】

对照品名称	保留时间	对称因子	理论板数	含量
油酸	11.0min	5.85	38 247	3.9%

【注意事项】

- 根据操作条件的不同，出峰时间会有少许变化，但在同一仪器和相同操作条件下，RSD ≤ 2.0%；
- 对照品称量天平精度须达到十万分之一。

检测人员：汪露露

审核人：费文静

哈蟆油（Hamayou）

（RANAE OVIDUCTUS）

【药材基本信息】

别名 雪蛤油、林蛙油

来源 蛙科动物中国林蛙 *Rana temporaria chensinensis* David 雌蛙的输卵管，经采制干燥而得

功能 补肾益精，养阴润肺

【对照药材提取和对照品溶液的配制】

对照药材的提取：

精密称定本品粉末（过三号筛）1.0315g，加三氯甲烷20ml，加热回流30分钟，放冷，滤过，同法提取3次，合并滤液，挥干，残渣加水2.5ml使溶解，摇匀，放置12小时，作为供试品溶液。

对照品溶液的配制：

精密称定1-甲基海因对照品4.06mg，置量瓶内，加水25ml使溶解，摇匀。精密称定上述溶液0.10ml，加水8.02ml，摇匀，即得。

【分析条件】

色谱柱： Agilent ZORBAX SB-Aq
4.6mm×250mm，5μm

进样量： 20μl

检测波长： 215nm；**柱温：** 25℃

流速： 1ml/min

流动相： 水

方法来源：《中国药典》2020年版一部

对照药材： 中国食品药品检定研究院

对照品： 上海诗丹德标准技术服务有限公司

对照品含量： 1-甲基海因 98.0%

仪器： Agilent 1200

配置： 四元梯度泵，在线脱气机，DAD检测器，柱温箱，自动进样

【分析色谱图】

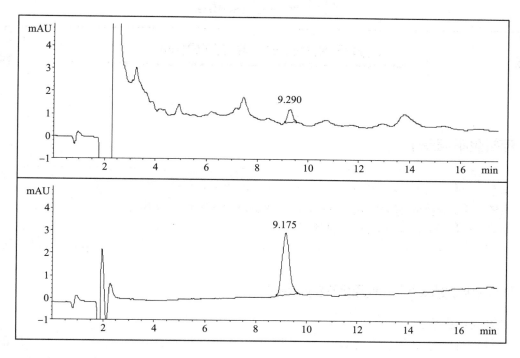

【分析结果】

对照品名称	保留时间	对称因子	理论板数	含量
1-甲基海因	9.2min	0.99	9682	/

【注意事项】

- 根据操作条件的不同，出峰时间会有少许变化，但在同一仪器和相同操作条件下，RSD ≤ 2.0%；
- 对照品称量天平精度须达到十万分之一。

检测人员：诸晨

审核人：安蓉

骨碎补（Gusuibu）

（DRYNARIAE RHIZOMA）

【药材基本信息】

> **别名** 毛姜、猴姜、石岩姜等
>
> **来源** 水龙骨科植物槲蕨 *Drynaria fortunei*（Kunze）J. Sm. 的干燥根茎
>
> **功能** 补肾强骨，续伤止痛；外用消风祛斑

【对照药材提取和对照品溶液的配制】

对照药材的提取：

　　精密称定本品粗粉 0.2544g，加甲醇 30ml，加热回流 3 小时，放冷，滤过，滤液置 50ml 量瓶中，用少量甲醇分数次洗涤容器，洗液滤入同一量瓶中，加甲醇至刻度，摇匀，即得。

对照品溶液的配制：

　　精密称定在 110℃ 干燥至恒重的柚皮苷对照品 10.91mg，置 25ml 量瓶中，加甲醇至刻度，摇匀，精密量取 0.6ml，置 5ml 量瓶中，加甲醇至刻度，摇匀，即得（每 1ml 溶液中含柚皮苷 52.3μg ）。

【分析条件】

> **色谱柱**：Agilent Eclipse Plus C18
> 　　　　　4.6mm×250mm，5μm
> **进样量**：20μl
> **检测波长**：283nm；**柱温**：27℃
> **流速**：1ml/min
> **流动相**：甲醇:醋酸:水 =35：4：65
> **方法来源**：《中国药典》2020 年版一部

> **对照药材**：中国食品药品检定研究院
> **对照品**：上海诗丹德标准技术服务有限
> 　　　　　公司
> **对照品含量**：柚皮苷 98.5%
> **仪器**：Agilent 1120
> **配置**：二元梯度泵，在线脱气机，VWD
> 　　　　检测器，柱温箱，手动进样器

【分析色谱图】

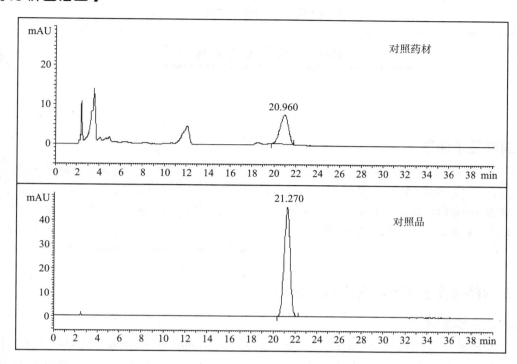

【分析结果】

对照品名称	保留时间	对称因子	理论板数	含量
柚皮苷	21.3min	0.85	3021	0.54%

【注意事项】

- 根据操作条件的不同，出峰时间会有少许变化，但在同一仪器和相同操作条件下，RSD ≤ 2.0%；
- 建议采用定量环定量，每次进样体积为定量环体积的两倍以上；
- 对照品称量天平精度须达到十万分之一。

检测人员：费文静

审核人：钱勇

香加皮（Xiangjiapi）

（PERIPLOCAE CORTEX）

【药材基本信息】

别名　北五加皮、香五加
来源　萝藦科植物杠柳 *Periploca sepium* Bge. 的干燥根皮
功能　祛风湿，强筋骨，利水消肿

【对照药材提取和对照品溶液的配制】

对照药材的提取：

　　精密称定本品粗粉 0.3349g，置 50ml 烧瓶中，加 60% 甲醇 15ml，加热回流 1.5 小时，滤过，滤液置 25ml 量瓶中，用 60% 甲醇洗涤容器，洗液滤入同一量瓶中，精密加入内标溶液 2ml，加 60% 甲醇至刻度，摇匀，取续滤液作为供试品溶液。

对照品溶液的配制：

　　精密称定 4-甲氧基水杨醛对照品 20.44mg，置 10ml 棕色容量瓶中，加 60% 甲醇使溶解并稀释至刻度，摇匀，精密称定 0.64ml，置 10ml 棕色容量瓶中，加 60% 甲醇使溶解并稀释至刻度，摇匀；精密称定内标物对羟基苯甲酸丁酯 151.72mg，加 60% 甲醇制成每 1ml 含 6mg 的溶液；精密量取前面配制好的 4-甲氧基水杨醛 4ml、内标溶液 2ml，置 25ml 量瓶中，加 60% 甲醇至刻度，摇匀，即得。

【分析条件】

色谱柱：Agilent ZORBAX SB-C18
　　　　　4.6mm×250mm，5μm
进样量：20μl
检测波长：278nm；**柱温**：25℃
流速：1ml/min
流动相：甲醇:水:醋酸 =70：30：2
方法来源：《中国药典》2020 年版一部

对照药材：中国食品药品检定研究院
对照品：上海诗丹德标准技术服务有限公司
对照品含量：4-甲氧基水杨醛 99.0%
仪器：Agilent 1120
配置：二元梯度泵，在线脱气机，VWD检测器，柱温箱，手动进样器

【分析色谱图】

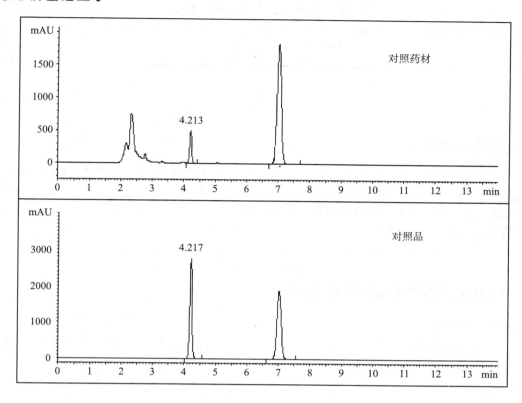

【分析结果】

对照品名称	保留时间	对称因子	理论板数	含量
4-甲氧基水杨醛	4.2min	1.07	15 625	0.017%

【注意事项】

- 根据操作条件的不同，出峰时间会有少许变化，但在同一仪器和相同操作条件下，RSD ≤ 2.0%；
- 建议采用定量环定量，每次进样体积为定量环体积的两倍以上；
- 对照品称量天平精度须达到十万分之一。

检测人员：许纪锋

审核人：马双成

香橼（枸橼）（Xiangyuan）

（CITRI FRUCTUS）

【药材基本信息】

> **别名**　枸橼、钩缘干、香泡树等
> **来源**　芸香科植物枸橼 *Citrus medica* L. 的干燥成熟果实
> **功能**　疏肝理气，宽中，化痰

【对照药材提取和对照品溶液的配制】

对照药材的提取：

精密称定本品粉末（过五号筛）87mg，置具塞锥形瓶中，精密加入 50% 甲醇 25ml，称定重量，加热回流 1 小时，放冷，再称定重量，用 50% 甲醇补足减失的重量，摇匀，滤过，精密量取续滤液 2ml，置 10ml 量瓶中，加 50% 甲醇至刻度，摇匀，滤过，取续滤液，即得。

对照品溶液的配制：

精密称定柚皮苷对照品 10.92mg，置 25ml 量瓶中，加 50% 甲醇溶解并稀释至刻度，摇匀；精密吸取上述溶液 1ml，加 50% 甲醇稀释 14 倍，摇匀，即得。

【分析条件】

> **色谱柱**：Agilent Eclipse Plus C18
> 　　　　　4.6mm×250mm，5μm
> **进样量**：20μl
> **检测波长**：284nm；**柱温**：25℃
> **流速**：1ml/min
> **流动相**：甲醇:水:冰醋酸 =30∶63∶3
> **方法来源**：《中国药典》2020 年版一部

> **对照药材**：中国食品药品检定研究院
> **对照品**：上海诗丹德标准技术服务有限公司
> **对照品含量**：柚皮苷 98.0%
> **仪器**：Agilent 1260
> **配置**：四元梯度泵，在线脱气机，DAD 检测器，柱温箱，自动进样器

【分析色谱图】

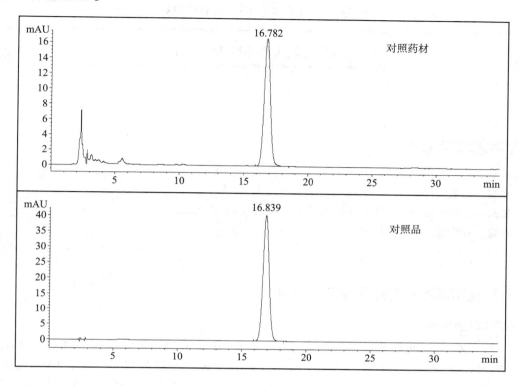

【分析结果】

对照品名称	保留时间	对称因子	理论板数	含量
柚皮苷	16.8min	0.98	5795	1.8%

【注意事项】

- 根据操作条件的不同，出峰时间会有少许变化，但在同一仪器和相同操作条件下，RSD ≤ 2.0%；
- 对照品称量天平精度须达到十万分之一。

检测人员：费文静

审核人：马双成

香薷（石香薷）（Xiangru）

（MOSLAE HERBA）

【药材基本信息】

> **别名** 香茹、香草
> **来源** 唇形科植物石香薷 *Mosla chinensis* Maxim 的干燥地上部分
> **功能** 发汗解表，化湿和中

【对照药材提取和对照品溶液的配制】

对照药材的提取：

精密称定本品粉末（过二号筛）2.0195g，置具塞锥形瓶中，精密加入无水乙醇 20ml，密塞，称定重量，振摇 5 分钟，浸渍过夜，超声处理（功率 250W，频率 50kHz）15 分钟，放冷，再称定重量，用无水乙醇补足减失的重量，摇匀，用铺有活性炭 1g 的干燥滤器滤过，取续滤液，即得。

对照品溶液的配制：

精密称定麝香草酚对照品 9.01mg、香荆芥酚对照品 4.53mg，用无水乙醇溶解。取以上两种对照品溶液制成每 1ml 含麝香草酚 0.45mg、香荆芥酚 0.225mg 的混合液，摇匀，即得。

【分析条件】

色谱柱： HP-INNOWAX
　　　　　30m × 0.25mm × 0.25μm
进样量： 1μl
检测条件： 进样口温度：250℃；检测器
　　　　　　温度：260℃；柱温：190℃
方法来源：《中国药典》2020 年版一部

对照药材： 中国食品药品检定研究院
对照品： 上海诗丹德标准技术服务有限公司
对照品含量： 麝香草酚 98.5%
　　　　　　　香荆芥酚 98.5%
仪器： Agilent 7890A
配置： 自动进样器，FID 检测器，分流不分流进样口

【分析色谱图】

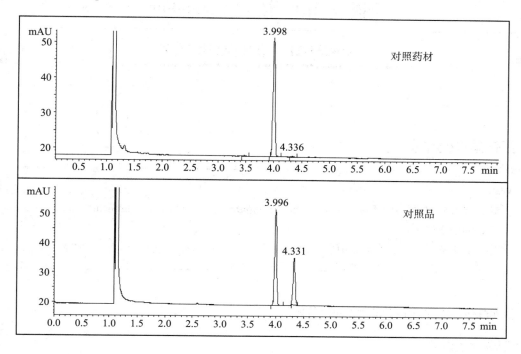

【分析结果】

对照品名称	保留时间	对称因子	理论板数	含量
麝香草酚	4.0min	1.01	50 176	
香荆芥酚	4.3min	1.05	51 999	0.46%

【注意事项】

- 根据操作条件的不同，出峰时间会有少许变化，但在同一仪器和相同操作条件下，RSD ≤ 2.0%；
- 对照品称量天平精度须达到十万分之一。

检测人员：费文静

审核人：钱勇

重楼（云南重楼）（Chonglou）

（PARIDIS RHIZOMA）

【药材基本信息】

别名	无
来源	百合科植物云南重楼 *Paris polyphylla* Smith var. *yunnanensis*（Franch.）Hand.–Mazz. 的干燥根茎
功能	清热解毒，消肿止痛，凉肝定惊

【对照药材提取和对照品溶液的配制】

对照药材的提取：

精密称定本品粉末（过三号筛）0.5022g，置具塞锥形瓶中，精密加入乙醇25ml，密塞，称定重量加热回流30分钟，放冷，再称定重量，用乙醇补足减失的重量摇匀，滤过，取续滤液，即得。

对照品溶液的配制：

重楼皂苷Ⅰ、重楼皂苷Ⅱ、重楼皂苷Ⅵ、重楼皂苷Ⅶ浓标对照溶液用甲醇稀释为重楼皂苷Ⅰ：0.29mg/ml；重楼皂苷Ⅱ：0.4mg/ml；重楼皂苷Ⅵ：0.46mg/ml；重楼皂苷Ⅶ：0.4mg/ml，即得。

【分析条件】

色谱柱：Agilent Eclipse Plus C18
　　　　4.6mm×250mm，5μm
进样量：10μl
检测波长：203nm；柱温：25℃
流速：1ml/min
流动相：A：乙腈，B：水
　　　　0~20min，44%A~60%A；
　　　　20~25min，60%A；
　　　　25~26min，60%A~44%A；
　　　　26~35min，44%A
方法来源：Agilent科技结合《中国药典》
　　　　　2020年版一部改进

对照药材：中国食品药品检定研究院
对照品：上海诗丹德标准技术服务有限公司
对照品含量：重楼皂苷Ⅰ 98.5%
　　　　　　重楼皂苷Ⅱ 98.5%
　　　　　　重楼皂苷Ⅵ 98.5%
　　　　　　重楼皂苷Ⅶ 98.5%
仪器：Agilent 1260
配置：四元梯度泵，在线脱气机，DAD检测器，柱温箱，自动进样器

【分析色谱图】

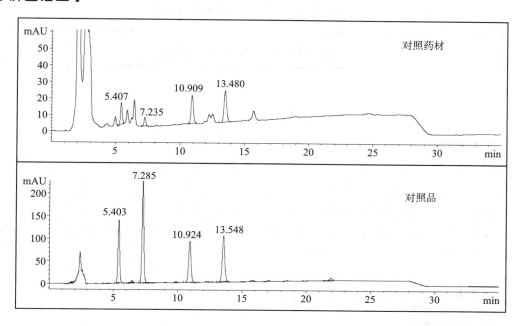

【分析结果】

对照品名称	保留时间	对称因子	理论板数	含量
重楼皂苷 Ⅰ	13.5min	1.02	22 699	0.058%
重楼皂苷 Ⅱ	10.9min	1.01	15 987	0.074%
重楼皂苷 Ⅵ	7.3min	0.93	13 573	0.011%
重楼皂苷 Ⅶ	5.4min	0.93	7691	0.039%

【注意事项】

- 根据操作条件的不同，出峰时间会有少许变化，但在同一仪器和相同操作条件下，RSD ≤ 2.0%；
- 对照品称量天平精度须达到十万分之一。

检测人员：杨新磊
审核人：安蓉

禹州漏芦（Yuzhouloulu）

（ECHINOPSIS RADIX）

【药材基本信息】

别名　和尚头、独花山牛蒡
来源　菊科植物驴欺口 *Echinops latifolius* Tausch. 的干燥根
功能　清热解毒，消痈，下乳，舒筋通脉

【对照药材提取和对照品溶液的配制】

对照药材的提取：

精密称定本品粉末（过四号筛）0.2841g，置具塞锥形瓶中，精密加入甲醇 10ml，密塞，称定重量，超声处理 30 分钟，放冷，再称定重量，用甲醇补足减失的重量，摇匀，滤过，取续滤液，即得。

对照品溶液的配制：

精密称定 α-三联噻吩对照品 11.70mg，置 10ml 量瓶内，加甲醇溶解并稀释至刻度，摇匀，取上述溶液适量，加甲醇稀释 5 倍，即得。

【分析条件】

色谱柱：Agilent ZORBAX SB-C18
　　　　　4.6mm×250mm，5μm
进样量：10μl
检测波长：352nm；柱温：25℃
流速：1ml/min
流动相：甲醇：0.1% 醋酸溶液 =85：15
方法来源：《中国药典》2020 年版一部

对照药材：中国食品药品检定研究院
对照品：上海诗丹德标准技术服务有限公司
对照品含量：α-三联噻吩 92.0%
仪器：Agilent 1200
配置：四元梯度泵，在线脱气机，DAD 检测器，柱温箱，自动进样

【分析色谱图】

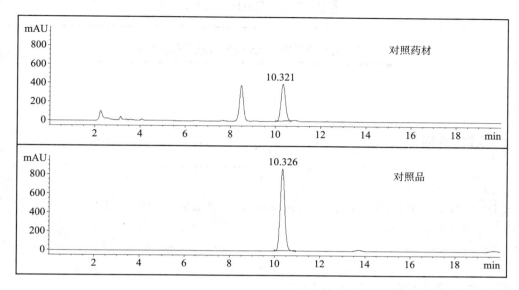

【分析结果】

对照品名称	保留时间	对称因子	理论板数	含量
α-三联噻吩	10.3min	0.88	13 242	0.34%

【注意事项】

- 根据操作条件的不同，出峰时间会有少许变化，但在同一仪器和相同操作条件下，RSD ≤ 2.0%；
- 对照品称量天平精度须达到十万分之一。

检测人员：诸晨

审核人：费文静

独一味（Duiyiwei）

（LAMIOPHLOMIS HERBA）

【药材基本信息】

> **别名** 大巴、打布巴、供金包
> **来源** 唇形科植物独一味 *Lamiophlomis rotata*（Benth.）Kudo 的干燥地上部分
> **功能** 活血止血，祛风止痛

【对照药材提取和对照品溶液的配制】

对照药材的提取：

精密称定本品粉末 0.599g，置具塞锥形瓶中，精密加入 70% 甲醇 25ml，称定重量，加热回流 1 小时，放冷，再称定重量，用 70% 甲醇补足减失的重量，摇匀，滤过，精密量取续滤液 2ml，置 10ml 量瓶中，加甲醇至刻度，摇匀，滤过，取续滤液，即得。

对照品溶液的配制：

精密称定 8-O-乙酰山栀苷甲酯对照品 2.64mg 置 10ml 量瓶内，加甲醇溶解并稀释至刻度，摇匀，取上述溶液适量，加甲醇稀释 4 倍，摇匀，待用；另精密称定山栀苷甲酯对照品 1.83mg 置 10ml 量瓶内，加甲醇溶解并稀释至刻度，摇匀，取上述溶液适量，加甲醇稀释 3 倍，摇匀，取出上述两种稀释的溶液等量，混合，摇匀，即得。

【分析条件】

色谱柱： Agilent Eclipse Plus C18
　　　　4.6mm × 250mm，5μm
进样量： 10μl
检测波长： 235nm；**柱温：** 25℃
流速： 1ml/min
流动相： A：水，B：乙腈
　　　　0~11min，10%B；
　　　　11~35min，10%B~18%B；
　　　　35~45min，18%B；
　　　　45~45.5min，18%B~10%B；
　　　　45.5~55min，10%B
方法来源： 诗丹德结合《中国药典》2020
　　　　年版一部改进

对照药材： 中国食品药品检定研究院
对照品： 上海诗丹德标准技术服务有限
　　　　公司
对照品含量： 8-O-乙酰山栀苷甲酯 98.0%
　　　　　　　山栀苷甲酯 98.0%
仪器： Agilent 1260
配置： 四元梯度泵，在线脱气机，DAD
　　　　检测器，柱温箱，自动进样

【分析色谱图】

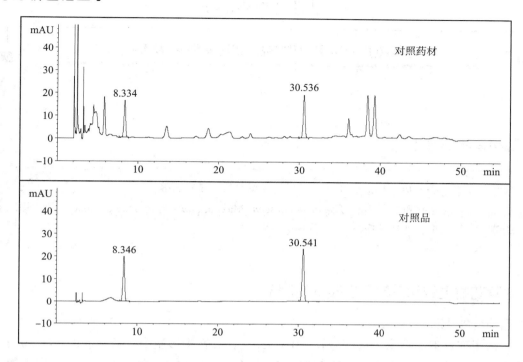

【分析结果】

对照品名称	保留时间	对称因子	理论板数	含量
山栀苷甲酯	8.3min	1.15	7276	0.50%
8-*O*-乙酰山栀苷甲酯	30.5min	1.04	86 057	0.49%

【注意事项】

- 根据操作条件的不同，出峰时间会有少许变化，但在同一仪器和相同操作条件下，RSD ≤ 2.0%；
- 对照品称量天平精度须达到十万分之一。

检测人员：诸晨

审核人：钱勇

独活（Duhuo）

（ANGELICAE PUBESCENTIS RADIX）

【药材基本信息】

别名	胡王使者、独摇草、独滑等
来源	伞形科植物重齿毛当归 *Angelica pubescens* Maxim. f. *biserrata* Shan et Yuan 的干燥根
功能	祛风除湿，通痹止痛

【对照药材提取和对照品溶液的配制】

对照药材的提取：

　　精密称定本品粉末（过四号筛）0.4995g，置具塞锥形瓶中，精密加入甲醇20ml，密塞，称定重量，超声处理（功率250W，频率40kHz）30分钟，放冷，再称定重量，用甲醇补足减失的重量，摇匀，滤过，精密量取续滤液5ml，置20ml量瓶中，加甲醇至刻度，摇匀，滤过，取续滤液，即得。

对照品溶液的配制：

　　精密称定蛇床子素对照品11.80mg，置25ml量瓶中加甲醇定容，摇匀；取上述溶液，加80%甲醇精密稀释4倍，即得；精密称定二氢欧山芹醇当归酸酯对照品11.20mg，置25ml量瓶中加甲醇定容，摇匀；取上述溶液，加80%甲醇精密稀释8倍，即得。

【分析条件】

色谱柱：Agilent Extend–C18	
4.6mm×150mm，5µm	
进样量：10µl	
检测波长：330nm；**柱温**：25℃	
流速：1ml/min	
流动相：乙腈：水 =49：51	
方法来源：《中国药典》2020年版一部	

对照药材：中国食品药品检定研究院	
对照品：上海诗丹德标准技术服务有限公司	
对照品含量：蛇床子素 98.0%	
二氢欧山芹醇当归酸酯 98.0%	
仪器：Agilent 1260	
配置：四元梯度泵，在线脱气机，DAD检测器，柱温箱，自动进样器	

【分析色谱图】

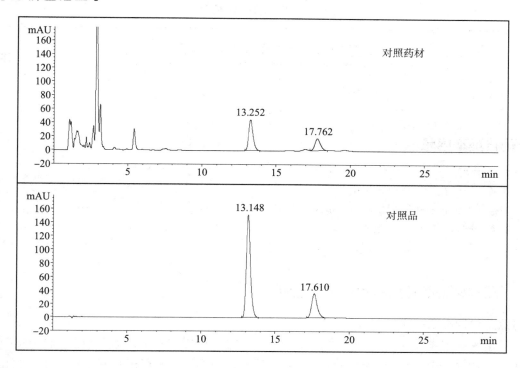

【分析结果】

对照品名称	保留时间	对称因子	理论板数	含量
蛇床子素	13.1min	0.95	10 672	0.56%
二氢欧山芹醇当归酸酯	17.6min	0.97	10 256	0.042%

【注意事项】

- 根据操作条件的不同，出峰时间会有少许变化，但在同一仪器和相同操作条件下，RSD ≤ 2.0%；
- 对照品称量天平精度须达到十万分之一。

检测人员：诸晨

审核人：费文静

急性子（Jixingzi）

（IMPATIENTIS SEMEN）

【药材基本信息】

> 别名　凤仙花、透骨草、指甲花等
> 来源　凤仙花科植物凤仙花 *Impatiens balsamina* L. 的干燥成熟种子
> 功能　破血，软坚，消积

【对照药材提取和对照品溶液的配制】

对照药材的提取：

　　精密称定本品粉末（过三号筛）1.2462g，置索氏提取器中，加石油醚（60~90℃）适量，加热回流2小时，弃去石油醚液，药渣挥去溶剂，转移至具塞锥形瓶中，精密加入80%甲醇50ml，称定重量，加热回流1小时，放冷，再称定重量，用80%甲醇补足减失的重量，摇匀，滤过，精密量取续滤液20ml，回收溶剂至干，残渣加甲醇适量使溶解并转移至2ml量瓶中，加甲醇至刻度，摇匀，滤过，取续滤液，即得。

对照品溶液的配制：

　　分别精密称定凤仙萜四醇皂苷 K 14.50mg 和凤仙萜四醇皂苷 A 12.70mg，加甲醇制成每1ml含凤仙萜四醇皂苷 K 0.50mg 和凤仙萜四醇皂苷 A 0.25mg 的混合溶液，摇匀，滤过，即得。

【分析条件】

色谱柱：Agilent ZORBAX Eclipse Plus C18
　　　　4.6mm×150mm，5μm
进样量：对照品5μl、15μl；供试品10μl
检测器：ELSD
柱温：30℃
流速：1ml/min
流动相：A：乙腈，B：水
　　　　0~15min，24%A~28%A；
　　　　15~25min，28%A；
　　　　25~30min，28%A~40%A
方法来源：《中国药典》2020年版一部

对照药材：中国食品药品检定研究院
对照品：上海诗丹德标准技术服务有限公司
对照品含量：凤仙萜四醇皂苷 K 98.0%
　　　　　　凤仙萜四醇皂苷 A 98.0%
仪器：Agilent 1260
配置：四元梯度泵，在线脱气机，蒸发光散射检测器，柱温箱，自动进样器

【分析色谱图】

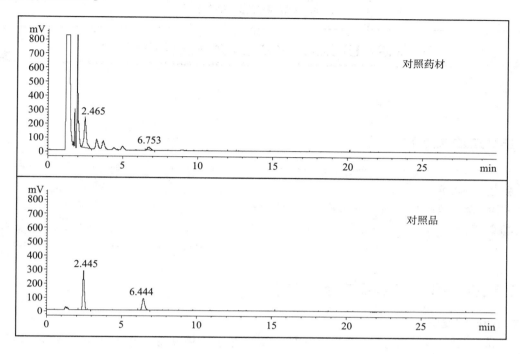

【分析结果】

对照品名称	保留时间	对称因子	理论板数	含量
凤仙萜四醇皂苷 K	2.4min	0.75	2292	0.32%
凤仙萜四醇皂苷 A	6.4min	0.72	6798	0.081%

【注意事项】

- 根据操作条件的不同，出峰时间会有少许变化，但在同一仪器和相同操作条件下，RSD ≤ 2.0%；
- 对照品称量天平精度须达到十万分之一。

检测人员：管柔端

审核人：费文静

姜黄（Jianghuang）

（CURCUMAE LONGAE RHIZOMA）

【药材基本信息】

> 别名　毛姜黄、黄姜
>
> 来源　姜科植物姜黄 *Curcuma longa* L. 的干燥根茎
>
> 功能　破血行气，通经止痛

【对照药材提取和对照品溶液的配制】

对照药材的提取：

精密称定本品细粉 0.1995g，置具塞锥形瓶中，精密加入甲醇 10ml，称定重量，加热回流 30 分钟（冷凝管冷凝，冷凝管下口为 21 寸），放冷，再称定重量，用甲醇补足减失的重量，摇匀，离心。精密量取上清液 1ml，用微孔滤膜（0.45μm）滤过，置 25ml 量瓶中，加甲醇稀释至刻度，摇匀，即得。

对照品溶液的配制：

精密称定姜黄素（棕黄色粉末）对照品 13.01mg，置 10ml 棕色容量瓶中，加甲醇使溶解并稀释至刻度，摇匀；精密量取 0.1ml，置 10ml 棕色容量瓶中，加 70% 甲醇至刻度，摇匀，即得（每 1ml 溶液含姜黄素 13.0μg）。

【分析条件】

> **色谱柱**：Agilent ZORBAX SB–C18
> 　　　　　4.6mm × 150mm，5μm
> **进样量**：10μl
> **检测波长**：430nm；**柱温**：28℃
> **流速**：1ml/min
> **流动相**：乙腈：1% 冰醋酸溶液 =48：52
> **方法来源**：诗丹德结合《中国药典》2020
> 　　　　　　年版一部改进

> **对照药材**：中国食品药品检定研究院
> **对照品**：上海诗丹德标准技术服务有限
> 　　　　　公司
> **对照品含量**：姜黄素 99.2%
> **仪器**：Agilent 1200
> **配置**：四元梯度泵，在线脱气机，DAD
> 　　　　检测器，柱温箱，自动进样器

【分析色谱图】

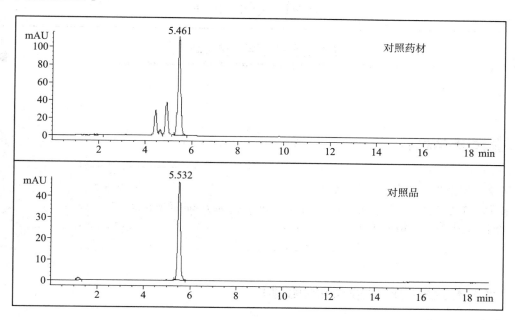

【分析结果】

对照品名称	保留时间	对称因子	理论板数	含量
姜黄素	5.5min	1.04	9887	2.6%

【注意事项】

- 根据操作条件的不同，出峰时间会有少许变化，但在同一仪器和相同操作条件下，RSD ≤ 2.0%；
- 对照品称量天平精度须达到十万分之一。

检测人员：诸晨

审核人：费文静

前胡（Qianhu）

（PEUCEDANI RADIX）

【药材基本信息】

别名　罗鬼菜、水前胡、野芹菜等
来源　伞形科植物白花前胡 *Peucedanum praeruptorum* Dunn 的干燥根
功能　降气化痰，散风清热

【对照药材提取和对照品溶液的配制】

对照药材的提取：

精密称定本品粉末（过三号筛）0.5162g，置具塞锥形瓶中，精密加入三氯甲烷25ml，密塞，称定重量，超声处理（功率 250W，频率 33kHz）10 分钟，放冷，再称定重量，用三氯甲烷补足减失的重量，摇匀，滤过；精密量取续滤液 5ml，蒸干，残渣加甲醇溶解并转移至 25ml 量瓶中，加甲醇至刻度，摇匀，即得。

对照品溶液的配制：

精密称定白花前胡甲素对照品 15.03mg，置 25ml 容量瓶中，精密加入甲醇至刻度，摇匀；精密吸取上述溶液 1ml，用流动相稀释 12 倍，即得。精密称定白花前胡乙素对照品 10.63mg，置 25ml 容量瓶中，精密加入甲醇至刻度，摇匀；精密吸取上述溶液 1ml，用流动相稀释 8 倍，即得。

【分析条件】

色谱柱：Agilent Eclipse Plus C18
　　　　4.6mm×150mm，5μm
进样量：10μl
检测波长：321nm；柱温：25℃
流速：1ml/min
流动相：甲醇:水 =75：25
方法来源：《中国药典》2020 年版一部

对照药材：中国食品药品检定研究院
对照品：上海诗丹德标准技术服务有限
　　　　公司
对照品含量：白花前胡甲素 98.0%
　　　　　　白花前胡乙素 95.1%
仪器：Agilent 1120
配置：二元梯度泵，在线脱气机，VWD
　　　检测器，柱温箱，手动进样器

【分析色谱图】

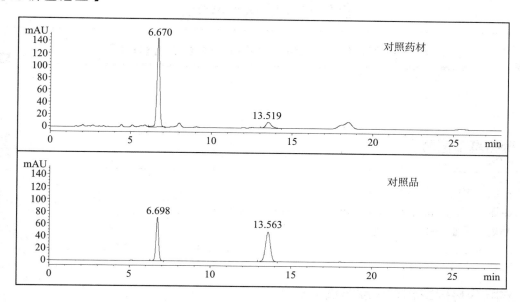

【分析结果】

对照品名称	保留时间	对称因子	理论板数	含量
白花前胡甲素	6.7min	0.98	8483	2.7%
白花前胡乙素	13.6min	1.02	9780	0.29%

【注意事项】

- 根据操作条件的不同，出峰时间会有少许变化，但在同一仪器和相同操作条件下，RSD ≤ 2.0%；
- 建议采用定量环定量，每次进样体积为定量环体积的两倍以上；
- 对照品进样前建议用流动相稀释，以免产生前伸；
- 对照品称量天平精度须达到十万分之一。

检测人员：费文静

审核人：马双成

首乌藤（Shouwuteng）

（POLYGONI MULTIFLORI CAULIS）

【药材基本信息】

别名　棋藤、夜交藤
来源　蓼科植物何首乌 *Polygonum multiflorum* Thunb. 的干燥藤茎
功能　养血安神，祛风通络

【对照药材提取和对照品溶液的配制】

对照药材的提取：

精密称定本品粉末（过四号筛）0.2476g，置具塞锥形瓶中，精密加入稀乙醇25ml，称定重量，加热回流 30 分钟，放冷，再称定重量，用稀乙醇补足减失的重量，摇匀，上清液滤过，取续滤液，即得。

对照品溶液的配制：

精密称定 2,3,5,4′- 四羟基二苯乙烯 -2-*O*-β-D- 葡萄糖苷对照品 10.71mg，置 10ml容量瓶中，用稀乙醇溶解并定容至刻度，摇匀，再取上述溶液，用稀乙醇精密稀释 20倍，即得。

【分析条件】

色谱柱：Agilent ZORBAX Extend-C18
　　　　　4.6mm×250mm，5μm
进样量：20μl
检测波长：320nm；柱温：25℃
流速：1ml/min
流动相：乙腈：水 =20：80
方法来源:《中国药典》2020 年版一部

对照药材：中国食品药品检定研究院
对照品：上海诗丹德标准技术服务有限
　　　　公司
对照品含量：2,3,5,4′- 四羟基二苯乙烯 -2-
　　　　　　O-β-D- 葡萄糖苷 98.0%
仪器：Agilent 1120
配置：二元梯度泵，在线脱气机，VWD
　　　检测器，柱温箱，手动进样器

【分析色谱图】

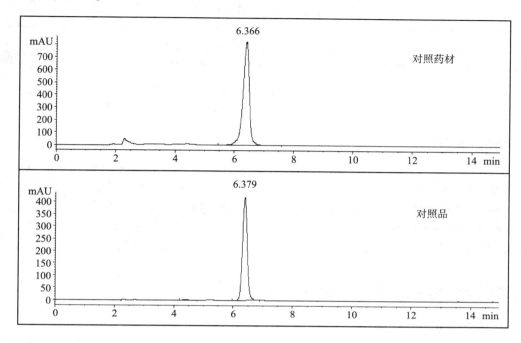

【分析结果】

对照品名称	保留时间	对称因子	理论板数	含量
2,3,5,4′-四羟基二苯乙烯-2-O-β-D-葡萄糖苷	6.4min	0.90	7361	1.4%

【注意事项】

- 根据操作条件的不同，出峰时间会有少许变化，但在同一仪器和相同操作条件下，RSD ≤ 2.0%；
- 建议采用定量环定量，每次进样体积为定量环体积的两倍以上；
- 对照品称量天平精度须达到十万分之一；
- 稀乙醇的配制：取乙醇 529ml，加水稀释至 1000ml，即得。本液在 20℃时含 C_2H_5OH 应为 49.5%~50.5%（ml/ml）。

检测人员：费文静

审核人：钱勇

洪连（Honglian）

（LAGOTIDIS HERBA）

【药材基本信息】

别名	藏黄连、兔耳草
来源	玄参科植物短筒兔耳草 *Lagotis brevituba* Maxim. 的干燥全草
功能	清热，解毒，利湿，平肝，行血，调经

【对照药材提取和对照品溶液的配制】

对照药材的提取：

精密称定本品粉末（过四号筛）1.1259g，置 50ml 棕色量瓶中，精密加入流动相 25ml，称定重量，浸泡 30 分钟，超声处理（功率 230W，频率 35kHz）15 分钟，放冷，再称定重量，用流动相补足减失的重量，摇匀，离心，静置，取上清液置棕色瓶中，即得。

对照品溶液的配制：

精密称定松果菊苷 13.21mg，加流动相制成每 1ml 含 0.251mg 的溶液，摇匀，滤过，即得。

【分析条件】

色谱柱：Agilent ZORBAX SB-Aq
　　　　　4.6mm×250mm，5μm
进样量：10μl
检测波长：334nm；**柱温**：25℃
流速：1ml/min
流动相：乙腈：甲醇：1% 醋酸溶液
　　　　　=8：10：82
方法来源：诗丹德结合《中国药典》2020
　　　　　年版一部改进

对照药材：中国食品药品检定研究院
对照品：上海诗丹德标准技术服务有限
　　　　　公司
对照品含量：松果菊苷 98.0%
仪器：Agilent 1260
配置：四元梯度泵，在线脱气机，VWD
　　　　　检测器，柱温箱，自动进样器

【分析色谱图】

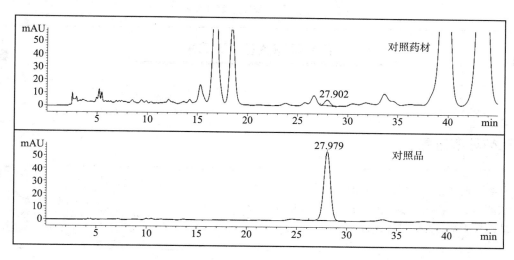

【分析结果】

对照品名称	保留时间	对称因子	理论板数	含量
松果菊苷	28.0min	1.01	8134	0.042%

【注意事项】

- 根据操作条件的不同，出峰时间会有少许变化，但在同一仪器和相同操作条件下，RSD ≤ 2.0%；
- 对照品称量天平精度须达到十万分之一。

检测人员：管柔端
审核人：费文静

洋金花（Yangjinhua）

（DATURAE FLOS）

【药材基本信息】

别名	南洋金花、风茄花、醉仙桃花
来源	茄科植物白曼陀罗 *Datura metel* L. 的干燥花
功能	平喘止咳，解痉定痛

【对照药材提取和对照品溶液的配制】

对照药材的提取：

精密称定本品细粉 1.0390g（过三号筛），置锥形瓶中，加 2mol/L 盐酸 10ml，超声处理 30 分钟（功率 250W，频率 40kHz），放冷，滤过。滤渣和滤器用 2mol/L 盐酸 10ml 分数次洗涤，合并滤液和洗液，用浓氨试剂调节 pH 至 9，用三氯甲烷振摇提取 4 次，每次 10ml，合并三氯甲烷液，回收溶剂至干，残渣用流动相溶解并转移至 5ml 量瓶中，稀释至刻度，摇匀，即得。

对照品溶液的配制：

精密称定氢溴酸东莨菪碱对照品 10.03mg，置 10ml 量瓶中，用流动相溶解，并稀释至刻度，摇匀，精密取 1ml，精密加流动相 1ml，摇匀，即得（每 1ml 含氢溴酸东莨菪碱 0.5mg）。

【分析条件】

色谱柱：Agilent Eclipse Plus C18
4.6mm × 150mm，5μm
进样量：40μl
检测波长：216nm；**柱温**：28℃
流速：1ml/min
流动相：乙腈：0.07% 磷酸钠溶液（含 0.0175mol/L 十二烷基硫酸钠，磷酸调节 pH=6.0）=50：100
方法来源：《中国药典》2020 年版一部

对照药材：中国食品药品检定研究院
对照品：上海诗丹德标准技术服务有限公司
对照品含量：氢溴酸东莨菪碱 99.1%
仪器：Agilent 1120
配置：二元梯度泵，在线脱气机，VWD 检测器，柱温箱，手动进样器

【分析色谱图】

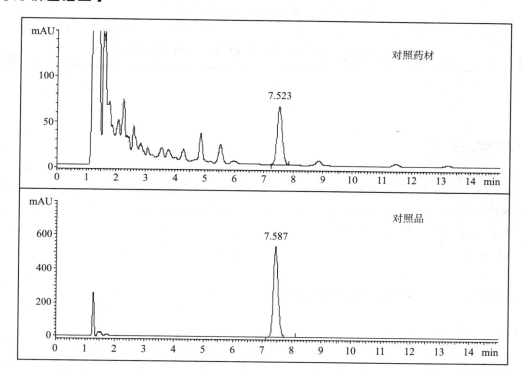

【分析结果】

对照品名称	保留时间	对称因子	理论板数	含量
氢溴酸东莨菪碱	7.6min	1.26	9174	0.021%

【注意事项】

● 根据操作条件的不同，出峰时间会有少许变化，但在同一仪器和相同操作条件下，RSD ≤ 2.0%；

● 建议采用定量环定量，每次进样体积为定量环体积的两倍以上；

● 对照品称量天平精度须达到十万分之一。

检测人员：费文静

审核人：钱勇

穿山龙（Chuanshanlong）

（DIOSCOREAE NIPPONICAE RHIZOMA）

【药材基本信息】

> **别名** 穿龙骨、穿地龙、狗山药等
> **来源** 薯蓣科植物穿龙薯蓣 *Dioscorea nipponica* Makino 的干燥根茎
> **功能** 祛风除湿，舒筋通络，活血止痛，止咳平喘

【对照药材提取和对照品溶液的配制】

对照药材的提取：

精密称定本品粉末（过四号筛）0.2524g，置具塞锥形瓶中，精密加入 65% 乙醇 25ml，称定重量，超声处理 30 分钟，放冷，再称定重量，用 65% 乙醇补足减失的重量，摇匀，滤过，取续滤液，即得。

对照品溶液的配制：

精密称定薯蓣皂苷对照品 15.12mg，置 10ml 容量瓶中，用甲醇定容至刻度，摇匀。再取上述溶液，用 80% 甲醇精密稀释 5 倍，摇匀，即得。

【分析条件】

> **色谱柱**：Agilent ZORBAX SB–C18
> 　　　　　4.6mm×250mm，5μm
> **进样量**：20μl
> **检测波长**：203nm；**柱温**：25℃
> **流速**：1ml/min
> **流动相**：乙腈：水 =55：45
> **方法来源**：《中国药典》2020 年版一部

> **对照药材**：中国食品药品检定研究院
> **对照品**：上海诗丹德标准技术服务有限公司
> **对照品含量**：薯蓣皂苷 98.5%
> **仪器**：Agilent 1120
> **配置**：二元梯度泵，在线脱气机，VWD 检测器，柱温箱，手动进样器

【分析色谱图】

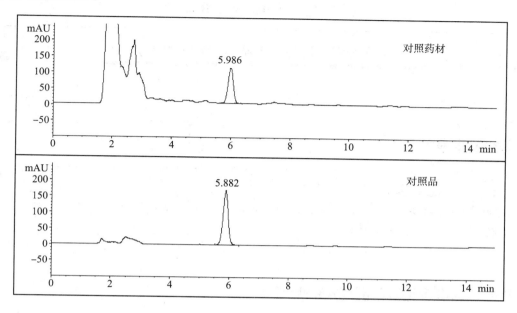

【分析结果】

对照品名称	保留时间	对称因子	理论板数	含量
薯蓣皂苷	5.9min	1.05	5809	2.0%

【注意事项】

- 根据操作条件的不同，出峰时间会有少许变化，但在同一仪器和相同操作条件下，RSD ≤ 2.0%；
- 建议采用定量环定量，每次进样体积为定量环体积的两倍以上；
- 对照品称量天平精度须达到十万分之一。

检测人员：费文静

审核人：马双成

穿心莲（Chuanxinlian）

（ANDROGRAPHIS HERBA）

【药材基本信息】

> **别名** 一见喜、斩蛇剑、苦草、榄核莲
> **来源** 爵床科植物穿心莲 *Andrographis paniculata*（Burm. f.）Nees 的干燥地上部分
> **功能** 清热解毒，凉血，消肿

【对照药材提取和对照品溶液的配制】

对照药材的提取：

　　取本品粉末（过四号筛）0.4999g，精密称定，置具塞锥形瓶中，精密加入40%甲醇25ml，密塞，称定重量，超声处理（功率250W，频率40kHz）30分钟，放冷，再称定重量，用40%甲醇补足减失的重量，摇匀，滤过，取续滤液，即得。

对照品溶液的配制：

　　取穿心莲内酯对照品3.004mg，精密称定，加甲醇制成每1ml含0.3004mg的溶液，即得。

【分析条件】

色谱柱：Agilent Poroshell 120 SB-C18
　　　　　　4.6mm × 250mm，4μm
进样量：5μl
检测波长：205nm；**柱温**：30℃
流速：1ml/min
流动相：乙腈：水
　　　　　　0~15min，20%~25% 乙腈；
　　　　　　15~30min，25%~28% 乙腈；
　　　　　　30~60min，28%~40% 乙腈；
　　　　　　60~65min，40%~85% 乙腈
方法来源：《中国药典》2020年版一部

对照药材：中国食品药品检定研究院
对照品：上海诗丹德标准技术服务有限公司
对照品含量：穿心莲内酯96.9%
仪器：Agilent 1260
配置：四元梯度泵，在线脱气机，VWD检测器，柱温箱，自动进样器

【分析色谱图】

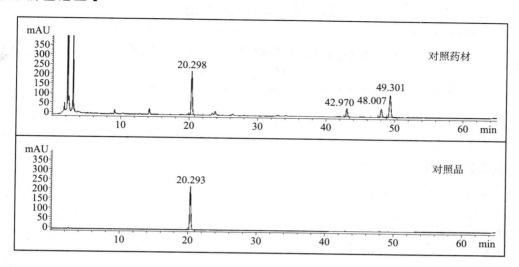

【分析结果】

对照品名称	保留时间	对称因子	理论板数	含量
穿心莲内酯	20.3min	0.87	70 418	
新穿心莲内酯	43.0min	/	/	
14-去氧穿心莲内酯	48.0min	/	/	2.9%
脱水穿心莲内酯	49.3min	/	/	

【注意事项】

- 根据操作条件的不同，出峰时间会有少许变化，但在同一仪器和相同操作条件下，RSD ≤ 2.0%；
- 建议采用定量环定量，每次进样体积为定量环体积的两倍以上；
- 对照品称量天平精度须达到十万分之一。

检测人员：孙光财

审核人：诸晨

络石藤（Luoshiteng）

（TRACHELOSPERMI CAULIS ET FOLIUM）

【药材基本信息】

别名	红对叶肾、白花藤
来源	夹竹桃科植物络石 *Trachelospermum jasminoides*（Lindl.）Lem. 的干燥带叶藤茎
功能	祛风通络，凉血消肿

【对照药材提取和对照品溶液的配制】

对照药材的提取：

精密称定本品粉末（过三号筛）1.0413g，置具塞锥形瓶中，精密加入甲醇50ml，密塞，称定重量，浸泡过夜，超声处理（功率250W，频率35kHz）30分钟，放冷，再称定重量，用甲醇补足减失的重量，摇匀，滤过，取续滤液，即得。

对照品溶液的配制：

精密称定经80℃干燥至恒重的络石苷对照品10.61mg，置具塞锥形瓶中，精密加甲醇50ml溶解，摇匀，即得（每1ml含络石苷0.212mg）。

【分析条件】

色谱柱：Agilent ZORBAX SB-C18 4.6mm×250mm，5μm	**对照药材**：中国食品药品检定研究院
进样量：10μl	**对照品**：上海诗丹德标准技术服务有限公司
检测波长：280nm；**柱温**：25℃	**对照品含量**：络石苷 98.0%
流速：0.8ml/min	**仪器**：Agilent 1260
流动相：乙腈：水 =28：72	**配置**：四元梯度泵，在线脱气机，DAD检测器，柱温箱，自动进样器
方法来源：《中国药典》2020年版一部	

【分析色谱图】

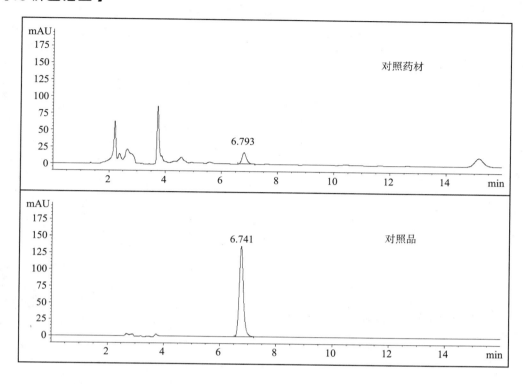

【分析结果】

对照品名称	保留时间	对称因子	理论板数	含量
络石苷	6.7min	0.80	8843	0.14%

【注意事项】

● 根据操作条件的不同，出峰时间会有少许变化，但在同一仪器和相同操作条件下，RSD ≤ 2.0%；

● 对照品称量天平精度须达到十万分之一。

检测人员：丁慧

审核人：安蓉

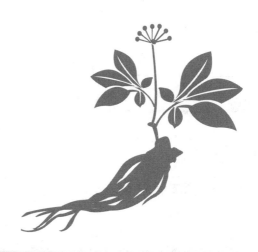

十　画

秦珠莱莲荷桂桔桃夏柴铁积臭射
徐高拳粉益浙娑通预桑

秦艽（小秦艽）（Qinjiao）

（GENTIANAE MACROPHYLLAE RADIX）

【药材基本信息】

> 别名　麻花艽、小秦艽、大艽等
> 来源　龙胆科植物小秦艽 *Gentiana dahurica* Fisch. 的干燥根
> 功能　祛风湿，清湿热，止痹痛，退虚热

【对照药材提取和对照品溶液的配制】

对照药材的提取：

　　精密称定本品粉末（过三号筛）0.5493g，置具塞锥形瓶中，精密加入甲醇20ml，密塞，称定重量，超声处理30分钟，放冷，再称定重量，用甲醇补足减失的重量，摇匀，滤过，取续滤液，即得。

对照品溶液的配制：

　　精密称定龙胆苦苷对照品9.40mg，置25ml量瓶内，加甲醇溶解并稀释至刻度，摇匀，即得。另精密称定马钱苷酸对照品2.30mg，置10ml量瓶内，加甲醇溶解并稀释至刻度，摇匀，即得。

【分析条件】

色谱柱： Agilent ZORBAX SB–C18
　　　　　4.6mm×250mm，5μm
进样量： 10μl
检测波长： 254nm；柱温：25℃
流速： 1ml/min
流动相： 乙腈：0.1%醋酸溶液=10：90
方法来源：《中国药典》2020年版一部

对照药材： 中国食品药品检定研究院
对照品： 上海诗丹德标准技术服务有限公司
对照品含量： 龙胆苦苷　98.0%
　　　　　　　马钱苷酸　90.9%
仪器： Agilent 1200
配置： 四元梯度泵，在线脱气机，DAD检测器，柱温箱，自动进样

【分析色谱图】

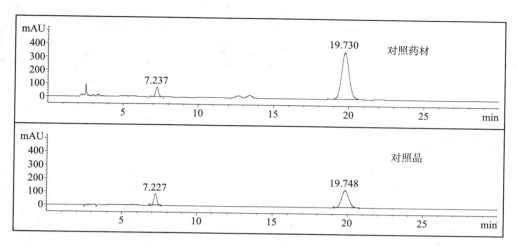

【分析结果】

对照品名称	保留时间	对称因子	理论板数	含量
马钱苷酸	7.2min	0.95	7095	0.70%
龙胆苦苷	19.7min	0.88	7775	3.8%

【注意事项】

- 根据操作条件的不同，出峰时间会有少许变化，但在同一仪器和相同操作条件下，RSD ≤ 2.0%；
- 对照品称量天平精度须达到十万分之一。

检测人员：诸晨

审核人：马双成

秦皮（Qinpi）

（FRAXINI CORTEX）

【药材基本信息】

别名	岑皮、秦白皮、蜡树皮等
来源	木犀科植物白蜡树 *Fraxinus chinensis* Roxb. 或相同科属的干燥枝皮或干皮
功能	清热燥湿，收涩止痢，止带，名目

【对照药材提取和对照品溶液的配制】

对照药材的提取：

精密称定本品粉末 0.5128g，置具塞锥形瓶中，精密加入甲醇 50ml，密塞，称定重量，加热回流 1 小时，放冷，再称定重量，用甲醇补足减失的重量，摇匀，滤过，取续滤液，即得。

对照品溶液的配制：

精密称定秦皮甲素对照品 50.71mg，置 50ml 容量瓶中，加甲醇定容，摇匀。取上述溶液，加 50% 甲醇精密稀释 10 倍，即得。精密称定秦皮乙素对照品 17.83mg，置 25ml 容量瓶中，加甲醇定容，摇匀。取上述溶液，加 50% 甲醇精密稀释 10 倍，即得。

【分析条件】

色谱柱：Agilent ZORBAX SB–C18 4.6mm × 250mm，5μm	对照药材：中国食品药品检定研究院
进样量：20μl	对照品：上海诗丹德标准技术服务有限公司
检测波长：334nm；柱温：30℃	对照品含量：秦皮甲素 98.0% 秦皮乙素 98.0%
流速：1ml/min	仪器：Agilent 1200
流动相：乙腈：0.1% 磷酸溶液 =8：92	配置：四元梯度泵，在线脱气机，DAD 检测器，柱温箱，自动进样器
方法来源：《中国药典》2020 年版一部	

【分析色谱图】

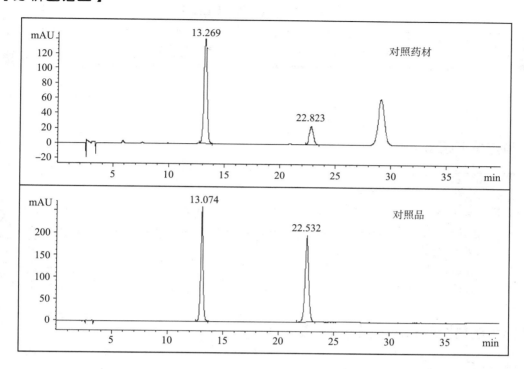

【分析结果】

对照品名称	保留时间	对称因子	理论板数	含量
秦皮甲素	13.1min	0.95	15 018	3.3%
秦皮乙素	22.5min	0.95	20 921	0.18%

【注意事项】

- 根据操作条件的不同，出峰时间会有少许变化，但在同一仪器和相同操作条件下，RSD ≤ 2.0%；
- 对照品称量天平精度须达到十万分之一。

检测人员：许纪锋

审核人：马双成

珠子参（Zhuzishen）

（PANACIS MAJORIS RHIZOMA）

【药材基本信息】

别名	鸡腰参、大金线吊葫芦、珠儿参等
来源	五加科植物珠子参 *Panax japonicus* C. A. Mey. var. *major*（Burk.）C. Y. Wu et K. M. Feng 或羽叶三七 *Panax japonicus* C. A. Mey. var. *bipinnatifidus*（Seem.）C. Y. Wu et K. M. Feng 的干燥根茎
功能	补肺养阴，祛瘀止痛，止血

【对照药材提取和对照品溶液的配制】

对照药材的提取：

精密称定本品粉末（过二号筛）0.1192g，置具塞锥形瓶中，精密加入 60% 乙醇 25ml，称定重量，超声处理（功率 180W，频率 40kHz）40 分钟，放冷，再称定重量，用 60% 乙醇补足减失的重量，摇匀，滤过，取续滤液，即得。

对照品溶液的配制：

精密称定竹节参皂苷 IVa 10.75mg，加 60% 乙醇制成每 1ml 含竹节参皂苷 IVa 0.22mg 的溶液，摇匀，滤过，即得。

【分析条件】

色谱柱：Agilent ZORBAX SB-C18 4.6mm×150mm，5μm	**对照药材**：中国食品药品检定研究院
进样量：20μl	**对照品**：上海诗丹德标准技术服务有限公司
检测波长：203nm；**柱温**：30℃	**对照品含量**：竹节参皂苷 IVa 98.0%
流速：1ml/min	**仪器**：Agilent 1200
流动相：乙腈：0.2% 磷酸溶液 =35：65	**配置**：四元梯度泵，在线脱气机，DAD 检测器，柱温箱，自动进样器
方法来源：《中国药典》2020 年版一部	

【分析色谱图】

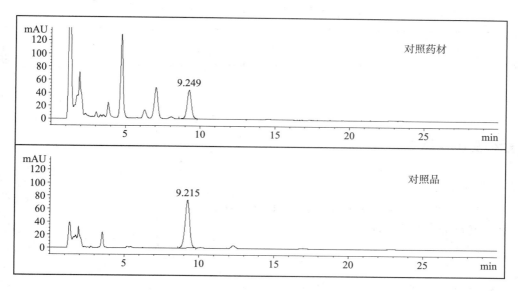

【分析结果】

对照品名称	保留时间	对称因子	理论板数	含量
竹节参皂苷Ⅳa	9.2min	1.06	4500	2.5%

【注意事项】

- 根据操作条件的不同，出峰时间会有少许变化，但在同一仪器和相同操作条件下，RSD ≤ 2.0%；
- 对照品称量天平精度须达到十万分之一。

检测人员：管柔端

审核人：费文静

莱菔子（Laifuzi）

（RAPHANI SEMEN）

【药材基本信息】

> 别名　萝卜籽
> 来源　十字花科植物萝卜 *Raphanus sativus* L. 的干燥成熟种子
> 功能　消食除胀，降气化痰

【对照药材提取和对照品溶液的配制】

对照药材的提取：

精密称定本品粉末（过三号筛）约 0.5g，置具塞锥形瓶中，精密加入 70% 甲醇 50ml，密塞，称定重量，超声处理（功率 250W，频率 50kHz）30 分钟，放冷，再称定重量，用 70% 甲醇补足减失的重量，摇匀滤过，取续滤液，置棕色瓶中，即得。

对照品溶液的配制：

精密称定芥子碱硫氰酸盐对照品 10.01mg，置 25ml 棕色容量瓶中，精密加入甲醇至刻度，摇匀；精密吸取上述溶液 1ml，用甲醇精密稀释 10 倍，即得。加甲醇制成每 1ml 含 40μg 的溶液，即得。

【分析条件】

> 色谱柱：Agilent Zorbax Phenyl
> 　　　　4.6mm×150mm，5μm
> 进样量：20μl
> 检测波长：326nm；柱温：30℃
> 流速：1ml/min
> 流动相：乙腈：3% 冰醋酸溶液 =15：85
> 方法来源：《中国药典》2020 年版一部

> 对照药材：中国食品药品检定研究院
> 对照品：上海诗丹德标准技术服务有限公司
> 对照品含量：芥子碱硫氰酸盐 98.0%
> 仪器：Agilent 1120
> 配置：二元梯度泵，在线脱气机，VWD检测器，柱温箱，手动进样器

【分析色谱图】

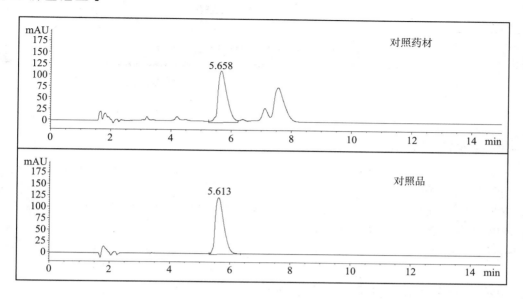

【分析结果】

对照品名称	保留时间	对称因子	理论板数	含量
芥子碱（以芥子碱硫氰酸盐计）	5.6min	0.62	2088	0.98%

【注意事项】

- 根据操作条件的不同，出峰时间会有少许变化，但在同一仪器和相同操作条件下，RSD ≤ 2.0%；
- 建议采用定量环定量，每次进样体积为定量环体积的两倍以上；
- 对照品称量天平精度须达到十万分之一。

检测人员：丁慧

审核人：马双成

莲子心（Lianzixin）

（NELUMBINIS PLUMULA）

【药材基本信息】

> 别名 莲子、苦薏、莲心
> 来源 睡莲科植物莲 *Nelumbo nucifera* Gaertn. 的成熟种子中的干燥幼叶及胚根
> 功能 清心安神，交通心肾，涩精止血

【对照药材提取和对照品溶液的配制】

对照药材的提取：

取本品粉末（过四号筛）0.5003g，精密称定，精密加入 2% 盐酸甲醇溶液 25ml，称定重量，超声处理（功率 250W，频率 40kHz）30 分钟，放冷，再称定重量，用 2% 盐酸甲醇溶液补足减失的重量，摇匀，滤过，精密量取续滤液 5ml，蒸至近干，残渣用甲醇溶解，转移至 10ml 量瓶中，并稀释至刻度，摇匀，滤过，取续滤液，即得。

对照品溶液的配制：

取甲基莲心碱对照品 2.488mg，精密称定，加甲醇制成每 1ml 含 0.0995mg 的溶液，即得。

【分析条件】

色谱柱：Agilent ZORBAX Extend–C18
　　　　4.6mm×250mm，5μm
进样量：5μl
检测波长：282nm；柱温：40℃
流速：1.0ml/min
流动相：乙腈：0.015mol/L 醋酸钠溶液
　　　　（每 100ml 中加十二烷基苯磺酸
　　　　钠 0.4g，再以冰醋酸调 pH 值至
　　　　3.0）=52：48
方法来源：《中国药典》2020 年版一部

对照药材：中国食品药品检定研究院
对照品：上海诗丹德标准技术服务有限
　　　　公司
对照品含量：甲基莲心碱 99.1%
仪器：Agilent 1260
配置：四元梯度泵，在线脱气机，DAD
　　　检测器，柱温箱，自动进样器

【分析色谱图】

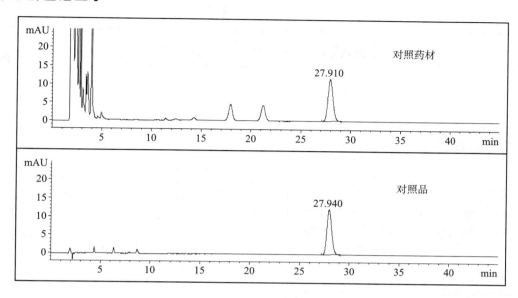

【分析结果】

对照品名称	保留时间	对称因子	理论板数	含量
甲基莲心碱	27.9min	0.80	15 406	0.96%

【注意事项】

- 根据操作条件的不同，出峰时间会有少许变化，但在同一仪器和相同操作条件下，RSD ≤ 2.0%；
- 建议采用定量环定量，每次进样体积为定量环体积的两倍以上；
- 对照品称量天平精度须达到十万分之一。

检测人员：张明

审核人：诸晨

荷叶（Heye）

（NELUMBINIS FOLIUM）

【药材基本信息】

> **别名** 蕸
> **来源** 睡莲科植物莲 *Nelumbo nucifera* Gaertn. 的干燥叶
> **功能** 清暑化湿，升发清阳，凉血止血

【对照药材提取和对照品溶液的配制】

对照药材的提取：

精密称定本品粗粉 0.4990g，置具塞锥形瓶中，精密加入甲醇 50ml，称定重量，加热回流 2.5 小时，放冷，再称定重量，用甲醇补足减失的重量，摇匀，滤过。精密量取续滤液 5ml，置 10ml 量瓶中，加水稀释至刻度，摇匀，即得。

对照品溶液的配制：

精密称定荷叶碱对照品 15.61mg，置 10ml 容量瓶中加甲醇溶解并稀释至刻度，摇匀；精密量取 1ml，置 100ml 容量瓶中，加流动相至刻度，摇匀，即得（每 1ml 溶液含荷叶碱 15.6μg）。

【分析条件】

色谱柱：Agilent Eclipse Plus C18
4.6mm×150mm，5μm
进样量：20μl
检测波长：270nm；**柱温**：25℃
流速：1ml/min
流动相：乙腈：水：三乙胺：冰醋酸
=27：70.6：1.6：0.78
方法来源：《中国药典》2020 年版一部

对照药材：中国食品药品检定研究院
对照品：上海诗丹德标准技术服务有限公司
对照品含量：荷叶碱 99.0%
仪器：Agilent 1120
配置：二元梯度泵，在线脱气机，VWD检测器，柱温箱，手动进样器

【分析色谱图】

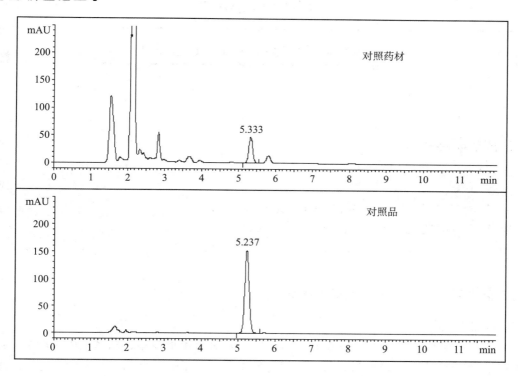

【分析结果】

对照品名称	保留时间	对称因子	理论板数	含量
荷叶碱	5.2min	1.06	10 475	0.091%

【注意事项】

- 根据操作条件的不同，出峰时间会有少许变化，但在同一仪器和相同操作条件下，RSD ≤ 2.0%；
- 建议采用定量环定量，每次进样体积为定量环体积的两倍以上；
- 对照品称量天平精度须达到十万分之一。

检测人员：费文静

审核人：马双成

桂枝（Guizhi）

（CINNAMOMI RAMULUS）

【药材基本信息】

> 别名　柳桂
>
> 来源　樟科植物肉桂 *Cinnamomum cassia* Presl 的干燥嫩枝
>
> 功能　发汗解肌，温通经脉，助阳化气，平冲降气

【对照药材提取和对照品溶液的配制】

对照药材的提取：

　　精密称定本品粉末（过四号筛）0.4707g，置具塞锥形瓶中，精密加入甲醇25ml，称定重量，超声处理30分钟，放冷，再称定重量，用甲醇补足减失的重量，摇匀，滤过，精密量取续滤液1ml，置25ml容量瓶中，加甲醇至刻度，摇匀，即得。

对照品溶液的配制：

　　精密称定桂皮醛对照品9.91mg，置10ml容量瓶中，用甲醇定容至刻度，再取上述溶液，用甲醇稀释100倍，即得。

【分析条件】

> 色谱柱：Agilent ZORBAX Eclipse Plus C18
> 　　　　4.6mm×250mm，5μm
>
> 进样量：20μl
>
> 检测波长：290nm；柱温：25℃
>
> 流速：1ml/min
>
> 流动相：乙腈∶水 =32∶68
>
> 方法来源：《中国药典》2020年版一部

> 对照药材：中国食品药品检定研究院
>
> 对照品：上海诗丹德标准技术服务有限公司
>
> 对照品含量：桂皮醛 98.0%
>
> 仪器：Agilent 1120
>
> 配置：二元梯度泵，在线脱气机，VWD检测器，柱温箱，手动进样器

【分析色谱图】

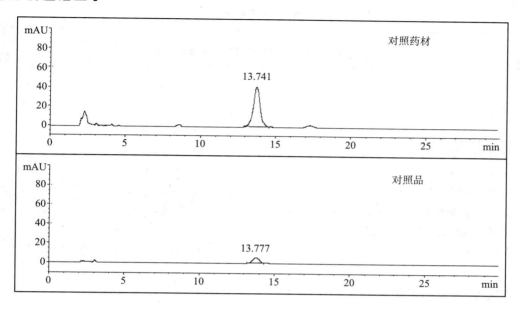

【分析结果】

对照品名称	保留时间	对称因子	理论板数	含量
桂皮醛	13.8min	1.06	5486	7.7%

【注意事项】

- 分析条件下，桂皮醛出峰时间为 13.7 分钟。根据操作条件的不同，出峰时间会有少许变化，但在同一仪器和相同操作条件下，RSD ≤ 2.0%；
- 建议采用定量环定量，每次进样体积为定量环体积的两倍以上；
- 对照品称量天平精度须达到十万分之一。

检测人员：丁慧

审核人：马双成

桔梗（Jiegeng）

（PLATYCODONIS RADIX）

【药材基本信息】

别名　桔梗、铃当花
来源　桔梗科植物桔梗 *Platycodon grandiflorum*（Jacq.）A.DC. 的干燥根
功能　宣肺，利咽，祛痰，排脓

【对照药材提取和对照品溶液的配制】

对照药材的提取：

取本品粉末（过二号筛）2.003g，精密称定，置具塞锥形瓶中，精密加入 50% 甲醇 50ml，称定重量，超声处理（功率 250W，频率 40kHz）30 分钟，放冷，再称定重量，用 50% 甲醇补足减失的重量，摇匀，滤过；精密量取续滤液 25ml，蒸干，残渣加水 20ml，微热使溶解，用水饱和的正丁醇振摇提取 3 次，每次 20ml，合并正丁醇液，用氨试液 50ml 洗涤，弃去氨液，再用正丁醇饱和的水 50ml 洗涤，弃去水液，正丁醇液回收溶剂至干，残渣加甲醇适量使溶解，转移至 5ml 量瓶中，加甲醇至刻度，摇匀，滤过，取续滤液，即得。

对照品溶液的配制：

取桔梗皂苷 D 对照品 2.701mg，精密称定，加甲醇制成每 1ml 含 0.5402mg 的溶液，即得。

【分析条件】

色谱柱：YMC-PACK ODS-A
　　　　　4.6mm×250mm，5μm
进样量：10μl、20μl
检测波长：ELSD；柱温：30℃
流速：1.0ml/min
流动相：乙腈：水 =25：75
方法来源：《中国药典》2020 年版一部

对照药材：中国食品药品检定研究院
对照品：上海诗丹德标准技术服务有限公司
对照品含量：桔梗皂苷 D 97.9%
仪器：Agilent 1260
配置：四元梯度泵，在线脱气机，ELSD 检测器，柱温箱，自动进样器

【分析色谱图】

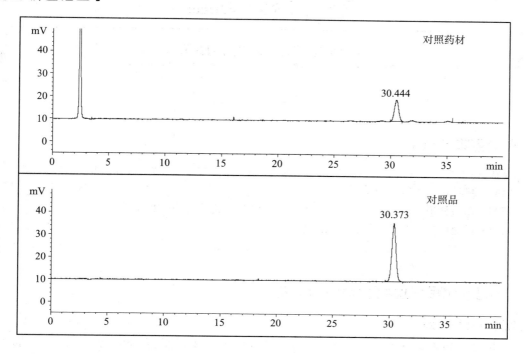

【分析结果】

对照品名称	保留时间	对称因子	理论板数	含量
桔梗皂苷 D	30.4min	1.04	32 964	0.16%

【注意事项】

- 根据操作条件的不同，出峰时间会有少许变化，但在同一仪器和相同操作条件下，RSD ≤ 2.0%；
- 建议采用定量环定量，每次进样体积为定量环体积的两倍以上；
- 对照品称量天平精度须达到十万分之一。

检测人员：张耿菊

审核人：诸晨

桃仁（山桃）（Taoren）

（PERSICAE SEMEN）

【药材基本信息】

> **别名** 桃核仁、山桃、榹桃等
> **来源** 蔷薇科植物山桃 *Prunus davidiana*（Carr.）Franch. 干燥成熟种子
> **功能** 活血祛瘀，润肠通便，止咳平喘

【对照药材提取和对照品溶液的配制】

对照药材的提取：

精密称定本品粗粉 0.3321g，置具塞锥形瓶中，加石油醚（60~90℃）50ml，加热回流 1 小时，放冷，滤过，弃去石油醚液，药渣及滤纸挥干溶剂，放入原锥形瓶中，精密加入 70% 甲醇 50ml，称定重量，加热回流 1 小时，放冷，再称定重量，用 70% 甲醇补足减失的重量，摇匀，滤过，精密量取续滤液 5ml，置 10ml 量瓶中，加 50% 甲醇至刻度，摇匀，即得。

对照品溶液的配制：

精密称定苦杏仁苷对照品 10.02mg，置 10ml 容量瓶中，精密加入 70% 甲醇至刻度，摇匀；精密吸取上述溶液 1ml，用 70% 甲醇精密稀释 10 倍，即得。

【分析条件】

> **色谱柱：** Agilent ZORBAX XDB-C18
> 　　　　4.6mm × 150mm，5μm
> **进样量：** 20μl
> **检测波长：** 210nm；**柱温：** 30℃
> **流速：** 1ml/min
> **流动相：** 甲醇∶水 =20∶80
> **方法来源：**《中国药典》2020 年版一部

> **对照药材：** 中国食品药品检定研究院
> **对照品：** 上海诗丹德标准技术服务有限公司
> **对照品含量：** 苦杏仁苷 98.5%
> **仪器：** HPLC 1120
> **配置：** 二元梯度泵，在线脱气机，VWD 检测器，柱温箱，手动进样器

【分析色谱图】

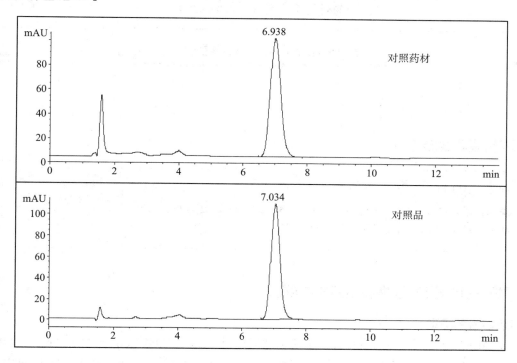

【分析结果】

对照品名称	保留时间	对称因子	理论板数	含量
苦杏仁苷	7.0min	0.85	2218	3.2%

【注意事项】

- 根据操作条件的不同，出峰时间会有少许变化，但在同一仪器和相同操作条件下，RSD ≤ 2.0%；
- 建议采用定量环定量，每次进样体积为定量环体积的两倍以上；对照品称量天平精度须达到十万分之一。

检测人员：汪露露

审核人：马双成

桃仁（桃）（Taoren）

（PERSICAE SEMEN）

【药材基本信息】

> **别名** 毛桃仁、扁桃仁、大桃仁
> **来源** 蔷薇叶植物桃 *Prunus persica*（L.）Batsch 的干燥成熟种子
> **功能** 活血祛瘀，润肠通便，止咳平喘

【对照药材提取和对照品溶液的配制】

对照药材的提取：

　　精密称定本品粗粉 0.3270g，置具塞锥形瓶中，加石油醚（60~90℃）50ml，加热回流 1 小时，放冷，滤过，弃去石油醚液，药渣及滤纸挥干溶剂，放入原锥形瓶中，精密加入 70% 甲醇 50ml，称定重量，加热回流 1 小时，放冷，再称定重量，用 70% 甲醇补足减失的重量，摇匀，滤过，精密量取续滤液 5ml，置 10ml 量瓶中，加 50% 甲醇至刻度，摇匀，即得。

对照品溶液的配制：

　　精密称定苦杏仁苷对照品 10.02mg，置 10ml 容量瓶中，精密加入 70% 甲醇至刻度，摇匀；精密吸取上述溶液 1ml，用 70% 甲醇精密稀释 10 倍，即得。

【分析条件】

> **色谱柱：** Agilent ZORBAX XDB–C18
> 　　　　4.6mm×150mm，5μm
> **进样量：** 20μl
> **检测波长：** 210nm；**柱温：** 30℃
> **流速：** 1ml/min
> **流动相：** 甲醇：水 =20：80
> **方法来源：**《中国药典》2020 年版一部

> **对照药材：** 中国食品药品检定研究院
> **对照品：** 上海诗丹德标准技术服务有限公司
> **对照品含量：** 苦杏仁苷 98.5%
> **仪器：** Agilent 1120
> **配置：** 二元梯度泵，在线脱气机，VWD检测器，柱温箱，手动进样器

【分析色谱图】

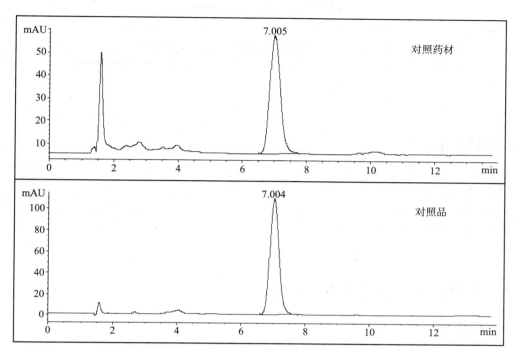

【分析结果】

对照品名称	保留时间	对称因子	理论板数	含量
苦杏仁苷	7.0min	0.85	2178	1.7%

【注意事项】

- 根据操作条件的不同，出峰时间会有少许变化，但在同一仪器和相同操作条件下，RSD ≤ 2.0%；
- 建议采用定量环定量，每次进样体积为定量环体积的两倍以上；
- 对照品称量天平精度须达到十万分之一。

检测人员：汪露露

审核人：马双成

夏天无（Xiatianwu）

（CORYDALIS DECUMBENTIS RHIZOMA）

【药材基本信息】

> 别名 伏地延胡索、伏地元胡、夏无踪等
> 来源 罂粟科植物伏生紫堇 *Corydalis decumbens*（Thunb.）Pers. 的干燥块茎
> 功能 活血止痛，舒筋活络，祛风除湿

【对照药材提取和对照品溶液的配制】

对照药材的提取：

　　精密称定本品细粉 0.5131g，置具塞锥形瓶中，精密加入甲醇 50ml，称定重量，加热回流 1 小时，放冷，再称定重量，用甲醇补足减失的重量，摇匀，滤过，取续滤液，即得。

对照品溶液的配制：

　　精密称定原阿片碱对照品 16.51mg，置 50ml 容量瓶中，加 1% 盐酸溶液 5ml 使溶解，再加甲醇定容，摇匀。取上述溶液，加 50% 甲醇精密稀释 5 倍，即得。

【分析条件】

色谱柱：Agilent Extend–C18
　　　　4.6mm × 250mm，5μm
进样量：20μl
检测波长：289nm；柱温：25℃
流速：1ml/min
流动相：乙腈：三乙胺醋酸溶液（取三乙
　　　　胺 8ml，冰醋酸 30ml，加水稀释
　　　　至 1000ml）=18：82
方法来源:《中国药典》2020 年版一部

对照药材：中国食品药品检定研究院
对照品：上海诗丹德标准技术服务有限
　　　　公司
对照品含量：原阿片碱 98.0%
仪器：Agilent 1200
配置：四元梯度泵，在线脱气机，DAD
　　　检测器，柱温箱，自动进样器

【分析色谱图】

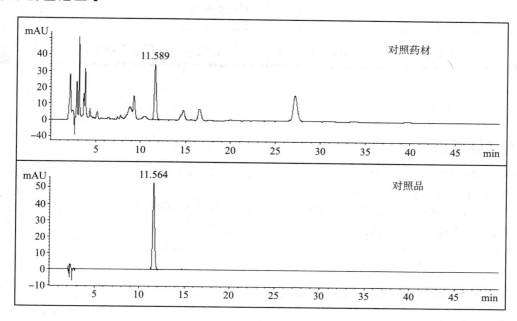

【分析结果】

对照品名称	保留时间	对称因子	理论板数	含量
原阿片碱	11.6min	0.99	9634	0.41%

【注意事项】

- 根据操作条件的不同，出峰时间会有少许变化，但在同一仪器和相同操作条件下，RSD ≤ 2.0%；
- 对照品称量天平精度须达到十万分之一。

检测人员：许纪锋

审核人：马双成

夏天无（Xiatianwu）

（CORYDALIS DECUMBENTIS RHIZOMA）

【药材基本信息】

> **别名**　伏地延胡索、伏地元胡、夏无踪等
> **来源**　罂粟科植物伏生紫堇 *Corydalis decumbens*（Thunb.）Pers. 的干燥块茎
> **功能**　活血止痛，舒筋活络，祛风除湿

【对照药材提取和对照品溶液的配制】

对照药材的提取：

　　精密称定本品细粉 0.5131g，置具塞锥形瓶中，精密加入甲醇 50ml，称定重量，加热回流 1 小时，放冷，再称定重量，用甲醇补足减失的重量，摇匀，滤过，取续滤液，即得。

对照品溶液的配制：

　　精密称定盐酸巴马汀对照品 15.52mg，置 50ml 容量瓶中，加甲醇定容，摇匀。取上述溶液，加 50% 甲醇精密稀释 10 倍，即得。

【分析条件】

> **色谱柱**：Agilent Extend-C18
> 　　　　4.6mm×250mm，5μm
> **进样量**：20μl
> **检测波长**：345nm；**柱温**：25℃
> **流速**：1ml/min
> **流动相**：乙腈∶三乙胺醋酸溶液（取三乙
> 　　　　胺 8ml，冰醋酸 30ml，加水稀释
> 　　　　至 1000ml）=18∶82
> **方法来源**：《中国药典》2020 年版一部

> **对照药材**：中国食品药品检定研究院
> **对照品**：上海诗丹德标准技术服务有限
> 　　　　公司
> **对照品含量**：盐酸巴马汀 98.0%
> **仪器**：Agilent 1200
> **配置**：四元梯度泵，在线脱气机，DAD
> 　　　　检测器，柱温箱，自动进样器

【分析色谱图】

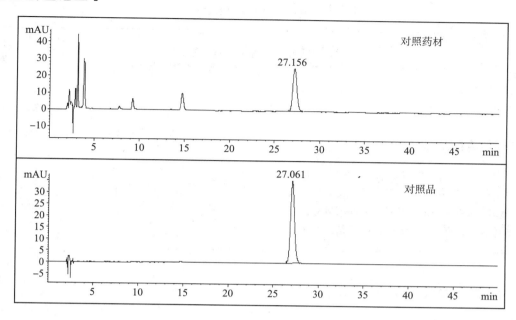

【分析结果】

对照品名称	保留时间	对称因子	理论板数	含量
盐酸巴马汀	27.1min	0.98	9634	0.22%

【注意事项】

- 根据操作条件的不同，出峰时间会有少许变化，但在同一仪器和相同操作条件下，RSD ≤ 2.0%；
- 对照品称量天平精度须达到十万分之一。

检测人员：许纪锋

审核人：马双成

夏枯草（Xiakucao）

（PRUNELLAE SPICA）

【药材基本信息】

> **别名** 麦穗夏枯草、铁线夏枯草、铁色草等
> **来源** 唇形科植物夏枯草 *Prunella vulgaris* L. 的干燥果穗
> **功能** 清肝泻火，明目，散结消肿

【对照药材提取和对照品溶液的配制】

对照药材的提取：

精密称定本品粉末（过二号筛）0.5015g，置具塞锥形瓶中，精密加入稀乙醇50ml，超声处理30分钟，放冷，再称定重量，用稀乙醇补足减失的重量，摇匀，滤过，取续滤液，即得。

对照品溶液的配制：

精密称定迷迭香酸对照品12.23mg，置具塞锥形瓶中，精密加入甲醇20ml溶解，摇匀，即得。

【分析条件】

> **色谱柱：** Agilent ZORBAX SB-C18
> 　　　　　4.6mm×150mm，5μm
> **进样量：** 5μl
> **检测波长：** 330nm；柱温：25℃
> **流速：** 1ml/min
> **流动相：** 甲醇：0.1% 三氟乙酸溶液
> 　　　　　=42：58
> **方法来源：**《中国药典》2020 年版一部

> **对照药材：** 中国食品药品检定研究院
> **对照品：** 上海诗丹德标准技术服务有限
> 　　　　　公司
> **对照品含量：** 迷迭香酸 98.0%
> **仪器：** Agilent 1200
> **配置：** 四元梯度泵，在线脱气机，DAD
> 　　　　检测器，柱温箱，自动进样器

【分析色谱图】

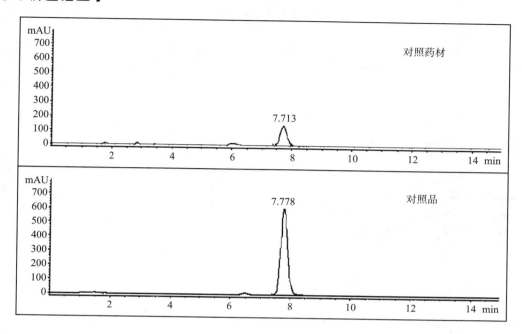

【分析结果】

对照品名称	保留时间	对称因子	理论板数	含量
迷迭香酸	7.8min	0.90	5617	1.4%

【注意事项】

- 根据操作条件的不同，出峰时间会有少许变化，但在同一仪器和相同操作条件下，RSD ≤ 2.0%；
- 对照品称量天平精度须达到十万分之一；
- 稀乙醇的配制：取乙醇 529ml，加水稀释至 1000ml，即得。本液在 20℃时含 C_2H_5OH 应为 49.5%~50.5%（ml/ml）。

检测人员：丁慧

审核人：费文静

柴胡（Chaihu）

（BUPLEURI RADIX）

【药材基本信息】

> **别名** 地薰、芷胡、柴草
> **来源** 伞形科植物柴胡 *Bupleurum chinense* DC. 的干燥根
> **功能** 疏散退热，疏肝解郁，升举阳气

【对照药材提取和对照品溶液的配制】

对照药材的提取：

精密称定本品粉末（过四号筛）0.5014g，置具塞锥形瓶中，加入含有 5% 浓氨试液的甲醇溶液 25ml，密塞，30℃水温超声处理（功率 200W，频率 40kHz）30 分钟，滤过，用甲醇 20ml 分 2 次洗涤容器及药渣，滤液与洗液合并，回收溶剂至干，残渣加甲醇溶解，转移至 5ml 的容量瓶中，加甲醇至刻度，摇匀，滤过，取续滤液，即得。

对照品溶液的配制：

精密量取柴胡皂苷 a 浓对照品溶液，用甲醇溶液稀释成每 1ml 含 0.40mg 的溶液，即得。

精密量取柴胡皂苷 d 浓对照品溶液，用甲醇溶液稀释成每 1ml 含 0.50mg 的溶液，即得。

【分析条件】

> **色谱柱**：Agilent ZORBAX Eclipse Plus C18
> 　　　　　4.6mm × 250mm，5μm
> **进样量**：20μl
> **检测波长**：210nm；**柱温**：25℃
> **流速**：1ml/min
> **流动相**：A：乙腈，B：水
> 　　　　　0~50min，25%A~90%A；
> 　　　　　50~55min，90%A；
> 　　　　　55~56min，90%A~25%A
> **方法来源**：《中国药典》2020 年版一部

> **对照药材**：中国食品药品检定研究院
> **对照品**：上海诗丹德标准技术服务有限公司
> **对照品含量**：柴胡皂苷 a 98.0%
> 　　　　　　　柴胡皂苷 d 98.0%
> **仪器**：Agilent 1200
> **配置**：四元梯度泵，在线脱气机，DAD检测器，柱温箱，自动进样器

【分析色谱图】

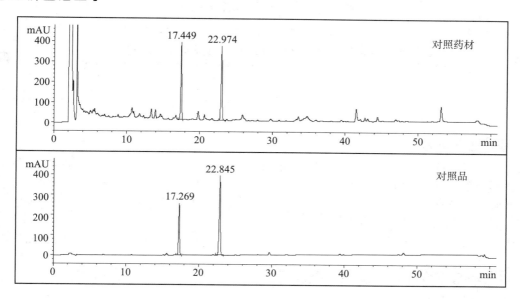

【分析结果】

对照品名称	保留时间	对称因子	理论板数	含量
柴胡皂苷 a	17.3min	0.93	74 669	0.55%
柴胡皂苷 d	22.8min	0.83	93 771	0.45%

【注意事项】

- 在方法开发时，曾尝试使用 SB–C18 色谱柱，在对分离的改进上与 Plus C18 无明显差别；
- 根据操作条件的不同，出峰时间会有少许变化，但在同一仪器和相同操作条件下，RSD ≤ 2.0%；
- 对照品称量天平精度须达到十万分之一。

检测人员：杨新磊
审核人：安蓉

铁皮石斛（Tiepishihu）

（DENDROBII OFFICINALIS CAULIS）

【药材基本信息】

> 别名　黑节草、云南铁皮、铁皮兰
> 来源　兰科植物铁皮石斛 *Dendrobium officinale* Kimura et Migo 的干燥茎
> 功能　益胃生津，滋阴清热

【对照药材提取和对照品溶液的配制】

对照药材的提取：

精密称定本品粉末（过三号筛）0.1297g，置索氏提取器中，加 80% 乙醇适量，加热回流 4 小时，弃去乙醇液，药渣挥干乙醇，滤纸筒拆开置烧杯中，加水 100ml，再精密加入内标溶液 2ml，煎煮 1 小时并时时搅拌，放冷，加水补至约 100ml，混匀，离心，吸取上清液 1ml，置定空瓶中，加 3.0mol/L 的盐酸溶液 0.5ml，封口，混匀，110℃水解 1 小时，放冷，用 3.0mol/L 的氢氧化钠溶液调节 pH 值至中性，吸取 400μl，照校正因子测定方法，自"加 0.5mol/L 的 PMP 甲醇溶液"起，依法操作，取上清液 10μl，注入液相色谱仪，测定，即得。

对照品溶液的配制：

精密称定盐酸氨基葡萄糖 60.81mg 加水制成每 1ml 含 12.16mg 的溶液，作为内标溶液。另精密称定甘露糖对照品 10.91mg，置 100ml 量瓶中，精密加入内标溶液 1ml，加水适量使溶解并稀释至刻度，摇匀，吸取 400μl，加 0.5mol/L 的 PMP（1- 苯基 -3- 甲基 -5- 吡唑啉酮）甲醇溶液与 0.3mol/L 的氢氧化钠溶液各 400μl，混匀，70℃水浴反应 100 分钟。再加 0.3mol/L 的盐酸溶液 500μl，混匀，用三氯甲烷洗涤 3 次，每次 2ml，弃去三氯甲烷液，水层离心后，取上清液 10μl，注入液相色谱仪，测定，计算校正因子。

【分析条件】

色谱柱：Agilent ZORBAX SB-C18
　　　　4.6mm×250mm，5μm
进样量：10μl
检测波长：250nm；柱温：25℃
流速：1ml/min
流动相：乙腈：0.02mol/L 乙酸铵溶液
　　　　=20：80
方法来源：《中国药典》2020 年版一部

对照药材：中国食品药品检定研究院
对照品：上海诗丹德标准技术服务有限
　　　　公司
对照品含量：甘露糖 98.0%
仪器：Agilent 1260
配置：四元梯度泵，在线脱气机，DAD
　　　检测器，柱温箱，自动进样器

【分析色谱图】

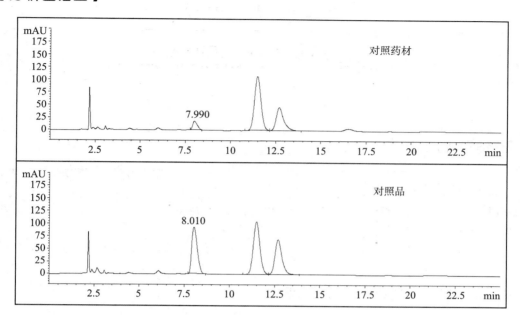

【分析结果】

对照品名称	保留时间	对称因子	理论板数	含量
甘露糖	8.0min	0.71	4620	16.6%

【注意事项】

● 根据操作条件的不同，出峰时间会有少许变化，但在同一仪器和相同操作条件下，RSD ≤ 2.0%；
● 对照品称量天平精度须达到十万分之一。

检测人员：丁慧

审核人：马双成

积雪草（Jixuecao）

（CENTELLAE HERBA）

【药材基本信息】

> 别名 遍地香、地钱儿、钹儿草等
> 来源 伞形科植物积雪草 Centella asiatica（L.）Urb. 的干燥全草
> 功能 清热利湿，解毒消肿

【对照药材提取和对照品溶液的配制】

对照药材的提取：

精密称定本品粉末（过二号筛）0.5034g，置具塞锥形瓶中，精密加入 80% 甲醇 20ml，密塞，称定重量，超声处理 30 分钟，放冷，再称定重量，用 80% 甲醇补足减失的重量，摇匀，离心，取上清液，即得。

对照品溶液的配制：

精密称定积雪草苷对照品 7.21mg，置 10ml 容量瓶中，加甲醇定容至刻度，摇匀。取上述溶液，加 50% 甲醇精密稀释 5 倍，即得。精密称定羟基积雪草苷对照品 8.43mg，置 10ml 容量瓶中，加甲醇定容至刻度，摇匀。取上述溶液，加 50% 甲醇精密稀释 5 倍，即得。

【分析条件】

色谱柱：Agilent ZORBAX SB–C18
　　　　4.6mm × 250mm，5μm
进样量：20μl
检测波长：205nm；柱温：30℃
流速：1ml/min
流动相：乙腈∶2mmol/L 倍他环糊精溶液 =24∶76
方法来源：《中国药典》2020 年版一部

对照药材：中国食品药品检定研究院
对照品：上海诗丹德标准技术服务有限公司
对照品含量：积雪草苷 98.0%
　　　　　　羟基积雪草苷 98.0%
仪器：Agilent 1200
配置：四元梯度泵，在线脱气机，DAD 检测器，柱温箱，自动进样器

【分析色谱图】

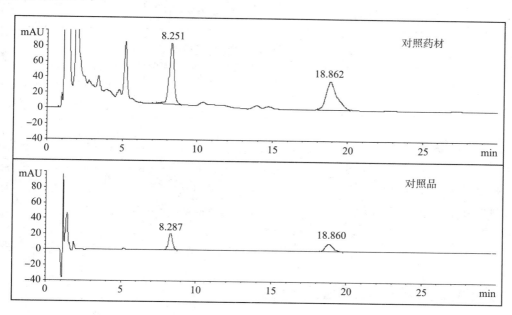

【分析结果】

对照品名称	保留时间	对称因子	理论板数	含量
积雪草苷	18.9min	1.03	6277	1.5%
羟基积雪草苷	8.3min	0.98	4852	1.4%

【注意事项】

- 根据操作条件的不同，出峰时间会有少许变化，但在同一仪器和相同操作条件下，RSD ≤ 2.0%；
- 对照品称量天平精度须达到十万分之一。

检测人员：许纪锋

审核人：费文静

臭灵丹草（Choulingdancao）

（LAGGERAE HERBA）

【药材基本信息】

> **别名** 无
> **来源** 菊科植物翼齿六棱菊 *Laggera pterodonta*（DC.）Benth. 的干燥地上部分
> **功能** 清热解毒，止咳祛痰

【对照药材提取和对照品溶液的配制】

对照药材的提取：

精密称定本品粉末（过三号筛）1.5011g，置具塞锥形瓶中，精密加入甲醇 50ml，密塞，称定重量，加热回流 1 小时，放冷，再称定重量，用甲醇补足减失的重量，摇匀，滤过，取续滤液，即得。

对照品溶液的配制：

精密称定洋艾素对照品 1.22mg，置 10ml 量瓶中，加甲醇溶解并稀释至刻度，摇匀；再精密吸取上述溶液 1ml，用甲醇稀释 2 倍，摇匀，即得。

【分析条件】

> **色谱柱**：Agilent XDB–C18
> 　　　　　4.6mm × 150mm，5μm
> **进样量**：10μl
> **检测波长**：350nm；**柱温**：25℃
> **流速**：1ml/min
> **流动相**：乙腈：2% 甲酸溶液 =35：65
> **方法来源**：《中国药典》2020 年版一部

> **对照药材**：中国食品药品检定研究院
> **对照品**：上海诗丹德标准技术服务有限公司
> **对照品含量**：洋艾素 93.7%
> **仪器**：Agilent 1120
> **配置**：二元梯度泵，在线脱气机，VWD 检测器，柱温箱，手动进样器

【分析色谱图】

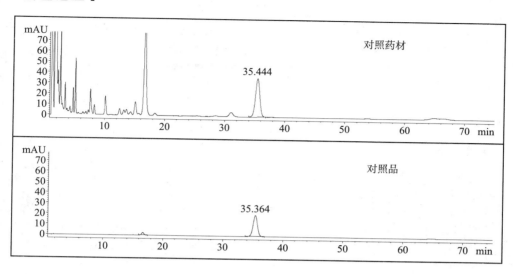

【分析结果】

对照品名称	保留时间	对称因子	理论板数	含量
洋艾素	35.4min	1.01	8751	0.21%

【注意事项】

- 根据操作条件的不同，出峰时间会有少许变化，但在同一仪器和相同操作条件下，RSD ≤ 2.0%；
- 建议采用定量环定量，每次进样体积为定量环体积的两倍以上；
- 对照品称量天平精度须达到十万分之一。

检测人员：沈君子

审核人：钱勇

射干（Shegan）

（BELAMCANDAE RHIZOMA）

【药材基本信息】

别名	乌扇、乌蒲、黄远等
来源	鸢尾科植物射干 *Belamcanda chinensis*（L.）DC. 的干燥根茎
功能	清热解毒，消痰，利咽

【对照药材提取和对照品溶液的配制】

对照药材的提取：

精密称定本品粉末（过四号筛）0.1023g，置具塞锥形瓶中，精密加入甲醇25ml，称定重量，加热回流1小时，放冷，再称定重量，用甲醇补足减失的重量，摇匀，滤过，取续滤液，即得。

对照品溶液的配制：

精密称定次野鸢尾黄素对照品9.51mg，置25ml容量瓶中加甲醇溶解并稀释至刻度，摇匀；精密量取1ml置10ml容量瓶中，加50%甲醇至刻度，摇匀，即得（每1ml溶液含次野鸢尾黄素38μg）。

【分析条件】

色谱柱：	Agilent ZORBAX SB–C18 4.6mm×250mm，5μm
进样量：	20μl
检测波长：	266nm；柱温：28℃
流速：	1ml/min
流动相：	甲醇：0.2%磷酸溶液 =53：47
方法来源：	《中国药典》2020年版一部

对照药材：	中国食品药品检定研究院
对照品：	上海诗丹德标准技术服务有限公司
对照品含量：	次野鸢尾黄素 99.0%
仪器：	Agilent 1120
配置：	二元梯度泵，在线脱气机，VWD检测器，柱温箱，手动进样器

【分析色谱图】

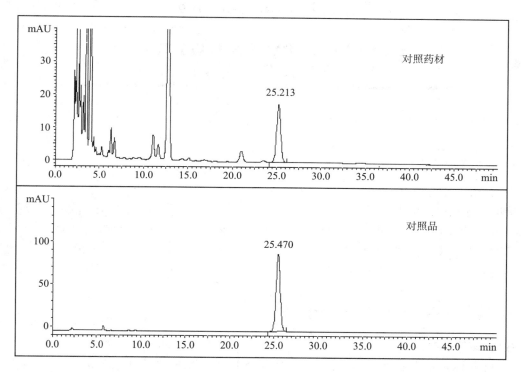

【分析结果】

对照品名称	保留时间	对称因子	理论板数	含量
次野鸢尾黄素	25.5min	0.99	13 404	0.21%

【注意事项】

- 根据操作条件的不同，出峰时间会有少许变化，但在同一仪器和相同操作条件下，RSD ≤ 2.0%；
- 建议采用定量环定量，每次进样体积为定量环体积的两倍以上；
- 对照品称量天平精度须达到十万分之一。

检测人员：许纪锋

审核人：费文静

徐长卿（Xuchangqing）

（CYNANCHI PANICULATI RADIX ET RHIZOMA）

【药材基本信息】

> **别名** 别仙踪、寮刁竹、逍遥竹等
> **来源** 萝藦科植物徐长卿 *Cynanchum paniculatum*（Bge.）Kitag. 的干燥根及根茎
> **功能** 祛风化湿，止痛止痒

【对照药材提取和对照品溶液的配制】

对照药材的提取：

　　精密称定本品粗粉 0.2516g，置具塞锥形瓶中，精密加入甲醇 50ml，称定重量，超声处理（功率 250W，频率 33kHz）30 分钟，放冷，再称定重量，用甲醇补足减失的重量，摇匀，滤过。精密量取续滤液 1ml，置 10ml 量瓶中，加甲醇稀释至刻度，摇匀，即得。

对照品溶液的配制：

　　精密称定丹皮酚（白色粉末）对照品 2.22mg，置 10ml 棕色容量瓶中，加甲醇使溶解并稀释至刻度，摇匀；精密量取 0.9ml，置 10ml 棕色容量瓶中，加甲醇至刻度，摇匀，即得（每 1ml 溶液含丹皮酚 19.8μg）。

【分析条件】

色谱柱：Agilent Eclipse Plus C18
　　　　　4.6mm × 150mm，5μm
进样量：20μl
检测波长：274nm；**柱温**：25℃
流速：1ml/min
流动相：甲醇：水 =45：55
方法来源：《中国药典》2020 年版一部

对照药材：中国食品药品检定研究院
对照品：上海诗丹德标准技术服务有限公司
对照品含量：丹皮酚 98.4%
仪器：Agilent 1120
配置：二元梯度泵，在线脱气机，VWD 检测器，柱温箱，手动进样器

【分析色谱图】

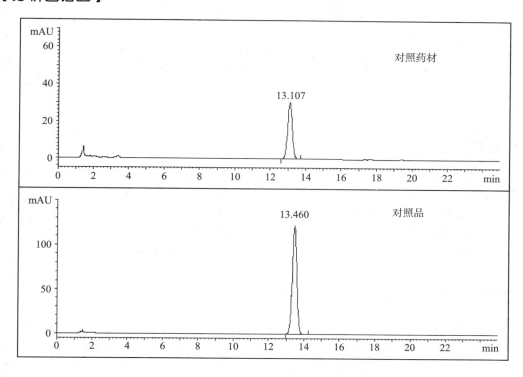

【分析结果】

对照品名称	保留时间	对称因子	理论板数	含量
丹皮酚	13.5min	0.98	11 884	0.97%

【注意事项】

- 根据操作条件的不同，出峰时间会有少许变化，但在同一仪器和相同操作条件下，RSD ≤ 2.0%；
- 建议采用定量环定量，每次进样体积为定量环体积的两倍以上；
- 对照品称量天平精度须达到十万分之一。

检测人员：丁慧

审核人：费文静

高良姜（Gaoliangjiang）

（ALPINIAE OFFICINARUM RHIZOMA）

【药材基本信息】

别名　风姜、小良姜
来源　姜科植物高良姜 *Alpinia officinarum* Hance 的干燥根茎
功能　温胃止呕，散寒止痛

【对照药材提取和对照品溶液的配制】

对照药材的提取：

精密称定本品粉末 0.2010g，置具塞锥形瓶中，精密加入甲醇 50ml，密塞，称定重量，加热回流 1 小时，再称定重量，用甲醇补足减失的重量，摇匀，滤过，取续滤液，即得。

对照品溶液的配制：

精密称定高良姜素对照品 12.31mg，置 25ml 容量瓶中，精密加入甲醇至刻度，摇匀；精密吸取上述溶液 1ml，用甲醇精密稀释 12 倍，即得。

【分析条件】

色谱柱：Agilent ZORBAX XDB-C18
　　　　　4.6mm×150mmm，5μm
进样量：20μl
检测波长：266nm；柱温：25℃
流速：1ml/min
流动相：甲醇：0.2% 磷酸溶液 =63：37
方法来源：《中国药典》2020 年版一部

对照药材：中国食品药品检定研究院
对照品：上海诗丹德标准技术服务有限公司
对照品含量：高良姜素 98.5%
仪器：Agilent 1120
配置：二元梯度泵，在线脱气机，VWD检测器，柱温箱，手动进样器

【分析色谱图】

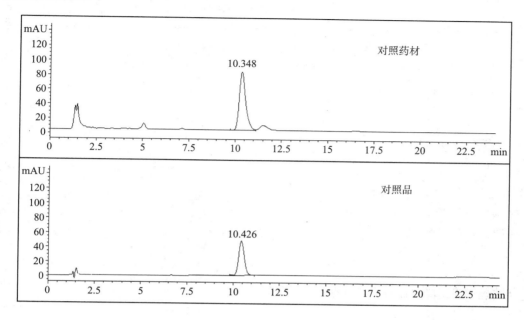

【分析结果】

对照品名称	保留时间	对称因子	理论板数	含量
高良姜素	10.4min	0.69	4843	4.7%

【注意事项】

- 根据操作条件的不同，出峰时间会有少许变化，但在同一仪器和相同操作条件下，RSD ≤ 2.0%；
- 建议采用定量环定量，每次进样体积为定量环体积的两倍以上；
- 对照品称量天平精度须达到十万分之一。

检测人员：许纪锋

审核人：费文静

拳参（Quanshen）

（BISTORTAE RHIZOMA）

【药材基本信息】

别名　紫参、铜罗、刀剪药等
来源　蓼科植物拳参 *Polygonum bistorta* L. 的干燥根茎
功能　清热解毒，消肿，止血

【对照药材提取和对照品溶液的配制】

对照药材的提取：

　　精密称定本品粉末（过五号筛）0.2482g，置具塞锥形瓶中，精密加入30%甲醇25ml，密塞，称定重量，浸泡1小时，超声处理（功率250W，频率45kHz）20分钟，放冷，再称定重量，用30%甲醇补足减失的重量，摇匀，滤过，取续滤液，即得。

对照品溶液的配制：

　　精密称定没食子酸5.20mg，加30%甲醇制成每1ml含20.8μg的溶液，摇匀，滤过即得。

【分析条件】

色谱柱：Agilent ZORBAX SB-Aq
　　　　　4.6mm×250mm，5μm
进样量：10μl
检测波长：272nm；柱温：30℃
流速：1ml/min
流动相：A：0.05%磷酸甲醇溶液，B：0.05%
　　　　磷酸溶液
　　　　0~7min，10%A~5%A；
　　　　7~15min，5%A~18%A；
　　　　15~20min，18%A
方法来源：《中国药典》2020年版一部

对照药材：中国食品药品检定研究院
对照品：上海诗丹德标准技术服务有限
　　　　公司
对照品含量：没食子酸99.0%
仪器：Agilent 1260
配置：四元梯度泵，在线脱气机，VWD
　　　检测器，柱温箱，自动进样器

【分析色谱图】

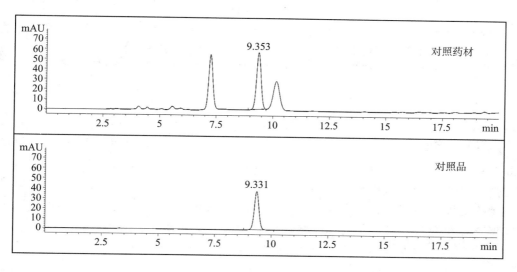

【分析结果】

对照品名称	保留时间	对称因子	理论板数	含量
没食子酸	9.3min	0.99	9666	0.30%

【注意事项】

- 根据操作条件的不同，出峰时间会有少许变化，但在同一仪器和相同操作条件下，RSD ≤ 2.0%；
- 对照品称量天平精度须达到十万分之一。

检测人员：管柔端

审核人：费文静

粉葛（Fenge）

（PUERARIAE THOMSONII RADIX）

【药材基本信息】

别名　葛条、葛根、甘葛等
来源　豆科植物甘葛藤 *Pueraria thomsonii* Benth. 的干燥根
功能　解表退热，生津，透疹，升阳止泻，通经活络，解酒毒

【对照药材提取和对照品溶液的配制】

对照药材的提取：

精密称定本品粉末（过三号筛）0.8142g，置锥形瓶中，精密加入30%乙醇50ml，称定重量，加热回流30分钟，放冷，再称定重量，用30%乙醇补足减失的重量，摇匀，滤过，取续滤液，即得。

对照品溶液的配制：

精密称定葛根素对照品1.11mg，置锥形瓶中，精密加25%甲醇2ml溶解，精密量取1ml，置锥形瓶中，加15%甲醇7ml，摇匀，即得（每1ml中含葛根素0.079mg）。

【分析条件】

色谱柱：Agilent Eclipse Plus C18
　　　　4.6mm×150mm，5μm
进样量：20μl
检测波长：250nm；柱温：26℃
流速：1ml/min
流动相：甲醇:水 =25:75
方法来源：《中国药典》2020年版一部

对照药材：中国食品药品检定研究院
对照品：上海诗丹德标准技术服务有限公司
对照品含量：葛根素98.0%
仪器：Agilent 1120
配置：二元梯度泵，在线脱气机，VWD检测器，柱温箱，手动进样器

【分析色谱图】

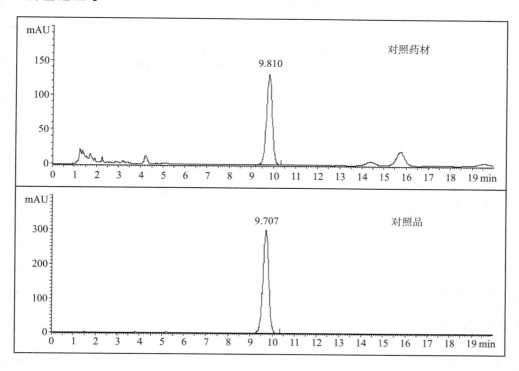

【分析结果】

对照品名称	保留时间	对称因子	理论板数	含量
葛根素	9.7min	0.99	6391	0.81%

【注意事项】

● 根据操作条件的不同，出峰时间会有少许变化，但在同一仪器和相同操作条件下，RSD ≤ 2.0%；

● 建议采用定量环定量，每次进样体积为定量环体积的两倍以上；

● 对照品称量天平精度须达到十万分之一。

检测人员：费文静

审核人：钱勇

益母草（Yimucao）

（LEONURI HERBA）

【药材基本信息】

> 别名　益母、茺蔚、益明等
> 来源　唇形科植物益母草 *Leonurus japonicus* Houtt. 的新鲜或干燥地上部分
> 功能　活血调经，利尿消肿，清热解毒

【对照药材提取和对照品溶液的配制】

对照药材的提取：

精密称定本品粉末（过三号筛）0.9829g，置具塞锥形瓶中，精密加入 70% 乙醇 25ml，称定重量，加热回流 2 小时，放冷，再称定重量，用 70% 乙醇补足减失的重量，摇匀，滤过，取续滤液，即得。

对照品溶液的配制：

精密称定盐酸水苏碱 8.8mg，置 10ml 容量瓶中，精密加入 70% 乙醇至刻度，摇匀；精密吸取上述溶液 1ml，用 70% 乙醇稀释 1 倍，即得。

【分析条件】

> 色谱柱：Polar-Imidazole
> 　　　　4.6mm×250mm，5μm
> 进样量：对照品 10μl、20μl；供试品 20μl
> 雾化温度：70℃；柱温：25℃
> 流速：1ml/min
> 流动相：乙腈：0.2% 冰醋酸溶液 =80：20
> 方法来源：《中国药典》2020 年版一部

> 对照药材：中国食品药品检定研究院
> 对照品：上海诗丹德标准技术服务有限公司
> 对照品含量：盐酸水苏碱 98.0%
> 仪器：Agilent 1120
> 配置：二元梯度泵，在线脱气机，ELSD，柱温箱，手动进样器

【分析色谱图】

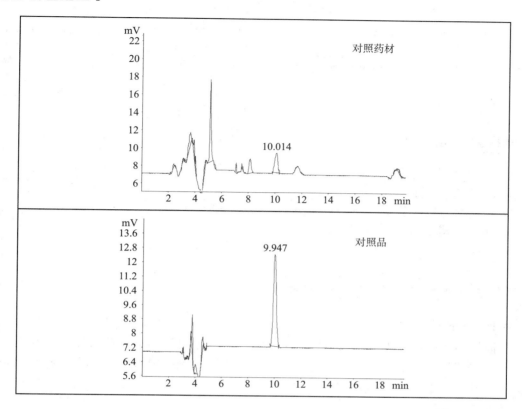

【分析结果】

对照品名称	保留时间	对称因子	理论板数	含量
盐酸水苏碱	9.9min	1.08	9955	0.98%

【注意事项】

- 根据操作条件的不同，出峰时间会有少许变化，但在同一仪器和相同操作条件下，RSD ≤ 2.0%；
- 建议采用定量环定量，每次进样体积为定量环体积的两倍以上；
- 对照品称量天平精度须达到十万分之一；
- 谱图中由于样品吸收较低，蒸发光信号波动较大而导致基线不是很稳定；
- 丙基酰胺键合硅胶柱使用前先用甲醇或乙腈进行活化，再过渡到流动相。

检测人员：费文静

审核人：马双成

益母草（Yimcao）

（LEONURI HERBA）

【药材基本信息】

别名	益母、茺蔚、益明等
来源	唇形科植物益母草 *Leonurus japonicus* Houtt. 的新鲜或干燥地上部分
功能	活血调经，利尿消肿，清热解毒

【对照药材提取和对照品溶液的配制】

对照药材的提取：

精密称定本品粉末（过三号筛）0.9829g，置具塞锥形瓶中，精密加入 70% 乙醇 25ml，称定重量，加热回流 2 小时，放冷，再称定重量，用 70% 乙醇补足减失的重量，摇匀，滤过，取续滤液，即得。

对照品溶液的配制：

精密称定盐酸益母草碱 10.9mg，置 25ml 容量瓶中，精密加入 70% 乙醇至刻度，摇匀；精密吸取上述溶液 1ml，用 70% 乙醇稀释 15 倍，即得。

【分析条件】

色谱柱：	Agilent Eclipse Plus C18
	4.6mm × 150mm，5μm
进样量：	10μl
检测波长：	277nm；**柱温：** 25℃
流速：	1ml/min
流动相：	乙腈：0.4% 辛烷磺酸钠的 0.1%
	磷酸溶液 =24：76
方法来源：	《中国药典》2020 年版一部

对照药材：	中国食品药品检定研究院
对照品：	上海诗丹德标准技术服务有限公司
对照品含量：	盐酸益母草碱 88.1%
仪器：	Agilent 1120
配置：	二元梯度泵，在线脱气机，VWD 检测，柱温箱，手动进样器

【分析色谱图】

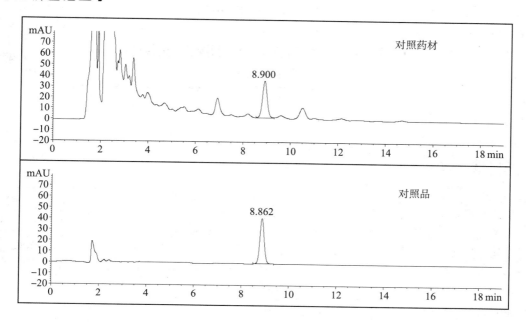

【分析结果】

对照品名称	保留时间	对称因子	理论板数	含量
盐酸益母草碱	8.9min	0.94	10 516	0.074%

【注意事项】

- 根据操作条件的不同，出峰时间会有少许变化，但在同一仪器和相同操作条件下，RSD ≤ 2.0%；
- 建议采用定量环定量，每次进样体积为定量环体积的两倍以上；
- 对照品称量天平精度须达到十万分之一。

检测人员：费文静

审核人：马双成

浙贝母（Zhebeimu）

（FRITILLARIAE THUNBERGII BULBUS）

【药材基本信息】

> **别名** 土贝母、象贝、浙贝等
> **来源** 百合科植物浙贝母 *Fritillaria thunbergii* Miq. 的干燥鳞茎
> **功能** 清热化痰止咳，解毒散结消痈

【对照药材提取和对照品溶液的配制】

对照药材的提取：

　　精密称定本品粉末（过四号筛）0.9637g，置烧瓶中，加浓氨试液 4ml 浸润 1 小时，精密加入三氯甲烷 – 甲醇（4：1）的混合溶液 40ml，称定重量，混匀；置 80℃水浴中加热回流 2 小时，放冷，再称定重量，加上述混合溶液补足减失的重量，滤过，精密量取续滤液 10ml 置蒸发皿中蒸干，残渣加甲醇溶液溶解并转移至 2ml 量瓶中，加甲醇至刻度，摇匀，即得。

对照品溶液的配制：

　　精密称定贝母素甲对照品 10.32mg、贝母素乙对照品 7.83mg，加甲醇制成每 1ml 含贝母素甲 0.206mg、贝母素乙 0.156mg 的溶液，即得。

【分析条件】

> **色谱柱：** Agilent ZORBAX SB–C18
> 　　　　　4.6mm × 250mm，5μm
> **进样量：** 对照品 10μl、30μl；供试品 30μl
> **雾化温度：** 50℃
> **流速：** 1ml/min
> **流动相：** 乙腈:水:二乙胺 =70：30：0.03
> **方法来源：**《中国药典》2020 年版一部

> **对照药材：** 中国食品药品检定研究院
> **对照品：** 上海诗丹德标准技术服务有限
> 　　　　　公司
> **对照品含量：** 贝母素甲 99.2%
> 　　　　　　　贝母素乙 98.5%
> **仪器：** Agilent 1200
> **配置：** 四元梯度泵，在线脱气机，ELSD，
> 　　　　柱温箱，自动进样器

【分析色谱图】

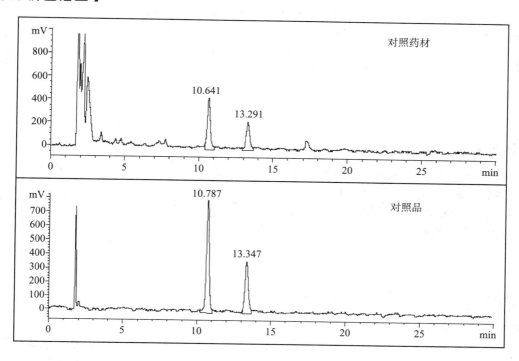

【分析结果】

对照品名称	保留时间	对称因子	理论板数	含量
贝母素甲	10.8min	1.14	8741	0.031%
贝母素乙	13.3min	0.97	8003	

【注意事项】

● 根据操作条件的不同，出峰时间会有少许变化，但在同一仪器和相同操作条件下，RSD ≤ 2.0%；

● 浓氨试液：取用浓氨溶液，含氨（NH_3）应为 25.0%~28.0%（g/g）；

● 对照品称量天平精度须达到十万分之一。

检测人员：谢飞强

审核人：钱勇

娑罗子（七叶树）（Suoluozi）

（AESCULI SEMEN）

【药材基本信息】

> **别名**　苏罗子、棱罗子、开心果
> **来源**　七叶树科植物七叶树 *Aesculus chinensis* Bge. 的干燥成熟种子
> **功能**　理气宽中，和胃止痛

【对照药材提取和对照品溶液的配制】

对照药材的提取：

　　精密称定本品粉末（过三号筛）1.0040g，置索氏提取器中，加乙醚，加热回流1小时，弃去乙醚液，药渣连同滤纸筒挥干溶剂后，置具塞锥形瓶中，精密加入甲醇50ml，称定重量，超声处理（功率250W，频率33kHz）30分钟，放冷，再称定重量，用甲醇补足减失的重量，摇匀，滤过，精密量取续滤液25ml，置蒸发皿中，于40℃水浴上浓缩至适量，转移至10ml量瓶中，加甲醇稀释至刻度，摇匀，即得。

对照品溶液的配制：

　　精密称定七叶皂苷钠（白色晶体）对照品（已标示七叶皂苷 A 38.8%）19.91mg，置10ml棕色容量瓶中，加甲醇使溶解并稀释至刻度，摇匀；精密量取5ml，置10ml棕色容量瓶中，加25%甲醇至刻度，摇匀，即得（每1ml溶液含七叶皂苷钠0.995mg）。

【分析条件】

> **色谱柱**：Agilent Eclipse Plus C18
> 　　　　　4.6mm × 250mm，5μm
> **进样量**：20μl
> **检测波长**：220nm；柱温：27℃
> **流速**：1ml/min
> **流动相**：乙腈：0.2% 磷酸溶液 =36：64
> **方法来源**：《中国药典》2020 年版一部

> **对照药材**：中国食品药品检定研究院
> **对照品**：上海诗丹德标准技术服务有限公司
> **对照品含量**：七叶皂苷钠 98.4%
> **仪器**：Agilent 1120
> **配置**：二元梯度泵，在线脱气机，VWD检测器，柱温箱，手动进样器

【分析色谱图】

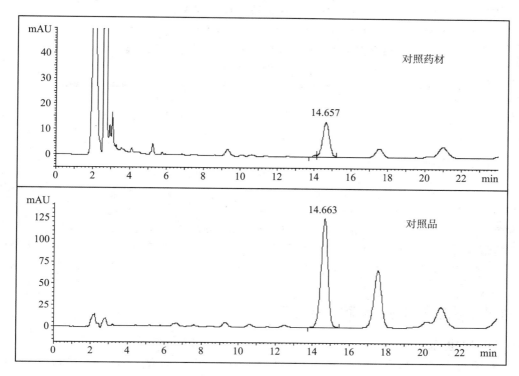

【分析结果】

对照品名称	保留时间	对称因子	理论板数	含量
七叶皂苷 A	14.7min	0.94	7735	0.32%

【注意事项】

- 根据操作条件的不同，出峰时间会有少许变化，但在同一仪器和相同操作条件下，RSD ≤ 2.0%；
- 建议采用定量环定量，每次进样体积为定量环体积的两倍以上；
- 对照品称量天平精度须达到十万分之一。

检测人员：张磊

审核人：费文静

通关藤（Tongguanteng）

（MARSDENIAE TENACISSIMAE CAULIS）

【药材基本信息】

别名	乌骨藤、下奶藤、大苦藤等
来源	萝摩科植物通关藤 *Marsdenia tenacissima*（Roxb.）Wight et Arn. 的干燥藤茎
功能	止咳平喘，祛痰，通乳，清热解毒

【对照药材提取和对照品溶液的配制】

对照药材的提取：

　　精密称定本品粉末（过三号筛）0.5193g，置具塞锥形瓶中，精密加入甲醇50ml，称定重量，超声处理（功率240W，频率40kHz）45分钟，放冷，再称定重量，用甲醇补足减失的重量，摇匀，滤过，精密量取续滤液25ml，蒸干，残渣加甲醇溶解并转移至2ml量瓶中，加甲醇稀释至刻度，摇匀，滤过，取续滤液，即得。

对照品溶液的配制：

　　精密称定通关藤苷 H 8.01mg，加甲醇制成每1ml含0.32mg的溶液，滤过，即得。

【分析条件】

色谱柱： Agilent ZORBAX SB–C18
　　　　4.6mm×150mm，5μm
进样量： 对照品10μl、20μl；供试品20μl
检测器： ELSD
柱温： 30℃；**雾化温度：** 65℃
流速： 1ml/min
流动相： 乙腈：水 =50：50
方法来源：《中国药典》2020年版一部

对照药材： 中国食品药品检定研究院
对照品： 上海诗丹德标准技术服务有限公司
对照品含量： 通关藤苷 H 98.0%
仪器： Agilent 1260
配置： 四元梯度泵，在线脱气机，蒸发光散射检测器，DAD检测器，柱温箱，自动进样器

【分析色谱图】

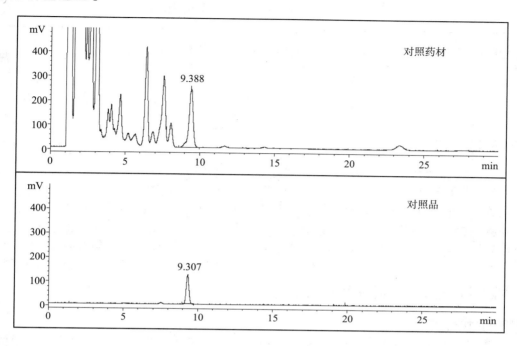

【分析结果】

对照品名称	保留时间	对称因子	理论板数	含量
通关藤苷 H	9.3min	1.20	11 898	0.40%

【注意事项】

- 根据操作条件的不同，出峰时间会有少许变化，但在同一仪器和相同操作条件下，RSD ≤ 2.0%；
- 对照品称量天平精度须达到十万分之一。

检测人员：管柔端

审核人：费文静

预知子（三叶木通）（Yuzhizi）

（AKEBIAE FRUCTUS）

【药材基本信息】

> **别名**　盍合子、仙沼子、压惊子
>
> **来源**　木通科植物三叶木通 *Akebia trifoliata*（Thunb.）Koidz. 的干燥近成熟果实
>
> **功能**　疏肝理气，活血止痛，散结，利尿

【对照药材提取和对照品溶液的配制】

对照药材的提取：

　　精密称定本品粉末（过四号筛）1.0363g，置具塞锥形瓶中，精密加入 75% 甲醇 100ml，称定重量，超声处理 30 分钟，放冷，再称定重量，用 75% 甲醇补足减失的重量，摇匀，滤过，取续滤液，即得。

对照品溶液的配制：

　　精密称定 α-常春藤皂苷对照品 11.72mg，置 25ml 量瓶内，加甲醇溶解并稀释至刻度，摇匀，取上述溶液 1ml 至 10ml 量瓶中，加甲醇稀释至刻度，即得。

【分析条件】

色谱柱：Agilent ZORBAX Extend–C18 　　　　　4.6mm × 250mm，5μm **进样量**：20μl **检测波长**：203nm；**柱温**：25℃ **流速**：1ml/min **流动相**：乙腈：0.1% 磷酸溶液 =45：55 **方法来源**：《中国药典》2020 年版一部	**对照药材**：中国食品药品检定研究院 **对照品**：上海诗丹德标准技术服务有限公司 **对照品含量**：α-常春藤皂苷 98.0% **仪器**：Agilent 1200 **配置**：四元梯度泵，在线脱气机，DAD 检测器，柱温箱，自动进样

【分析色谱图】

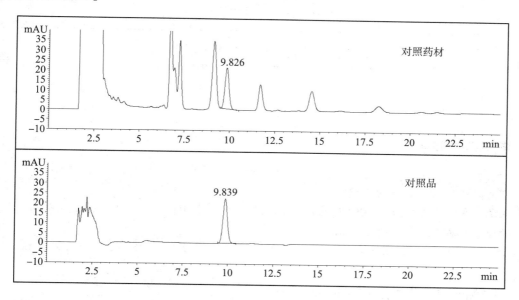

【分析结果】

对照品名称	保留时间	对称因子	理论板数	含量
α-常春藤皂苷	9.8min	0.98	8635	0.38%

【注意事项】

- 根据操作条件的不同，出峰时间会有少许变化，但在同一仪器和相同操作条件下，RSD ≤ 2.0%；
- 对照品称量天平精度须达到十万分之一。

检测人员：诸晨

审核人：费文静

桑叶（Sangye）

（MORI FOLIUM）

【药材基本信息】

> 别名　家桑、荆桑、桑椹树等
> 来源　桑科植物桑 *Morus alba* L. 的干燥叶
> 功能　疏散风热，清肺润燥，清肝明目

【对照药材提取和对照品溶液的配制】

对照药材的提取：

精密称定本品粉末（过三号筛）1.004g，置圆底烧瓶中，加甲醇50ml，加热回流30分钟，滤过，滤渣再用甲醇50ml，同法提取2次，合并滤液。减压回收溶剂，残渣用甲醇溶液，转移至25ml量瓶中，并稀释至刻度，摇匀，即得。

对照品溶液的配制：

精密称定芦丁对照品12.73mg，置10ml容量瓶中加甲醇溶解并稀释至刻度，摇匀；精密量取2ml，置25ml容量瓶中用流动相稀释至刻度（每1ml溶液含芦丁0.1mg）。

【分析条件】

色谱柱：Agilent ZORBAX SB–C18
　　　　4.6mm×150mm，5μm

进样量：10μl

检测波长：358nm；柱温：29℃

流速：1ml/min

流动相：A：甲醇，B：0.5%磷酸溶液
　　　　0~5min，30%A；
　　　　5~10min，30%A~35%A；
　　　　10~15min，35%A~40%A；
　　　　15~18min，40%A~50%A

方法来源：《中国药典》2020年版一部

对照药材：中国食品药品检定研究院

对照品：上海诗丹德标准技术服务有限公司

对照品含量：芦丁99.3%

仪器：Agilent 1200

配置：四元梯度泵，在线脱气机，DAD检测器，柱温箱，自动进样器

【分析色谱图】

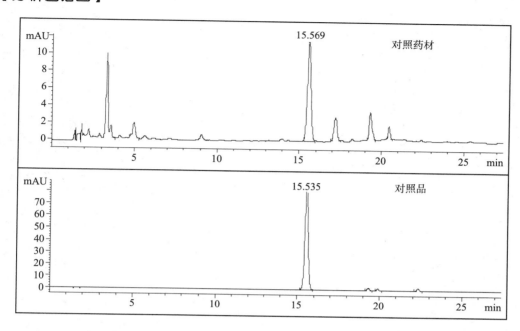

【分析结果】

对照品名称	保留时间	对称因子	理论板数	含量
芦丁	15.5min	0.98	8839	0.14%

【注意事项】

● 根据操作条件的不同，出峰时间会有少许变化，但在同一仪器和相同操作条件下，RSD ≤ 2.0%；

● 对照品称量天平精度须达到十万分之一。

检测人员：费文静
审核人：钱勇

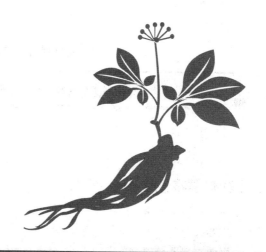

十一画

黄菀菊梅救野蛇银猪麻鹿商淫淡密续

黄山药（Huangshanyao）

（DIOSCOREA PANTHAICAE RHIZOMA）

【药材基本信息】

> **别名** 黄姜、姜黄草、知母山药等
> **来源** 薯蓣科植物黄山药 *Dioscorea panthaica* Prain et Burk. 的干燥根茎
> **功能** 理气止痛，解毒消肿

【对照药材提取和对照品溶液的配制】

对照药材的提取：

精密称定本品粉末（过四号筛）1.9120g，置具塞锥形瓶中，精密加入75%乙醇50ml，称定重量，密塞，放置过夜，超声处理（功率250W，频率40kHz）30分钟，放冷，再称定重量，用75%乙醇补足减失的重量，摇匀，滤过，精密量取续滤液25ml，蒸干，残渣加甲醇适量超声处理使溶解，转移至5ml量瓶中，加甲醇至刻度，摇匀，滤过，取续滤液，即得。

对照品溶液的配制：

精密称定伪原薯蓣皂苷9.40mg，加75%乙醇制成每1ml含伪原薯蓣皂苷0.10mg的溶液，摇匀，滤过，即得。

【分析条件】

色谱柱： Agilent ZORBAX Eclipse Plus C18
  4.6mm×150mm，5μm

进样量： 10μl

检测波长： 203nm；**柱温：** 40℃

流速： 1ml/min

流动相： A：乙腈，B：水
  0~25min，30%A~40%A；
  25~25.5min，40%A~30%A；
  25.5~40min，30%A

方法来源：《中国药典》2020年版一部

对照药材： 中国食品药品检定研究院

对照品： 上海诗丹德标准技术服务有限公司

对照品含量： 伪原薯蓣皂苷98.0%

仪器： Agilent 1260

配置： 四元梯度泵，在线脱气机，VWD检测器，柱温箱，自动进样器

【分析色谱图】

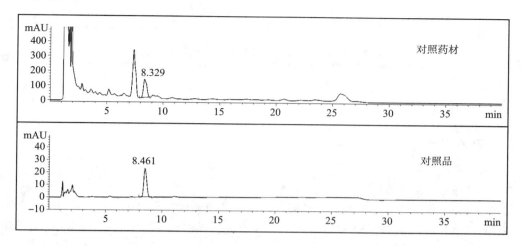

【分析结果】

对照品名称	保留时间	对称因子	理论板数	含量
伪原薯蓣皂苷	8.5min	0.69	4608	0.32%

【注意事项】

- 根据操作条件的不同，出峰时间会有少许变化，但在同一仪器和相同操作条件下，RSD ≤ 2.0%；
- 对照品称量天平精度须达到十万分之一。

检测人员：管柔端

审核人：费文静

黄芩（Huangqin）

（SCUTELLARIAE RADIX）

【药材基本信息】

> **别名** 山茶根、黄芩茶、土金茶根
> **来源** 唇形科植物黄芩 *Scutellaria baicalensis* Georgi 的干燥根
> **功能** 清热燥湿，泻火解毒，止血，安胎

【对照药材提取和对照品溶液的配制】

对照药材的提取：

　　精密称定本品中粉 0.2923g，加 70% 乙醇 40ml，加热回流 3 小时，放冷，滤过，滤液置 100ml 量瓶中，用少量 70% 乙醇分次洗涤容器和残渣，洗液滤入同一量瓶中，加 70% 乙醇至刻度，摇匀。精密量取 1ml，置 10ml 量瓶中，加甲醇至刻度，摇匀，即得。

对照品溶液的配制：

　　精密称定黄芩苷对照品 10.61mg，置 25ml 容量瓶中加甲醇溶解并稀释至刻度，摇匀；精密量取 1.5ml，置 10ml 容量瓶中，加流动相至刻度，摇匀，即得（每 1ml 溶液含黄芩苷 63.6μg）。

【分析条件】

> **色谱柱：** Agilent Eclipse Plus C18
> 　　　　　4.6mm × 150mm，5μm
> **进样量：** 20μl
> **检测波长：** 280nm；**柱温：** 27℃
> **流速：** 1ml/min
> **流动相：** 甲醇:水:磷酸 =47：53：0.2
> **方法来源：**《中国药典》2020 年版一部

> **对照药材：** 中国食品药品检定研究院
> **对照品：** 上海诗丹德标准技术服务有限公司
> **对照品含量：** 黄芩苷 99.0%
> **仪器：** Agilent 1120
> **配置：** 二元梯度泵，在线脱气机，VWD检测器，柱温箱，手动进样器

【分析色谱图】

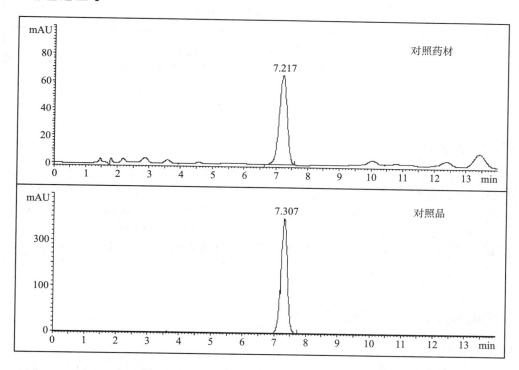

【分析结果】

对照品名称	保留时间	对称因子	理论板数	含量
黄芩苷	7.3min	0.96	9870	13.9%

【注意事项】

- 根据操作条件的不同，出峰时间会有少许变化，但在同一仪器和相同操作条件下，RSD ≤ 2.0%；
- 建议采用定量环定量，每次进样体积为定量环体积的两倍以上；
- 对照品称量天平精度须达到十万分之一。

检测人员：丁慧

审核人：钱勇

黄芪（Huangqi）

（ASTRAGALI RADIX）

【药材基本信息】

别名　棉芪、绵黄芪、绵芪等

来源　豆科植物蒙古黄芪 *Astragalus membranaceus*（Fisch.）Bge. var. *mongholicus*（Bge.）Hsiao 或膜荚黄芪 *Astragalus membranaceus*（Fisch.）Bge. 的干燥根

功能　补气升阳，固表止汗，利水消肿，生津养血，行滞通痹，托毒排脓，敛疮生肌

【对照药材提取和对照品溶液的配制】

对照药材的提取：

取本品粉末（过四号筛）1.0007g，精密称定，置具塞锥形瓶中，精密加入含 4% 浓氨试液的 80% 甲醇溶液（取浓氨试液 4ml，加 80% 甲醇至 100ml，摇匀）50ml，密塞，称定重量，加热回流 1 小时，放冷，再称定重量，用含 4% 浓氨试液的 80% 甲醇溶液补足减失的重量，摇匀，滤过，精密量取续滤液 25ml，蒸干，残渣用 80% 甲醇溶解，转移至 5ml 量瓶中，加 80% 甲醇至刻度，摇匀，滤过，取续滤液，即得。

对照品溶液的配制：

取黄芪甲苷对照品适量，精密称定，加 80% 甲醇制成每 1ml 含 0.5mg 的溶液，即得。

【分析条件】

色谱柱：Agilent Extend–C18
　　　　 4.6mm × 250mm，5μm

进样量：10μl

检测波长：ELSD；柱温：30℃

流速：1ml/min

流动相：乙腈：水 =32：68

方法来源：《中国药典》2020 年版一部

对照药材：中国食品药品检定研究院

对照品：上海诗丹德标准技术服务有限公司

对照品含量：黄芪甲苷 96.9%

仪器：Agilent 1260

配置：四元梯度泵，在线脱气机，蒸发光散射检测器，柱温箱，自动进样器

【分析色谱图】

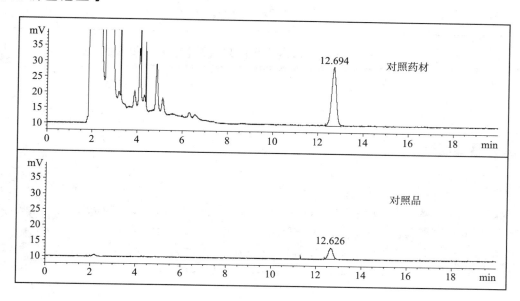

【分析结果】

对照品名称	保留时间	对称因子	理论板数	含量
黄芪甲苷	12.7min	0.80	18 957	0.23%

【注意事项】

- 根据操作条件的不同，出峰时间会有少许变化，但在同一仪器和相同操作条件下，RSD ≤ 2.0%；
- 建议采用定量环定量，每次进样体积为定量环体积的两倍以上；
- 对照品称量天平精度须达到十万分之一。

检测人员：张明

审核人：诸晨

黄芪（Huangqi）

（ASTRAGALI RADIX）

【药材基本信息】

别名	棉芪、绵黄芪、绵芪等
来源	豆科植物蒙古黄芪 *Astragalus membranaceus*（Fisch.）Bge. var. *mongholicus*（Bge.）Hsiao 或膜荚黄芪 *Astragalus membranaceus*（Fisch.）Bge. 的干燥根
功能	补气升阳，固表止汗，利水消肿，生津养血，行滞通痹，托毒排脓，敛疮生肌

【对照药材提取和对照品溶液的配制】

对照药材的提取：

　　精密称定本品粉末（过四号筛）1.0018g，置圆底烧瓶中，精密加入甲醇50ml，密塞，称定重量，加热回流4小时，放冷，再称定重量，用稀甲醇补足减失的重量，摇匀，滤过，精密量取续滤液25ml，回收溶剂至干，残渣加甲醇溶解，转移至5ml量瓶中，加甲醇至刻度，摇匀，即得。

对照品溶液的配制：

　　精密称定经80℃干燥至恒重的毛蕊异黄酮葡萄糖苷对照品9.32mg，置具塞锥形瓶中，精密加175ml甲醇溶解，摇匀，即得。

【分析条件】

色谱柱：Agilent Eclipse Plus C18
　　　　4.6mm×250mm，5μm
进样量：10μl
检测波长：260nm；柱温：25℃
流速：1ml/min
流动相：A：乙腈，B：0.2%甲酸
　　　　0~20min，20%A~40%A；
　　　　20~30min，40%A
方法来源：《中国药典》2020年版一部

对照药材：中国食品药品检定研究院
对照品：上海诗丹德标准技术服务有限公司
对照品含量：毛蕊异黄酮葡萄糖苷98.0%
仪器：Agilent 1260
配置：四元梯度泵，在线脱气机，DAD检测器，柱温箱，自动进样器

【分析色谱图】

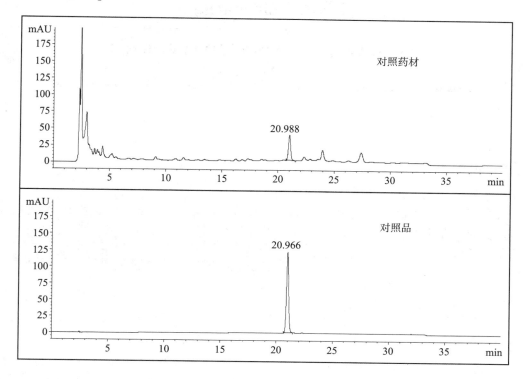

【分析结果】

对照品名称	保留时间	对称因子	理论板数	含量
毛蕊异黄酮葡萄糖苷	21.0min	0.95	54 460	0.016%

【注意事项】

- 根据操作条件的不同，出峰时间会有少许变化，但在同一仪器和相同操作条件下，RSD ≤ 2.0%；
- 对照品称量天平精度须达到十万分之一。

检测人员：丁慧

审核人：马双成

炙黄芪（Zhihuangqi）

（ASTRAGALI RADIX PRAEPARTAT CUM MELLE）

【药材基本信息】

别名　无
来源　黄芪的炮制加工品
功能　益气补中

【对照药材提取和对照品溶液的配制】

对照药材的提取：

精密称定本品粉末（过四号筛）1.0163g，置圆底烧瓶中，精密加入甲醇50ml，密塞，称定重量，加热回流4小时，放冷，再称定重量，用稀甲醇补足减失的重量，摇匀，滤过，精密量取续滤液25ml，回收溶剂至干，残渣加甲醇溶解，转移至5ml量瓶中，加甲醇至刻度，摇匀，即得。

对照品溶液的配制：

精密称定经80℃干燥至恒重的黄芪甲苷对照品10.32mg，置具塞锥形瓶中，精密加25ml甲醇溶解，摇匀，即得。

【分析条件】

色谱柱：Agilent Eclipse Plus C18
　　　　4.6mm×250mm，5μm
进样量：对照品10μl、20μl；供试品20μl
检测器：ELSD
柱温：25℃；雾化温度：60℃
流速：1ml/min
流动相：乙腈∶水 =32∶68
方法来源：《中国药典》2020年版一部

对照药材：中国食品药品检定研究院
对照品：上海诗丹德标准技术服务有限
　　　　公司
对照品含量：黄芪甲苷98.0%
仪器：Agilent 1260
配置：四元梯度泵，在线脱气机，ELSD
　　　检测器，柱温箱，自动进样器

【分析色谱图】

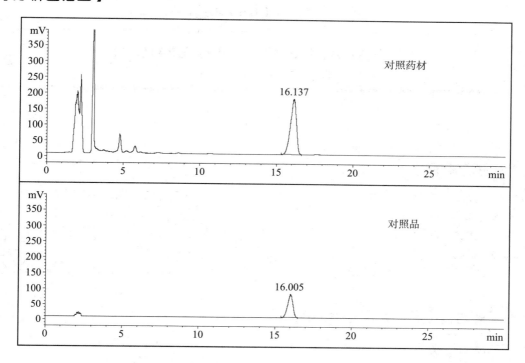

【分析结果】

对照品名称	保留时间	对称因子	理论板数	含量
黄芪甲苷	16.0min	0.96	8081	0.11%

【注意事项】

● 根据操作条件的不同，出峰时间会有少许变化，但在同一仪器和相同操作条件下，RSD ≤ 2.0%；

● 对照品称量天平精度须达到十万分之一。

检测人员：丁慧

审核人：马双成

炙黄芪（Zhihuangqi）

（ASTRAGALI RADIX PRAEPARATA CUM MELLE）

【药材基本信息】

> 别名　无
> 来源　黄芪的炮制加工品
> 功能　益气补中

【对照药材提取和对照品溶液的配制】

对照药材的提取：

　　精密称定本品粉末（过四号筛）2.0694g，置圆底烧瓶中，精密加入甲醇50ml，密塞，称定重量，加热回流4小时，放冷，再称定重量，用稀甲醇补足减失的重量，摇匀，滤过，精密量取续滤液25ml，回收溶剂至干，残渣加甲醇溶解，转移至5ml量瓶中，加甲醇至刻度，摇匀，即得。

对照品溶液的配制：

　　精密称定经80℃干燥至恒重的毛蕊异黄酮葡萄糖苷对照品9.32mg，置具塞锥形瓶中，精密加175ml甲醇溶解，摇匀，即得。

【分析条件】

> 色谱柱：Agilent Eclipse Plus C18
> 　　　　　4.6mm×250mm，5μm
> 进样量：10μl
> 检测波长：260nm；柱温：25℃
> 流速：1ml/min
> 流动相：A：乙腈，B：0.2%甲酸
> 　　　　　0~20min，20%A~40%A；
> 　　　　　20~30min，40%A
> 方法来源：《中国药典》2020年版一部

> 对照药材：中国食品药品检定研究院
> 对照品：上海诗丹德标准技术服务有限公司
> 对照品含量：毛蕊异黄酮葡萄糖苷98.0%
> 仪器：Agilent 1260
> 配置：四元梯度泵，在线脱气机，DAD检测器，柱温箱，自动进样器

【分析色谱图】

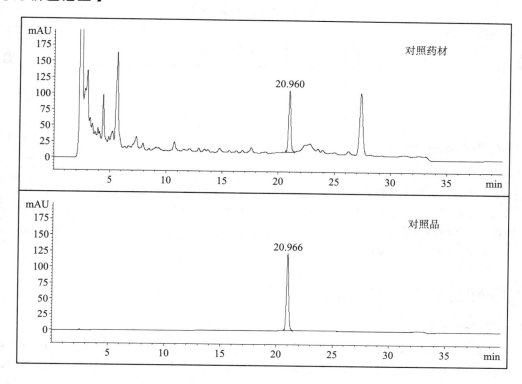

【分析结果】

对照品名称	保留时间	对称因子	理论板数	含量
毛蕊异黄酮葡萄糖苷	21.0min	0.96	54 324	0.020%

【注意事项】

- 根据操作条件的不同，出峰时间会有少许变化，但在同一仪器和相同操作条件下，RSD ≤ 2.0%；
- 对照品称量天平精度须达到十万分之一。

检测人员：丁慧

审核人：马双成

黄连（Huanglian）

（COPTIDIS RHIZOMA）

【药材基本信息】

别名　川连、姜连、姜黄连等
来源　毛茛科植物黄连 *Coptis chinensis* Franch. 的干燥根茎
功能　清热燥湿，泻火解毒

【对照药材提取和对照品溶液的配制】

对照药材的提取：

　　精密称定本品粉末（过二号筛）0.2148g，置具塞锥形瓶中，精密加入甲醇－盐酸（100：1）的混合溶液 50ml，密塞，称定重量，超声处理 30 分钟，放冷，再称定重量，用甲醇补足减失的重量，摇匀，滤过，精密量取续滤液 2ml，置 10ml 量瓶中，加甲醇至刻度，摇匀，滤过，取续滤液，即得。

对照品溶液的配制：

　　精密称定盐酸小檗碱对照品 7.52mg，置 20ml 容量瓶中，加甲醇定容，摇匀。取上述溶液，加 50% 甲醇精密稀释 4 倍，即得。

【分析条件】

色谱柱：Agilent Extend–C18
　　　　4.6mm×250mm，5μm
进样量：10μl
检测波长：345nm；柱温：25℃
流速：1ml/min
流动相：乙腈：0.05mol/L 磷酸二氢钾
　　　　=50：50（每 100ml 中加十二烷
　　　　基硫酸钠 0.4g，再以磷酸调节
　　　　pH 值为 4.0）
方法来源：《中国药典》2020 年版一部

对照药材：中国食品药品检定研究院
对照品：上海诗丹德标准技术服务有限
　　　　公司
对照品含量：盐酸小檗碱 98.0%
仪器：Agilent 1200
配置：四元梯度泵，在线脱气机，DAD
　　　检测器，柱温箱，自动进样器

【分析色谱图】

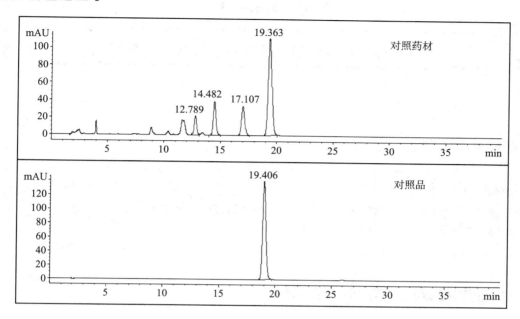

【分析结果】

对照品名称	保留时间	对称因子	理论板数	含量
表小檗碱	12.8min	0.97	8942	1.3%
黄连碱	14.5min	1.05	9506	2.5%
巴马汀	17.1min	1.11	8716	2.5%
小檗碱	19.4min	1.03	9137	9.2%

【注意事项】

- 根据操作条件的不同，出峰时间会有少许变化，但在同一仪器和相同操作条件下，RSD ≤ 2.0%;
- 对照品称量天平精度须达到十万分之一。

检测人员：许纪锋

审核人：马双成

黄柏（Huangbo）

（PHELLODENDRI CHINENSIS CORTEX）

【药材基本信息】

> 别名　元柏、檗木、檗皮等
> 来源　芸香科植物黄皮树 *Phellodendron chinense* Schneid. 的干燥树皮
> 功能　清热燥湿，泻火除蒸，解毒疗疮

【对照药材提取和对照品溶液的配制】

对照药材的提取：

精密称定本品粉末（过四号筛）0.5163g，置具塞锥形瓶中，精密加入流动相25ml，密塞，称定重量，超声处理（功率250W，频率40kHz）30分钟，放冷，再称定重量，用流动相补足减失的重量，摇匀，滤过，取续滤液，即得。

对照品溶液的配制：

精密称定经80℃干燥至恒重的盐酸黄柏碱对照品12.24mg，置具塞锥形瓶中，精密加流动相100ml溶解，摇匀，即得。

【分析条件】

色谱柱：Agilent ZORBAX SB-C18 4.6mm×250mm，5μm **进样量**：5μl **检测波长**：284nm；**柱温**：25℃ **流速**：1ml/min **流动相**：乙腈：0.1%磷酸溶液（每100ml 加十二烷基磺酸钠0.2g）=36：64 **方法来源**：《中国药典》2020年版一部	**对照药材**：中国食品药品检定研究院 **对照品**：上海诗丹德标准技术服务有限公司 **对照品含量**：盐酸黄柏碱98.0% **仪器**：Agilent 1260 **配置**：四元梯度泵，在线脱气机，DAD检测器，柱温箱，自动进样器

【分析色谱图】

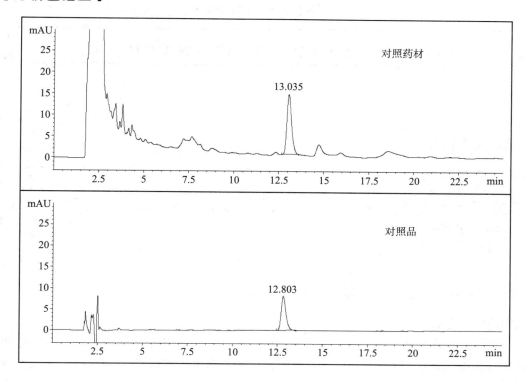

【分析结果】

对照品名称	保留时间	对称因子	理论板数	含量
盐酸黄柏碱	12.8min	0.80	12 365	0.99%

【注意事项】

- 根据操作条件的不同，出峰时间会有少许变化，但在同一仪器和相同操作条件下，RSD ≤ 2.0%；
- 对照品称量天平精度须达到十万分之一。

检测人员：丁慧
审核人：费文静

黄柏（Huangbo）

（PHELLODENDRI CHINENSIS CORTEX）

【药材基本信息】

別名　元柏、檗木、檗皮等
来源　芸香科植物黄皮树 *Phellodendron chinense* Schneid. 的干燥树皮
功能　清热燥湿，泻火除蒸，解毒疗疮

【对照药材提取和对照品溶液的配制】

对照药材的提取：

精密称定本品粉末（过三号筛）0.1005g，置100ml量瓶中，加流动相80ml，超声处理（功率250W，频率40kHz）40分钟，放冷，用流动相稀释至刻度，摇匀，滤过，取续滤液，即得。

对照品溶液的配制：

精密称定经80℃干燥至恒重的盐酸小檗碱对照品1.81mg，置具塞锥形瓶中，精密加流动相20ml溶解，摇匀，即得。

【分析条件】

色谱柱：Agilent ZORBAX Extend-C18
　　　　4.6mm×250mm，5μm
进样量：5μl
检测波长：265nm；柱温：25℃
流速：1ml/min
流动相：乙腈：0.1%磷酸溶液 =50：50
　　　　（每100ml加十二烷基磺酸钠0.1g）
方法来源：《中国药典》2020年版一部

对照药材：中国食品药品检定研究院
对照品：上海诗丹德标准技术服务有限
　　　　公司
对照品含量：盐酸小檗碱98.0%
仪器：Agilent 1120
配置：二元梯度泵，在线脱气机，VWD
　　　检测器，柱温箱，手动进样器

【分析色谱图】

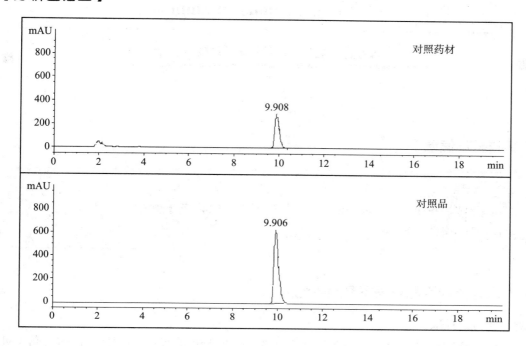

【分析结果】

对照品名称	保留时间	对称因子	理论板数	含量
盐酸小檗碱	9.9min	0.65	11 901	3.8%

【注意事项】

- 根据操作条件的不同，出峰时间会有少许变化，但在同一仪器和相同操作条件下，RSD ≤ 2.0%；
- 建议采用定量环定量，每次进样体积为定量环体积的两倍以上；
- 对照品称量天平精度须达到十万分之一。

检测人员：丁慧

审核人：费文静

黄蜀葵花（Huangshukuihua）

（ABELMOSCHI COROLLA）

【药材基本信息】

别名	黄葵、侧金盏、秋葵等
来源	锦葵科植物黄蜀葵 *Abelmoschus manihot*（L.）Medic. 的干燥花冠
功能	清利湿热，消肿解毒

【对照药材提取和对照品溶液的配制】

对照药材的提取：

精密称定本品粉末（过四号筛）0.2144g，置 25ml 量瓶中，加甲醇 15ml，超声处理 30 分钟，放冷，加甲醇至刻度，摇匀，滤过，取续滤液，即得。

对照品溶液的配制：

精密称定金丝桃苷对照品 10.10mg，置 25ml 量瓶内，加流动相溶解并稀释至刻度，摇匀，取上述溶液适量，加甲醇稀释 4 倍，即得。

【分析条件】

色谱柱：Agilent ZORBAX SB–C18
　　　　　4.6mm×250mm，5μm
进样量：10μl
检测波长：360nm；**柱温**：25℃
流速：1ml/min
流动相：乙腈：0.1% 磷酸溶液 =16：84
方法来源：《中国药典》2020 年版一部

对照药材：中国食品药品检定研究院
对照品：上海诗丹德标准技术服务有限公司
对照品含量：金丝桃苷 98.0%
仪器：Agilent 1200
配置：四元梯度泵，在线脱气机，DAD 检测器，柱温箱，自动进样

【分析色谱图】

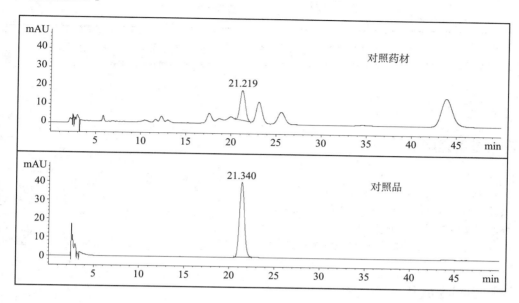

【分析结果】

对照品名称	保留时间	对称因子	理论板数	含量
金丝桃苷	21.3min	0.85	6089	0.50%

【注意事项】

- 根据操作条件的不同，出峰时间会有少许变化，但在同一仪器和相同操作条件下，RSD ≤ 2.0%；
- 对照品称量天平精度须达到十万分之一。

检测人员：诸晨
审核人：钱勇

黄藤（Huangteng）

（FIBRAUREAE CAULIS）

【药材基本信息】

别名　土黄连、黄连藤、伸筋藤等
来源　防己科植物黄藤 *Fibraurea recisa* Pierre. 的干燥藤茎
功能　清热解毒，泻火通便

【对照药材提取和对照品溶液的配制】

对照药材的提取：

精密称定本品粉末（过三号筛）0.6104g，置具塞锥形瓶中，精密加入 1% 盐酸甲醇溶液 100ml，称定重量，放置过夜，加热回流 1 小时，放冷，再称定重量，用 1% 盐酸甲醇溶液补足减失的重量，摇匀，滤过，精密量取续滤液 2ml，置 10ml 量瓶中，用 1% 盐酸甲醇溶液稀释至刻度，摇匀，即得。

对照品溶液的配制：

精密称定经 80℃ 干燥至恒重的盐酸巴马汀对照品 12.92mg，加 1% 盐酸甲醇溶液制成每 1ml 含 32.25μg 的溶液，即得。

【分析条件】

色谱柱：Agilent Eclipse Plus C18
　　　　4.6mm × 150mm，5μm
进样量：20μl
检测波长：345nm；柱温：40℃
流速：1ml/min
流动相：0.4% 磷酸溶液:乙腈 =68：32
方法来源：《中国药典》2020 年版一部

对照药材：中国食品药品检定研究院
对照品：上海诗丹德标准技术服务有限公司
对照品含量：盐酸巴马汀 98.5%
仪器：Agilent 1120
配置：二元梯度泵，在线脱气机，VWD 检测器，柱温箱，手动进样器

【分析色谱图】

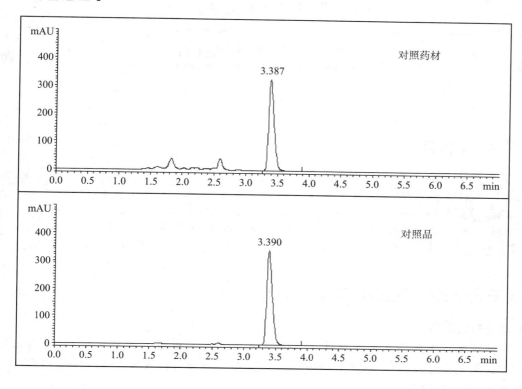

【分析结果】

对照品名称	保留时间	对称因子	理论板数	含量
盐酸巴马汀	3.4min	1.43	7389	7.2%

【注意事项】

● 根据操作条件的不同，出峰时间会有少许变化，但在同一仪器和相同操作条件下，RSD ≤ 2.0%；

● 建议采用定量环定量，每次进样体积为定量环体积的两倍以上；

● 对照品称量天平精度须达到十万分之一。

检测人员：许纪锋

审核人：马双成

菟丝子（Tusizi）

（CUSCUTAE SEMEN）

【药材基本信息】

别名　豆寄生、无根草、黄丝
来源　旋花科植物菟丝子 *Cuscuta chinensis* Lam. 的干燥成熟种子
功能　补益肝肾，固精缩尿，安胎，明目，止泻；外用消风祛斑

【对照药材提取和对照品溶液的配制】

对照药材的提取：

精密称定本品粉末（过四号筛）1.0038g，置 50ml 量瓶中，加入 80% 甲醇 40ml，超声处理 1 小时，放冷，加 80% 甲醇至刻度，摇匀，滤过，取续滤液，即得。

对照品溶液的配制：

精密称定金丝桃苷对照品 10.10mg，置 25ml 量瓶内，加甲醇溶解并稀释至刻度，摇匀，即得。取上述溶液适量，加甲醇制成每 1ml 含 48.48ug 的溶液，即得。

【分析条件】

色谱柱：Agilent Eclipse Plus C18
　　　　　4.6mm×250mm，5μm
进样量：10μl
检测波长：360nm；**柱温**：25℃
流速：1ml/min
流动相：乙腈：0.1% 磷酸溶液 =17：83
方法来源：《中国药典》2020 年版一部

对照药材：中国食品药品检定研究院
对照品：上海诗丹德标准技术服务有限公司
对照品含量：金丝桃苷 95.6%
仪器：Agilent 1260
配置：四元梯度泵，在线脱气机，DAD 检测器，柱温箱，自动进样

【分析色谱图】

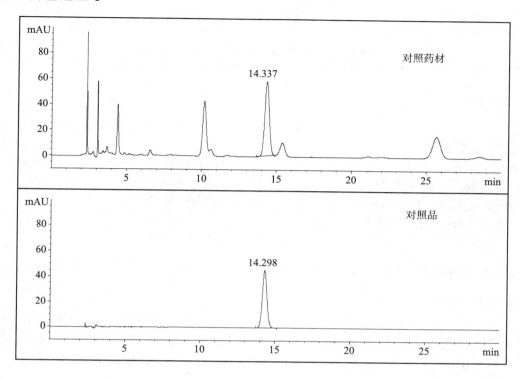

【分析结果】

对照品名称	保留时间	对称因子	理论板数	含量
金丝桃苷	14.3min	0.98	10 343	0.30%

【注意事项】

- 根据操作条件的不同，出峰时间会有少许变化，但在同一仪器和相同操作条件下，RSD ≤ 2.0%；
- 对照品称量天平精度须达到十万分之一。

检测人员：诸晨

审核人：马双成

菊花（Juhua）

（CHRYSANTHEMI FLOS）

【药材基本信息】

> 别名　滁菊、亳菊、杭菊等
> 来源　菊科植物菊 *Chrysanthemum morifolium* Ramat. 的干燥头状花序
> 功能　散风清热，平肝明目，清热解毒

【对照药材提取和对照品溶液的配制】

对照药材的提取：

　　精密称定 0.2515g 菊花对照药材粉末（过一号筛），置具塞锥形瓶中，精密加入 70% 甲醇 25ml，密塞，称定重量，超声（功率 300W，频率 45kHz）处理 40 分钟，取出，放冷，再称定重量，用 70% 乙醇补足减失的重量，摇匀，滤过，取续滤液，即得。

对照品溶液的配制：

　　精密称定绿原酸对照品适量，置棕色量瓶中，加 70% 甲醇制成每 1ml 含绿原酸 34.96μg 的混合溶液，即得。精密称定木犀草苷对照品适量，置棕色量瓶中，加 70% 甲醇制成每 1ml 含木犀草苷 25.08μg 的混合溶液，即得。精密称定 3,5-*O*- 二咖啡酰基奎宁酸对照品适量，置棕色量瓶中，加 70% 甲醇制成每 1ml 含 3,5-*O*- 二咖啡酰基奎宁酸 79.75μg 的混合溶液，即得。

【分析条件】

色谱柱：Agilent ZORBAX Eclipse Plus C18
　　　　4.6mm × 250mm，5μm
进样量：5μl
检测波长：348nm；柱温：25℃
流速：1ml/min
流动相：A：0.1% 磷酸水溶液，B：甲醇：
　　　　乙腈（60：40）
　　　　0~7min，10%B~25%B；
　　　　7~27min，25%B~27%B；
　　　　27~40min，27%B；
　　　　40~42min，27%B~100%B；
　　　　42~45min，100%B；
　　　　45~45.5min，100%B~25%B
方法来源：Agilent 科技结合《中国药典》
　　　　　2020 年版一部改进

对照药材：中国食品药品检定研究院
对照品：上海诗丹德标准技术服务有限
　　　　公司
对照品含量：绿原酸 98.5%
　　　　　　木犀草苷 98.5%
　　　　　　3,5-*O*- 二咖啡酰基奎宁酸
　　　　　　98.5%
仪器：Agilent 1200
配置：四元梯度泵，在线脱气机，DAD
　　　检测器，柱温箱，自动进样器

【分析色谱图】

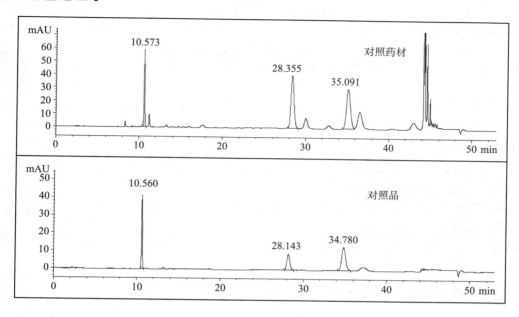

【分析结果】

对照品名称	保留时间	对称因子	理论板数	含量
绿原酸	10.6min	1.15	58 089	0.51%
木犀草苷	28.1min	1.11	29 106	0.94%
3,5-*O*-二咖啡酰基奎宁酸	34.8min	1.12	25 805	1.9%

【注意事项】

- 改变流动相（乙腈→甲醇乙腈混合溶剂）有效地改变了分离的选择性，使得3,5-*O*-二咖啡酰基奎宁酸与其共流出的杂质得到了有效的分离；
- 温度对于3,5-*O*-二咖啡酰基奎宁酸与其周围的杂质的分离尤为敏感，方法开发时尝试了25℃、30℃、40℃几个温度，最终以3,5-*O*-二咖啡酰基奎宁酸的分离度确定25℃，操作过程要严格控制温度，否则会影响重现性；
- 根据操作条件的不同，出峰时间会有少许变化，但在同一仪器和相同操作条件下，RSD ≤ 2.0%；
- 对照品称量天平精度须达到十万分之一。

检测人员：杨新磊

审核人：鲁锐

梅花（Meihua）

（MUME FLOS）

【药材基本信息】

别名　春梅、干枝梅、酸梅等
来源　蔷薇科植物梅 *Prunus mume*（Sieb.）Sieb.et Zucc. 的干燥花蕾
功能　疏肝和中，化痰散结

【对照药材提取和对照品溶液的配制】

对照药材的提取：

　　精密称定本品粉末（过四号筛）0.5281g，置具塞锥形瓶中，精密加入50%甲醇50ml，密塞，称定重量，超声处理（功率250W，频率40kHz）45分钟，放冷，再称定重量，用50%甲醇补足减失的重量，摇匀，滤过，取续滤液，即得。

对照品溶液的配制：

　　分别精密称定金丝桃苷11.02mg、异槲皮苷7.70mg、绿原酸8.43mg，加50%甲醇制成每1ml含金丝桃苷22μg、异槲皮苷23μg、绿原酸0.21mg的混合溶液，摇匀，滤过，即得。

【分析条件】

色谱柱：Agilent ZORBAX SB-Aq
　　　　4.6mm×250mm，5μm
进样量：10μl
检测波长：355nm；柱温：30℃
流速：1ml/min
流动相：A：0.1%甲酸的乙腈，B：0.1%
　　　　甲酸溶液
　　　　0~15min，12%A~15%A；
　　　　15~20min，15%A~17%A；
　　　　20~40min，17%A
方法来源：《中国药典》2020年版一部

对照药材：中国食品药品检定研究院
对照品：上海诗丹德标准技术服务有限
　　　　公司
对照品含量：金丝桃苷98.0%
　　　　　　异槲皮苷98.0%
　　　　　　绿原酸98.0%
仪器：Agilent 1260
配置：四元梯度泵，在线脱气机，VWD
　　　检测器，柱温箱，自动进样器

【分析色谱图】

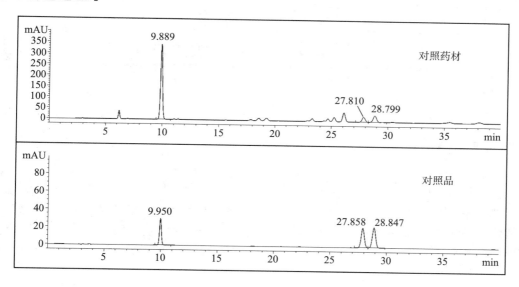

【分析结果】

对照品名称	保留时间	对称因子	理论板数	含量
绿原酸	10.0min	0.97	16 275	22.6%
金丝桃苷	27.9min	0.98	45 005	0.22%
异槲皮苷	28.8min	0.97	43 130	0.30%

【注意事项】

- 根据操作条件的不同，出峰时间会有少许变化，但在同一仪器和相同操作条件下，RSD ≤ 2.0%；
- 对照品称量天平精度须达到十万分之一。

检测人员：管柔端

审核人：费文静

救必应（Jiubiying）

（ILICIS ROTUNDAE CORTEX）

【药材基本信息】

> 别名 白银树皮、九层皮、白兰香等
> 来源 冬青科植物铁冬青 *Ilex rotunda* Thunb. 的干燥树皮
> 功能 清热解毒，利湿止痛

【对照药材提取和对照品溶液的配制】

对照药材的提取：

精密称定 0.0999g 本品粉末（过三号筛），置具塞锥形瓶中，精密加入 50% 甲醇 25ml，密塞，称定重量，超声处理（功率 250W，频率 40kHz）30 分钟，取出，放冷，再称定重量，用 50% 甲醇补足减失的重量，摇匀，滤过，取续滤液，即得。

对照品溶液的配制：

精密称定长梗冬青苷对照品适量，用 50% 甲醇制成每 1ml 含长梗冬青苷为 0.304mg 的混合溶液，即得。精密称定紫丁香苷对照品适量，用 50% 甲醇制成每 1ml 含紫丁香苷 0.1032mg 的混合溶液，即得。

【分析条件】

色谱柱：Agilent ZORBAX Eclipse Plus C18
　　　　4.6mm×250mm，5μm
进样量：5μl
检测波长：210nm；柱温：25℃
流速：1ml/min
流动相：A：水，B：乙腈
　　　　0~10min，10%B；
　　　　10~20min，10%B~40%B；
　　　　20~30min，40%B；
　　　　30~31min，40%B~10%B；
　　　　31~40min，10%B
方法来源：《中国药典》2020 年版一部

对照药材：中国食品药品检定研究院
对照品：上海诗丹德标准技术服务有限公司
对照品含量：紫丁香苷 98.5%
　　　　　　长梗冬青苷 98.5%
仪器：Agilent 1260
配置：四元梯度泵，在线脱气机，DAD 检测器，柱温箱，自动进样器

【分析色谱图】

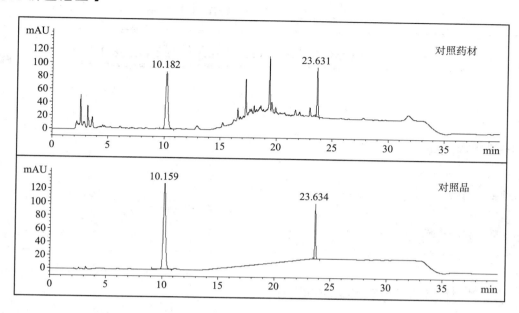

【分析结果】

对照品名称	保留时间	对称因子	理论板数	含量
紫丁香苷	10.2min	1.17	13 431	1.7%
长梗冬青苷	23.6min	1.07	420 625	6.9%

【注意事项】

● 根据操作条件的不同，出峰时间会有少许变化，但在同一仪器和相同操作条件下，RSD ≤ 2.0%；
● 对照品称量天平精度须达到十万分之一。

检测人员：杨新磊

审核人：安蓉

野马追（Yemazhui）

（EUPATORII LINDLEYANI HERBA）

【药材基本信息】

别名	白鼓钉、化食草、毛泽兰
来源	菊科植物轮叶泽兰 *Eupatorium lindleyanum* DC. 的干燥地上部分。
功能	化痰止咳平喘

【对照药材提取和对照品溶液的配制】

对照药材的提取：

精密称定本品粉末（过三号筛）0.9930g，置具塞锥形瓶中，精密加入 70% 甲醇 20ml，称定重量，加热回流 1 小时，放冷，再称定重量，用 70% 甲醇补足减失的重量，摇匀，离心（转速为每分钟 3000 转）15 分钟，精密量取上清液 10ml，蒸干，残渣加适量甲醇溶解，转移至 5ml 量瓶中，再加甲醇至刻度，摇匀，滤过，取续滤液，即得。

对照品溶液的配制：

精密称定金丝桃苷对照品 11.41mg 置 25ml 量瓶内，加甲醇溶解并稀释至刻度，摇匀，取上述溶液适量，加甲醇稀释 10 倍，摇匀，即得。

【分析条件】

色谱柱：Agilent ZORBAX SB–C18 　　　　　4.6mm × 250mm，5μm	**对照药材**：中国食品药品检定研究院
进样量：10μl	**对照品**：上海诗丹德标准技术服务有限公司
检测波长：255nm；**柱温**：25℃	**对照品含量**：金丝桃苷 98.0%
流速：1ml/min	**仪器**：Agilent 1260
流动相：乙腈：1% 醋酸溶液 =15：85	**配置**：四元梯度泵，在线脱气机，DAD
方法来源：《中国药典》2020 年版一部	检测器，柱温箱，自动进样

【分析色谱图】

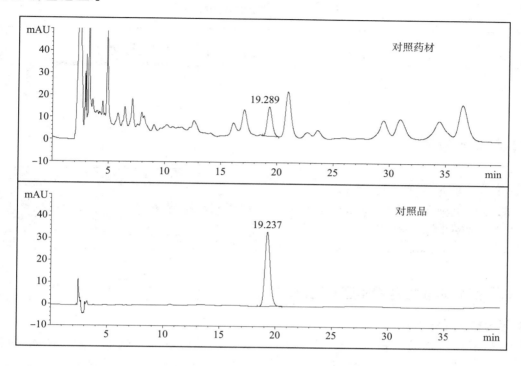

【分析结果】

对照品名称	保留时间	对称因子	理论板数	含量
金丝桃苷	19.2min	0.81	8945	0.017%

【注意事项】

● 根据操作条件的不同，出峰时间会有少许变化，但在同一仪器和相同操作条件下，RSD ≤ 2.0%；

● 对照品称量天平精度须达到十万分之一。

检测人员：诸晨

审核人：费文静

野木瓜（Yemugua）

（STAUNTONIAE CAULIS ET FOLIUM）

【药材基本信息】

别名	五爪金龙、假荔枝、绕绕藤等
来源	木通科植物野木瓜 *Stauntonia chinensis* DC. 的干燥带叶茎枝
功能	祛风止痛，舒筋活络

【对照药材提取和对照品溶液的配制】

对照药材的提取：

精密称定本品茎粉末（过三号筛）1.0181g，置具塞锥形瓶中，精密加入甲醇25ml，密塞，称定重量，加热回流 1 小时，放冷，再称定重量，用甲醇补足减失的重量，摇匀，滤过，取续滤液，即得。

对照品溶液的配制：

精密称定木通苯乙醇苷对照品 11.33mg，置 10ml 容量瓶中，加甲醇至刻度，摇匀；精密吸取上述溶液 1ml，用 25% 甲醇稀释 28 倍，即得。

【分析条件】

色谱柱：Agilent ZORBAX SB-C18 　　　　4.6mm × 150mm，5μm	对照药材：中国食品药品检定研究院
进样量：20μl	对照品：上海诗丹德标准技术服务有限公司
检测波长：324nm；柱温：25℃	对照品含量：木通苯乙醇苷 91.5%
流速：1ml/min	仪器：Agilent 1120
流动相：甲醇：0.1% 磷酸溶液 =35：65	配置：二元梯度泵，在线脱气机，VWD检测器，柱温箱，手动进样器
方法来源：《中国药典》2020 年版一部	

【分析色谱图】

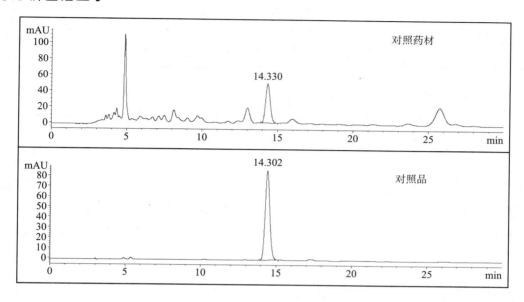

【分析结果】

对照品名称	保留时间	对称因子	理论板数	含量
木通苯乙醇苷	14.3min	0.87	10 754	0.10%

【注意事项】

- 根据操作条件的不同，出峰时间会有少许变化，但在同一仪器和相同操作条件下，RSD ≤ 2.0%；
- 建议采用定量环定量，每次进样体积为定量环体积的两倍以上；
- 对照品称量天平精度须达到十万分之一。

检测人员：费文静

审核人：钱勇

野菊花（Yejuhua）

（CHRYSANTHEMI INDICI FLOS）

【药材基本信息】

> 别名　野黄菊花、苦薏、山菊花等
> 来源　菊科植物野菊 *Chrysanthemum indicum* L. 的干燥头状花序
> 功能　清热解毒，泻火平肝

【对照药材提取和对照品溶液的配制】

对照药材的提取：

精密称定本品粉末（过三号筛）0.2514g，置具塞锥形瓶中，精密加入甲醇 100ml，称定重量，加热回流 3 小时，放冷，再称定重量，用甲醇补足减失的重量，摇匀，滤过，取续滤液，即得。

对照品溶液的配制：

精密称定五氧化二磷减压（50℃）干燥至恒重的蒙花苷对照品 7.63mg，置 10ml 棕色容量瓶中，加甲醇使溶解（必要时加热）并稀释至刻度，摇匀；精密量取 2.9ml，置 10ml 棕色容量瓶中，加 25% 甲醇至刻度，摇匀，即得（每 1ml 溶液含蒙花苷 22μg）。

【分析条件】

> 色谱柱：Agilent Eclipse Plus C18
> 　　　　4.6mm×150mm，5μm
> 进样量：20μl
> 检测波长：334nm；柱温：25℃
> 流速：1ml/min
> 流动相：甲醇:水:冰醋酸 =26：23：1
> 方法来源：《中国药典》2020 年版一部

> 对照药材：中国食品药品检定研究院
> 对照品：上海诗丹德标准技术服务有限公司
> 对照品含量：蒙花苷 98.5%
> 仪器：Agilent 1120
> 配置：二元梯度泵，在线脱气机，VWD检测器，柱温箱，手动进样器

【分析色谱图】

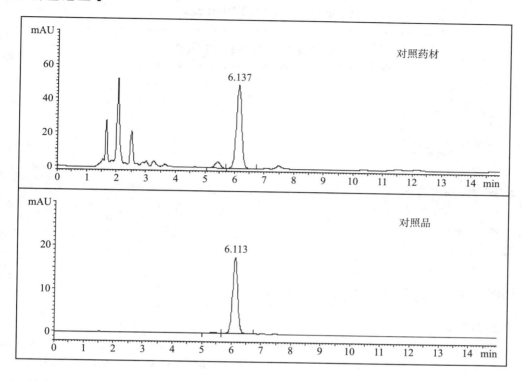

【分析结果】

对照品名称	保留时间	对称因子	理论板数	含量
蒙花苷	6.1min	1.01	4852	1.3%

【注意事项】

● 根据操作条件的不同，出峰时间会有少许变化，但在同一仪器和相同操作条件下，RSD ≤ 2.0%；

● 建议采用定量环定量，每次进样体积为定量环体积的两倍以上；

● 对照品称量天平精度须达到十万分之一。

检测人员：费文静

审核人：马双成

蛇床子（Shechuangzi）

（CNIDII FRUCTUS）

【药材基本信息】

别名　野胡萝卜子
来源　伞形科植物蛇床 *Cnidium monnieri*（L.）Cuss. 的干燥成熟果实
功能　温肾壮阳，燥湿祛风，杀虫止痒

【对照药材提取和对照品溶液的配制】

对照药材的提取：

　　精密称定本品粉末（过三号筛）0.1002g，置具塞锥形瓶中，精密加入无水乙醇 25ml，密塞，称定重量，放置 2 小时，超声处理（功率 300W，频率 50kHz）30 分钟，放冷，再称定重量，用无水乙醇补足减失的重量。精密量取上清液 5ml，置 10ml 的量瓶中，加无水乙醇稀释至刻度，摇匀，即得。

对照品溶液的配制：

　　精密称定蛇床子素对照品 3.02mg，置 5ml 容量瓶中加甲醇溶解并稀释至刻度，摇匀；精密量取 2ml，置 25ml 容量瓶中加流动相稀释至刻度，摇匀，即得（每 1ml 溶液含蛇床子素 48μg）。

【分析条件】

色谱柱：Agilent ZORBAX SB-C18
　　　　　4.6mm×250mm，5μm
进样量：20μl
检测波长：322nm；柱温：28℃
流速：1ml/min
流动相：甲醇:水 =65：35
方法来源：《中国药典》2020 年版一部

对照药材：中国食品药品检定研究院
对照品：上海诗丹德标准技术服务有限
　　　　　公司
对照品含量：蛇床子素 99.0%
仪器：Agilent 1120
配置：二元梯度泵，在线脱气机，VWD
　　　检测器，柱温箱，手动进样器

【分析色谱图】

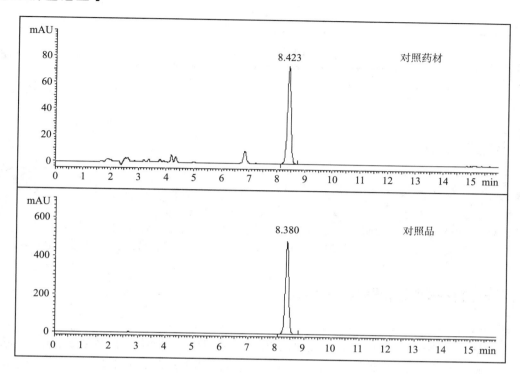

【分析结果】

对照品名称	保留时间	对称因子	理论板数	含量
蛇床子素	8.4min	0.99	20 405	1.4%

【注意事项】

● 根据操作条件的不同，出峰时间会有少许变化，但在同一仪器和相同操作条件下，RSD ≤ 2.0%；

● 建议采用定量环定量，每次进样体积为定量环体积的两倍以上；

● 对照品称量天平精度须达到十万分之一。

检测人员：丁慧

审核人：费文静

银杏叶（Yinxingye）

（GINKGO FOLIUM）

【药材基本信息】

别名	飞蛾叶、鸭脚子
来源	银杏科植物银杏 *Ginkgo biloba* L. 的干燥叶
功能	敛肺平喘，活血化瘀，通络止痛，化浊降脂

【对照药材提取和对照品溶液的配制】

对照药材的提取：

精密称定本品粉末 0.3073g，置索氏提取器中，加三氯甲烷回流提取 2 小时，弃去溶剂，药渣挥干，加甲醇回流提取 4 小时，提取液蒸干，残渣加甲醇 –25% 盐酸溶液（4∶1）混合液 25ml，加热回流 30 分钟，放冷，转移至 50ml 量瓶中，并加甲醇至刻度，摇匀，即得。

对照品溶液的配制：

精密称定槲皮素对照品 11.02mg，置 10ml 容量瓶中加甲醇溶解并稀释至刻度，摇匀；精密称定山奈酚对照品 11.51mg，置 10ml 容量瓶中加甲醇溶解并稀释至刻度，摇匀；精密称定异鼠李素对照品 14.43mg，置 10ml 容量瓶中加甲醇溶解并稀释至刻度，摇匀；精密量取以上 3 种对照品溶液，混合，用流动相稀释制成每 1ml 溶液含槲皮素 31μg、山奈素 34.5μg、异鼠李素 21.6μg 的溶液，即得。

【分析条件】

色谱柱：Agilent ZORBAX SB–C18
4.6mm × 250mm，5μm
进样量：20μl
检测波长：360nm；**柱温**：28.7℃
流速：1ml/min
流动相：甲醇∶0.4% 磷酸溶液 =50∶50
方法来源：《中国药典》2020 年版一部

对照药材：中国食品药品检定研究院
对照品：上海诗丹德标准技术服务有限公司
对照品含量：槲皮素 99.0%
山奈酚 98.5%
异鼠李素 99.1%
仪器：Agilent 1200
配置：四元梯度泵，在线脱气机，DAD 检测器，柱温箱，自动进样器

【分析色谱图】

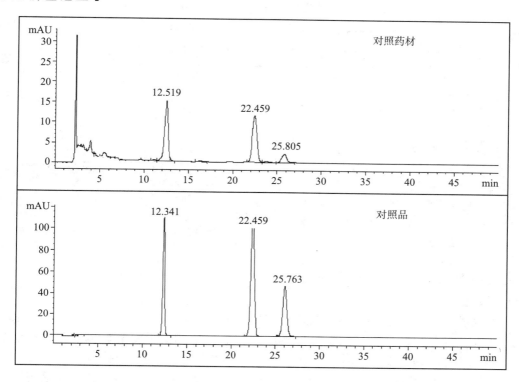

【分析结果】

对照品名称	保留时间	对称因子	理论板数	含量
槲皮素	12.3min	0.92	7190	
山奈酚	22.5min	0.94	6840	0.56%
异鼠李素	25.8min	0.94	3601	

【注意事项】

● 根据操作条件的不同，出峰时间会有少许变化，但在同一仪器和相同操作条件下，RSD ≤ 2.0%；

● 对照品称量天平精度须达到十万分之一。

检测人员：许纪锋

审核人：费文静

银杏叶（Yinxingye）

（GINKGO FOLIUM）

【药材基本信息】

> **别名** 飞蛾叶、鸭脚子
>
> **来源** 银杏科植物银杏 *Ginkgo biloba* L. 的干燥叶
>
> **功能** 敛肺平喘，活血化瘀，通络止痛，化浊降脂

【对照药材提取和对照品溶液的配制】

对照药材的提取：

精密称定本品粉末 0.6535g，置索氏提取器中，加石油醚（30~60℃）在 70℃水浴上回流提取 1 小时，弃去石油醚（30~60℃）液，药渣和滤纸筒置 60℃烘箱中挥干溶剂，再加甲醇回流提取 6 小时，提取液蒸干，残渣加甲醇溶解并转移至 10ml 量瓶中，超声处理（功率 300W，频率 50kHz）30 分钟，取出放冷，加甲醇至刻度，摇匀，静置，精密量取上清液 5ml，置于酸性氧化铝柱上（200~300 目，3g，内径 1cm，用甲醇湿法装柱），用甲醇 25ml 洗脱，收集洗脱液，回收溶剂至干，残渣用甲醇 5ml 分次转移至 10ml 量瓶中，加水约 4.5ml，超声处理（功率 300W，频率 500kHz）30 分钟，取出，放冷，加甲醇至刻度，摇匀，即得。

对照品溶液的配制：

精密称定以五氧化二磷为干燥剂减压真空干燥 24 小时的银杏内酯 A 对照品、银杏内酯 B 对照品、银杏内酯 C 对照品和白果内酯对照品 11.11mg、13.91mg、9.13mg、11.92mg，加 50% 甲醇制成每 1ml 含银杏内酯 A 0.111mg、银杏内酯 B 0. 139mg、银杏内酯 C 0.091mg、白果内酯 0.238mg 的混合溶液，即得。

【分析条件】

色谱柱： Agilent Extend–C18
　　　　　4.6mm×250mm，5μm
进样量： 对照品 5μl、10μl；供试品 5μl
雾化温度： 50℃
流速： 1ml/min
流动相： 甲醇:四氢呋喃:水 =25：10：65
方法来源：《中国药典》2020 年版一部

对照药材： 中国食品药品检定研究院
对照品： 上海诗丹德标准技术服务有限公司
对照品含量： 白果内酯 98.5%
　　　　　　　银杏内酯 A 98.5%
　　　　　　　银杏内酯 B 98.5%
　　　　　　　银杏内酯 C 98.5%
仪器： Agilent 1200
配置： 四元梯度泵，在线脱气机，ELSD，柱温箱，自动进样器

【分析色谱图】

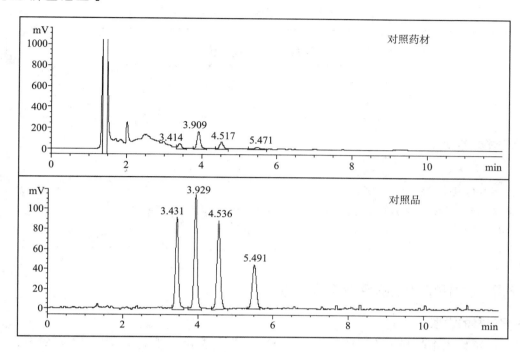

【分析结果】

对照品名称	保留时间	对称因子	理论板数	含量
白果内酯	3.4min	0.87	9497	
银杏内酯 A	3.9min	0.97	10 570	
银杏内酯 B	4.5min	0.85	8801	1.6%
银杏内酯 C	5.5min	0.87	9801	

【注意事项】

- 根据操作条件的不同，出峰时间会有少许变化，但在同一仪器和相同操作条件下，RSD ≤ 2.0%；
- 对照品称量天平精度须达到十万分之一。

检测人员：许纪锋

审核人：马双成

猪苓（Zhuling）

（POLYPORUS）

【药材基本信息】

> 别名　地乌桃、猪茯苓、猪灵芝
> 来源　多孔菌科真菌猪苓 *Polyporus umbellatus*（Pers.）Fries 的干燥菌核
> 功能　利水渗湿

【对照药材提取和对照品溶液的配制】

对照药材的提取：

　　精密称定本品粉末（过四号筛）0.5092g，置具塞锥形瓶中，精密加入甲醇 10ml，密塞，称定重量，超声处理（功率 220W，频率 50kHz）1 小时，放冷，再称定重量，用甲醇补足减失的重量，摇匀，滤过，取续滤液，即得。

对照品溶液的配制：

　　精密称定经 80℃ 干燥至恒重的麦角甾醇对照品 5.62mg，置具塞锥形瓶中，精密加甲醇 100ml 溶解，摇匀，即得。

【分析条件】

色谱柱：Agilent Extend–C18
　　　　　4.6mm×150mm，5μm
进样量：10μl
检测波长：283nm；柱温：25℃
流速：1ml/min
流动相：甲醇
方法来源：《中国药典》2020 年版一部

对照药材：中国食品药品检定研究院
对照品：上海诗丹德标准技术服务有限
　　　　公司
对照品含量：麦角甾醇 94.8%
仪器：Agilent 1260
配置：四元梯度泵，在线脱气机，DAD
　　　检测器，柱温箱，自动进样器

【分析色谱图】

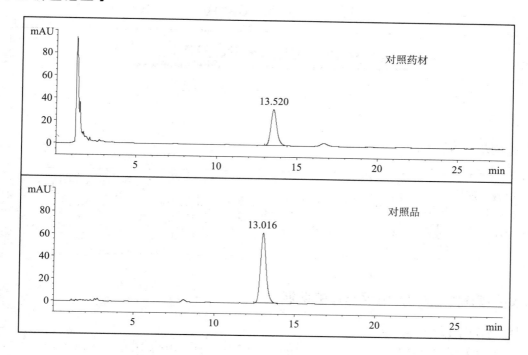

【分析结果】

对照品名称	保留时间	对称因子	理论板数	含量
麦角甾醇	13.0min	0.81	6658	0.056%

【注意事项】

● 根据操作条件的不同，出峰时间会有少许变化，但在同一仪器和相同操作条件下，RSD ≤ 2.0%;
● 对照品称量天平精度须达到十万分之一。

检测人员：丁慧
审核人：钱勇

猪胆粉（**Zhudanfen**）

（**SUIS FELLIS PULVIS**）

【药材基本信息】

> **别名**　猪胆汁
> **来源**　猪科动物猪 *Sus scrofa domestica* Brisson. 胆汁的干燥品
> **功能**　清热润燥，止咳平喘，解毒

【对照药材提取和对照品溶液的配制】

对照药材的提取：

精密称定本品粉末 0.1008g，置 10ml 量瓶中，加入甲醇 20ml，超声处理（功率 500W，频率 40kHz）20 分钟，放冷，加甲醇至刻度，摇匀，滤过，取续滤液，即得。

对照品溶液的配制：

精密称定牛磺猪去氧胆酸 6.32mg，置 10ml 量瓶中，加甲醇适量使溶解，再加甲醇至刻度，制成每 1ml 含牛磺猪去氧胆酸 0.632mg/ml 的溶液，摇匀，滤过，即得。

【分析条件】

> **色谱柱：** Agilent ZORBAX Eclipse Plus C18
> 　　　　　4.6mm×250mm，5μm
> **进样量：** 20μl
> **检测波长：** 200nm；**柱温：** 30℃
> **流速：** 1.2ml/min
> **流动相：** 甲醇：0.03mol/L 磷酸二氢钠溶液
> 　　　　　=60：40（用磷酸调节 pH 值为 4.4）
> **方法来源：** 诗丹德结合《中国药典》2020
> 　　　　　年版一部改进

> **对照药材：** 中国食品药品检定研究院
> **对照品：** 上海诗丹德标准技术服务有限
> 　　　　　公司
> **对照品含量：** 牛磺猪去氧胆酸 98.0%
> **仪器：** Agilent 1200
> **配置：** 四元梯度泵，在线脱气机，DAD
> 　　　　　检测器，柱温箱，自动进样器

【分析色谱图】

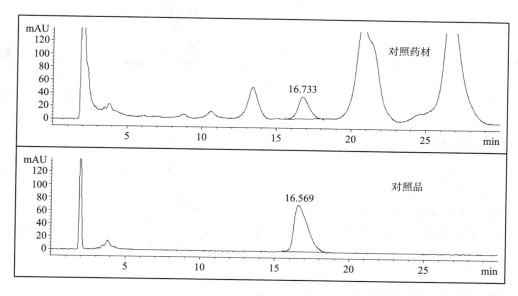

【分析结果】

对照品名称	保留时间	对称因子	理论板数	含量
牛磺猪去氧胆酸	16.6min	0.47	1562	2.4%

【注意事项】

- 根据操作条件的不同，出峰时间会有少许变化，但在同一仪器和相同操作条件下，RSD ≤ 2.0%；
- 对照品称量天平精度须达到十万分之一。

检测人员：管柔端

审核人：费文静

麻黄（草麻黄）（Mahuang）

（EPHEDRAE HERBA）

【药材基本信息】

> 别名　狗骨、卑相、卑盐等
> 来源　麻黄科植物草麻黄 *Ephedra sinica* Stapf. 的干燥草质茎
> 功能　发汗散寒，宣肺平喘，利水消肿

【对照药材提取和对照品溶液的配制】

对照药材的提取：

精密称定本品细粉 0.5060g，置具塞锥形瓶中，精密加入 1.44% 磷酸溶液 50ml，称定重量，超声处理（功率 600W，频率 50kHz）20 分钟，放冷，再称定重量，用 1.44% 磷酸溶液补足减失的重量，摇匀，滤过，取续滤液，即得。

对照品溶液的配制：

精密称定盐酸麻黄碱对照品 11.98mg，置具塞锥形瓶中，精密加甲醇 250ml 溶解，摇匀，即得。

精密称定盐酸伪麻黄碱对照品 10.56mg，置具塞锥形瓶中，精密加甲醇 250ml 溶解，摇匀，即得。

【分析条件】

色谱柱：Sepax GP-Phenyl
　　　　4.6mm × 250mm，5μm
进样量：10μl
检测波长：210nm；柱温：25℃
流速：1ml/min
流动相：甲醇：0.092% 磷酸溶液（含 0.04% 三乙胺和 0.02% 二正丁胺）=1.5：98.5
方法来源：《中国药典》2020 年版一部

对照药材：中国食品药品检定研究院
对照品：上海诗丹德标准技术服务有限公司
对照品含量：盐酸麻黄碱 98.0%
　　　　　　盐酸伪麻黄碱 98.0%
仪器：Agilent 1200
配置：四元梯度泵，在线脱气机，DAD 检测器，柱温箱，自动进样器

【分析色谱图】

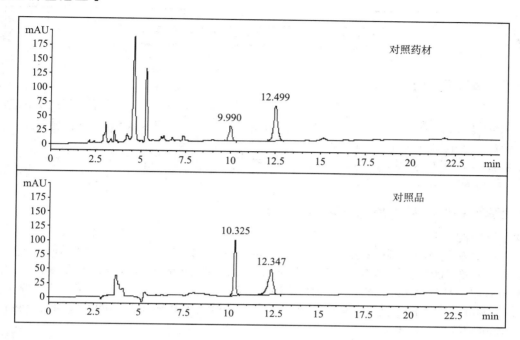

【分析结果】

对照品名称	保留时间	对称因子	理论板数	含量
盐酸麻黄碱	10.3min	1.13	15 462	1.1%
盐酸伪麻黄碱	12.3min	0.98	16 520	0.38%

【注意事项】

● 根据操作条件的不同，出峰时间会有少许变化，但在同一仪器和相同操作条件下，
RSD ≤ 2.0%；

● 对照品称量天平精度须达到十万分之一。

检测人员：丁慧

审核人：安蓉

鹿角胶（Lujiaojiao）

（CERVI CORNUS COLLA）

【药材基本信息】

别名	白胶、鹿胶
来源	鹿角经水煎煮、浓缩制成的固体胶
功能	温补肝肾，益精养血

【对照药材提取和对照品溶液的配制】

对照药材的提取：

精密称定本品粗粉 0.2620g，置 25ml 量瓶中，加 0.1mol/L 盐酸溶液 20ml，超声处理（功率 300W，频率 40kHz）30 分钟，放冷，加 0.1mol/L 盐酸溶液至刻度，摇匀。精密量取 2ml，置 5ml 安瓿中，加盐酸 2ml，150℃水解 1 小时，放冷，移至蒸发皿中，用水 10ml 分次洗涤，洗液并入蒸发皿中，蒸干，残渣加 0.1mol/L 盐酸溶液溶解，转移至 25ml 量瓶中，加 0.1mol/L 盐酸溶液至刻度，摇匀，即得。

对照品溶液的配制：

分别精密称定 L-羟基脯氨酸 9.50mg、甘氨酸 6.85mg、丙氨酸 5.31mg、L-脯氨酸 5.07mg 置棕色量瓶中，加 0.1mol/L 盐酸溶液制成每 1ml 含 L-羟基脯氨酸 70.3μg、甘氨酸 0.14mg、丙氨酸 60.2μg、L-脯氨酸 70.1μg 的溶液，摇匀，即得。

精密量取上述对照品溶液和对照药材溶液各 5ml，分别置 25ml 量瓶中，各加 0.1mol/L 异硫氰酸苯酯（PITC）的乙腈溶液 2.5ml、1mol/L 三乙胺的乙腈溶液 2.5ml，摇匀，室温放置 1 小时后，加 50% 乙腈至刻度，摇匀。取 10ml，加正己烷 10ml，振摇，放置 10 分钟，取下层溶液，滤过，取续滤液，即得。

【分析条件】

色谱柱： Agilent ZORBAX Eclipse Plus C18
4.6mm × 250mm，5μm
进样量： 1μl
检测波长： 254nm；**柱温：** 43℃
流速： 1ml/min
流动相： A：乙腈–0.1mol/L 醋酸钠溶液（用醋酸调节 pH 值至 6.5）（7：93），
B：乙腈–水（4：1）
0~11min，100%A~93%A；
11~13.9min，93%A~88%A；
13.9~14min，88%A~85%A；
14~15min，85%A~0%A；
15~22.5min，0%A；
22.5~23min，0%A~100%A；
23~30min，100%A
方法来源： 诗丹德结合《中国药典》2020 年版一部改进

对照药材： 中国食品药品检定研究院
对照品： 上海诗丹德标准技术服务有限公司
对照品含量： L-羟基脯氨酸 98.5%
甘氨酸 99.0%
L-脯氨酸 99.0%
丙氨酸 98.5%
仪器： Agilent 1260
配置： 四元梯度泵，在线脱气机，VWD 检测器，柱温箱，自动进样器

【分析色谱图】

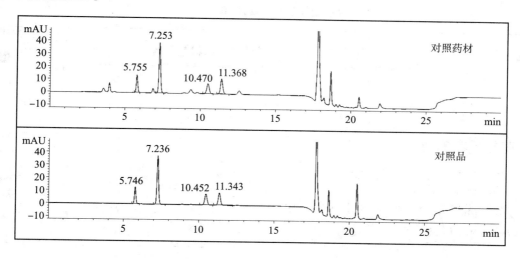

【分析结果】

对照品名称	保留时间	对称因子	理论板数	含量
L- 羟基脯氨酸	5.7min	0.91	16 208	8.9%
甘氨酸	7.2min	0.91	21 084	17.0%
丙氨酸	10.4min	0.93	20 133	6.6%
L- 脯氨酸	11.3min	0.91	27 841	10.0%

【注意事项】

● 根据操作条件的不同，出峰时间会有少许变化，但在同一仪器和相同操作条件下，RSD ≤ 2.0%；

● 对照品称量天平精度须达到十万分之一。

检测人员：管柔端

审核人：费文静

鹿角胶（Lujiaojiao）

（CERVI CORNUS COLLA）

【药材基本信息】

> 别名　白胶、鹿胶
> 来源　鹿角经水煎煮、浓缩制成的固体胶
> 功能　温补肝肾，益精养血

【对照药材的提取】

对照药材的提取：

　　精密称定本品粉末 0.102 23g，加 1% 碳酸氢铵溶液 50ml，超声处理 30 分钟，用微孔滤膜滤过，取续滤液 100μl，置微量进样瓶中，加胰蛋白酶溶液 10μl，摇匀，37℃恒温酶解 12 小时，即得。

【分析条件】

> 色谱柱：Agilent ZORBAX Extend–C18
> 　　　　2.1mm×50mm，1.8μm
> 进样量：5μl
> 检测离子对：m/z=765.4（双电荷）→ 554.0
> 　　　　　　和 765.4（双电荷）→ 733.0
> 柱温：40℃
> 流速：0.3ml/min
> 流动相：A：乙腈，B：0.1% 甲酸溶液
> 　　　　0~25min，5%A~20%A；
> 　　　　25~40min，20%A~50%A
> 方法来源：《中国药典》2020 年版一部

> 对照药材：中国食品药品检定研究院
> 仪器：Agilent 1290–6460
> 配置：四元梯度泵，在线脱气机，三重四级杆质谱检测器，柱温箱，自动进样器

【分析色谱图】

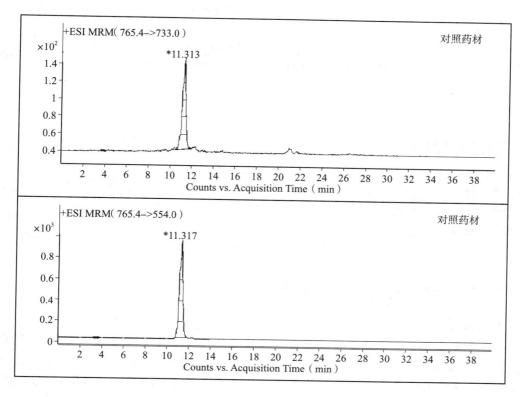

【分析结果】

对照药材名称	检测离子对	保留时间	信噪比
鹿角胶	765.4（双电荷）→ 733.0	11.3min	509.2
鹿角胶	765.4（双电荷）→ 554.0	11.3min	16 459.7

【注意事项】

- 根据操作条件的不同，出峰时间会有少许变化，但在同一仪器和相同操作条件下，RSD ≤ 2.0%；
- 胰蛋白酶溶液配制：取序列分析用胰蛋白酶，加 1% 碳酸氢铵溶液制成每 1ml 中含 1mg 的溶液，临用时配制；
- 对照品称量天平精度须达到十万分之一。

检测人员：汪露露

审核人：费文静

鹿衔草（Luxiancao）

（PYROLAE HERBA）

【药材基本信息】

> 别名　鹿含草、鹿衔草、破血丹
> 来源　鹿蹄草科植物鹿蹄草 *Pyrola calliantha* H. Andres 的干燥全草
> 功能　祛风湿，强筋骨，止血，止咳

【对照药材提取和对照品溶液的配制】

对照药材的提取：

　　精密称定本品粗粉 2.0454g，置具塞锥形瓶中，精密加入水 50ml，密塞，称定重量，在 80℃水浴中提取 1 小时，放冷，再称定重量，用水补足减失的重量，摇匀，滤过，精密量取续滤液 20ml，减压浓缩至干，残渣加水适量使溶解，转移至 5ml 量瓶中，加水至刻度，摇匀，即得。

对照品溶液的配制：

　　精密称定经 80℃干燥至恒重的水晶兰苷对照品 13.32mg，置具塞锥形瓶中，精密加水 50ml 溶解，摇匀，即得。

【分析条件】

> 色谱柱：Agilent Eclipse Plus C18
> 　　　　　4.6mm×250mm，5μm
> 进样量：10μl
> 检测波长：235nm；柱温：25℃
> 流速：1ml/min
> 流动相：甲醇∶0.1% 磷酸溶液 =5∶95
> 方法来源：《中国药典》2020 年版一部

> 对照药材：中国食品药品检定研究院
> 对照品：上海诗丹德标准技术服务有限公司
> 对照品含量：水晶兰苷 98.0%
> 仪器：Agilent 1200
> 配置：四元梯度泵，在线脱气机，DAD检测器，柱温箱，自动进样器

【分析色谱图】

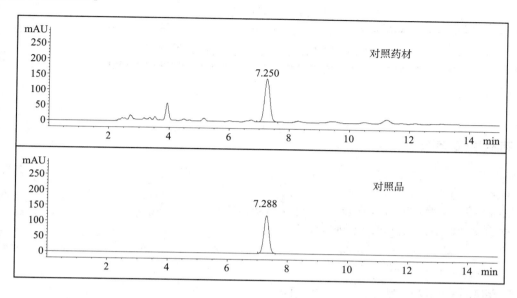

【分析结果】

对照品名称	保留时间	对称因子	理论板数	含量
水晶兰苷	7.3min	0.97	8357	0.19%

【注意事项】

● 根据操作条件的不同，出峰时间会有少许变化，但在同一仪器和相同操作条件下，RSD ≤ 2.0%；

● 对照品称量天平精度须达到十万分之一。

检测人员：丁慧

审核人：费文静

商陆（Shanglu）

（PHYTOLACCAE RADIX）

【 药材基本信息 】

别名	夜呼、当陆、白昌等
来源	商陆科植物商陆 *Phytolacca acinosa* Roxb. 的干燥根
功能	逐水消肿，通利二便；外用解毒散结

【 对照药材提取和对照品溶液的配制 】

对照药材的提取：

　　精密称定本品粉末（过三号筛）1.0091g，置具塞锥形瓶中，精密加入稀乙醇25ml，密塞，称定重量，超声处理（功率500W，频率40kHz）30分钟，放冷，再称定重量，用稀乙醇补足减失的重量，摇匀，滤过，取续滤液，即得。

对照品溶液的配制：

　　精密称定经80℃干燥至恒重的商陆皂苷甲对照品14.52mg，置具塞锥形瓶中，精密加甲醇25ml溶解，摇匀，即得。

【 分析条件 】

色谱柱：Agilent ZORBAX SB-C18
　　　　4.6mm×250mm，5μm
进样量：对照品10μl、20μl；供试品20μl
检测器：ELSD
雾化温度：60℃；柱温：25℃
流速：1ml/min
流动相：甲醇：0.4% 冰醋酸 =70：30
方法来源：《中国药典》2020 年版一部

对照药材：中国食品药品检定研究院
对照品：上海诗丹德标准技术服务有限
　　　　公司
对照品含量：商陆皂苷甲 98.0%
仪器：Agilent 1260
配置：四元梯度泵，在线脱气机，ELSD
　　　检测器，柱温箱，自动进样器

【分析色谱图】

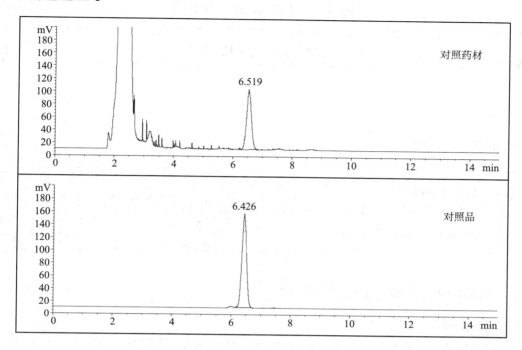

【分析结果】

对照品名称	保留时间	对称因子	理论板数	含量
商陆皂苷甲	6.4min	0.83	7250	0.52%

【注意事项】

- 根据操作条件的不同，出峰时间会有少许变化，但在同一仪器和相同操作条件下，RSD ≤ 2.0%；
- 对照品称量天平精度须达到十万分之一。

检测人员：丁慧

审核人：费文静

淫羊藿（Yinyanghuo）

（EPIMEDII FOLIUM）

【药材基本信息】

> **别名** 短角淫羊藿
> **来源** 小檗科植物淫羊藿 *Epimedium brevicornu* Maxim. 的干燥叶
> **功能** 补肾阳，强筋骨，祛风湿

【对照药材提取和对照品溶液的配制】

对照药材的提取：

取本品叶片，粉碎过三号筛，取 0.2002g，精密称定，置具塞锥形瓶中，精密加入稀乙醇 20ml，称定重量，超声处理（功率 400W，频率 50kHz）1 小时，放冷，再称定重量，用稀乙醇补足减失的重量，摇匀，滤过，取续滤液，即得。

对照品溶液的配制：

取淫羊藿苷对照品适 4.389mg，精密称定，加甲醇制成每 1ml 含 43.89μg 的溶液，即得。

【分析条件】

色谱柱：Agilent Poroshell 120 SB-C18
　　　　　4.6mm × 250mm，4μm
进样量：10μl
检测波长：270nm；柱温：30℃
流速：1ml/min
流动相：乙腈:水
　　　　　0~30min，24%~26% 乙腈；
　　　　　30~31min，26%~45% 乙腈；
　　　　　31~45min，45%~47% 乙腈
方法来源：《中国药典》2020 年版一部

对照药材：中国食品药品检定研究院
对照品：上海诗丹德标准技术服务有限公司
对照品含量：淫羊藿苷 95.0%
仪器：Agilent 1260
配置：四元梯度泵，在线脱气机，VWD 检测器，柱温箱，自动进样器

【分析色谱图】

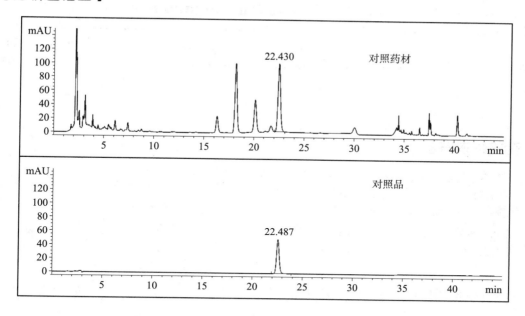

【分析结果】

对照品名称	保留时间	对称因子	理论板数	含量
淫羊藿苷	22.5min	0.89	35 241	
朝藿定 A	16.3min	/	/	
朝藿定 B	18.1min	/	/	2.3%
朝藿定 C	20.1min	/	/	

【注意事项】

- 根据操作条件的不同，出峰时间会有少许变化，但在同一仪器和相同操作条件下，RSD ≤ 2.0%；
- 建议采用定量环定量，每次进样体积为定量环体积的两倍以上；
- 对照品称量天平精度须达到十万分之一。

检测人员：孙光财

审核人：诸晨

炙淫羊藿（Zhiyinyanghuo）

（EPIMEDII FOLIUM）

【药材基本信息】

> **别名** 仙灵脾、仙灵毗、黄连祖等
> **来源** 淫羊藿的炮制加工品
> **功能** 补肾阳，强筋骨，祛风湿

【对照药材提取和对照品溶液的配制】

对照药材的提取：

精密称定本品粉末（过三号筛）0.2100g，置具塞锥形瓶中，精密加入稀乙醇20ml，密塞，称定重量，超声处理（功率200W，频率40kHz）1小时，放冷，再称定重量，用稀乙醇补足减失的重量，摇匀，滤过，取续滤液，即得。

对照品溶液的配制：

精密称定淫羊藿苷对照品12.02mg、宝藿苷Ⅰ对照品10.11mg，置25ml量瓶中，用甲醇定容至刻度，摇匀。精密吸取上述混合溶液1ml，用甲醇稀释4倍，即得。

【分析条件】

> **色谱柱**：Agilent Eclipse Plus C18
> 　　　　　4.6mm × 250mm，5μm
> **进样量**：20μl
> **检测波长**：270nm；**柱温**：25℃
> **流速**：1ml/min
> **流动相**：A：乙腈，B：水
> 　　　　　0~29min，25%A；
> 　　　　　29~30min，25%A~41%A；
> 　　　　　30~55min，41%A
> **方法来源**：《中国药典》2020年版一部

> **对照药材**：中国食品药品检定研究院
> **对照品**：上海诗丹德标准技术服务有限
> 　　　　　公司
> **对照品含量**：淫羊藿苷 98.5%
> 　　　　　　　宝藿苷Ⅰ 98.5%
> **仪器**：Agilent 1260
> **配置**：四元梯度泵，在线脱气机，DAD
> 　　　　检测器，柱温箱，自动进样器

【分析色谱图】

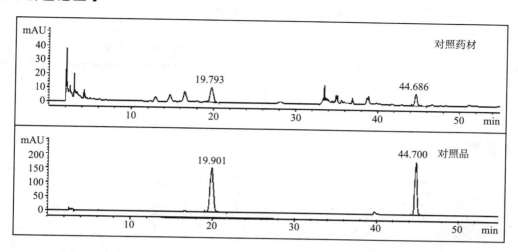

【分析结果】

对照品名称	保留时间	对称因子	理论板数	含量
淫羊藿苷	19.9min	1.05	11 687	0.27%
宝藿苷Ⅰ	44.7min	1.12	131 844	0.18%

【注意事项】

- 根据操作条件的不同，出峰时间会有少许变化，但在同一仪器和相同操作条件下，RSD ≤ 2.0%；
- 对照品称量天平精度须达到十万分之一。

检测人员：杨新磊

审核人：安蓉

淡豆豉（Dandouchi）

（SOJAE SEMEN PRAEPARATUM）

【药材基本信息】

> **别名** 香豉、淡豉
>
> **来源** 豆科植物大豆 *Glycine max*（L.）Merr. 的干燥成熟种子（黑豆）的发酵加工品
>
> **功能** 解表，除烦，宣发郁热

【对照药材提取和对照品溶液的配制】

对照药材的提取：

取本品粉末（过二号筛）1.0009g，精密称定，置具塞锥形瓶中，精密加入甲醇25ml，称定重量，加热回流1小时，放冷，再称定重量，用甲醇补足减失的重量，摇匀，滤过，取续滤液，即得。

对照品溶液的配制：

分别取大豆苷元对照品、染料木素对照品 11.759mg、10.152mg，精密称定，置50ml 量瓶中，加甲醇溶解并稀释至刻度，摇匀，精密量取 1ml，置 10ml 量瓶中，加甲醇至刻度，摇匀，即得（每 1ml 中分别含大豆苷元与染料木素 23.52μg、20.30μg）。

【分析条件】

> **色谱柱：** Agilent Poroshell 120 SB–C18
> 　　　　　4.6mm×250mm，4μm
> **进样量：** 10μl
> **检测波长：** 260nm；**柱温：** 30℃
> **流速：** 1ml/min
> **流动相：** 乙腈∶1% 冰醋酸溶液 =25∶75
> **方法来源：**《中国药典》2020 年版一部

> **对照药材：** 中国食品药品检定研究院
> **对照品：** 上海诗丹德标准技术服务有限公司
> **对照品含量：** 大豆苷元 ≥ 98.0%
> 　　　　　　　染料木素 ≥ 98.0%
> **仪器：** Agilent 1260
> **配置：** 四元梯度泵，在线脱气机，VWD检测器，柱温箱，自动进样器

【分析色谱图】

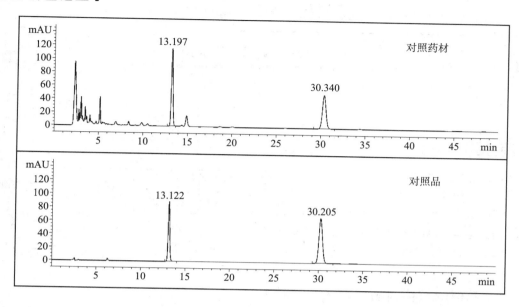

【分析结果】

对照品名称	保留时间	对称因子	理论板数	含量
大豆苷元	13.1min	0.92	24 475	
染料木素	30.2min	0.93	26 281	0.11%

【注意事项】

- 根据操作条件的不同，出峰时间会有少许变化，但在同一仪器和相同操作条件下，RSD ≤ 2.0%；
- 建议采用定量环定量，每次进样体积为定量环体积的两倍以上；
- 对照品称量天平精度须达到十万分之一。

检测人员：孙光财

审核人：诸晨

密蒙花（Mimenghua）

（BUDDLEJAE FLOS）

【药材基本信息】

别名　小棉花、蒙花、黄饭花等
来源　马钱科植物密蒙花 *Buddleja officinalis* Maxim. 的干燥花蕾及花序
功能　清热泻火，养肝明目，退翳

【对照药材提取和对照品溶液的配制】

对照药材的提取：

　　精密称定本品粉末 0.5387g，置索氏提取器中，加石油醚（60~90℃）100ml，加热回流 2 小时，弃去石油醚，药渣挥干，再加甲醇 100ml 继续加热回流 4 小时，提取液置蒸发皿中，浓缩至适量，转移至 50ml 量瓶中，加甲醇至刻度，摇匀，即得。

对照品溶液的配制：

　　精密称定蒙花苷对照品 7.64mg，置 100ml 量瓶中，加甲醇至刻度，摇匀，即得每 1ml 中含蒙花苷 0.076mg，精密量取 5ml，置 10ml 量瓶中，加甲醇至刻度，摇匀，即得（每 1ml 中含蒙花苷 0.038mg）。

【分析条件】

色谱柱：Agilent ZORBAX SB–C18
　　　　4.6mm×250mm，5μm
进样量：20μl
检测波长：326nm；柱温：28℃
流速：1ml/min
流动相：甲醇∶水∶醋酸 =45∶54.5∶0.5
方法来源：《中国药典》2020 年版一部

对照药材：中国食品药品检定研究院
对照品：上海诗丹德标准技术服务有限
　　　　公司
对照品含量：蒙花苷 98.5%
仪器：Agilent 1120
配置：二元梯度泵，在线脱气机，VWD
　　　检测器，柱温箱，手动进样器

【 分析色谱图 】

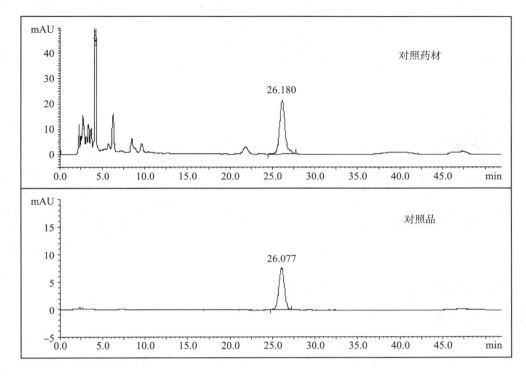

【 分析结果 】

对照品名称	保留时间	对称因子	理论板数	含量
蒙花苷	26.1min	1.22	8920	9.1%

【 注意事项 】

- 根据操作条件的不同，出峰时间会有少许变化，但在同一仪器和相同操作条件下，RSD ≤ 2.0%；
- 建议采用定量环定量，每次进样体积为定量环体积的两倍以上；
- 对照品称量天平精度须达到十万分之一。

检测人员：费文静

审核人：钱勇

续断（Xuduan）

（DIPSACI RADIX）

【药材基本信息】

> **别名** 龙豆、接骨、接骨草等
>
> **来源** 川续断科植物川续断 *Dipsacus asper* Wall. ex Henry 的干燥根
>
> **功能** 补肝肾，强筋骨，续折伤，止崩漏

【对照药材提取和对照品溶液的配制】

对照药材的提取：

　　精密称定本品细粉 0.5057g，置具塞锥形瓶中，精密加入甲醇 25ml，密塞，称定重量，超声处理（功率 100W，频率 40kHz）30 分钟，放冷，再称定重量，用甲醇补足减失的重量，摇匀，滤过。精密量取续滤液 5ml，置 50ml 量瓶中，加流动相稀释至刻度，摇匀，即得。

对照品溶液的配制：

　　精密称定川续断皂苷Ⅵ对照品 10.82mg，置 10ml 容量瓶中加甲醇溶解并稀释至刻度。精密量取 1.5ml 置 10ml 容量瓶中加流动相稀释，制成每 1ml 含川续断皂苷Ⅵ 0.162mg。

【分析条件】

> **色谱柱：** Agilent Eclipse Plus C18
> 　　　　　　4.6mm×250mm，5μm
> **进样量：** 20μl
> **检测波长：** 212nm；**柱温：** 30℃
> **流速：** 1ml/min
> **流动相：** 乙腈：水 =30：70
> **方法来源：**《中国药典》2020 年版一部

> **对照药材：** 中国食品药品检定研究院
> **对照品：** 上海诗丹德标准技术服务有限公司
> **对照品含量：** 川续断皂苷Ⅵ 99.0%
> **仪器：** Agilent 1120
> **配置：** 二元梯度泵，在线脱气机，VWD 检测器，柱温箱，手动进样器

【分析色谱图】

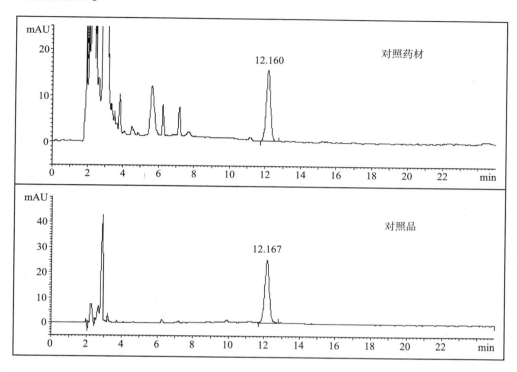

【分析结果】

对照品名称	保留时间	对称因子	理论板数	含量
川续断皂苷Ⅵ	12.2min	0.98	10 209	4.1%

【注意事项】

- 根据操作条件的不同，出峰时间会有少许变化，但在同一仪器和相同操作条件下，RSD ≤ 2.0%；
- 建议采用定量环定量，每次进样体积为定量环体积的两倍以上；
- 对照品称量天平精度须达到十万分之一。

检测人员：丁慧

审核人：费文静

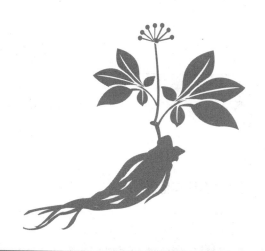

十 二 画

斑款葛葶蒳紫黑筋鹅番湖

斑蝥（Banmao）

（MYLABRIS）

【药材基本信息】

别名	斑猫、龙尾、斑蚝等
来源	芫青科昆虫黄黑小斑蝥 *Mylabris cichorii* Linnaeus 的干燥体
功能	破血逐瘀，散结消癥，攻毒蚀疮

【对照药材提取和对照品溶液的配制】

对照药材的提取：

精密称定本品粗粉 1.0190g，置具塞锥形瓶中，加三氯甲烷超声处理（功率 400W，频率 40kHz）2 次（每次 30ml，15 分钟），合并三氯甲烷液，滤过，用少量三氯甲烷分次洗涤容器，洗液与滤液合并，回收溶剂至干，残渣加甲醇溶解，并转移至 10ml 量瓶中，加甲醇至刻度，摇匀，滤过，取续滤液，即得。

对照品溶液的配制：

精密称定斑蝥素对照品 9.90mg，置 10ml 量瓶中，加甲醇溶解并稀释至刻度，摇匀，即得。

【分析条件】

色谱柱：Agilent ZORBAX SB-C18
　　　　　4.6mm×250mm，5μm
进样量：10μl
检测波长：230nm；柱温：25℃
流速：1ml/min
流动相：甲醇:水 =23:77
方法来源：《中国药典》2020 年版一部

对照药材：中国食品药品检定研究院
对照品：上海诗丹德标准技术服务有限公司
对照品含量：斑蝥素 98.0%
仪器：Agilent 1200
配置：四元梯度泵，在线脱气机，DAD检测器，柱温箱，自动进样器

【分析色谱图】

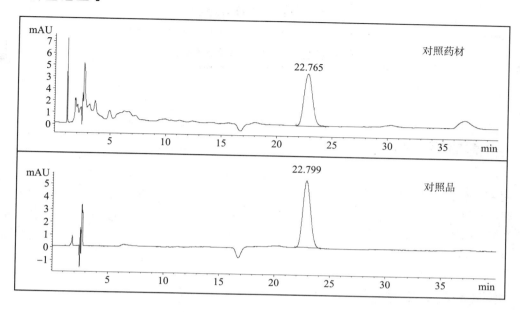

【分析结果】

对照品名称	保留时间	对称因子	理论板数	含量
斑蝥素	22.8min	0.804	4905	0.88%

【注意事项】

- 根据操作条件的不同，出峰时间会有少许变化，但在同一仪器和相同操作条件下，RSD ≤ 2.0%；
- 对照品称量天平精度须达到十万分之一。

检测人员：费文静

审核人：马双成

款冬花（Kuandonghua）

（FARFARAE FLOS）

【药材基本信息】

别名　冬花、款花、看灯花等
来源　菊科植物款冬 *Tussilago farfara* L. 的干燥花蕾
功能　润肺下气，止咳化痰

【对照药材提取和对照品溶液的配制】

对照药材的提取：

精密称定本品粉末（过四号筛）1.0548g，置具塞锥形瓶中，精密加入乙醇 20ml，称定重量，超声处理（功率 200W，频率 40kHz）1 小时，放冷，再称定重量，用乙醇补足减失的重量，摇匀，滤过，取续滤液，即得。

对照品溶液的配制：

精密称定款冬酮对照品 9.82mg，置 25ml 容量瓶中，精密加乙醇使溶解，摇匀，精密量取该溶液 1ml，稀释 8 倍，即得。

【分析条件】

色谱柱：Agilent Extend–C18
　　　　　4.6mm×250mm，5μm
进样量：20μl
检测波长：220nm；**柱温**：25℃
流速：1ml/min
流动相：甲醇:水 =80：20
方法来源：《中国药典》2020 年版一部

对照药材：中国食品药品检定研究院
对照品：上海诗丹德标准技术服务有限公司
对照品含量：款冬酮 90.0%
仪器：Agilent 1120
配置：二元梯度泵，在线脱气机，VWD 检测器，柱温箱，手动进样器

【分析色谱图】

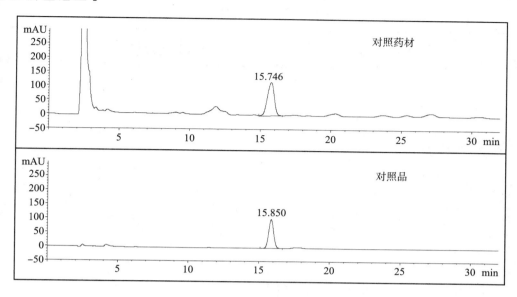

【分析结果】

对照品名称	保留时间	对称因子	理论板数	含量
款冬酮	15.9min	0.99	9638	0.14%

【注意事项】

- 根据操作条件的不同，出峰时间会有少许变化，但在同一仪器和相同操作条件下，RSD ≤ 2.0%；
- 建议采用定量环定量，每次进样体积为定量环体积的两倍以上。
- 对照品称量天平精度须达到十万分之一。

检测人员：费文静

审核人：马双成

葛根（Gegen）

（PUERARIAE LOBATAE RADIX）

【药材基本信息】

> 别名　葛条、葛根、甘葛等
> 来源　豆科植物野葛 *Pueraria lobata*（Willd.）Ohwi 的干燥根
> 功能　解肌退热，生津止渴，透疹，升阳止泻，通经活络，解酒毒

【对照药材提取和对照品溶液的配制】

对照药材的提取：

　　精密称定本品粉末（过三号筛）0.1080g，置锥形瓶中，精密加入 30% 乙醇 50ml，称定重量，加热回流 30 分钟，放冷，再称定重量，用 30% 乙醇补足减失的重量，摇匀，滤过，取续滤液，即得。

对照品溶液的配制：

　　精密称定葛根素对照品 1.11mg，置锥形瓶中，精密加 25% 甲醇 2ml，精密量取 1ml，置锥形瓶中，加 15% 甲醇 7ml，摇匀，即得（每 1ml 中含葛根素 0.079mg）。

【分析条件】

色谱柱：Agilent Eclipse Plus C18
　　　　4.6mm×150mm，5μm
进样量：20μl
检测波长：250nm；柱温：26℃
流速：1ml/min
流动相：甲醇：水 =25∶75
方法来源：《中国药典》2020 年版一部

对照药材：中国食品药品检定研究院
对照品：上海诗丹德标准技术服务有限公司
对照品含量：葛根素 98.5%
仪器：Agilent 1120
配置：二元梯度泵，在线脱气机，VWD检测器，柱温箱，手动进样器

【 分析色谱图 】

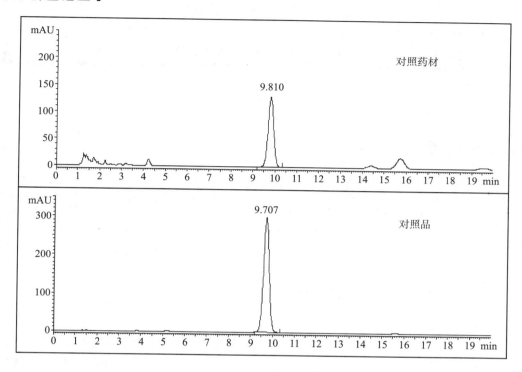

【 分析结果 】

对照品名称	保留时间	对称因子	理论板数	含量
葛根素	9.7min	0.99	6391	0.40%

【 注意事项 】

● 根据操作条件的不同，出峰时间会有少许变化，但在同一仪器和相同操作条件下，RSD ≤ 2.0%；

● 建议采用定量环定量，每次进样体积为定量环体积的两倍以上；

● 对照品称量天平精度须达到十万分之一。

检测人员：费文静

审核人：钱勇

葶苈子（播娘蒿）（Tinglizi）

（DESCURAINIAE SEMEN LEPIDII SEMEN）

【药材基本信息】

> 别名　丁历、大适、大室等
> 来源　十字花科植物播娘蒿 *Descurainia sophia*（L.）Webb. ex Prantl. 的干燥成熟种子
> 功能　泻肺平喘，行水消肿

【对照药材提取和对照品溶液的配制】

对照药材的提取：

精密称定本品粉末（过四号筛）0.999g，置具塞锥形瓶中，精密加入 70% 甲醇 50ml，密塞，称定重量，加热回流 1 小时，放冷，再称定重量，用 70% 甲醇补足减失的重量，摇匀，滤过，取续滤液，即得。

对照品溶液的配制：

精密称定槲皮素–3–*O*–*β*–D–葡萄糖–7–*O*–*β*–D–龙胆双糖苷对照品 10.20mg，置 25ml 量瓶中加甲醇定容，摇匀；取上述溶液，加 30% 甲醇精密稀释 20 倍，即得。

【分析条件】

> 色谱柱：Agilent Eclipse Plus C18
> 　　　　4.6mm × 250mm，5μm
> 进样量：25μl
> 检测波长：254nm；柱温：25℃
> 流速：1ml/min
> 流动相：乙腈：1% 醋酸溶液 =11：89
> 方法来源：《中国药典》2020 年版一部

> 对照药材：中国食品药品检定研究院
> 对照品：上海诗丹德标准技术服务有限公司
> 对照品含量：槲皮素–3–*O*–*β*–D–葡萄糖–7–*O*–*β*–D–龙胆双糖苷 98.0%
> 仪器：Agilent 1260
> 配置：四元梯度泵，在线脱气机，DAD 检测器，柱温箱，自动进样器

【分析色谱图】

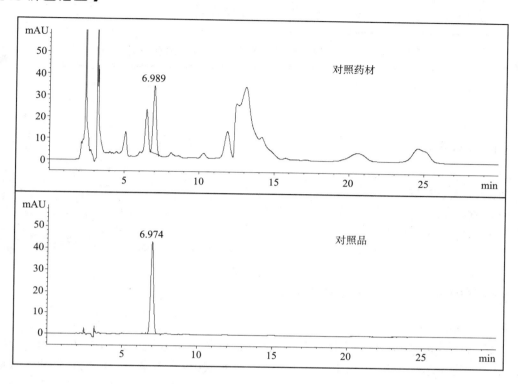

【分析结果】

对照品名称	保留时间	对称因子	理论板数	含量
槲皮素–3–*O*–β–D–葡萄糖–7–*O*–β–D–龙胆双糖苷	7.0min	0.96	6286	0.079%

【注意事项】

- 根据操作条件的不同，出峰时间会有少许变化，但在同一仪器和相同操作条件下，RSD ≤ 2.0%；
- 对照品称量天平精度须达到十万分之一。

检测人员：诸晨

审核人：钱勇

萹蓄（Bianxu）

（POLYGONI AVICULARIS HERBA）

【药材基本信息】

別名　蓄辩、萹蔓、萹竹等
来源　蓼科植物萹蓄 *Polygonum aviculare* L. 的干燥地上部分
功能　利尿通淋，杀虫，止痒

【对照药材提取和对照品溶液的配制】

对照药材的提取：

精密称定本品粉末（过四号筛）0.6687g，置具塞锥形瓶中，精密加入60%乙醇50ml，称定重量，冷浸8小时，超声处理（功率300W，频率40kHz）30分钟，再称定重量，用60%乙醇补足减失的重量，摇匀，滤过，药渣用60%乙醇适量洗涤，合并滤液与洗液，回收溶剂至干，残渣加60%乙醇溶解，转移至5ml量瓶中，加60%乙醇至刻度，摇匀，滤过，取续滤液，即得。

对照品溶液的配制：

精密称定杨梅苷对照品10.60mg，置25ml量瓶中，加60%乙醇溶解并稀释至刻度，摇匀；精密吸取上述溶液1ml，用60%乙醇稀释10倍，即得。

【分析条件】

色谱柱：Agilent Eclipse Plus C18
　　　　4.6mm×150mm，5μm
进样量：10μl
检测波长：352nm；柱温：25℃
流速：1ml/min
流动相：乙腈：0.5%磷酸溶液=14：86
方法来源：《中国药典》2020年版一部

对照药材：中国食品药品检定研究院
对照品：上海诗丹德标准技术服务有限
　　　　公司
对照品含量：杨梅苷98.0%
仪器：Agilent 1260
配置：四元梯度泵，在线脱气机，DAD
　　　检测器，柱温箱，自动进样器

【分析色谱图】

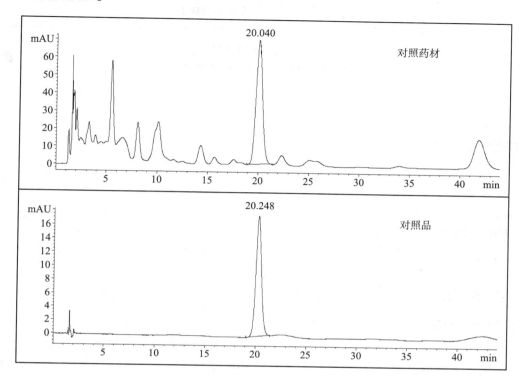

【分析结果】

对照品名称	保留时间	对称因子	理论板数	含量
杨梅苷	20.2min	0.98	6723	0.14%

【注意事项】

- 根据操作条件的不同，出峰时间会有少许变化，但在同一仪器和相同操作条件下，RSD ≤ 2.0%；
- 对照品称量天平精度须达到十万分之一。

检测人员：费文静

审核人：钱勇

紫花地丁（Zihuadiding）

（VIOLAE HERBA）

【药材基本信息】

别名	野堇菜、光瓣堇菜
来源	堇菜科植物紫花地丁 *Viola yedoensis* Makino 的干燥全草
功能	清热解毒，凉血消肿

【对照药材提取和对照品溶液的配制】

对照药材的提取：

取本品粉末（过三号筛）约 0.5000g，精密称定，精密加入甲醇 50ml，称定重量，70℃加热回流 30 分钟，放冷，再称定重量，用甲醇补足减失的重量，摇匀，滤过，取续滤液，即得。

对照品溶液的配制：

取秦皮乙素对照品 2.102mg，精密称定，加甲醇制成每 1ml 含 0.1051mg 的溶液，即得。

【分析条件】

色谱柱：Agilent ZORBAX Extend–C18
　　　　　4.6mm × 250mm，5μm
进样量：5μl
检测波长：344nm；**柱温**：25℃
流速：1.0ml/min
流动相：乙腈：0.1% 磷酸溶液 =10∶90
方法来源：《中国药典》2020 年版一部

对照药材：中国食品药品检定研究院
对照品：上海诗丹德标准技术服务有限公司
对照品含量：秦皮乙素 99.3%
仪器：Agilent 1200
配置：四元梯度泵，在线脱气机，DAD检测器，柱温箱，自动进样器

【分析色谱图】

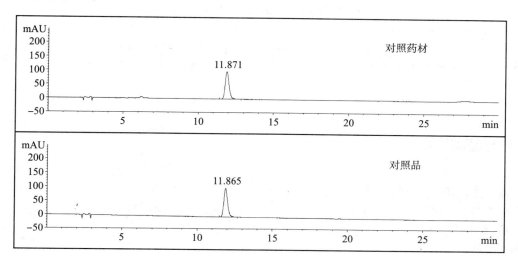

【分析结果】

对照品名称	保留时间	对称因子	理论板数	含量
秦皮乙素	11.9min	0.83	11 247	0.92%

【注意事项】

- 根据操作条件的不同，出峰时间会有少许变化，但在同一仪器和相同操作条件下，RSD ≤ 2.0%；
- 建议采用定量环定量，每次进样体积为定量环体积的两倍以上；
- 对照品称量天平精度须达到十万分之一。

检测人员：张耿菊

审核人：诸晨

紫花前胡（Zihuaqianhu）

（PEUCEDANI DECURSIVI RADIX）

【药材基本信息】

别名　土当归、鸭脚七、野辣菜等
来源　伞形科植物紫花前胡 *Peucedanum decursivum*（Miq.）Maxim. 的干燥根
功能　降气化痰，散风清热

【对照药材提取和对照品溶液的配制】

对照药材的提取：

精密称定本品粉末（过三号筛）0.5160g，置具塞锥形瓶中，精密加入甲醇25ml，称定重量，浸泡1小时后超声处理（功率100W，频率40kHz）20分钟，放冷，再称定重量，用甲醇补足减失的重量，摇匀，滤过，精密量取续滤液1ml，置10ml量瓶中，加甲醇至刻度，摇匀，即得。

对照品溶液的配制：

精密称定紫花前胡苷对照品10.81mg，置25ml容量瓶中，精密加入甲醇至刻度，摇匀；精密吸取上述溶液1ml，用50%甲醇稀释9倍，即得。

【分析条件】

色谱柱：Agilent Eclipse Plus C18
　　　　4.6mm×150mm，5μm
进样量：5μl
检测波长：334nm；柱温：25℃
流速：1ml/min
流动相：甲醇:水=36:64
方法来源：《中国药典》2020年版一部

对照药材：中国食品药品检定研究院
对照品：上海诗丹德标准技术服务有限公司
对照品含量：紫花前胡苷95.0%
仪器：Agilent 1120
配置：二元梯度泵，在线脱气机，VWD检测器，柱温箱，手动进样器

【分析色谱图】

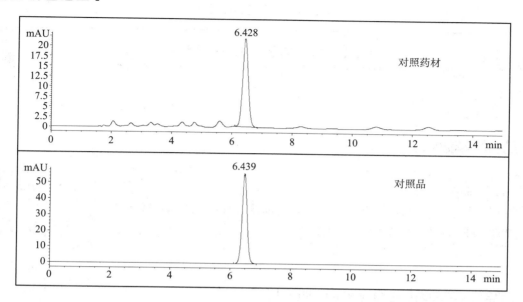

【分析结果】

对照品名称	保留时间	对称因子	理论板数	含量
紫花前胡苷	6.4min	0.95	6872	0.99%

【注意事项】

- 根据操作条件的不同，出峰时间会有少许变化，但在同一仪器和相同操作条件下，RSD ≤ 2.0%；
- 建议采用定量环定量，每次进样体积为定量环体积的两倍以上。
- 对照品称量天平精度须达到十万分之一。

检测人员：费文静
审核人：钱勇

紫苏子（Zisuzi）

（PERILLAE FRUCTUS）

【药材基本信息】

别名 苏子、黑苏子
来源 本品为唇形科植物紫苏 *Perilla frutescens*（L.）Britt. 的干燥成熟果实
功能 降气化痰，止咳平喘，润肠通便

【对照药材提取和对照品溶液的配制】

对照药材的提取：

精密称定本品粉末（过二号筛）约 0.5132g，置具塞锥形瓶中，精密加入 80% 甲醇 50ml，密塞，称定重量，加热回流 2 小时，放冷，再称定重量，用 80% 甲醇补足减失的重量，摇匀，滤过，取续滤液，即得。

对照品溶液的配制：

精密称定迷迭香酸对照品 11.90mg，置 25ml 量瓶中加甲醇定容，摇匀；取上述溶液，加 80% 甲醇精密稀释 10 倍，即得。

【分析条件】

色谱柱：Agilent Extend-C18
　　　　4.6mm×250mm，5μm
进样量：20μl
检测波长：330nm；柱温：25℃
流速：1ml/min
流动相：甲醇：0.1% 甲酸溶液 =40：60
方法来源：《中国药典》2020 年版一部

对照药材：中国食品药品检定研究院
对照品：上海诗丹德标准技术服务有限公司
对照品含量：迷迭香酸 98.0%
仪器：Agilent 1260
配置：四元梯度泵，在线脱气机，DAD 检测器，柱温箱，自动进样器

【分析色谱图】

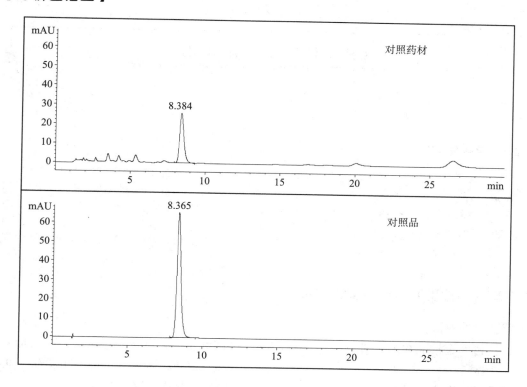

【分析结果】

对照品名称	保留时间	对称因子	理论板数	含量
迷迭香酸	8.4min	0.98	4234	0.35%

【注意事项】

- 根据操作条件的不同，出峰时间会有少许变化，但在同一仪器和相同操作条件下，RSD ≤ 2.0%；
- 对照品称量天平精度须达到十万分之一。

检测人员：许纪锋

审核人：费文静

紫苏梗（Zisugeng）

（PERILLAE CAULIS）

【药材基本信息】

别名　苏梗
来源　本品为唇形科植物紫苏 *Perilla frutescens*（L.）Britt. 的干燥茎
功能　理气宽中，止痛，安胎

【对照药材提取和对照品溶液的配制】

对照药材的提取：

　　精密称定本品粉末（过三号筛）0.5084g，精密称定，置具塞锥形瓶中，精密加入60% 丙酮 25ml，密塞，称定重量，超声处理（功率 250W，频率 40kHz）30 分钟，再称定重量，用 60% 丙酮补足减失的重量，摇匀，滤过，取续滤液，即得。

对照品溶液的配制：

　　精密称定迷迭香酸对照品 10.00mg，置 25ml 量瓶中加甲醇定容，摇匀；取上述溶液，加 80% 甲醇精密稀释 10 倍，即得。

【分析条件】

色谱柱：Agilent ZORBAX Eclipse Plus C18
　　　　　4.6mm × 250mm，5μm
进样量：10μl
检测波长：330nm；柱温：25℃
流速：1ml/min
流动相：甲醇：0.1% 甲酸溶液 =38：62
方法来源：《中国药典》2020 年版一部

对照药材：中国食品药品检定研究院
对照品：上海诗丹德标准技术服务有限公司
对照品含量：迷迭香酸 98.0%
仪器：Agilent 1200
配置：四元梯度泵，在线脱气机，DAD 检测器，柱温箱，自动进样器

【分析色谱图】

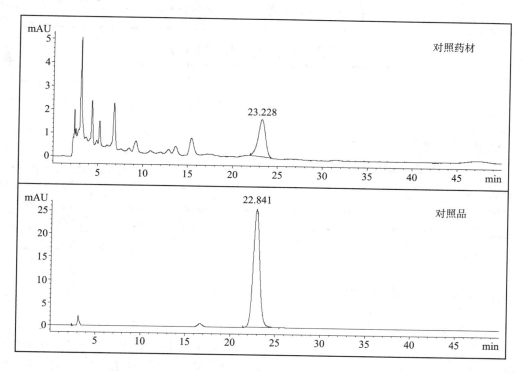

【分析结果】

对照品名称	保留时间	对称因子	理论板数	含量
迷迭香酸	22.8min	0.98	4722	0.014%

【注意事项】

- 根据操作条件的不同，出峰时间会有少许变化，但在同一仪器和相同操作条件下，RSD ≤ 2.0%；
- 对照品称量天平精度须达到十万分之一。

检测人员：许纪锋
审核人：费文静

紫草（新疆紫草）（Zicao）

（ARNEBIAE RADIX）

【药材基本信息】

别名　硬紫草、大紫草
来源　紫草科植物新疆紫草 *Arnebia euchroma*（Royle）Johnst. 的干燥根
功能　清热凉血，活血解毒，透疹消斑

【对照药材提取和对照品溶液的配制】

对照药材的提取：

精密称定本品粉末（过四号筛）0.5019g，置具塞锥形瓶中，精密加入石油醚（60~90℃）25ml，称定重量，超声处理（功率250W，频率33kHz）30分钟，放冷，再称定重量，用石油醚（60~90℃）补足减失的重量，摇匀，滤过。精密量取续滤液10ml，蒸干，残渣用流动相溶解并转移至10ml量瓶中，加流动相至刻度，摇匀，即得。

对照品溶液的配制：

精密称定 β,β' –二甲基丙烯酰阿卡宁对照品9.34mg，置25ml容量瓶中加乙醇溶解并稀释至刻度，摇匀；精密量取2.5ml置10ml容量瓶中，加70%乙腈至刻度，摇匀，即得（每1ml溶液含 β,β' –二甲基丙烯酰阿卡宁0.093mg）。

【分析条件】

色谱柱：Agilent ZORBAX SB–C18
　　　　4.6mm×150mm，5μm
进样量：20μl
检测波长：275nm；柱温：28℃
流速：1ml/min
流动相：乙腈：水：甲酸 =70：30：0.05
方法来源：《中国药典》2020年版一部

对照药材：中国食品药品检定研究院
对照品：上海诗丹德标准技术服务有限
　　　　公司
对照品含量：β,β' –二甲基丙烯酰阿卡宁
　　　　　　99.0%
仪器：Agilent 1120
配置：二元梯度泵，在线脱气机，VWD
　　　检测器，柱温箱，手动进样器

【分析色谱图】

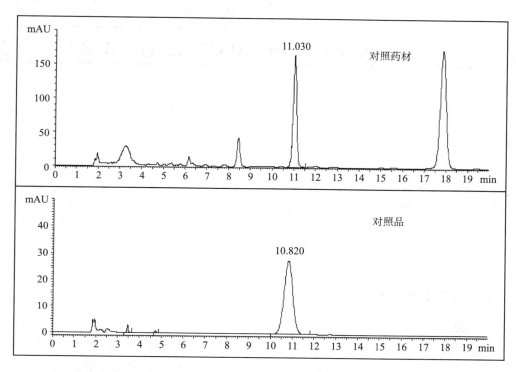

【分析结果】

对照品名称	保留时间	对称因子	理论板数	含量
β,β'-二甲基丙烯酰阿卡宁	10.8min	1.10	22 366	0.36%

【注意事项】

- 根据操作条件的不同，出峰时间会有少许变化，但在同一仪器和相同操作条件下，RSD ≤ 2.0%；
- 建议采用定量环定量，每次进样体积为定量环体积的两倍以上；
- 对照品称量天平精度须达到十万分之一。

检测人员：许纪锋

审核人：马双成

紫珠叶（Zizhuye）

（CALLICARPAE FORMOSANAE FOLIUM）

【药材基本信息】

别名	大风叶、白狗肠、大叶紫珠
来源	马鞭草科植物杜虹花 *Callicarpa formosana* Rolfe 的干燥叶
功能	凉血收敛止血，散瘀解毒消肿

【对照药材提取和对照品溶液的配制】

对照药材的提取：

精密称定本品粉末（过四号筛）0.2589g，置具塞锥形瓶中，精密加入 50% 甲醇 50ml，密塞，称定重量，放置过夜，加热回流 1 小时，放冷，再称定重量，用 50% 甲醇补足减失的重量，摇匀，滤过，取续滤液，即得。

对照品溶液的配制：

精密称定经 80℃ 干燥至恒重的毛蕊花糖苷对照品 12.52mg，置具塞锥形瓶中，精密加 50% 甲醇 250ml 溶解，摇匀，即得。

【分析条件】

色谱柱： Agilent ZORBAX SB-C18 4.6mm×250mm，5μm	**对照药材：** 中国食品药品检定研究院
进样量： 10μl	**对照品：** 上海诗丹德标准技术服务有限公司
检测波长： 332nm；**柱温：** 25℃	**对照品含量：** 毛蕊花糖苷 98.0%
流速： 1ml/min	**仪器：** Agilent 1260
流动相： 乙腈∶0.5% 磷酸溶液 =17∶83	**配置：** 四元梯度泵，在线脱气机，DAD 检测器，柱温箱，自动进样器
方法来源：《中国药典》2020 年版一部	

【分析色谱图】

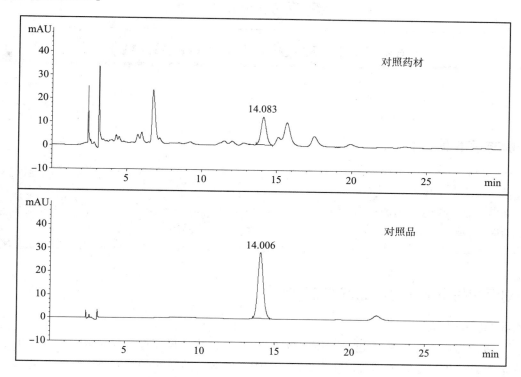

【分析结果】

对照品名称	保留时间	对称因子	理论板数	含量
毛蕊花糖苷	14.0min	0.90	7746	0.38%

【注意事项】

- 根据操作条件的不同，出峰时间会有少许变化，但在同一仪器和相同操作条件下，RSD ≤ 2.0%；
- 对照品称量天平精度须达到十万分之一。

检测人员：丁慧
审核人：马双成

紫菀（Ziwan）

（ASTERIS RADIX ET RHIZOAM）

【药材基本信息】

> **别名** 青菀、小辫、返魂草等
> **来源** 菊科植物紫菀 *Aster tataricus* L. f. 的干燥根及根茎
> **功能** 润肺下气，消痰止咳

【对照药材提取和对照品溶液的配制】

对照药材的提取：

精密称定本品粉末（过三号筛）0.5022g，置具塞锥形瓶中，精密加入甲醇 10ml，称定重量，40℃温浸 1 小时，超声处理（功率 250W，频率 40kHz）15 分钟，取出，冷却至室温，再称定重量，用甲醇补足减失的重量，摇匀，即得。

对照品溶液的配制：

精密称定紫菀酮对照品 13.72mg，置 10ml 量瓶中，加乙腈溶解，并稀释至刻度，摇匀，精密量取 1ml 溶液，置 10ml 量瓶中加流动相制成每 1ml 含 0.1245mg 的溶液，即得。

【分析条件】

> **色谱柱**：Agilent ZORBAX SB–C18
> 　　　　　4.6mm × 250mm，5μm
> **进样量**：10μl
> **检测波长**：200nm；**柱温**：40℃
> **流速**：1ml/min
> **流动相**：乙腈:水 =96：4
> **方法来源**：《中国药典》2020 年版一部

> **对照药材**：中国食品药品检定研究院
> **对照品**：上海诗丹德标准技术服务有限公司
> **对照品含量**：紫菀酮 100%
> **仪器**：Agilent 1200
> **配置**：四元梯度泵，在线脱气机，DAD 检测器，柱温箱，自动进样器

【分析色谱图】

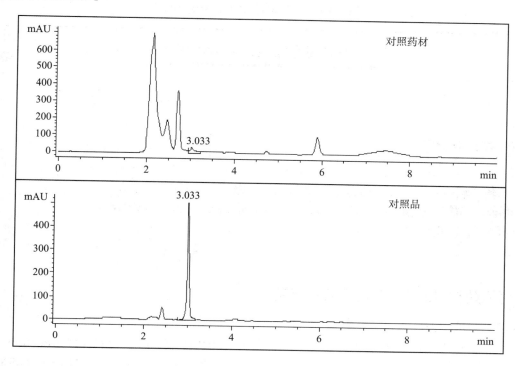

【分析结果】

对照品名称	保留时间	对称因子	理论板数	含量
紫菀酮	3.0min	0.98	9003	0.0013%

【注意事项】

- 根据操作条件的不同，出峰时间会有少许变化，但在同一仪器和相同操作条件下，RSD ≤ 2.0%；
- 对照品称量天平精度须达到十万分之一。

检测人员：诸晨

审核人：费文静

黑种草子（Heizhongcaozi）

（NIGELLAE SEMEN）

【药材基本信息】

> **别名** 赛拉纳赫布、赛拉纳赫布——朝格、色雅担
> **来源** 毛茛科植物腺毛黑种草 *Nigella glandulifera* Freyn et Sint. 的干燥成熟种子
> **功能** 补肾益脑，通经，通乳，利尿

【对照药材提取和对照品溶液的配制】

对照药材的提取：

精密称定本品粉末（过三号筛）1.0155g，置索氏提取器中，加石油醚（60~90℃）适量，加热回流提取 2 小时，弃去石油醚液，药渣挥干，加甲醇适量，继续加热回流提取 4 小时，回收溶剂至干，残渣加正丁醇饱和的水 15ml 使溶解，并转移至分液漏斗中，加水饱和的正丁醇振摇提取 3 次，每次 20ml，合并正丁醇液，回收溶剂至干，残渣加甲醇 20ml，盐酸 2ml，加热回流 4 小时，放冷，加水 10ml，摇匀，用三氯甲烷振摇提取 3 次，每次 20ml，合并三氯甲烷液，回收溶剂至干，残渣加甲醇溶解，转移至 10ml 量瓶中，加甲醇至刻度，摇匀，滤过，取续滤液，即得。

对照品溶液的配制：

精密称定常春藤皂苷元对照品 10.70mg，置 10ml 量瓶内，加甲醇溶解并稀释至刻度，摇匀，取上述溶液适量，加甲醇稀释 1 倍，即得。

【分析条件】

色谱柱： Agilent ZORBAX SB-C18
4.6mm×250mm，5μm

进样量： 10μl

检测波长： 210nm；**柱温：** 25℃

流速： 1ml/min

流动相： 甲醇：水：冰醋酸：三乙胺
=87：13：0.04：0.02

方法来源：《中国药典》2020 年版一部

对照药材： 中国食品药品检定研究院

对照品： 上海诗丹德标准技术服务有限公司

对照品含量： 常春藤皂苷元 98.0%

仪器： Agilent 1200

配置： 四元梯度泵，在线脱气机，DAD 检测器，柱温箱，自动进样

【分析色谱图】

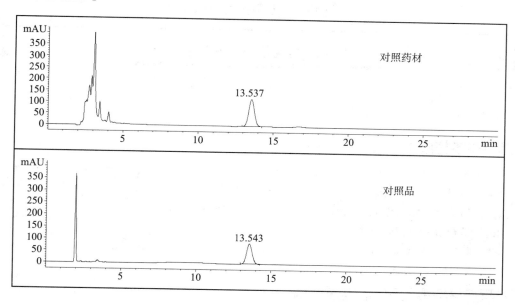

【分析结果】

对照品名称	保留时间	对称因子	理论板数	含量
常春藤皂苷元	13.5min	0.96	6146	0.73%

【注意事项】

- 根据操作条件的不同，出峰时间会有少许变化，但在同一仪器和相同操作条件下，RSD ≤ 2.0%；
- 对照品称量天平精度须达到十万分之一。

检测人员：诸晨

审核人：马双成

筋骨草（Jingucao）

（AJUGAE HERBA）

【药材基本信息】

> 别名　白毛夏枯草、散血草、金疮小草等
>
> 来源　唇形科植物筋骨草 *Ajuga decumbens* Thumb. 的干燥全草
>
> 功能　清热解毒，凉血消肿

【对照药材提取和对照品溶液的配制】

对照药材的提取：

　　精密称定本品粉末（过三号筛）0.5285g，置具塞锥形瓶中，精密加入50%甲醇50ml，密塞，称定重量，超声处理30分钟，放冷，再称定重量，用50%甲醇补足减失的重量，摇匀，滤过，取续滤液，即得。

对照品溶液的配制：

　　精密称定乙酰哈巴苷对照品2.98mg，置10ml量瓶内，加甲醇溶解并稀释至刻度，摇匀，即得。

【分析条件】

> **色谱柱**：Agilent ZORBAX SB-C18
> 　　　　　　4.6mm×250mm，5μm
> **进样量**：10μl
> **检测波长**：207nm；**柱温**：25℃
> **流速**：1ml/min
> **流动相**：乙腈：水＝12：88
> **方法来源**：《中国药典》2020年版一部

> **对照药材**：中国食品药品检定研究院
> **对照品**：上海诗丹德标准技术服务有限
> 　　　　　　公司
> **对照品含量**：乙酰哈巴苷95.6%
> **仪器**：Agilent 1260
> **配置**：四元梯度泵，在线脱气机，DAD
> 　　　　检测器，柱温箱，自动进样

【分析色谱图】

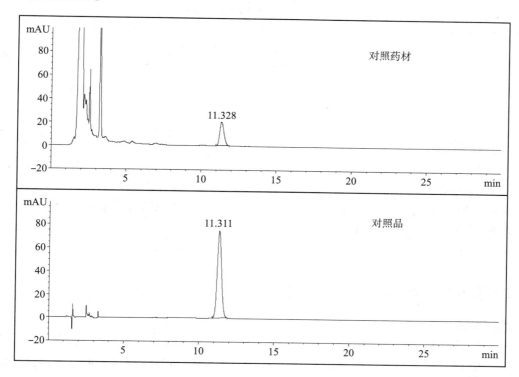

【分析结果】

对照品名称	保留时间	对称因子	理论板数	含量
乙酰哈巴苷	11.3min	0.8	7396	0.71%

【注意事项】

- 根据操作条件的不同，出峰时间会有少许变化，但在同一仪器和相同操作条件下，RSD ≤ 2.0%；
- 对照品称量天平精度须达到十万分之一。

检测人员：诸晨

审核人：安蓉

鹅不食草（Ebushicao）

（CENTIPEDAE HERBA）

【药材基本信息】

别名	食胡荽、鹅不食
来源	菊科植物鹅不食草 *Centipeda minima*（L.）A. Br. et Aschers. 的干燥全草
功能	发散风寒，通鼻窍，止咳

【对照药材提取和对照品溶液的配制】

对照药材的提取：

取本品粉末（过二号筛）约 0.4997g，精密称定，置具塞锥形瓶中，精密加入甲醇 20ml，密塞，称定重量，超声处理（功率 250W，频率 40kHz）30 分钟，放冷，再称定重量，用甲醇补足减失的重量，摇匀，滤过，取续滤液，即得。

对照品溶液的配制：

取短叶老鹳草素 A 对照品 1.281mg，精密称定，加甲醇制成每 1ml 含 0.1281mg 的溶液，即得。

【分析条件】

色谱柱：Agilent Poroshell 120 SB–C18	
4.6mm×250mm，4μm	
进样量：10μl	
检测波长：225nm；柱温：30℃	
流速：1ml/min	
流动相：乙腈：水 =45∶55	
方法来源：《中国药典》2020 年版一部	

对照药材：中国食品药品检定研究院
对照品：上海诗丹德标准技术服务有限公司
对照品含量：短叶老鹳草素 A ≥ 98.0%
仪器：Agilent 1260
配置：四元梯度泵，在线脱气机，VWD 检测器，柱温箱，自动进样器

【分析色谱图】

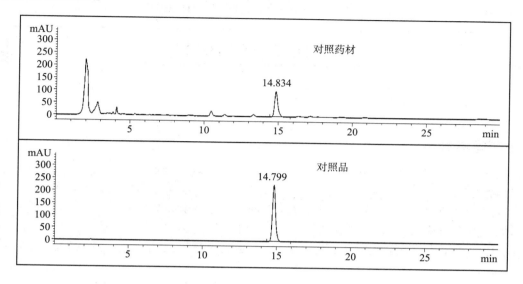

【分析结果】

对照品名称	保留时间	对称因子	理论板数	含量
短叶老鹳草素 A	14.8min	0.81	24 822	0.24%

【注意事项】

- 根据操作条件的不同，出峰时间会有少许变化，但在同一仪器和相同操作条件下，RSD ≤ 2.0%；
- 建议采用定量环定量，每次进样体积为定量环体积的两倍以上；
- 对照品称量天平精度须达到十万分之一。

检测人员：孙光财

审核人：诸晨

番泻叶（狭叶番泻）（Fanxieye）

（SENNAE FOLIUM）

【药材基本信息】

> **别名** 泻叶、泡竹叶
> **来源** 豆科植物狭叶番泻 *Cassia angustifolia* Vahl 的干燥小叶
> **功能** 泻热行滞，通便，利水

【对照药材提取和对照品溶液的配制】

对照药材的提取：

精密称定本品细粉 0.5011g，置具塞锥形瓶中，精密加入 0.1% 碳酸氢钠溶液 50ml，称定重量，超声处理 15 分钟（30~40℃），放冷，再称定重量，用 0.1% 碳酸氢钠溶液补足减失的重量，摇匀，滤过，取续滤液，即得。

对照品溶液的配制：

分别精密称定番泻苷 A 10.70mg 和番泻苷 B 5.01mg，加 0.1% 碳酸氢钠溶液制成每 1ml 含番泻苷 A 43μg、番泻苷 B 0.10mg 的混合溶液，摇匀，滤过，即得。

【分析条件】

色谱柱：Agilent ZORBAX SB–C18
4.6mm × 250mm，5μm
进样量：5μl
检测波长：340nm
柱温：40℃
流速：1ml/min
流动相：乙腈 –5mmol/L 四庚基溴化铵的醋酸：醋酸钠缓冲液（pH 5.0）（1 → 10）=35：65
方法来源：《中国药典》2020 年版一部

对照药材：中国食品药品检定研究院
对照品：上海诗丹德标准技术服务有限公司
对照品含量：番泻苷 A 98.0%
番泻苷 B 98.0%
仪器：Agilent 1260
配置：四元梯度泵，在线脱气机，DAD 检测器，柱温箱，自动进样器

【分析色谱图】

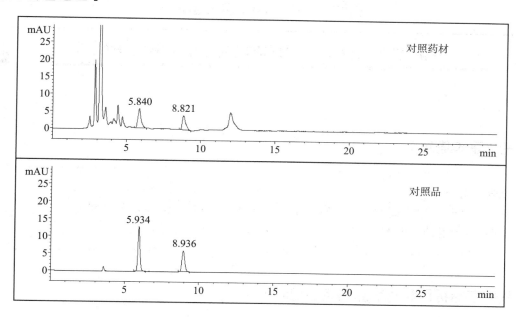

【分析结果】

对照品名称	保留时间	对称因子	理论板数	含量
番泻苷 B	5.9 min	0.85	8768	0.63%
番泻苷 A	8.9 min	0.82	9800	0.34%

【注意事项】

- 根据操作条件的不同，出峰时间会有少许变化，但在同一仪器和相同操作条件下，RSD ≤ 2.0%；
- 对照品称量天平精度须达到十万分之一。

检测人员：丁慧

审核人：费文静

湖北贝母（Hubeibeimu）

（FRITILLARIAE HUPEHENSIS BULBUS）

【药材基本信息】

> **别名** 无
> **来源** 百合科植物湖北贝母 *Fritillaria hupehensis* Hsiao et K. C. Hsia 的干燥鳞茎
> **功能** 清热化痰，止咳，散结

【对照药材提取和对照品溶液的配制】

对照药材的提取：

精密称定本品细粉 4.9757g，置具塞锥形瓶中，精密加入盐酸 –85% 甲醇（2：98）混合溶液 100ml，称定重量，放置 12 小时，加热回流 4 小时，放冷，再称定重量，用盐酸 –85% 甲醇（2：98）混合溶液补足减失的重量，摇匀，滤过，精密量取续滤液 50ml，蒸至无醇味，用水 25ml 分次转移至分液漏斗中，加氨试液调节 pH 值至 11，用乙醚震摇提取 4 次，每次 25ml，合并乙醚液，挥干，残渣加甲醇适量使溶解，转移至 5ml 容量瓶中，加甲醇至刻度，摇匀，滤过，取续滤液，即得。

对照品溶液的配制：

精密称定贝母素乙对照品 11.11mg，置具塞锥形瓶中，精密加入甲醇 20ml 溶解，摇匀，即得。

【分析条件】

> **色谱柱：** Agilent ZORBAX SB-C18
> 　　　　4.6mm×150mm，5μm
> **进样量：** 对照品 5μl、10μl；供试品 20μl
> **雾化温度：** 60℃；柱温：25℃
> **流速：** 1ml/min
> **流动相：** 乙腈：0.02% 二乙胺溶液 =20：80
> **方法来源：**《中国药典》2020 年版一部

> **对照药材：** 中国食品药品检定研究院
> **对照品：** 上海诗丹德标准技术服务有限公司
> **对照品含量：** 贝母素乙 98.0%
> **仪器：** Agilent 1120
> **配置：** 二元梯度泵，在线脱气机，ELSD，柱温箱，手动进样器

【分析色谱图】

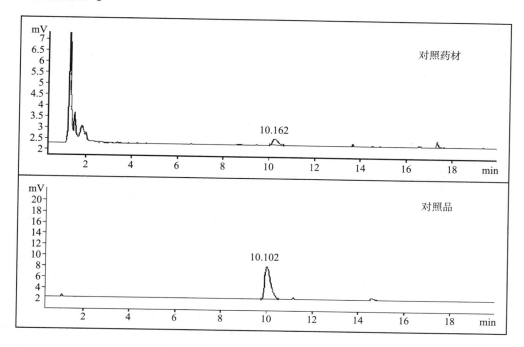

【分析结果】

对照品名称	保留时间	对称因子	理论板数	含量
贝母素乙	10.1min	1.19	8628	0.0061%

【注意事项】

- 根据操作条件的不同，出峰时间会有少许变化，但在同一仪器和相同操作条件下，RSD ≤ 2.0%；
- 建议采用定量环定量，每次进样体积为定量环体积的两倍以上；
- 对照品称量天平精度须达到十万分之一。

检测人员：丁慧

审核人：费文静

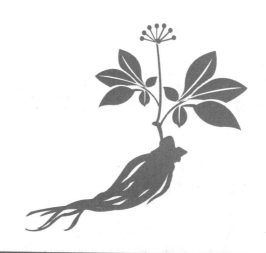

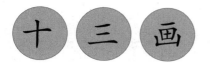

十三画

著蓝蓖蒲槐路蜂锦矮满滇裸

蓍草（Shicao）

（ACHILLEAE HERBA）

【药材基本信息】

别名	蓍、蜈蚣草、飞天蜈蚣等
来源	菊科植物蓍 *Achillea alpina* L. 的干燥地上部分
功能	解毒利湿，活血止痛

【对照药材提取和对照品溶液的配制】

对照药材的提取：

精密称定本品粉末（过二号筛）0.5377g，置具塞锥形瓶中，精密加入 50% 甲醇 50ml，称定重量，超声处理（功率 220W，频率 40kHz）30 分钟，放冷，再称定重量，用 50% 甲醇补足减失的重量，摇匀，滤过，精密量取续滤液 2ml，置 10ml 棕色量瓶中，加 50% 甲醇稀释至刻度，摇匀，滤过，取续滤液，即得。

对照品溶液的配制：

精密称定绿原酸对照品 12.32mg，置 25ml 量瓶中，加 50% 甲醇溶解并稀释至刻度，摇匀；精密吸取上述溶液 1ml，用 50% 甲醇稀释 12 倍，即得。

【分析条件】

色谱柱：Agilent Eclipse Plus C18	
4.6mm×150mm，5μm	
进样量：20μl	
检测波长：327nm；柱温：25℃	
流速：1ml/min	
流动相：乙腈：0.4% 磷酸溶液 =11：89	
方法来源：《中国药典》2020 年版一部	

对照药材：中国食品药品检定研究院	
对照品：上海诗丹德标准技术服务有限公司	
对照品含量：绿原酸 98.0%	
仪器：Agilent 1260	
配置：四元梯度泵，在线脱气机，DAD 检测器，柱温箱，自动进样器	

【分析色谱图】

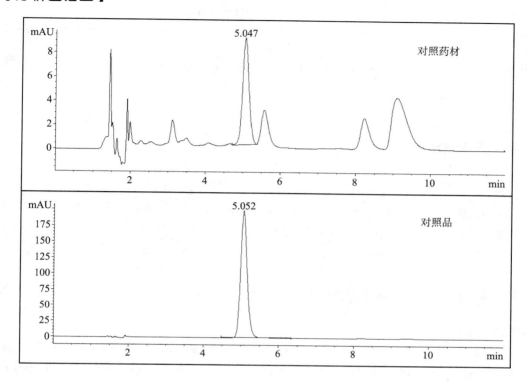

【分析结果】

对照品名称	保留时间	对称因子	理论板数	含量
绿原酸	5.0min	0.77	3979	0.082%

【注意事项】

- 根据操作条件的不同，出峰时间会有少许变化，但在同一仪器和相同操作条件下，RSD ≤ 2.0%；
- 对照品称量天平精度须达到十万分之一。

检测人员：费文静

审核人：钱勇

蓝布正（Lanbuzheng）

（GEI HERBA）

【药材基本信息】

别名	追风七、五气朝阳草、红心草等
来源	蔷薇科植物柔毛路边青 *Geum japonicum* Thunb. var. *chinense* Bolle 的干燥全草
功能	益气健脾，补血养阴，润肺化痰

【对照药材提取和对照品溶液的配制】

对照药材的提取：

　　精密称定本品粉末（过三号筛）0.5408g，置具塞锥形瓶中，精密加入 4mol/L 盐酸溶液 30ml，称定重量，置 80℃水浴中加热水解 2 小时，放冷，再称定重量，用 4mol/L 盐酸溶液补足减失的重量，摇匀，滤过，取续滤液，即得。

对照品溶液的配制：

　　精密称定没食子酸对照品 15.00mg，置 25ml 容量瓶中，精密加入 50% 甲醇至刻度，摇匀；精密吸取上述溶液 1ml，用 50% 甲醇精密稀释 7.5 倍，即得。

【分析条件】

色谱柱：Agilent ZORBAX SB-Aq C18
　　　　　4.6mm × 250mm，5μm
进样量：20μl
检测波长：273nm；**柱温**：30℃
流速：1ml/min
流动相：甲醇：0.1% 磷酸溶液 =7：93
方法来源：诗丹德结合《中国药典》2020 年版一部改进

对照药材：中国食品药品检定研究院
对照品：上海诗丹德标准技术服务有限公司
对照品含量：没食子酸 98.5%
仪器：Agilent 1200
配置：四元梯度泵，在线脱气机，DAD 检测器，柱温箱，自动进样器

【分析色谱图】

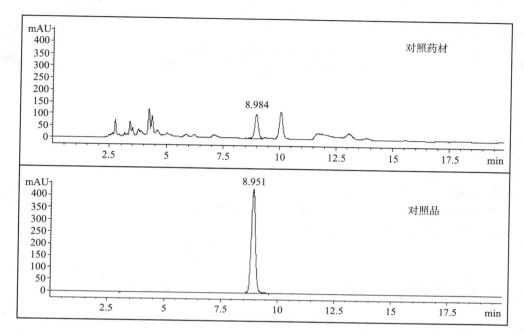

【分析结果】

对照品名称	保留时间	对称因子	理论板数	含量
没食子酸	9.0min	1.00	16 993	8.6%

【注意事项】

● 根据操作条件的不同，出峰时间会有少许变化，但在同一仪器和相同操作条件下，RSD ≤ 2.0%；

● 对照品称量天平精度须达到十万分之一。

检测人员：诸晨

审核人：费文静

蓖麻子（Bimazi）

（RICINI SEMEN）

【药材基本信息】

别名 蓖麻仁、大麻子、红大麻子等

来源 大戟科植物蓖麻 *Ricinus communis* L. 的干燥成熟种子

功能 泻下通滞，消肿拔毒

【对照药材提取和对照品溶液的配制】

对照药材的提取：

精密称定本品粉末（过二号筛）0.7701g，置索氏提取器中，加石油醚（60~90℃）适量，加热回流提取 4 小时，弃去石油醚液，药渣挥去溶剂，转移至具塞锥形瓶中，精密加入 50% 甲醇 50ml，称定重量，加热回流 2 小时，放冷，再称定重量，用 50% 甲醇补足减失的重量，摇匀，滤过，取续滤液，即得。

对照品溶液的配制：

精密称定蓖麻碱 7.60mg，加甲醇制成每 1ml 含蓖麻碱 0.152mg/ml 的溶液，摇匀，滤过，即得。

【分析条件】

色谱柱：Agilent ZORBAX SB-Aq
4.6mm × 250mm，5μm

进样量：10μl

检测波长：307nm；**柱温**：30℃

流速：1ml/min

流动相：乙腈:0.03% 二乙胺溶液 =11：89

方法来源：《中国药典》2020 年版一部

对照药材：中国食品药品检定研究院

对照品：上海诗丹德标准技术服务有限公司

对照品含量：蓖麻碱 98.0%

仪器：Agilent 1200

配置：四元梯度泵，在线脱气机，DAD检测器，柱温箱，自动进样器

【分析色谱图】

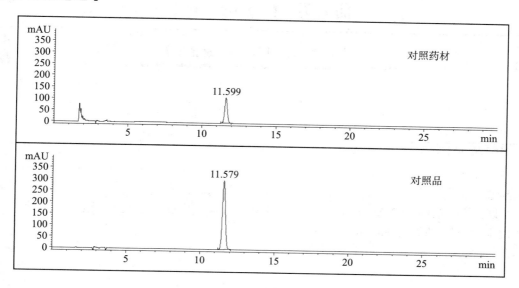

【分析结果】

对照品名称	保留时间	对称因子	理论板数	含量
蓖麻碱	11.6min	0.93	15 041	0.31%

【注意事项】

- 根据操作条件的不同，出峰时间会有少许变化，但在同一仪器和相同操作条件下，RSD ≤ 2.0%；
- 对照品称量天平精度须达到十万分之一。

检测人员：管柔端

审核人：费文静

蒲公英（Pugongying）

（TARAXACI HERBA）

【药材基本信息】

> **别名** 蒲公草、地丁、蒲公丁、金簪草、狗乳草、黄花地丁
>
> **来源** 菊科植物蒲公英 *Taraxacum mongolicum* Hand.–Mazz. 同属数种植物的干燥全草
>
> **功能** 清热解毒，消肿散结，利尿通淋

【对照药材提取和对照品溶液的配制】

对照药材的提取：

精密称定本品粗粉 0.4978g，置 50ml 具塞锥形瓶中，精密加 5% 甲酸的甲醇溶液 5ml，密塞，摇匀，称定重量，超声处理（功率 250W，频率 40kHz）30 分钟，取出，放冷，再称定重量，用 5% 甲酸的甲醇溶液补足减失的重量，摇匀，离心，取上清液，置棕色量瓶中，即得。

对照品溶液的配制：

精密称定在 110℃ 干燥至恒重的咖啡酸对照品 12.33mg，置 10ml 量瓶中，加甲醇至刻度，摇匀，精密量取 2.5ml，置 100ml 量瓶中，加流动相至刻度，摇匀，即得（每 1ml 中含咖啡酸 30.75μg）。

【分析条件】

> **色谱柱：** Agilent Eclipse Plus C18
> 　　　　　4.6mm×250mm，5μm
> **进样量：** 20μl
> **检测波长：** 323nm；**柱温：** 27℃
> **流速：** 1ml/min
> **流动相：** 甲醇:磷酸盐缓冲液 =23：77
> **方法来源：**《中国药典》2015 年版一部

> **对照药材：** 中国食品药品检定研究院
> **对照品：** 上海诗丹德标准技术服务有限
> 　　　　　公司
> **对照品含量：** 咖啡酸 98.5%
> **仪器：** Agilent 1120
> **配置：** 二元梯度泵，在线脱气机，VWD
> 　　　　检测器，柱温箱，手动进样器

【分析色谱图】

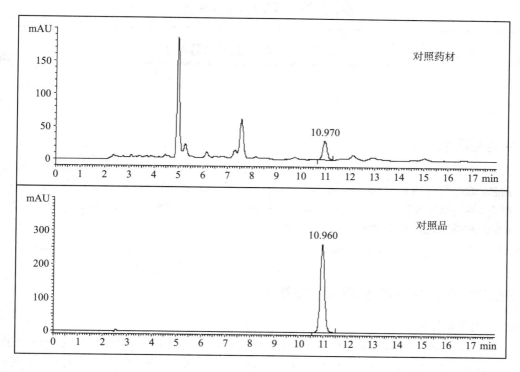

【分析结果】

对照品名称	保留时间	对称因子	理论板数	含量
咖啡酸	11.0min	1.03	18 861	0.97%

【注意事项】

- 根据操作条件的不同，出峰时间会有少许变化，但在同一仪器和相同操作条件下，RSD ≤ 2.0%；
- 建议采用定量环定量，每次进样体积为定量环体积的两倍以上；
- 对照品称量天平精度须达到十万分之一。

检测人员：费文静

审核人：钱勇

蒲公英（Pugongying）

（TARAXACI HERBA）

【药材基本信息】

别名 蒲公草、地丁、蒲公丁、金簪草、狗乳草、黄花地丁
来源 菊科植物蒲公英 *Taraxacum mongolicum* Hand. –Mazz. 同属数种植物的干燥全草
功能 清热解毒，消肿散结，利尿通淋

【对照药材提取和对照品溶液的配制】

对照药材的提取：

取本品粉末（过四号筛）约 0.4844g，精密称定，置具塞锥形瓶中，精密加入 80% 甲醇 20ml，称定重量，超声处理（功率 400W，频率 40kHz）20 分钟，放冷，再称定重量，用 80% 甲醇补足减失的重量，摇匀，滤过，取续滤液，即得。

对照品溶液的配制：

取菊苣酸对照品 3.945mg，精密称定，加 80% 甲醇制成每 1ml 含 0.19725mg 的溶液，即得。

【分析条件】

色谱柱：Agilent Extend–C18
　　　　 4.6mm×250mm，5μm
进样量：5μl
检测波长：327nm；柱温：25℃
流速：1.0ml/min
流动相：甲醇:0.1% 甲酸溶液
　　　　 0~7min，13%~20% 甲醇；
　　　　 7~18min，20%~30% 甲醇；
　　　　 18~28min，30%~41% 甲醇；
　　　　 28~35min，41%~45% 甲醇；
　　　　 35~38min，45%~62% 甲醇；
　　　　 38~45min，62%~69% 甲醇；
　　　　 45~50min，69%~95% 甲醇
方法来源：《中国药典》2020 年版一部

对照药材：中国食品药品检定研究院
对照品：上海诗丹德标准技术服务有限
　　　　 公司
对照品含量：菊苣酸 99.3%
仪器：Agilent 1260
配置：四元梯度泵，在线脱气机，DAD
　　　 检测器，柱温箱，自动进样器

【分析色谱图】

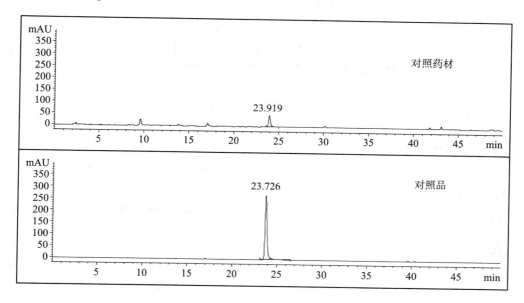

【分析结果】

对照品名称	保留时间	对称因子	理论板数	含量
菊苣酸	23.7min	0.59	59 441	0.14%

【注意事项】

- 根据操作条件的不同，出峰时间会有少许变化，但在同一仪器和相同操作条件下，RSD ≤ 2.0%；
- 建议采用定量环定量，每次进样体积为定量环体积的两倍以上；
- 对照品称量天平精度须达到十万分之一。

检测人员：张明

审核人：诸晨

蒲黄（Puhuang）

（TYPHAE POLLEN）

【药材基本信息】

别名	水蜡烛、毛蜡烛、蒲棒等
来源	香蒲科植物水烛香蒲 Typha angustifolia L.、东方香蒲 Typha orientalis Presl 或同属植物的干燥花粉
功能	止血，化瘀，通淋

【对照药材提取和对照品溶液的配制】

对照药材的提取：

精密称定本品 0.5257g，置具塞锥形瓶中，精密加入甲醇 50ml，称定重量，冷浸 12 小时后加热回流 1 小时，放冷，再称定重量，用甲醇补足减失的重量，摇匀，滤过，取续滤液，即得。

对照品溶液的配制：

精密称定异鼠李素–3–O–新橙皮苷对照品 8.01mg，置 25ml 容量瓶中，加甲醇定容，摇匀。取上述溶液，加 50% 甲醇精密稀释 5 倍，即得。精密称定香蒲新苷对照品 8.62mg，置 25ml 容量瓶中，加甲醇定容，摇匀。取上述溶液，加 50% 甲醇精密稀释 5 倍，即得。

【分析条件】

色谱柱：Agilent ZORBAX SB–C18
　　　　　4.6mm × 250mm，5μm
进样量：20μl
检测波长：254nm；柱温：30℃
流速：1ml/min
流动相：乙腈：0.05% 磷酸溶液 =15：85
方法来源：《中国药典》2020 年版一部

对照药材：中国食品药品检定研究院
对照品：上海诗丹德标准技术服务有限公司
对照品含量：异鼠李素–3–O–新橙皮苷 98.0%
　　　　　　　香蒲新苷 98.0%
仪器：Agilent 1120
配置：二元梯度泵，在线脱气机，VWD 检测器，柱温箱，手动进样器

【分析色谱图】

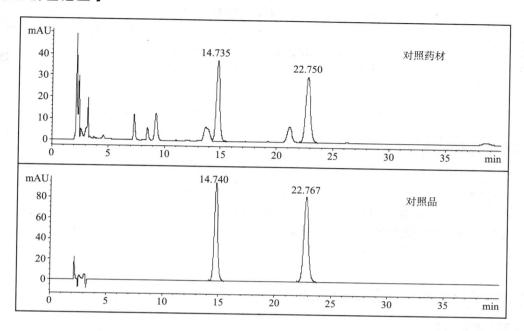

【分析结果】

对照品名称	保留时间	对称因子	理论板数	含量
异鼠李素-3-O-新橙皮苷	22.8min	0.94	12 638	0.44%
香蒲新苷	14.7min	0.93	10 016	0.51%

【注意事项】

- 根据操作条件的不同，出峰时间会有少许变化，但在同一仪器和相同操作条件下，RSD ≤ 2.0%；
- 建议采用定量环定量，每次进样体积为定量环体积的两倍以上；
- 对照品称量天平精度须达到十万分之一。

检测人员：许纪锋

审核人：费文静

槐花（Huaihua）

（SOPHORAE FLOS）

【药材基本信息】

别名　槐蕊
来源　豆科植物槐 *Sophora japonica* L. 的干燥花及花蕾
功能　凉血止血，清肝泻火

【对照药材提取和对照品溶液的配制】

对照药材的提取：

精密称定本品粗粉 0.1986g，置具塞锥形瓶中，精密加入甲醇 50ml，称定重量，超声处理（功率 250W，频率 25kHz）30 分钟，放冷，再称定重量，用甲醇补足减失的重量，滤过。精密量取续滤液 2ml，置 10ml 量瓶中，加甲醇稀释至刻度，摇匀，即得。

对照品溶液的配制：

精密称定在 120℃减压干燥至恒重的芦丁对照品 12.71mg，置 10ml 棕色容量瓶中，加甲醇使溶解并稀释至刻度，摇匀；精密量取 0.8ml，置 10ml 棕色容量瓶中，加流动相至刻度，摇匀，即得（每 1ml 溶液含芦丁 101μg）。

【分析条件】

色谱柱：Agilent ZORBAX SB-C18
　　　　　4.6mm×150mm，5μm
进样量：10μl
检测波长：257nm；柱温：28.8℃
流速：1ml/min
流动相：甲醇：1% 冰醋酸溶液 =32：68
方法来源：《中国药典》2020 年版一部

对照药材：中国食品药品检定研究院
对照品：上海诗丹德标准技术服务有限
　　　　公司
对照品含量：芦丁 99.2%
仪器：Agilent 1200
配置：四元梯度泵，在线脱气机，DAD
　　　检测器，柱温箱，自动进样器

【分析色谱图】

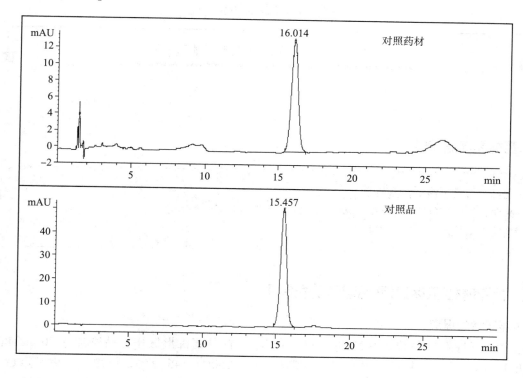

【分析结果】

对照品名称	保留时间	对称因子	理论板数	含量
芦丁	15.5min	0.92	4800	7.3%

【注意事项】

- 根据操作条件的不同，出峰时间会有少许变化，但在同一仪器和相同操作条件下，RSD ≤ 2.0%；
- 对照品称量天平精度须达到十万分之一。

检测人员：许纪锋

审核人：马双成

槐角（Huaijiao）

（SOPHORAE FRUCTUS）

【药材基本信息】

> **别名** 槐实、槐子、槐荚等
> **来源** 豆科植物槐 *Sophora japonica* L. 的干燥成熟果实
> **功能** 清热泻火，凉血止血

【对照药材提取和对照品溶液的配制】

对照药材的提取：

精密称定本品粉末 0.2508g（过三号筛），置具塞锥形瓶中，精密加入 70% 乙醇 7ml，称定重量，超声处理（功率 300W，频率 25kHz）45 分钟，放冷，再称定重量，用 70% 乙醇补足减失的重量，摇匀，滤过。精密量取续滤液 0.07ml，置 5ml 量瓶中，加甲醇至刻度，摇匀，即得。

对照品溶液的配制：

精密称定槐角苷对照品 15.53mg，置 10ml 容量瓶中加甲醇溶解并稀释至刻度，摇匀；精密量取 1.6ml 溶液，置于 50ml 量瓶中，加流动相稀释至刻度，摇匀，即得（每 1ml 溶液含槐角苷 50μg）。

【分析条件】

> **色谱柱**：Agilent ZORBAX SB–C18
>   4.6mm × 250mm，5μm
> **进样量**：10μl
> **检测波长**：260nm；**柱温**：28℃
> **流速**：1ml/min
> **流动相**：甲醇：乙腈：0.07% 磷酸溶液
>   =12：20：68
> **方法来源**：《中国药典》2020 年版一部

> **对照药材**：中国食品药品检定研究院
> **对照品**：上海诗丹德标准技术服务有限
>   公司
> **对照品含量**：槐角苷 98.5%
> **仪器**：Agilent 1200
> **配置**：四元梯度泵，在线脱气机，DAD
>   检测器，柱温箱，自动进样器

【分析色谱图】

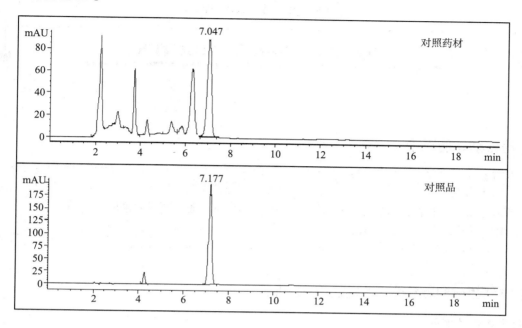

【分析结果】

对照品名称	保留时间	对称因子	理论板数	含量
槐角苷	7.2min	1.31	6129	5.9%

【注意事项】

- 根据操作条件的不同，出峰时间会有少许变化，但在同一仪器和相同操作条件下，RSD ≤ 2.0%；
- 对照品称量天平精度须达到十万分之一。

检测人员：费文静

审核人：钱勇

路路通（Lulutong）

（LIQUIDAMBARIS FRUCTUS）

【药材基本信息】

別名　九孔子
来源　金缕梅科植物枫香树 *Liquidambar formosana* Hance 的干燥成熟果序
功能　祛风活络，利水，通经

【对照药材提取和对照品溶液的配制】

对照药材的提取：

精密称定本品粉末（过三号筛）0.6283g，置具塞锥形瓶中，精密加入无水乙醇 20ml，称定重量，超声处理 15 分钟，放冷，再称定重量，用无水乙醇补足减失的重量，摇匀，滤过。精密量取续滤液 10ml，蒸干，残渣用无水乙醇溶解并转移至 2ml 量瓶中，加无水乙醇至刻度，摇匀，即得。

对照品溶液的配制：

精密称定路路通酸对照品 14.82mg，置棕色量瓶中，加无水乙醇制成每 1ml 含 0.296mg 的溶液，即得。

【分析条件】

色谱柱：Agilent ZORBAX SB-C18
　　　　　4.6mm×250mm，5μm
进样量：对照品 5μl、10μl；供试品 5μl
雾化温度：50℃；柱温：25℃
流速：1ml/min
流动相：甲醇:水:冰醋酸 =87：13：0.1
方法来源：《中国药典》2020 年版一部

对照药材：中国食品药品检定研究院
对照品：上海诗丹德标准技术服务有限公司
对照品含量：路路通酸 99.2%
仪器：Agilent 1200
配置：四元梯度泵，在线脱气机，ELSD，柱温箱，自动进样器

【分析色谱图】

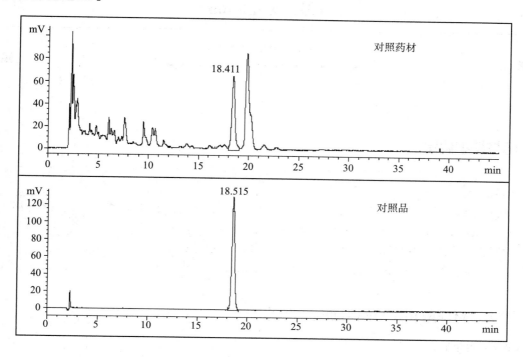

对照药材　18.411

对照品　18.515

【分析结果】

对照品名称	保留时间	对称因子	理论板数	含量
路路通酸	18.5min	0.79	7610	0.55%

【注意事项】

- 根据操作条件的不同，出峰时间会有少许变化，但在同一仪器和相同操作条件下，RSD ≤ 2.0%；
- 对照品称量天平精度须达到十万分之一。

检测人员：费文静

审核人：钱勇

蜂胶（Fengjiao）

（PROPOLIS）

【药材基本信息】

别名	无
来源	蜜蜂科昆虫意大利蜂 *Apis mellifera* L. 工蜂采集的植物树脂与其上颚腺、蜡腺等分泌物混合形成的具有黏性的固体胶状物
功能	补虚弱，化浊脂，止消渴；外用解毒消肿，收敛生肌

【对照药材提取和对照品溶液的配制】

对照药材的提取：

精密称定本品粉末（过二号筛）0.2710g，置具塞锥形瓶中，精密加入乙醇 25ml，密塞，冷浸 6 小时，并时时振摇，再静置 18 小时，滤过，精密量取续滤液 2ml，置 25ml 量瓶中，加乙醇至刻度，摇匀，滤过，取续滤液，即得。

对照品溶液的配制：

分别精密称定咖啡酸苯乙酯 11.41mg，加甲醇制成每 1ml 含咖啡酸苯乙酯 4.6μg 的溶液，摇匀，滤过，即得。

【分析条件】

色谱柱：Agilent ZORBAX Eclipse Plus C18
　　　　4.6mm × 250mm，5μm

进样量：10μl

检测波长：329nm；柱温：30℃

流速：1ml/min

流动相：A：甲醇，B：0.1% 磷酸溶液
　　　　0~65min，53%A；
　　　　65~65.5min，53%A~100%A；
　　　　65.5~70min，100%A；
　　　　70~70.5min，100%A~53%A；
　　　　70.5~82min，53%A

方法来源：《中国药典》2020 年版一部

对照药材：中国食品药品检定研究院

对照品：上海诗丹德标准技术服务有限公司

对照品含量：咖啡酸苯乙酯 99.0%

仪器：Agilent 1260

配置：四元梯度泵，在线脱气机，VWD 检测器，柱温箱，自动进样器

【分析色谱图】

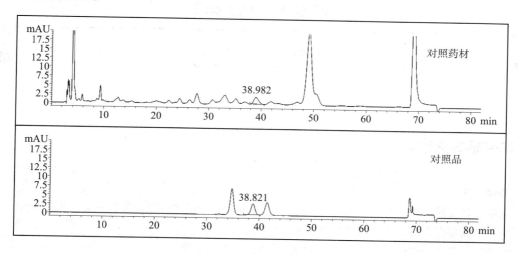

【分析结果】

对照品名称	保留时间	对称因子	理论板数	含量
咖啡酸苯乙酯	38.8min	1.05	12 020	0.38%

【注意事项】

● 根据操作条件的不同，出峰时间会有少许变化，但在同一仪器和相同操作条件下，RSD ≤ 2.0%；

● 对照品称量天平精度须达到十万分之一。

检测人员：管柔端

审核人：费文静

蜂胶（Fengjiao）

（PROPOLIS）

【药材基本信息】

别名	无
来源	蜜蜂科昆虫意大利蜂 *Apis mellifera* L．工蜂采集的植物树脂与其上颚腺、蜡腺等分泌物混合形成的具有黏性的固体胶状物
功能	补虚弱，化浊脂，止消渴；外用解毒消肿，收敛生肌

【对照药材提取和对照品溶液的配制】

对照药材的提取：

精密称定本品粉末（过二号筛）0.2710g，置具塞锥形瓶中，精密加入乙醇25ml，密塞，冷浸6小时，并时时振摇，再静置18小时，滤过，精密量取续滤液2ml，置25ml量瓶中，加乙醇至刻度，摇匀，滤过，取续滤液，即得。

对照品溶液的配制：

分别精密称定白杨素5.30mg、高良姜素10.11mg，加甲醇制成每1ml含白杨素10.6μg、高良姜素10.1μg的混合溶液，摇匀，滤过，即得。

【分析条件】

色谱柱：Agilent ZORBAX Eclipse Plus C18
    4.6mm×250mm，5μm

进样量：10μl

检测波长：270nm；柱温：30℃

流速：1ml/min

流动相：A：甲醇，B：0.1%磷酸溶液
    0~65min，53%A；
    65~65.5min，53%A~100%A；
    65.5~70min，100%A；
    70~70.5min，100%A~53%A；
    70.5~82min，53%A

方法来源：《中国药典》2020年版一部

对照药材：中国食品药品检定研究院

对照品：上海诗丹德标准技术服务有限公司

对照品含量：白杨素98.5%
    高良姜素98.5%

仪器：Agilent 1260

配置：四元梯度泵，在线脱气机，VWD检测器，柱温箱，自动进样器

【分析色谱图】

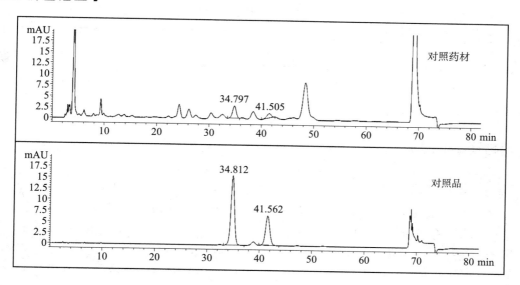

【分析结果】

对照品名称	保留时间	对称因子	理论板数	含量
白杨素	34.8min	0.99	12 382	0.21%
高良姜素	41.6min	0.98	11 993	0.17%

【注意事项】

● 根据操作条件的不同，出峰时间会有少许变化，但在同一仪器和相同操作条件下，RSD ≤ 2.0%；
● 对照品称量天平精度须达到十万分之一。

检测人员：管柔端
审核人：费文静

蜂胶（Fengjiao）

（PROPOLIS）

【药材基本信息】

别名	无
来源	蜜蜂科昆虫意大利蜂 *Apis mellifera* L. 工蜂采集的植物树脂与其上颚腺、蜡腺等分泌物混合形成的具有黏性的固体胶状物
功能	补虚弱，化浊脂，止消渴；外用解毒消肿，收敛生肌

【对照药材提取和对照品溶液的配制】

对照药材的提取：

精密称定本品粉末（过二号筛）0.2710g，置具塞锥形瓶中，精密加入乙醇25ml，密塞，冷浸6小时，并时时振摇，再静置18小时，滤过，精密量取续滤液2ml，置25ml量瓶中，加乙醇至刻度，摇匀，滤过，取续滤液，即得。

对照品溶液的配制：

精密称定乔松素11.42mg，加甲醇制成每1ml含10.0μg的溶液，摇匀，滤过，即得。

【分析条件】

色谱柱：Agilent ZORBAX SB-Aq
　　　　4.6mm×250mm，5μm

进样量：10μl

检测波长：289nm；柱温：30℃

流速：1ml/min

流动相：A：乙腈，B：0.1%磷酸溶液
　　　　0~55min，34%A；
　　　　55~55.5min，34%A~100%A；
　　　　55.5~60min，100%A；
　　　　60~60.5min，100%A~34%A；
　　　　60.5~72min，34%A

方法来源：《中国药典》2020年版一部

对照药材：中国食品药品检定研究院

对照品：上海诗丹德标准技术服务有限公司

对照品含量：乔松素99.5%

仪器：Agilent 1260

配置：四元梯度泵，在线脱气机，VWD检测器，柱温箱，自动进样器

【分析色谱图】

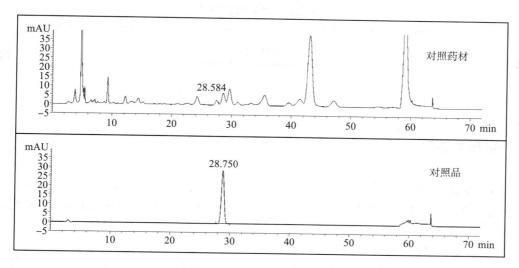

【分析结果】

对照品名称	保留时间	对称因子	理论板数	含量
乔松素	28.8min	1.02	17 049	0.20%

【注意事项】

- 根据操作条件的不同，出峰时间会有少许变化，但在同一仪器和相同操作条件下，RSD ≤ 2.0%；
- 对照品称量天平精度须达到十万分之一。

检测人员：管柔端

审核人：费文静

蜂蜜（Fengmi）

（MEL）

【药材基本信息】

别名	蜂糖、白蜜、食蜜等
来源	蜜蜂科昆虫中华蜜蜂 *Apis cerana* Fabricius 或意大利蜂 *Apis mellifera* Linnaeus 所酿的蜜
功能	补中，润燥，止痛，解毒；外用生肌敛疮

【对照药材提取和对照品溶液的配制】

对照药材的制备：

　　精密称定本品 1.0000g，置具塞锥形瓶中，精密加入 40% 乙腈 20ml，溶解，摇匀，取 2ml 溶液以 10 000r/min 离心 10 分钟后，滤过，取续滤液，即得。

对照品溶液的配制：

　　分别精密称定果糖对照品 1.0000g、葡萄糖对照品 0.8000g，置同一具塞锥形瓶中，精密加入 40% 乙腈 20ml，溶解，摇匀，作为果糖、葡萄糖对照品储备液。另精密称定蔗糖对照品 0.2000g、麦芽糖对照品 0.2000g，置同一具塞锥形瓶中，精密加入 40% 乙腈 10ml，溶解，摇匀，作为蔗糖、麦芽糖对照品储备液。分别量取果糖、葡萄糖对照品储备液和蔗糖、麦芽糖对照品储备液，加 40% 乙腈配成不同浓度的果糖、葡萄糖、蔗糖、麦芽糖混合对照品溶液，即得。

【分析条件】

色谱柱：Agilent ZORBAX NH₂ 4.6mm×250mm，5μm	对照药材：中国食品药品检定研究院

色谱柱：Agilent ZORBAX NH$_2$
　　　　4.6mm×250mm，5μm
进样量：15μl
示差检测器：35℃；柱温：30℃
流速：1ml/min
流动相：乙腈：水 =75：25
方法来源：《中国药典》2020 年版一部

对照药材：中国食品药品检定研究院
对照品：上海诗丹德标准技术服务有限公司
对照品含量：果糖 99.5%、葡萄糖 99.5%、蔗糖 99.5%、麦芽糖 99.5%
仪器：Agilent 1260 Infinity LC
配置：二元泵（G1312B），自动进样器（G7129A），柱温箱（G7130A），示差检测器（G1362A）

【分析色谱图】

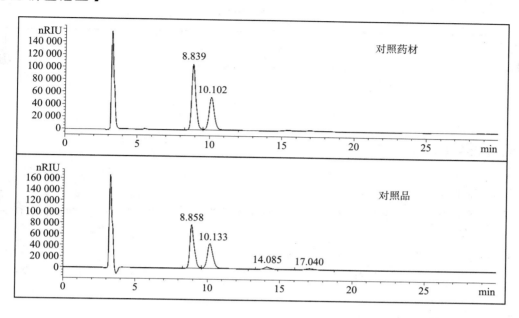

【分析结果】

对照品	保留时间	理论板数	线性范围	线性相关系数	含量
果糖	8.9min	4345	10~30mg/ml	0.999 96	38.38%
葡萄糖	10.1min	3359	8~24mg/ml	0.999 91	26.80%
蔗糖	14.1min	5407	0.5~6mg/ml	0.999 96	/
麦芽糖	17.0min	4321	0.5~6mg/ml	0.999 99	/

【注意事项】

- 根据操作条件的不同，出峰时间会有少许变化，但在同一仪器和相同操作条件下，RSD ≤ 2.0%；
- 对照品称量天平精度须达到十万分之一。

检测人员：杨新磊

审核人：费文静

蜂蜜（Fengmi）

（MEL）

【药材基本信息】

别名	蜂糖、白蜜、食蜜等
来源	蜜蜂科昆虫中华蜜蜂 *Apis cerana* Fabricius 或意大利蜂 *Apis mellifera* Linnaeus 所酿的蜜
功能	补中，润燥，止痛，解毒；外用生肌敛疮

【供试品溶液和对照品溶液的配制】

供试品溶液的制备：

精密称取本品 1.0000g，置烧杯中，加 10% 甲醇适量溶解，并分次转移至 50ml 量瓶中，精密加入鸟苷对照品溶液 1ml，加 10% 甲醇至刻度，摇匀，取 2ml 溶液以 10 000r/min 离心 10 分钟后，滤过，取续滤液，即得。

对照品溶液的制备：

取鸟苷对照品适量，精密称定，加 10% 甲醇制成每 1ml 含鸟苷 0.2mg 的溶液，即得。另取 5-羟甲基糠醛对照品适量，加 10% 甲醇制成每 1ml 含 4μg 的溶液，作为定位用。

【分析条件】

色谱柱：Agilent ZORBAX SB-C18 4.6mm×250mm，5μm	**对照药材**：中国食品药品检定研究院
进样量：10μl	**对照品**：上海诗丹德标准技术服务有限公司
检测波长 1：254nm（鸟苷）	**对照品含量**：鸟苷 99.5%　5-羟甲基糠醛 99.5%
检测波长 2：284nm（5-羟甲基糠醛）	**仪器**：Agilent 1260 Infinity LC
柱温：30℃	**配置**：四元泵（G1311B），自动进样器（G7129A），柱温箱（G7130A），二极管阵列检测器（G4212B）
流速：1ml/min	
流动相：乙腈∶0.1% 甲酸水溶液 =75∶25	
方法来源：《中国药典》2020 年版一部	

【分析色谱图】

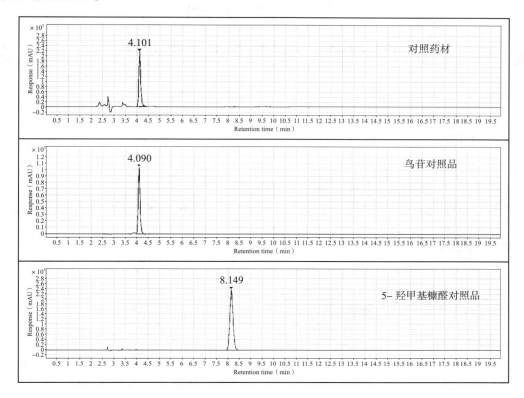

【分析结果】

对照品名称	保留时间	对称因子	理论板数	含量
鸟苷	4.09min	0.81	11 498	/
5-羟甲基糠醛	8.15min	0.84	16 437	/

【注意事项】

● 根据操作条件的不同，出峰时间会有少许变化，但在同一仪器和相同操作条件下，RSD ≤ 2.0%；

● 对照品称量天平精度须达到十万分之一。

检测人员：杨新磊

审核人：费文静

锦灯笼（Jindenglong）

（PHYSAILS CALYX SEU FRUCTUS）

【药材基本信息】

别名　金灯笼、酸浆果

来源　茄科植物酸浆 *Physalis alkekengi* L. var. *franchetii*（Mast.）Makino 的干燥宿萼或带果实的宿萼

功能　清热解毒，利咽化痰，利尿通淋

【对照药材提取和对照品溶液的配制】

对照药材的提取：

　　精密称定本品粉末约 0.4g，置锥形瓶中，精密加入 70% 甲醇 20ml，密塞，称定重量，超声处理 1 小时，放冷，再称定重量，用 70% 甲醇补足减失的重量，摇匀，滤过，取续滤液，即得。

对照品溶液的配制：

　　精密称定木犀草苷对照品 11.50mg 置 250ml 容量瓶中，加甲醇至刻度，摇匀，即得。

【分析条件】

色谱柱：Agilent ZORBAX Plus–C18
　　　　4.6mm×150mm，5μm
进样量：20μl
检测波长：350nm；柱温：30℃
流速：1ml/min
流动相：乙腈：0.2% 磷酸水溶液 =20：80
方法来源:《中国药典》2020 年版一部

对照药材：中国食品药品检定研究院
对照品：上海诗丹德标准技术服务有限公司
对照品含量：木犀草苷 98.5%
仪器：Agilent 1200
配置：四元梯度泵，在线脱气机，DAD 检测器，柱温箱，自动进样器

【分析色谱图】

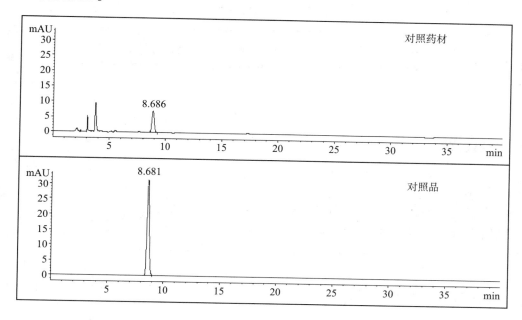

【分析结果】

对照品名称	保留时间	对称因子	理论板数	含量
木犀草苷	8.7min	0.92	8376	0.21%

【注意事项】

● 根据操作条件的不同，出峰时间会有少许变化；但在同一仪器和相同操作条件下，RSD ≤ 2.0%；

● 对照品称量天平精度须达到十万分之一。

检测人员：费文静

审核人：马双成

矮地茶（Aidicha）

（ARDISIAE JAPONICAE HERBA）

【药材基本信息】

> 别名　平地木、老勿大、不出林等
> 来源　紫金牛科植物紫金牛 *Ardisia japonica*（Thunb.）Blume 的干燥全草
> 功能　化痰止咳，清热利湿，活血化瘀

【对照药材提取和对照品溶液的配制】

对照药材的提取：

　　精密称定本品细粉 0.2036g，置具塞锥形瓶中，精密加入甲醇 20ml，称定重量，超声处理（功率 200W，频率 40kHz）40 分钟，放冷，再称定重量，用甲醇补足减失重量，摇匀，滤过，取续滤液，即得。

对照品溶液的配制：

　　精密称定岩白菜素对照品 10.73mg，置 25ml 量瓶中，用甲醇溶解，并稀释至刻度，精密量取 1ml 溶液，置于 10ml 量瓶中，加流动相稀释至刻度，制成每 1ml 含 42.8μg 的溶液，即得。

【分析条件】

色谱柱：Agilent ZORBAX SB–C18
　　　　　4.6mm×150mm，5μm
进样量：20μl
检测波长：275nm；柱温：28℃
流速：1ml/min
流动相：甲醇:水 =20：80
方法来源：《中国药典》2020 年版一部

对照药材：中国食品药品检定研究院
对照品：上海诗丹德标准技术服务有限
　　　　　公司
对照品含量：岩白菜素 98.5%
仪器：Agilent 1120
配置：二元梯度泵，在线脱气机，VWD
　　　　检测器，柱温箱，手动进样器

【分析色谱图】

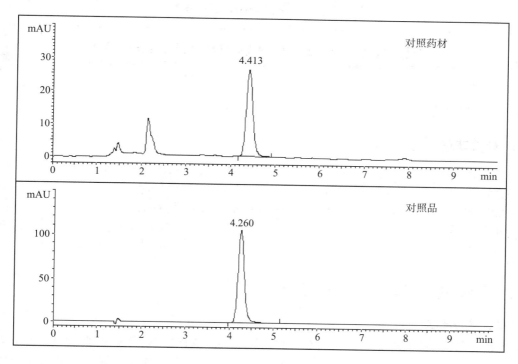

【分析结果】

对照品名称	保留时间	对称因子	理论板数	含量
岩白菜素	4.3min	1.15	4081	1.4%

【注意事项】

- 根据操作条件的不同，出峰时间会有少许变化，但在同一仪器和相同操作条件下，RSD ≤ 2.0%；
- 建议采用定量环定量，每次进样体积为定量环体积的两倍以上；
- 对照品称量天平精度须达到十万分之一。

检测人员：费文静

审核人：马双成

满山红（Manshanhong）

（RHODODENDRI DAURICI FOLIUM）

【药材基本信息】

别名	映山红、山石榴、山踯躅等
来源	杜鹃花科植物兴安杜鹃 *Rhododendron dauricum* L. 的干燥叶
功能	止咳祛痰

【对照药材提取和对照品溶液的配制】

对照药材的提取：

精密称定本品细粉 1.003g，置具塞锥形瓶中，精密加入 60% 甲醇 50ml，称定重量，超声处理（功率 250W，频率 33kHz）15 分钟，放冷，再称定重量，用 60% 甲醇补足减失的重量，滤过。精密量取续滤液 25ml，蒸干，残渣加 60% 甲醇溶液，转移至 5ml 量瓶中，加 60% 甲醇至刻度，即得。

对照品溶液的配制：

精密称定杜鹃素对照品 10.00mg，置 10ml 棕色容量瓶中，加甲醇使溶解并稀释至刻度，摇匀；精密量取 1.5ml，置 25ml 棕色容量瓶中，用流动相稀释至刻度，即得（每 1ml 溶液含杜鹃素 60μg）。

【分析条件】

色谱柱：Agilent Extend–C18 4.6mm×150mm，5μm	**对照药材**：中国食品药品检定研究院
进样量：20μl	**对照品**：上海诗丹德标准技术服务有限公司
检测波长：295nm；柱温：25℃	**对照品含量**：杜鹃素 98.5%
流速：1ml/min	**仪器**：Agilent 1120
流动相：甲醇:水 =60：40	**配置**：二元梯度泵，在线脱气机，VWD 检测器，柱温箱，手动进样器
方法来源：《中国药典》2020 年版一部	

【分析色谱图】

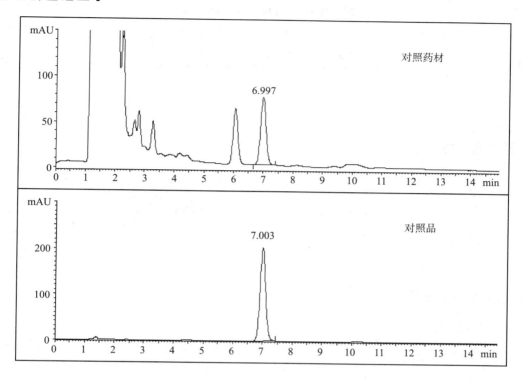

【分析结果】

对照品名称	保留时间	对称因子	理论板数	含量
杜鹃素	7.0min	1.08	6541	0.0087%

【注意事项】

- 根据操作条件的不同，出峰时间会有少许变化，但在同一仪器和相同操作条件下，RSD ≤ 2.0%；
- 建议采用定量环定量，每次进样体积为定量环体积的两倍以上；
- 对照品称量天平精度须达到十万分之一。

检测人员：丁慧

审核人：钱勇

滇鸡血藤（Dianjixueteng）

（KADSURAE CAULIS）

【药材基本信息】

> 别名　山鸡血藤、血藤、鸡血藤等
> 来源　木兰科植物内南五味子 *Kadsura interior* A. C. Smith 的干燥藤茎
> 功能　活血补血，调经止痛，舒筋通络

【对照药材提取和对照品溶液的配制】

对照药材的提取：

精密称定本品粉末（过三号筛）0.6191g，置具塞锥形瓶中，精密加入环己烷 50ml，称定重量，超声处理（功率 360W，频率 40kHz）50 分钟，放冷，再称定重量，用环己烷补足减失的重量，摇匀，滤过，精密量取续滤液 25ml，蒸干，残渣加甲醇溶解，转移至 5ml 量瓶中，加甲醇至刻度，摇匀，滤过，取续滤液，即得。

对照品溶液的配制：

精密称定异型南五味子丁素对照品 6.32mg，置 10ml 量瓶中，加甲醇溶解并稀释至刻度，摇匀；精密吸取上述溶液 1ml，用甲醇稀释 20 倍，即得。

【分析条件】

> 色谱柱：Agilent Extend-C18
> 　　　　4.6mm×150mm，5μm
> 进样量：10μl
> 检测波长：230nm；柱温：25℃
> 流速：1ml/min
> 流动相：甲醇∶乙腈∶水 =10∶48∶42
> 方法来源：《中国药典》2020 年版一部

> 对照药材：中国食品药品检定研究院
> 对照品：上海诗丹德标准技术服务有限公司
> 对照品含量：异型南五味子丁素 98.0%
> 仪器：Agilent 1260
> 配置：四元梯度泵，在线脱气机，DAD 检测器，柱温箱，自动进样器

【分析色谱图】

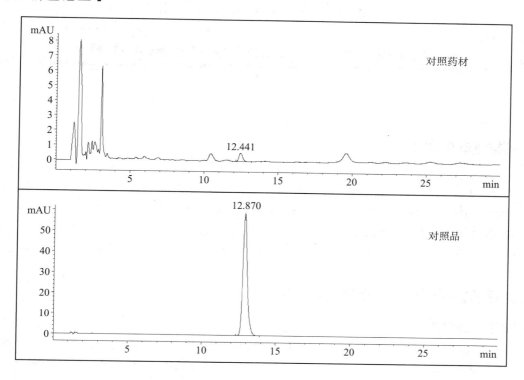

【分析结果】

对照品名称	保留时间	对称因子	理论板数	含量
异型南五味子丁素	12.9min	0.78	9393	0.000 44%

【注意事项】

- 根据操作条件的不同，出峰时间会有少许变化，但在同一仪器和相同操作条件下，RSD ≤ 2.0%；
- 对照品称量天平精度须达到十万分之一。

检测人员：费文静

审核人：马双成

裸花紫珠（Luohuazizhu）

（CALLICARPAE NUDIFLORAE FOLIUM）

【药材基本信息】

> 别名　无
>
> 来源　马鞭草科植物裸花紫珠 *Callicarpa nudiflora* Hook. et Arn. 的干燥叶
>
> 功能　消炎，解肿毒，化湿浊，止血

【对照药材提取和对照品溶液的配制】

对照药材的提取：

取本品粉末（过四号筛）约 1.0008g，精密称定，置具塞锥形瓶中，精密加入 70% 甲醇 50ml，称定重量，超声处理（功率 500W，频率 40kHz）40 分钟，放冷，再称定重量，用 70% 甲醇补足减失的重量，摇匀，滤过，取续滤液，作为木犀草苷供试品溶液。另精密量取续滤液 5ml，置 50ml 量瓶中，加 70% 甲醇稀释至刻度，摇匀，作为毛蕊花糖苷供试品溶液。

对照品溶液的配制：

分别取木犀草苷对照品、毛蕊花糖苷对照品 1.925mg、4.075mg，精密称定，分别加 70% 甲醇制成每 1ml 各含木犀草苷 19.25μg、毛蕊花糖苷 40.75μg 的溶液，即得。

【分析条件】

色谱柱：Agilent ZORBAX Extend–C18
　　　　　4.6mm × 250mm，5μm

进样量：10μl

检测波长：350nm，330nm；**柱温**：35℃

流速：1.0ml/min

流动相：乙腈：0.1% 甲酸
　　　　　0~50min，14% 乙腈；
　　　　　50~51min，14%~80% 乙腈；
　　　　　51~61min，80% 乙腈

方法来源：《中国药典》2020 年版一部

对照药材：中国食品药品检定研究院

对照品：上海诗丹德标准技术服务有限
　　　　　公司

对照品含量：木犀草苷 98.1%
　　　　　　　毛蕊花糖苷 96.6%

仪器：Agilent 1260

配置：四元梯度泵，在线脱气机，DAD
　　　　检测器，柱温箱，自动进样器

【分析色谱图】

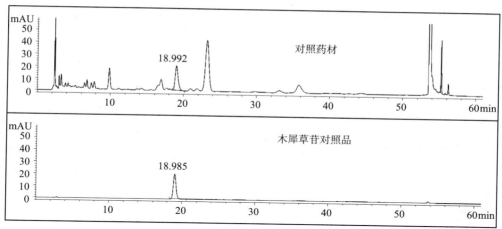

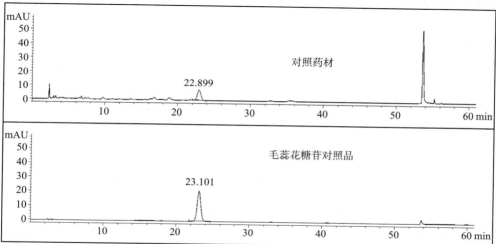

【分析结果】

对照品名称	保留时间	对称因子	理论板数	含量
木犀草苷	19.0min	0.85	12 317	0.099%
毛蕊花糖苷	23.1min	0.98	10 326	0.65%

【注意事项】

- 根据操作条件的不同，出峰时间会有少许变化，但在同一仪器和相同操作条件下，RSD ≤ 2.0%；
- 建议采用定量环定量，每次进样体积为定量环体积的两倍以上；
- 对照品称量天平精度须达到十万分之一。

检测人员：张明

审核人：诸晨

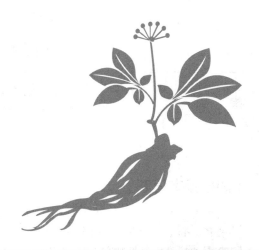

十 四 画

蔓蓼楤槟酸豨罂辣漏

蔓荆子（Manjingzi）

（VITICIS FRUCTUS）

【药材基本信息】

别名 荆条子、京子、白布荆

来源 马鞭草科植物单叶蔓荆 *Vitex trifolia* L. var. *simplicifolia* Cham. 或蔓荆 *Vitex trifolia* L. 的干燥成熟果实

功能 疏散风热，清利头目

【对照药材提取和对照品溶液的配制】

对照药材的提取：

精密称定本品粉末（过三号筛）2.0075g，置具塞锥形瓶中，精密加入甲醇 50ml，称定重量，加热回流 1 小时，放冷，再称定重量，用甲醇补足减失的重量，摇匀，滤过，取续滤液，即得。

对照品溶液的配制：

精密称定蔓荆子黄素对照品 13.01mg，置 25ml 量瓶中，加甲醇溶解，并稀释至刻度，摇匀，精密量取 1ml，置 10ml 量瓶中，加甲醇至刻度，摇匀，即得（每 1ml 含蔓荆子黄素 52μg）。

【分析条件】

色谱柱：Agilent Eclipse Plus
　　　　4.6mm × 150mm，5μm

进样量：20μl

检测波长：258nm；**柱温**：26℃

流速：1ml/min

流动相：甲醇：0.4% 磷酸溶液 =60：40

方法来源：《中国药典》2020 年版一部

对照药材：中国食品药品检定研究院

对照品：上海诗丹德标准技术服务有限公司

对照品含量：蔓荆子黄素 98.5%

仪器：Agilent 1120

配置：二元梯度泵，在线脱气机，VWD 检测器，柱温箱，手动进样器

【分析色谱图】

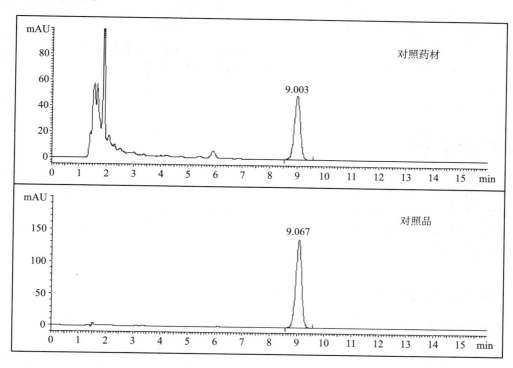

【分析结果】

对照品名称	保留时间	对称因子	理论板数	含量
蔓荆子黄素	9.1min	0.97	8075	0.18%

【注意事项】

- 根据操作条件的不同，出峰时间会有少许变化，但在同一仪器和相同操作条件下，RSD ≤ 2.0%；
- 建议采用定量环定量，每次进样体积为定量环体积的两倍以上；
- 对照品称量天平精度须达到十万分之一。

检测人员：丁慧

审核人：马双成

蓼大青叶（Liaodaqingye）

（POLYGONI TINCTORII FOLIUM）

【 药材基本信息 】

> **别名** 染青草、靛青叶、蓝叶等
> **来源** 蓼科植物蓼蓝 *Polygonum tinctorium* Ait. 的干燥叶
> **功能** 清热解毒，凉血消斑

【 对照药材提取和对照品溶液的配制 】

对照药材的提取：

    精密称定本品细粉 0.3620g，置 25ml 量瓶中，加 2% 水合氯醛的三氯甲烷溶液约 20ml，超声处理（功率 250W，频率 33kHz）1.5 小时，取出，放冷，加 2% 水合氯醛的三氯甲烷溶液至刻度，摇匀，滤过，取续滤液，即得。

对照品溶液的配制：

    精密称定靛蓝对照品 1.81mg，置 100ml 量瓶中，加 2% 水合氯醛的三氯甲烷溶液（取水合氯醛，置硅胶干燥器中放置 24 小时，称取 2.0g，加三氯甲烷至 100ml，放置，出现浑浊，以无水硫酸钠脱水，滤过，即得）约 80ml，超声处理（功率 250W，频率 33kHz）1.5 小时，取出，放冷至室温，加 2% 水合氯醛的三氯甲烷溶液至刻度，摇匀，即得（每 1ml 中含靛蓝 18μg）。

【 分析条件 】

> **色谱柱：** Agilent ZORBAX SB-C18
>   4.6mm×250mm，5μm
> **进样量：** 20μl
> **检测波长：** 604nm；**柱温：** 28℃
> **流速：** 1ml/min
> **流动相：** 甲醇∶水 =60∶40
> **方法来源：**《中国药典》2020 年版一部

> **对照药材：** 中国食品药品检定研究院
> **对照品：** 上海诗丹德标准技术服务有限公司
> **对照品含量：** 靛蓝 98.0%
> **仪器：** Agilent 1200
> **配置：** 四元梯度泵，在线脱气机，DAD 检测器，柱温箱，自动进样器

【分析色谱图】

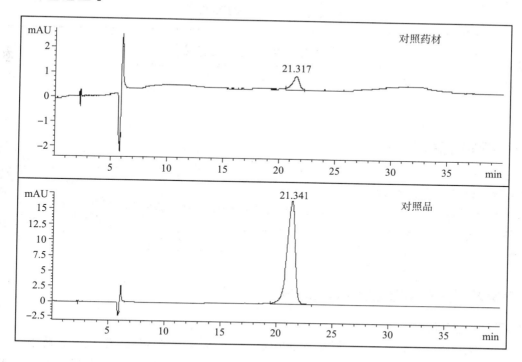

【分析结果】

对照品名称	保留时间	对称因子	理论板数	含量
靛蓝	21.3min	0.88	3800	0.035%

【注意事项】

● 根据操作条件的不同，出峰时间会有少许变化；但在同一仪器和相同操作条件下，RSD ≤ 2.0%；

● 对照品称量天平精度须达到十万分之一；

● 2% 水合氯醛的三氯甲烷溶液的配制：取水合氯醛，置硅胶干燥器中 24 小时，精密称定 2.0g，加三氯甲烷至 100ml，出现混浊，以无水硫酸钠脱水，滤过，即得。

检测人员：许纪锋

审核人：马双成

榼藤子（Ketengzi）

（ENTADAE SEMEN）

【药材基本信息】

别名	象豆、合子、眼镜豆
来源	豆科植物榼藤子 *Entada phaseoloides*（Linn.）Merr. 的干燥成熟种子
功能	补气补血，健胃消食，除风止痛，强筋硬骨

【对照药材提取和对照品溶液的配制】

对照药材的提取：

取本品种仁粉末（过三号筛）0.2001g，精密称定，置具塞锥形瓶中，精密加入50%甲醇20ml，称定重量，超声处理（功率750W，频率55kHz）30分钟，放冷，再称定重量，用50%甲醇补足减失的重量，摇匀，滤过，取续滤液，即得。

对照品溶液的配制：

分别取榼藤子苷对照品、榼藤酰胺 $A-\beta-D-$吡喃葡萄糖苷对照品 5.059mg、2.343mg，精密称定，加50%甲醇制成每1ml含榼藤子苷 0.5059mg、榼藤酰胺 $A-\beta-D-$吡喃葡萄糖苷 23.43μg 的溶液，即得。

【分析条件】

色谱柱：Agilent ZORBAX SB-C18
        4.6mm × 250mm，5μm
进样量：10μl
检测波长：280nm；**柱温**：30℃
流速：1.0ml/min
流动相：甲醇：0.1% 甲酸溶液
        0~20min，5%~18% 甲醇
方法来源：《中国药典》2020 年版一部

对照药材：中国食品药品检定研究院
对照品：上海诗丹德标准技术服务有限公司
对照品含量：榼藤子苷 97.5%
        榼藤酰胺 $A-\beta-D-$吡喃葡萄糖苷 94.3%
仪器：Agilent 1260
配置：四元梯度泵，在线脱气机，DAD检测器，柱温箱，自动进样器

【分析色谱图】

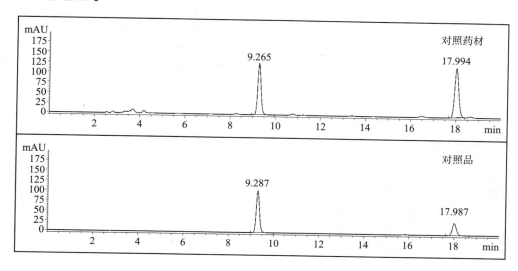

【分析结果】

对照品名称	保留时间	对称因子	理论板数	含量
榼藤子苷	9.3min	0.86	20 332	6.1%
榼藤酰胺 $A-\beta-D-$吡喃葡萄糖苷	18.0min	0.89	47 335	0.89%

【注意事项】

- 根据操作条件的不同，出峰时间会有少许变化，但在同一仪器和相同操作条件下，RSD ≤ 2.0%；
- 建议采用定量环定量，每次进样体积为定量环体积的两倍以上；
- 对照品称量天平精度须达到十万分之一。

检测人员：张耿菊

审核人：诸晨

槟榔（Binglang）

（ARECAE SEMEN）

【药材基本信息】

> **别名**　大腹子、橄榄子、大腹槟榔
>
> **来源**　棕榈科植物槟榔 *Areca catechu* L. 的干燥成熟种子
>
> **功能**　杀虫，消积，行气，利水，截疟

【对照药材提取和对照品溶液的配制】

对照药材的提取：

　　精密称定本品粉末 0.3120g，置具塞锥形瓶中，加乙醚 50ml，再加碳酸盐缓冲液 3ml，放置 230 分钟，时时摇振，加热回流 30 分钟，取乙醚液，加入盛有磷酸溶液 1ml 的蒸发皿中，残渣加乙醚加热回流 2 次，每次 15 分钟，合并乙醚液置同一蒸发皿中，挥去乙醚，残渣加 50% 乙腈溶液溶解，转移至 25ml 容量瓶中，加 50% 乙腈至刻度，滤过，取续滤液，即得。

对照品溶液的配制：

　　精密称定氢溴酸槟榔碱对照品适量，加流动相稀释成每 1ml 含 0.1mg 的溶液，即得。

【分析条件】

色谱柱：Sepax HP-SCX
　　　　　　4.6mm×250mm，5μm
进样量：10μl
检测波长：215nm；柱温：40℃
流速：0.5ml/min
流动相：乙腈：磷酸溶液（2→1000，浓氨试液调节 pH 值至 3.8）=62：38
方法来源：《中国药典》2020 年版一部

对照药材：中国食品药品检定研究院
对照品：上海诗丹德标准技术服务有限公司
对照品含量：氢溴酸槟榔碱 98.0%
仪器：Agilent 1200
配置：四元梯度泵，在线脱气机，DAD 检测器，柱温箱，自动进样器

【分析色谱图】

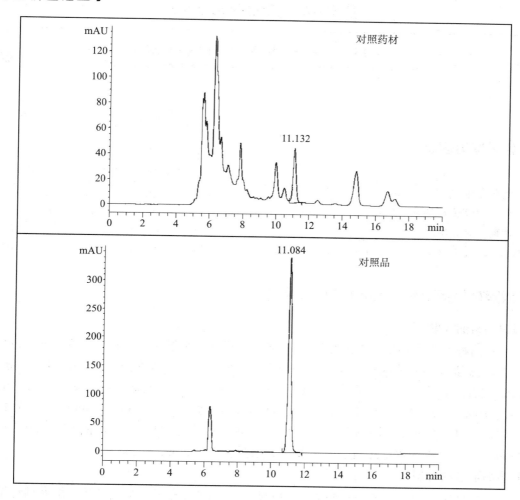

【分析结果】

对照品名称	保留时间	对称因子	理论板数	含量
氢溴酸槟榔碱	11.1min	0.95	19 075	0.21%

【注意事项】

● 根据操作条件的不同，出峰时间会有少许变化，但在同一仪器和相同操作条件下，RSD ≤ 2.0%；

● 对照品称量天平精度须达到十万分之一。

检测人员：费文静

审核人：钱勇

焦槟榔（Jiaobinglang）

（ARECAE SEMEN TOSTUM）

【药材基本信息】

别名 无
来源 槟榔的炮制加工品
功能 消食导滞

【对照药材提取和对照品溶液的配制】

对照药材的提取：

精密称定本品粉末（过五号筛）0.3430g，置具塞锥形瓶中，精密加入乙醚 50ml，再加碳酸盐缓冲液（取碳酸钠 1.91g 和碳酸氢钠 0.56g，加水使溶解成 100ml，即得）3ml，放置 30 分钟，时时振摇；加热回流 30 分钟，分取乙醚液，加入盛有磷酸溶液（5→1000）1ml 的蒸发皿中；残渣加乙醚加热回流提取 2 次（30ml、20ml），每次 15 分钟，合并乙醚液置同一蒸发皿中，挥去乙醚，残渣加 50% 乙腈溶液溶解，转移至 25ml 量瓶中，加 50% 乙腈至刻度；摇匀，滤过，取续滤液，即得。

对照品溶液的配制：

精密称定氢溴酸槟榔碱对照品 12.50mg，置 25ml 量瓶内，加流动相溶解并稀释至刻度，摇匀，取上述溶液适量加流动相稀释 5 倍，即得（槟榔碱重量 = 氢溴酸槟榔碱重量 /1.5214）。

【分析条件】

色谱柱： Sepax HP–SCX
  4.6mm × 250mm，5μm
进样量： 10μl
检测波长： 215nm；柱温：40℃
流速： 0.5ml/min
流动相： 乙腈：磷酸溶液（2→1000，浓
  氨试液调节 pH 值至 3.8）=55：45
方法来源：《中国药典》2020 年版一部

对照药材： 中国食品药品检定研究院
对照品： 上海诗丹德标准技术服务有限
  公司
对照品含量： 氢溴酸槟榔碱 98.0%
仪器： Agilent 1200
配置： 四元梯度泵，在线脱气机，DAD
  检测器，柱温箱，自动进样

【分析色谱图】

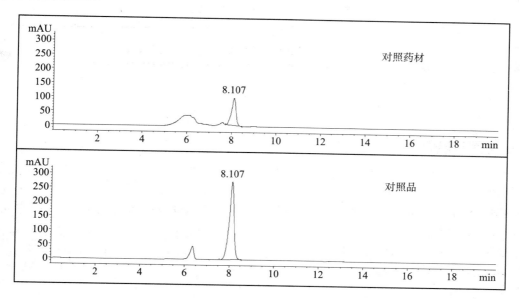

【分析结果】

对照品名称	保留时间	对称因子	理论板数	含量
槟榔碱（以氢溴酸槟榔碱计）	8.1min	1.39	8354	0.16%

【注意事项】

● 根据操作条件的不同，出峰时间会有少许变化，但在同一仪器和相同操作条件下，RSD ≤ 2.0%；

● 对照品称量天平精度须达到十万分之一。

检测人员：诸晨

审核人：安蓉

酸枣仁（Suanzaoren）

（ZIZIPHI SPINOSAE SEMEN）

【药材基本信息】

> **别名** 枣仁、山枣、酸枣核
>
> **来源** 鼠李科植物酸枣 *Ziziphus jujuba* Mill. var. *spinosa*（Bunge）Hu ex H. F. Chou 的干燥成
> 熟种子
>
> **功能** 养心补肝，宁心安神，敛汗，生津

【对照药材提取和对照品溶液的配制】

对照药材的提取：

　　精密称定本品粉末（过三号筛）0.5075g，置索氏提取器中，加石油醚（60~90℃）适量，加热回流 4 小时，弃去石油醚液，药渣挥去溶剂，转移至锥形瓶中，加入 70% 乙醇 20ml，加热回流 2 小时，滤过，滤渣用 70% 乙醇 5ml 洗涤，合并洗液与滤液，回收溶剂至干，残渣加甲醇溶解，转移至 5ml 量瓶中，加甲醇至刻度，摇匀，滤过，取续滤液，即得。

对照品溶液的配制：

　　精密称定斯皮诺素对照品 10.50mg，置 25ml 量瓶中加甲醇定容，摇匀；取上述溶液，加 80% 甲醇精密稀释 2 倍，即得。

【分析条件】

> **色谱柱**：Agilent ZORBAX Eclipse Plus C18
> 　　　　　4.6mm × 250mm，5μm
> **进样量**：10μl
> **检测波长**：335nm；**柱温**：25℃
> **流速**：1ml/min
> **流动相**：A：乙腈，B 水
> 　　　　　0~10min，12%A~19%A；
> 　　　　　10~16min，19%A~20%A；
> 　　　　　16~22min，20%A~100%A；
> 　　　　　22~30min，100%A
> **方法来源**：《中国药典》2020 年版一部

> **对照药材**：中国食品药品检定研究院
> **对照品**：上海诗丹德标准技术服务有限
> 　　　　　公司
> **对照品含量**：斯皮诺素 98.0%
> **仪器**：Agilent 1260
> **配置**：四元梯度泵，在线脱气机，DAD
> 　　　　检测器，柱温箱，自动进样器

【分析色谱图】

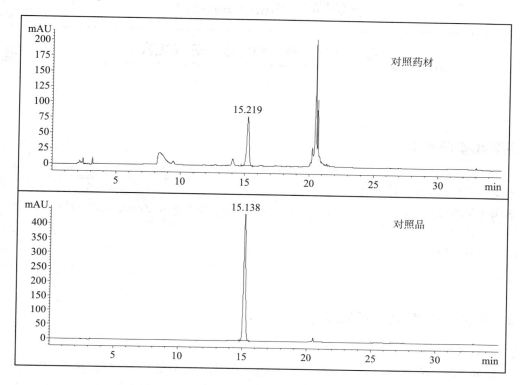

【分析结果】

对照品名称	保留时间	对称因子	理论板数	含量
斯皮诺素	15.1min	0.99	42 471	0.063%

【注意事项】

● 根据操作条件的不同，出峰时间会有少许变化，但在同一仪器和相同操作条件下，RSD ≤ 2.0%；

● 对照品称量天平精度须达到十万分之一。

检测人员：丁慧

审核人：安蓉

酸枣仁（Suanzaoren）

（ZIZIPHI SPINOSAE SEMEN）

【药材基本信息】

> **别名**　枣仁、山枣、酸枣核
>
> **来源**　鼠李科植物酸枣 *Ziziphus jujuba* Mill. var. *spinosa*（Bunge）Hu ex H. F. Cho 的干燥成熟种子
>
> **功能**　养心补肝，宁心安神，敛汗生津

【对照药材提取和对照品溶液的配制】

对照药材的提取：

　　精密称定本品粉末（过三号筛）0.5075g，置索氏提取器中，加石油醚（60~90℃）适量，加热回流 4 小时，弃去石油醚液，药渣挥去溶剂，转移至锥形瓶中，加入 70% 乙醇 20ml，加热回流 2 小时，滤过，滤渣用 70% 乙醇 5ml 洗涤，合并洗液与滤液，回收溶剂至干，残渣加甲醇溶解，转移至 5ml 量瓶中，加甲醇至刻度，摇匀，滤过，取续滤液，即得。

对照品溶液的配制：

　　精密称定酸枣仁皂苷 A 对照品 14.25mg，置 25ml 量瓶中加甲醇定容，摇匀；取上述溶液，加 80% 甲醇精密稀释 5 倍，即得。

【分析条件】

色谱柱： Agilent ZORBAX Eclipse Plus C18
　　　　　 4.6mm × 250mm，5μm
进样量： 对照品 5μl、20μl；供试品 10μl
检测器： ELSD
雾化温度： 65℃；**柱温：** 25℃
流速： 1ml/min
流动相： A：乙腈，B 水
　　　　　 0~15min，20%A~40%A；
　　　　　 15~28min，40%A；
　　　　　 28~30min，40%A~70%A；
　　　　　 20~32min，70%A~100%A
方法来源：《中国药典》2020 年版一部

对照药材： 中国食品药品检定研究院
对照品： 上海诗丹德标准技术服务有限
　　　　　 公司
对照品含量： 酸枣仁皂苷 A 98.0%
仪器： Agilent 1260
配置： 四元梯度泵，在线脱气机，ELSD
　　　　 检测器，柱温箱，自动进样器

【分析色谱图】

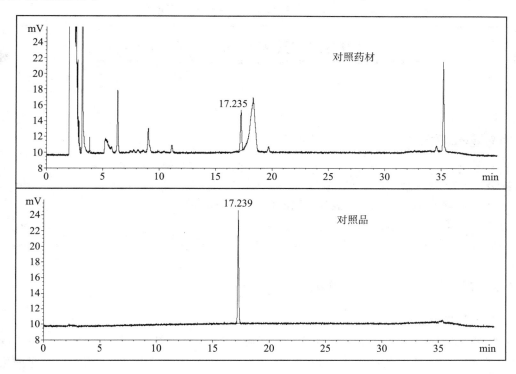

【分析结果】

对照品名称	保留时间	对称因子	理论板数	含量
酸枣仁皂苷 A	17.2min	0.97	141 913	0.063%

【注意事项】

● 根据操作条件的不同，出峰时间会有少许变化，但在同一仪器和相同操作条件下，RSD ≤ 2.0%；

● 对照品称量天平精度须达到十万分之一。

检测人员：丁慧

审核人：安蓉

豨莶草（豨莶）（Xixiancao）

（SIEGESBECKIAE HERBA）

【药材基本信息】

別名　黏金强子、黏不扎、面苍狼
来源　菊科植物豨莶 *Siegesbeckia orientalis* L. 的干燥地上部分
功能　祛风湿，利关节，解毒

【对照药材提取和对照品溶液的配制】

对照药材的提取：

　　精密称定豨莶草对照药材粉末（过三号筛）0.9609g，置具塞锥形瓶中，精密加入甲醇 50ml，密塞，称定重量，加热回流 5 小时，放冷，再称定重量，用甲醇补足减失的重量，摇匀，滤过，取续滤液，即得。

对照品溶液的配制：

　　精密称定奇壬醇对照品适量，加甲醇制成每 1ml 含 19.98μg 的溶液，即得。

【分析条件】

色谱柱：Agilent ZORBAX SB–C18
　　　　4.6mm×250mm，5μm
进样量：10μl
检测波长：215nm；柱温：35℃
流速：1ml/min
流动相：A：水，B：乙腈
　　　　0~5min，5%B~23%B；
　　　　5~40min，23%B；
　　　　40~43min，23%B~100%B；
　　　　43~48min，100%B；
　　　　48~49min，100%~5%B
方法来源：Agilent 科技结合《中国药典》
　　　　　2020 年版一部改进

对照药材：中国食品药品检定研究院
对照品：上海诗丹德标准技术服务有限
　　　　公司
对照品含量：奇壬醇 98.5%
仪器：Agilent 1200
配置：四元梯度泵，在线脱气机，DAD
　　　检测器，柱温箱，自动进样器

【分析色谱图】

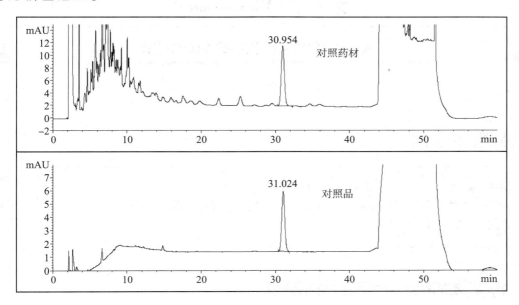

【分析结果】

对照品名称	保留时间	对称因子	理论板数	含量
奇壬醇	31.0min	1.06	29 083	0.23%

【注意事项】

- 药典原始方法进样量为 20μl，但溶剂效应太明显，峰形严重前延，后改进样量为 10μl，峰形对称；
- 根据操作条件的不同，出峰时间会有少许变化，但在同一仪器和相同操作条件下，RSD ≤ 2.0%；
- 由于目标峰吸收小，因此调大了目标峰的比例；
- 对照品称量天平精度须达到十万分之一。

检测人员：杨新磊

审核人：安蓉

罂粟壳（Yingsuqiao）

（PAPAVERIS PERICARPIUM）

【药材基本信息】

别名	御米壳、米囊皮、米罂皮等
来源	罂粟科植物罂粟 *Papaver somniferum* L. 的干燥成熟果壳
功能	敛肺，涩肠，止痛

【对照药材提取和对照品溶液的配制】

对照药材的提取：

精密称定本品粉末（过三号筛）0.5000g，置 50ml 量瓶中，精密加入含 5% 醋酸的 20% 甲醇溶液 25ml，密塞，称定重量，超声处理（功率 250W，频率 20kHz）30 分钟，取出，放冷，再称定重量，用含 5% 醋酸的 20% 甲醇溶液补足减失的重量，摇匀，静置，取上清液，即得。

对照品溶液的配制：

精密称定经 105℃ 干燥恒重的吗啡对照品 7.72mg，置 10ml 棕色量瓶中，用含 5% 醋酸的 20% 甲醇溶液定容；精密吸取上述溶液 0.3ml，置 10ml 棕色量瓶中，用含 5% 醋酸的 20% 甲醇溶液定容，制成每 1ml 含 23.1μg 的溶液，即得。

【分析条件】

色谱柱：Agilent Extend–C18
　　　　　　4.6mm × 250mm，5μm

进样量：20μl

检测波长：230nm；**柱温**：28℃

流速：1ml/min

流动相：乙腈：0.01mol/L 磷酸氢二钾溶液
　　　　　　=16：84

方法来源：诗丹德结合《中国药典》2020
　　　　　　年版一部改进

对照药材：中国食品药品检定研究院

对照品：中国食品药品检定研究院

对照品含量：吗啡 99.0%

仪器：Agilent 1120

配置：二元梯度泵，在线脱气机，VWD
　　　　检测器，柱温箱，手动进样器

【分析色谱图】

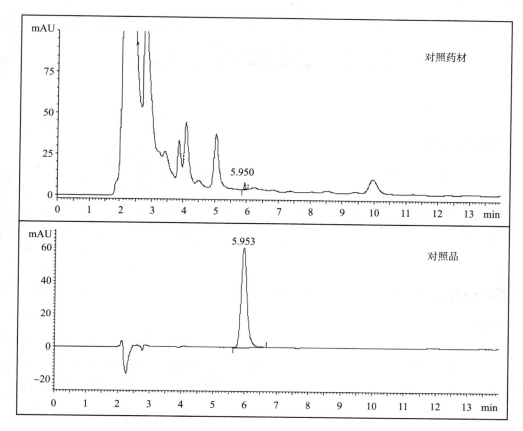

【分析结果】

对照品名称	保留时间	对称因子	理论板数	含量
吗啡	6.0min	1.27	5095	0.000 36%

【注意事项】

● 根据操作条件的不同，出峰时间会有少许变化，但在同一仪器和相同操作条件下，RSD ≤ 2.0%；

● 建议采用定量环定量，每次进样体积为定量环体积的两倍以上；

● 对照品称量天平精度须达到十万分之一。

检测人员：丁慧

审核人：钱勇

辣椒（Lajiao）

（CAPSICI FRUCTUS）

【药材基本信息】

> **别名** 番椒、辣茄、辣虎等
> **来源** 茄科植物辣椒 *Capsicum annuum* L. 或其栽培变种的干燥成熟果实
> **功能** 温中散寒，开胃消食

【对照药材提取和对照品溶液的配制】

对照药材的提取：

精密称定本品粗粉 0.4986g，置具塞锥形瓶中，精密加入甲醇–四氢呋喃（1：1）混合溶液 25ml，密塞，称定重量，超声处理（功率 250W，频率 35kHz）30 分钟，放冷，再称定重量，用甲醇–四氢呋喃（1：1）混合溶液补足减失的重量，摇匀，滤过，取续滤液，即得。

对照品溶液的配制：

精密称定辣椒素对照品 7.31mg，置 10ml 量瓶中，加甲醇溶解并稀释至刻度，摇匀；精密吸取上述溶液 1ml，用甲醇稀释 15 倍，即得。

精密称定二氢辣椒素对照品 10.63mg，置 25ml 量瓶中，加甲醇溶解并稀释至刻度，摇匀；精密吸取上述溶液 1ml，用甲醇稀释 20 倍，即得。

【分析条件】

色谱柱： Agilent Extend–C18
4.6mm × 150mm，5μm
进样量： 10μl
检测波长： 280nm；**柱温：** 40℃
流速： 1ml/min
流动相： 甲醇：水 =60：40
方法来源：《中国药典》2020 年版一部

对照药材： 中国食品药品检定研究院
对照品： 上海诗丹德标准技术服务有限公司
对照品含量： 辣椒素 98.0%
二氢辣椒素 98.0%
仪器： Agilent 1260
配置： 四元梯度泵，在线脱气机，DAD检测器，柱温箱，自动进样器

【分析色谱图】

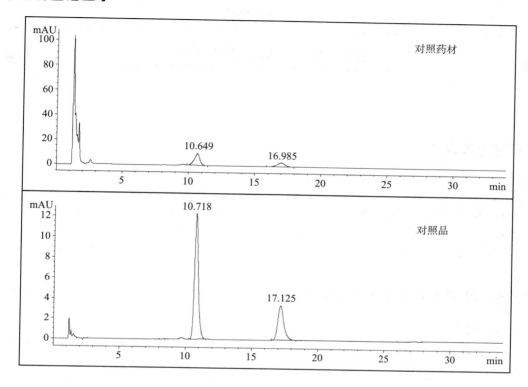

【分析结果】

对照品名称	保留时间	对称因子	理论板数	含量
辣椒素	10.7min	0.76	6914	0.27%
二氢辣椒素	17.1min	0.74	7458	0.12%

【注意事项】

- 根据操作条件的不同，出峰时间会有少许变化，但在同一仪器和相同操作条件下，RSD ≤ 2.0%；
- 对照品称量天平精度须达到十万分之一。

检测人员：费文静

审核人：马双成

漏芦（Loulu）

（RHAPONTICI RADIX）

【药材基本信息】

别名	狼头花
来源	菊科植物祁州漏芦 *Rhaponticum uniflorum*（L.）DC. 的干燥根
功能	清热解毒，消痈，下乳，舒筋通脉

【对照药材提取和对照品溶液的配制】

对照药材的提取：

精密称定本品粉末（过三号筛）1.0325g，精密加入 30% 甲醇 20ml，称定重量，加热回流 1 小时，放冷，再称定重量，用 30% 甲醇补足减失的重量，摇匀，滤过，取续滤液，即得。

对照品溶液的配制：

精密称定 β-蜕皮甾酮对照品 15.00mg，置 10ml 容量瓶中，用甲醇定容至刻度。再精密吸取上述溶液 1ml，用甲醇精密稀释 50 倍，即得。

【分析条件】

色谱柱：Agilent ZORBAX Plus-C18 　　　　4.6mm × 250mm，5μm	对照药材：中国食品药品检定研究院
进样量：10μl	对照品：上海诗丹德标准技术服务有限公司
检测波长：247nm；柱温：30℃	对照品含量：β-蜕皮甾酮 98.5%
流速：1ml/min	仪器：Agilent 1200
流动相：甲醇：水 =31：69	配置：四元梯度泵，在线脱气机，DAD检测器，柱温箱，自动进样器
方法来源：《中国药典》2020 年版一部	

【分析色谱图】

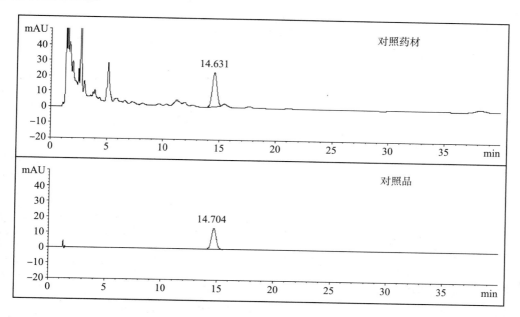

【分析结果】

对照品名称	保留时间	对称因子	理论板数	含量
β-蜕皮甾酮	14.7min	0.94	5588	0.091%

【注意事项】

- 根据操作条件的不同，出峰时间会有少许变化，但在同一仪器和相同操作条件下，RSD ≤ 2.0%；
- 对照品称量天平精度须达到十万分之一。

检测人员：诸晨

审核人：马双成

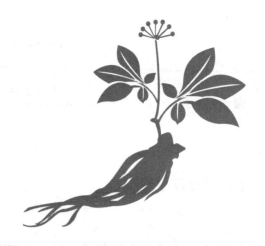

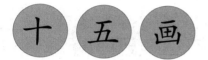

槲 暴 墨

槲寄生（Hujisheng）

（VISCI HERBA）

【药材基本信息】

> 别名 冬青、北寄生、柳寄生等
> 来源 桑寄生科植物槲寄生 *Viscum coloratum*（Komar.）Nakai 的干燥带叶茎枝
> 功能 祛风湿，补肝肾，强筋骨，安胎元

【对照药材提取和对照品溶液的配制】

对照药材的提取：

精密称定本品细粉 1.0016g，置具塞锥形瓶中，精密加入 70% 甲醇 12.5ml，密塞，称定重量，超声处理 30 分钟，放冷，再称定重量，用 70% 甲醇补足减失的重量，摇匀，滤过，取续滤液，即得。

对照品溶液的配制：

精密称定紫丁香苷对照品 10.03mg，置 10ml 容量瓶中加甲醇溶解并稀释至刻度，摇匀；精密吸取上述溶液 1ml，用甲醇精密稀释 10 倍，即得。

【分析条件】

色谱柱：Agilent Eclipse Plus C18
　　　　　　4.6mm×150mmm，5μm
进样量：20μl
检测波长：264nm；**柱温：**25℃
流速：1ml/min
流动相：甲醇：0.1% 磷酸溶液 =15：85
方法来源：《中国药典》2020 年版一部

对照药材：中国食品药品检定研究院
对照品：上海诗丹德标准技术服务有限
　　　　　公司
对照品含量：紫丁香苷 98.5%
仪器：Agilent 1120
配置：二元梯度泵，在线脱气机，VWD
　　　　检测器，柱温箱，手动进样器

【分析色谱图】

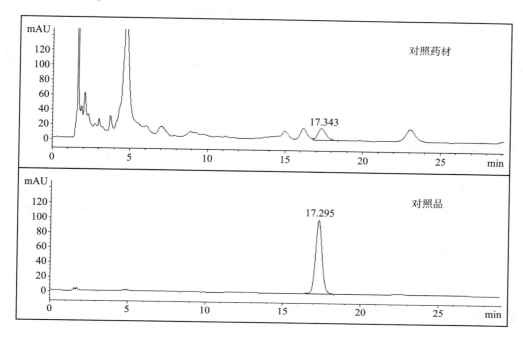

【分析结果】

对照品名称	保留时间	对称因子	理论板数	含量
紫丁香苷	17.3min	1.01	3042	0.021%

【注意事项】

● 根据操作条件的不同，出峰时间会有少许变化，但在同一仪器和相同操作条件下，RSD ≤ 2.0%；

● 建议采用定量环定量，每次进样体积为定量环体积的两倍以上；

● 对照品称量天平精度须达到十万分之一。

检测人员：丁慧

审核人：马双成

暴马子皮（Baomazipi）

（SYRINGAE CORTEX）

【药材基本信息】

别名	荷花丁香、白丁香
来源	木犀科植物暴马丁香 *Syringa reticulata*（Bl.）Hara var. *mandshurica*（Maxim.）Hara 的干燥干皮或枝皮
功能	清肺祛痰，止咳平喘

【对照药材提取和对照品溶液的配制】

对照药材的提取：

  精密称定本品细粉 0.1071g，置 25ml 量瓶中，加甲醇适量，摇匀，浸泡 30 分钟后，超声处理（功率 250W，频率 33kHz）20 分钟，取出，放冷，加甲醇至刻度，摇匀，滤过，取续滤液，即得。

对照品溶液的配制：

  精密称定紫丁香苷对照品 12.25mg，置 25ml 量瓶中加甲醇定容，摇匀；取上述溶液，加 80% 甲醇精密稀释 5 倍，即得。

【分析条件】

色谱柱：Agilent ZORBAX SB–C18 4.6mm × 150mm，5μm	**对照药材**：中国食品药品检定研究院
进样量：10μl	**对照品**：上海诗丹德标准技术服务有限公司
检测波长：265nm；**柱温**：25℃	**对照品含量**：紫丁香苷 98.0%
流速：1ml/min	**仪器**：Agilent 1200
流动相：甲醇:水 =25：75	**配置**：四元梯度泵，在线脱气机，DAD 检测器，柱温箱，自动进样器
方法来源：《中国药典》2020 年版一部	

【分析色谱图】

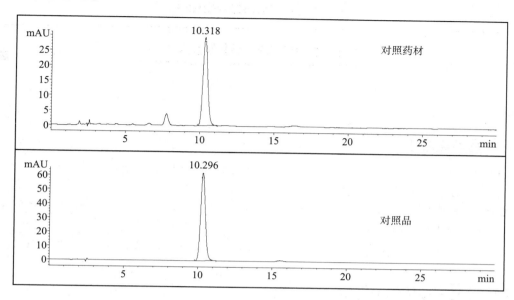

【分析结果】

对照品名称	保留时间	对称因子	理论板数	含量
紫丁香苷	10.3min	0.95	5634	4.3%

【注意事项】

● 根据操作条件的不同，出峰时间会有少许变化，但在同一仪器和相同操作条件下，RSD ≤ 2.0%；

● 对照品称量天平精度须达到十万分之一。

检测人员：诸晨

审核人：费文静

墨旱莲（Mohanlian）

（ECLIPTAE HERBA）

【 药材基本信息 】

> 别名　旱莲草、水旱莲、莲子草等
> 来源　菊科植物鳢肠 *Eclipta prostrata* L. 的干燥地上部分
> 功能　滋肝补肾，凉血止血

【 对照药材提取和对照品溶液的配制 】

对照药材的提取：

精密称定本品对照药材粉末（过三号筛）1.0017g，置具塞锥形瓶中，精密加入 70% 乙醇 50ml，密塞，称定重量，加热回流 1 小时，取出，放冷，再称定重量，用 70% 乙醇补足减失的重量，摇匀，滤过，取续滤液，即得。

对照品溶液的配制：

精密称定蟛蜞菊内酯对照品适量，用 70% 乙醇水溶液稀释成 1ml 含 10.18μg 的溶液，即得。

【 分析条件 】

色谱柱：Agilent ZORBAX Eclipse Plus C18
　　　　4.6mm × 250mm，5μm

进样量：10μl

检测波长：351nm；柱温：40℃

流速：1ml/min

流动相：A：0.5% 乙酸水溶液，B：乙腈
　　　　0~10min，35%B~59%B；
　　　　10~20min，59%B；
　　　　20~21min，59%B~95%B；
　　　　21~26min，95%B；
　　　　26~27min，95%B~35%B

方法来源：Agilent 科技结合《中国药典》
　　　　　2020 年版一部改进

对照药材：中国食品药品检定研究院

对照品：上海诗丹德标准技术服务有限
　　　　公司

对照品含量：蟛蜞菊内酯 98.0%

仪器：Agilent 1200

配置：四元梯度泵，在线脱气机，VWD
　　　检测器，柱温箱，自动进样器

【分析色谱图】

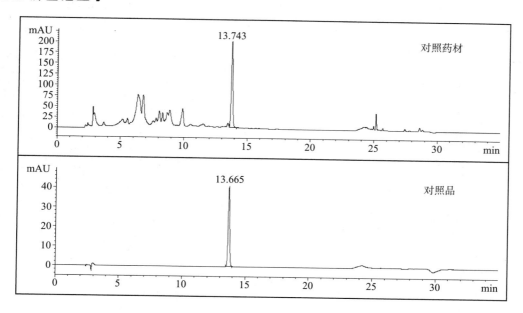

【分析结果】

对照品名称	保留时间	对称因子	理论板数	含量
蟛蜞菊内酯	13.7min	1.08	57 488	0.24%

【注意事项】

● 药典原来方法的进样量是 20μl，但是溶剂效应太明显，峰形严重前延，改进样量为 10μl 后使得峰形更加对称，升高温度有利于蟛蜞菊内酯与杂质的分离，定量准确性更高；
● 根据操作条件的不同，出峰时间会有少许变化，但在同一仪器和相同操作条件下，RSD ≤ 2.0%；
● 对照品称量天平精度须达到十万分之一。

检测人员：周洁
审核人：鲁锐

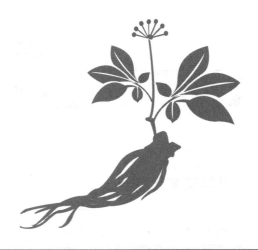

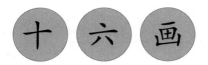

薏薄橘

薏苡仁（Yiyiren）

（COICIS SEMEN）

【药材基本信息】

别名	苡米、苡仁、土玉米等
来源	禾本科植物薏米 *Coix lacryma-jobi* L. var. *ma-yuen*（Roman.）Stapf 的干燥成熟种仁
功能	利水渗湿，健脾止泻，除痹排脓，解毒散结

【对照药材提取和对照品溶液的配制】

对照药材的提取：

　　精密称定本品粉末（过三号筛）0.6040g，精密加入流动相 50ml，称定重量，浸泡 2 小时，超声处理（功率 300W，频率 50kHz）30 分钟，取出，放冷，称定重量，加流动相补足减失的重量，摇匀，滤过，取续滤液，即得。

对照品溶液的配制：

　　精密称定甘油三油酸酯对照品 8.01mg，置 25ml 容量瓶中，加流动相定容溶解，制成每 1ml 含 0.32mg 的溶液，即得。

【分析条件】

色谱柱： Agilent Eclipse Plus C18
　　　　　 4.6mm × 150mm，5μm
进样量： 对照品 5μl、10μl；供试品 10μl
雾化温度： 75℃；**柱温：** 25℃
流速： 1ml/min
流动相： 乙腈：二氯甲烷 =65：35
方法来源：《中国药典》2020 年版一部

对照药材： 中国食品药品检定研究院
对照品： 上海诗丹德标准技术服务有限公司
对照品含量： 甘油三油酸酯 99.2%
仪器： Agilent 1200
配置： 四元梯度泵，在线脱气机，ELSD，柱温箱，自动进样器

【分析色谱图】

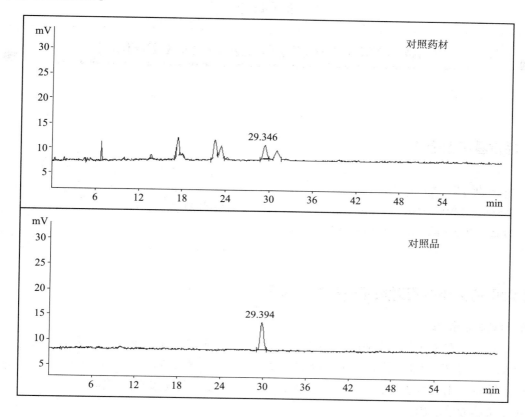

【分析结果】

对照品名称	保留时间	对称因子	理论板数	含量
甘油三油酸酯	29.4min	1.11	17 679	0.61%

【注意事项】

- 根据操作条件的不同，出峰时间会有少许变化，但在同一仪器和相同操作条件下，RSD ≤ 2.0%；
- 对照品称量天平精度须达到十万分之一。

检测人员：许纪锋

审核人：马双成

薄荷（Bohe）

（MENTHAE HAPLOCALYCIS HERBA）

【药材基本信息】

> **别名**　野薄荷、夜息香
> **来源**　唇形科植物薄荷 *Mentha haplocalyx* Briq. 的干燥地上部分
> **功能**　疏散风热，清利头目，利咽，透疹，疏肝行气

【对照药材提取和对照品溶液的配制】

对照药材的提取：

取本品粉末（过三号筛）0.5002g，精密称定，置具塞锥形瓶中，精密加入无水乙醇 50ml，密塞，称定重量，超声处理（功率 250W，频率 33kHz）30 分钟，放冷，再称定重量，用无水乙醇补足减失的重量，摇匀，滤过，取续滤液，即得。

对照品溶液的配制：

取薄荷脑对照品，精密称定，加无水乙醇制成每 1ml 含 0.2mg 的溶液，即得。

【分析条件】

> **色谱柱**：Agilent DB-WAX
> 　　　　　30m×0.25mm×0.25μm
> **进样量**：1μl
> **检测条件**：进样口温度：200℃；检测器温度：300℃；程序升温：70℃保持 4min，以 1.5℃/min 升至 120℃，再以 3℃/min 升至 200℃，再以 30℃/min 升至 230℃，保持 2min；分流比：5∶1
> **方法来源**：《中国药典》2020 年版一部

> **对照药材**：中国食品药品检定研究院
> **对照品**：上海诗丹德标准技术服务有限公司
> **对照品含量**：薄荷脑 99.8%
> **仪器**：Agilent 7890B
> **配置**：自动进样器，FID 检测器，分流不分流进样口

【分析色谱图】

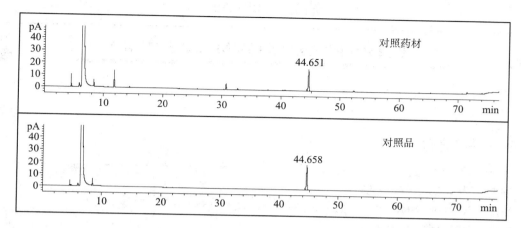

【分析结果】

对照品名称	保留时间	对称因子	理论板数	含量
薄荷脑	44.7min	1.14	469 904	0.43%

【注意事项】

- 根据操作条件的不同，出峰时间会有少许变化，但在同一仪器和相同操作条件下，RSD ≤ 2.0%；
- 建议采用定量环定量，每次进样体积为定量环体积的两倍以上；
- 对照品称量天平精度须达到十万分之一。

检测人员：孙光财

审核人：诸晨

橘红（Juhong）

（CITRI EXOCARPIUM RUBRUM）

【药材基本信息】

> **别名** 温橘红、云红、云皮
>
> **来源** 芸香科植物橘 *Citrus reticulata* Blanco 及其栽培变种的干燥外层果皮
>
> **功能** 理气宽中，燥湿化痰

【对照药材提取和对照品溶液的配制】

对照药材的提取：

精密称定本品粉末（过四号筛）0.2012g，加甲醇20ml，加热回流1小时，放冷，转移至50ml量瓶中，用少量甲醇分次洗涤容器和残渣，洗液并入同一量瓶中，加甲醇至刻度，摇匀，滤过，取续滤液，即得。

对照品溶液的配制：

精密称定橙皮苷对照品1.54mg，置具塞锥形瓶中，精密加入3ml甲醇，摇匀，精密量取1ml，置10ml量瓶中，加甲醇至刻度，即得（每1ml溶液含橙皮苷50μg）。

【分析条件】

> **色谱柱**：Agilent Eclipse Plus
> 　　　　　4.6mm×150mm，5μm
> **进样量**：20μl
> **检测波长**：284nm；**柱温**：27℃
> **流速**：1ml/min
> **流动相**：甲醇:水=40：60
> **方法来源**：《中国药典》2020年版一部

> **对照药材**：中国食品药品检定研究院
> **对照品**：上海诗丹德标准技术服务有限公司
> **对照品含量**：橙皮苷98.5%
> **仪器**：Agilent 1120
> **配置**：二元梯度泵，在线脱气机，VWD检测器，柱温箱，手动进样器

【分析色谱图】

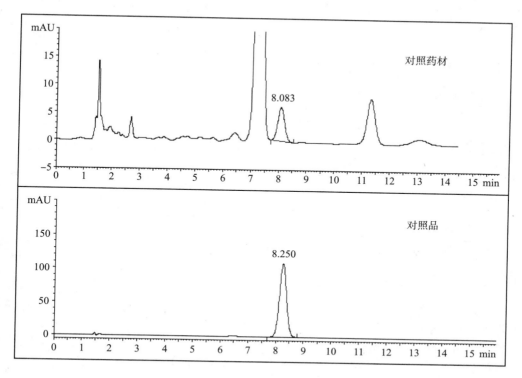

【分析结果】

对照品名称	保留时间	对称因子	理论板数	含量
橙皮苷	8.3min	1.02	4771	0.26%

【注意事项】

- 根据操作条件的不同，出峰时间会有少许变化，但在同一仪器和相同操作条件下，RSD ≤ 2.0%；
- 建议采用定量环定量，每次进样体积为定量环体积的两倍以上；
- 对照品称量天平精度须达到十万分之一。

检测人员：费文静

审核人：马双成

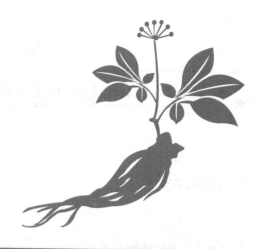

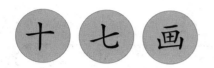

藁翼

藁本（Gaoben）

（LIGUSTICI RHIZOMA ET RADIX）

【药材基本信息】

> **别名** 香藁本、藁茇、鬼卿
> **来源** 伞形科植物藁本 *Ligusticum sinense* Oliv. 的干燥根茎及根
> **功能** 祛风，散寒，除湿，止痛

【对照药材提取和对照品溶液的配制】

对照药材的提取：

精密称定本品粗粉 0.1005g，置 10ml 具塞离心管中，精密加入甲醇 5ml，称定重量，冷浸过夜，超声处理 20 分钟，再称定重量，用甲醇补足减失的重量，离心，吸取上清液，即得。

对照品溶液的配制：

精密称定阿魏酸（白色粉末）对照品 1.01mg，加甲醇使溶解并稀释，摇匀，即得（每 1ml 溶液含阿魏酸 12.6μg）。

【分析条件】

> **色谱柱**：Agilent Eclipse Plus C18
> 　　　　　4.6mm × 250mm，5μm
> **进样量**：20μl
> **检测波长**：320nm；**柱温**：26℃
> **流速**：1ml/min
> **流动相**：甲醇：水 =38：62（用磷酸调节 pH 值至 3.5）
> **方法来源**：《中国药典》2020 年版一部

> **对照药材**：中国食品药品检定研究院
> **对照品**：上海诗丹德标准技术服务有限公司
> **对照品含量**：阿魏酸 99.2%
> **仪器**：Agilent 1120
> **配置**：二元梯度泵，在线脱气机，VWD检测器，柱温箱，手动进样器

【分析色谱图】

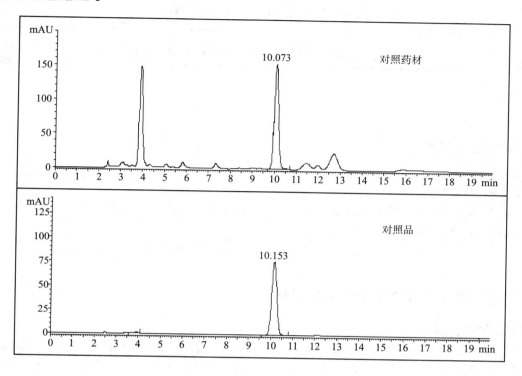

【分析结果】

对照品名称	保留时间	对称因子	理论板数	含量
阿魏酸	10.2min	1.03	12 720	0.21%

【注意事项】

- 根据操作条件的不同，出峰时间会有少许变化，但在同一仪器和相同操作条件下，RSD ≤ 2.0%；
- 建议采用定量环定量，每次进样体积为定量环体积的两倍以上；
- 对照品称量天平精度须达到十万分之一。

检测人员：丁慧

审核人：马双成

藁本（辽藁本）（Gaoben）

（LIGUSTICI RHIZOMA ET RADIX）

【药材基本信息】

> **别名** 热河藁本
>
> **来源** 伞形科植物辽藁本 *Ligusticum jeholense* Nakai et Kitag. 的干燥根茎及根
>
> **功能** 祛风，散寒，除湿，止痛

【对照药材提取和对照品溶液的配制】

对照药材的提取：

精密称定本品粗粉 0.1070g，置 10ml 具塞离心管中，精密加入甲醇 5ml，称定重量，冷浸过夜，超声处理 20 分钟，再称定重量，用甲醇补足减失的重量，离心，吸取上清液，即得。

对照品溶液的配制：

精密称定阿魏酸（白色粉末）对照品 1.01mg，加甲醇使溶解并稀释，摇匀，即得（每 1ml 溶液含阿魏酸 12.6μg）。

【分析条件】

> **色谱柱：** Agilent ZORBAX SB-C18
> 4.6mm×250mm，5μm
>
> **进样量：** 20μl
>
> **检测波长：** 320nm；**柱温：** 30℃
>
> **流速：** 1ml/min
>
> **流动相：** 甲醇：水 =40：60（用磷酸调节 pH 值至 3.5）
>
> **方法来源：**《中国药典》2020 年版一部

> **对照药材：** 中国食品药品检定研究院
>
> **对照品：** 上海诗丹德标准技术服务有限公司
>
> **对照品含量：** 阿魏酸 99.2%
>
> **仪器：** Agilent 1120
>
> **配置：** 二元梯度泵，在线脱气机，VWD 检测器，柱温箱，手动进样器

【分析色谱图】

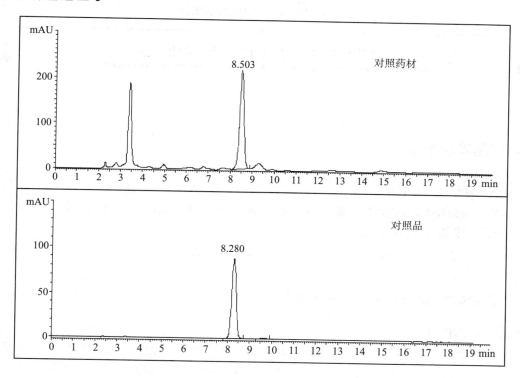

【分析结果】

对照品名称	保留时间	对称因子	理论板数	含量
阿魏酸	8.3min	0.94	8610	0.14%

【注意事项】

- 根据操作条件的不同，出峰时间会有少许变化，但在同一仪器和相同操作条件下，RSD ≤ 2.0%；
- 建议采用定量环定量，每次进样体积为定量环体积的两倍以上；
- 对照品称量天平精度须达到十万分之一。

检测人员：丁慧

审核人：马双成

翼首草（Yishoucao）

（PTEROCEPHALI HERBA）

【药材基本信息】

> **别名**　棒子头、狮子草
>
> **来源**　川续断科植物匙叶翼首草 *Pterocephalus hookeri*（C. B. Clarke）Höeck 的干燥全草
>
> **功能**　解毒除瘟，清热止痢，祛风通痹

【对照药材提取和对照品溶液的配制】

对照药材的提取：

精密称定本品粉末（过三号筛）2.0944g，置具塞锥形瓶中，精密加入甲醇50ml，密塞，称定重量，超声处理（功率250W，频率40kHz）30分钟，放冷，再称定重量，用甲醇补足减失的重量，摇匀，滤过，用少量甲醇洗涤残渣及滤器，合并滤液，蒸干，残渣加甲醇适量使溶解，转移至10ml量瓶中，加甲醇至刻度，摇匀，取续滤液，即得。

对照品溶液的配制：

精密称定经80℃干燥至恒重的齐墩果酸对照品5.72mg，置具塞锥形瓶中，精密加甲醇30ml溶解，摇匀，即得。

精密称定经80℃干燥至恒重的熊果酸对照品15.41mg，置具塞锥形瓶中，精密加甲醇20ml溶解，摇匀，即得。

【分析条件】

> **色谱柱**：Agilent Eclipse Plus C18
>
> 　　　　　4.6mm×250mm，5μm
>
> **进样量**：10μl
>
> **检测波长**：210nm；**柱温**：30℃
>
> **流速**：0.5ml/min
>
> **流动相**：甲醇：0.1mol/L乙酸铵＝85：15
>
> **方法来源**：《中国药典》2020年版一部

> **对照药材**：中国食品药品检定研究院
>
> **对照品**：上海诗丹德标准技术服务有限公司
>
> **对照品含量**：齐墩果酸98.0%
>
> 　　　　　　　熊果酸98.0%
>
> **仪器**：Agilent 1260
>
> **配置**：四元梯度泵，在线脱气机，DAD检测器，柱温箱，自动进样器

【分析色谱图】

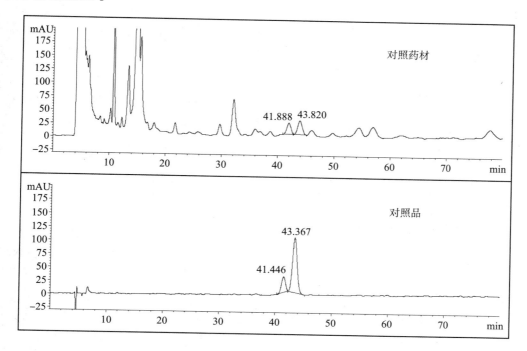

【分析结果】

对照品名称	保留时间	对称因子	理论板数	含量
齐墩果酸	41.4min	1.03	14 457	0.065%
熊果酸	43.4min	0.91	13 530	0.089%

【注意事项】

- 根据操作条件的不同，出峰时间会有少许变化，但在同一仪器和相同操作条件下，RSD ≤ 2.0%；
- 对照品称量天平精度须达到十万分之一。

检测人员：丁慧

审核人：钱勇

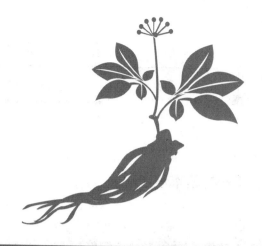

十 八 画

覆

覆盆子（Fupenzi）

（RUBI FRUCTUS）

【药材基本信息】

> **别名** 乌藨子、小托盘、山泡等
> **来源** 蔷薇科植物华东覆盆子 *Rubus chingii* Hu 的干燥果实
> **功能** 益肾固精缩尿，养肝明目

【对照药材提取和对照品溶液的配制】

对照药材的提取：

精密称定本品粉末（过四号筛）0.5094g，置具塞锥形瓶中，精密加入 70% 甲醇 50ml，称定重量，加热回流 1 小时，放冷，再称定重量，用 70% 甲醇补足减失的重量，摇匀，滤过，精密量取续滤液 1ml，置 5ml 量瓶中，用 70% 甲醇稀释至刻度，摇匀，滤过，取续滤液，即得。

对照品溶液的配制：

精密称定鞣花酸 2.01mg，加 70% 甲醇制成每 1ml 含鞣花酸 5.05μg 的溶液，摇匀，滤过，即得。

【分析条件】

色谱柱： Agilent ZORBAX SB-C18
　　　　　4.6mm × 150mm，5μm
进样量： 10μl
检测波长： 254nm；**柱温：** 30℃
流速： 1ml/min
流动相： 乙腈：0.2% 磷酸溶液 =15：85
方法来源：《中国药典》2020 年版一部

对照药材： 中国食品药品检定研究院
对照品： 上海诗丹德标准技术服务有限公司
对照品含量： 鞣花酸 98.0%
仪器： Agilent 1200
配置： 四元梯度泵，在线脱气机，DAD 检测器，柱温箱，自动进样器

【分析色谱图】

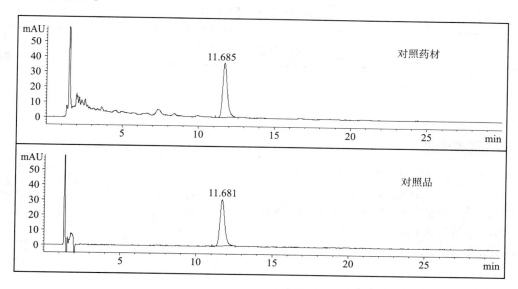

【分析结果】

对照品名称	保留时间	对称因子	理论板数	含量
鞣花酸	11.7min	0.73	7083	0.26%

【注意事项】

● 根据操作条件的不同，出峰时间会有少许变化，但在同一仪器和相同操作条件下，RSD ≤ 2.0%；

● 对照品称量天平精度须达到十万分之一。

检测人员：管柔端

审核人：费文静

覆盆子（Fupenzi）

（RUBI FRUCTUS）

【药材基本信息】

别名	乌藨子、小托盘、山泡等
来源	蔷薇科植物华东覆盆子 *Rubus chingii* Hu 的干燥果实
功能	益肾固精缩尿，养肝明目

【对照药材提取和对照品溶液的配制】

对照药材的提取：

精密称定本品粉末（过四号筛）0.6919g，置具塞锥形瓶中，精密加入 70% 甲醇 25ml，称定重量，加热回流提取 1 小时，放冷，再称定重量，用 70% 甲醇补足减失的重量，摇匀，滤过，精密量取续滤液 12ml，蒸干，残渣加水 20ml 使溶解，用石油醚振摇提取 3 次，每次 20ml，弃去石油醚液，再用水饱和正丁醇振摇提取 3 次，每次 20ml，合并正丁醇液，蒸干，残渣加甲醇适量使溶解，转移至 5ml 量瓶中，加甲醇至刻度，摇匀，滤过，取续滤液，即得。

对照品溶液的配制：

精密称定山奈酚-3-*O*-芸香糖苷 5.02mg，加甲醇制成每 1ml 含山奈酚-3-*O*-芸香糖苷 80.0μg 的溶液，摇匀，滤过，即得。

【分析条件】

色谱柱：Agilent ZORBAX SB-C18 4.6mm × 150mm，5μm	对照药材：中国食品药品检定研究院
进样量：10μl	对照品：上海诗丹德标准技术服务有限公司
检测波长：344nm；柱温：30℃	对照品含量：山奈酚-3-*O*-芸香糖苷 98.0%
流速：1ml/min	仪器：Agilent 1200
流动相：乙腈：0.2% 磷酸溶液 =15：85	配置：四元梯度泵，在线脱气机，DAD 检测器，柱温箱，自动进样器
方法来源：《中国药典》2020 年版一部	

【分析色谱图】

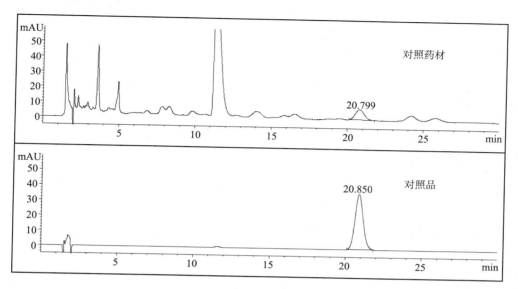

【分析结果】

对照品名称	保留时间	对称因子	理论板数	含量
山柰酚-3-O-芸香糖苷	20.9min	0.90	7327	0.022%

【注意事项】

- 根据操作条件的不同，出峰时间会有少许变化，但在同一仪器和相同操作条件下，RSD ≤ 2.0%；
- 对照品称量天平精度须达到十万分之一。

检测人员：管柔端

审核人：费文静

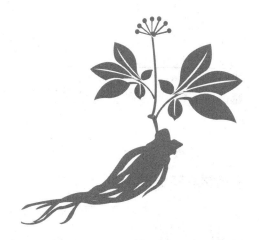

十 九 画

蟾

蟾酥（Chansu）

（BUFONIS VENENUM）

【药材基本信息】

别名 华蟾酥毒基

来源 蟾蜍科动物中华大蟾蜍 *Bufo bufo gargarizans* Cantor 或黑眶蟾蜍 *Bufo melanostictus* Schneider 的干燥分泌物

功能 解毒，止痛，开窍醒神

【对照药材提取和对照品溶液的配制】

对照药材的提取：

取本品细粉约 25.02mg，精密称定，置具塞锥形瓶中，精密加入甲醇 20ml，称定重量，加热回流 1 小时，放冷，再称定重量，用甲醇补足减失的重量，摇匀，滤过，取续滤液，即得。

对照品溶液的配制：

取华蟾酥毒基对照品 1.880mg，精密称定，加甲醇制成每 1ml 含 94μg 的溶液，即得。

【分析条件】

色谱柱： Agilent Poroshell 120 SB–C18
           4.6mm × 250mm，4μm

进样量： 10μl

检测波长： 296nm；**柱温：** 30℃

流速： 0.6ml/min

流动相： 乙腈：0.3% 乙酸溶液
           0~15min，28%~54% 乙腈；
           15~35min，54% 乙腈

方法来源：《中国药典》2020 年版一部

对照药材： 中国食品药品检定研究院

对照品： 上海诗丹德标准技术服务有限公司

对照品含量： 华蟾酥毒基 99.6%

仪器： Agilent 1260

配置： 四元梯度泵，在线脱气机，VWD检测器，柱温箱，自动进样器

【分析色谱图】

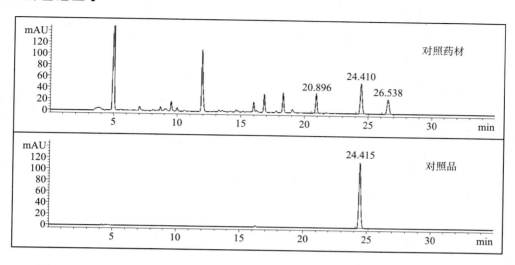

【分析结果】

对照品名称	保留时间	对称因子	理论板数	含量
华蟾酥毒基	24.4min	0.87	129 209	
蟾毒灵	20.9 min	/	/	7.2%
脂蟾毒配基	26.5 min	/	/	

【注意事项】

● 根据操作条件的不同，出峰时间会有少许变化，但在同一仪器和相同操作条件下，RSD ≤ 2.0%；

● 建议采用定量环定量，每次进样体积为定量环体积的两倍以上；

● 对照品称量天平精度须达到十万分之一。

检测人员：孙光财

审核人：诸晨

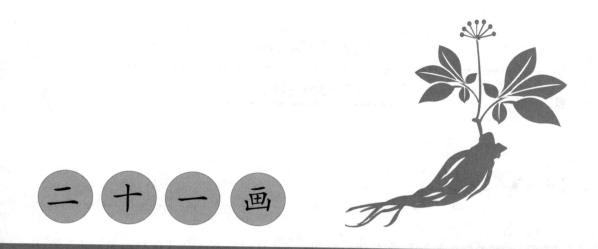

二 十 一 画

麝

麝香（Shexiang）

（MOSCHUS）

【药材基本信息】

别名	香麝、獐子、山驴子等
来源	鹿科动物林麝 *Moschus berezovskii* Flerov、马麝 *Moschus sifanicus* Przewalski 或原麝 *Moschus moschiferus* Linnaeus 成熟雄体香囊中的干燥分泌物
功能	开窍醒神，活血通经，消肿止痛

【对照药材提取和对照品溶液的配制】

对照药材的提取：

精密称定麝香干燥品 0.0200g，精密加无水乙醇 200μl，密塞，振摇，放置 1 小时，滤过，取滤液，即得。

对照品溶液的配制：

精密称定麝香酮对照品 15.52mg，加无水乙醇制成每 1ml 含 1.55mg 的溶液，即得。

【分析条件】

色谱柱：	DB-1701P
	30m × 0.32mm × 0.25μm
进样量：	1μl
检测条件：	进样口温度：250℃；检测器温度：280℃；柱温：200℃
方法来源：	《中国药典》2020 年版一部

对照药材：	中国食品药品检定研究院
对照品：	上海诗丹德标准技术服务有限公司
对照品含量：	麝香酮 98.5%
仪器：	Agilent 7890A
配置：	自动进样器，FID 检测器，分流不分流进样口

【分析色谱图】

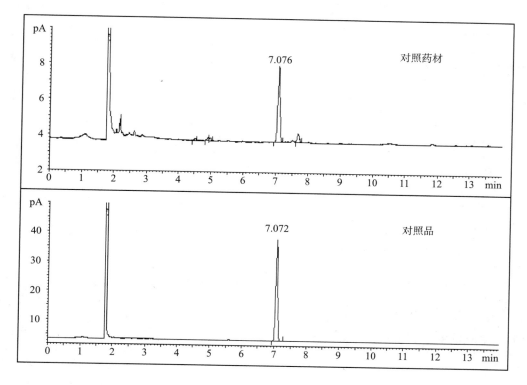

【分析结果】

对照品名称	保留时间	对称因子	理论板数	含量
麝香酮	7.1min	1.02	63 484	0.19%

【注意事项】

- 根据操作条件的不同，出峰时间会有少许变化，但在同一仪器和相同操作条件下，RSD ≤ 2.0%；
- 对照品称量天平精度须达到十万分之一。

检测人员：费文静

审核人：钱勇

植物油脂和
提取物

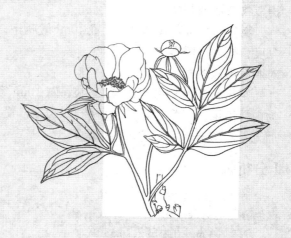

丁香罗勒油（Dingxiangluole You）

（OCIMUM GRATISSIMUM OIL）

【提取物基本信息】

> **别名** 无
>
> **来源** 唇形科植物丁香罗勒 *Ocimum gratissimum* L. 的全草经水蒸气蒸馏提取的挥发油
>
> **功能** 无

【提取物溶液和对照品溶液的配制】

提取物溶液的制备：

　　精密称定本品 0.0678g，置 10ml 量瓶中，精密加入内标溶液 2ml，加无水乙醇至刻度，摇匀，即得。

对照品溶液的配制：

　　精密称定水杨酸甲酯 0.2354g，置 10ml 容量瓶中，加无水乙醇至刻度，摇匀，作为内标溶液。另精密称定丁香酚 0.0507g，置 10ml 容量瓶中，精密加入内标溶液 2ml，加无水乙醇至刻度，摇匀，即得。

【分析条件】

色谱柱：Agilent HP–1
　　　　　　30m×0.25mm，0.5μm

进样量：1μl

柱温：110℃

进样口温度：250℃

检测器温度：250℃

流速：1ml/min；**分流比**：100：1

方法来源：《中国药典》2020 年版一部

提取物：市售

对照品：上海诗丹德标准技术服务有限公司

对照品含量：丁香酚 98.0%

仪器：Agilent 7890A

配置：自动进样器，FID 检测器，分流不分流进样口

【分析色谱图】

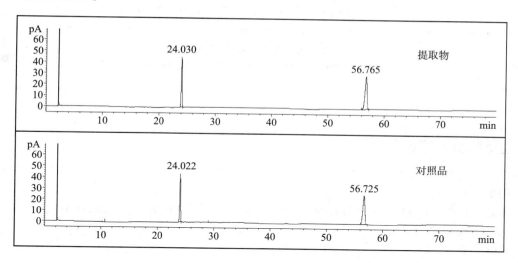

【分析结果】

对照品名称	保留时间	对称因子	理论板数	含量
丁香酚	56.7min	1.43	111 970	79.4%

【注意事项】

- 根据操作条件的不同，出峰时间会有少许变化，但在同一仪器和相同操作条件下，RSD ≤ 2.0%；
- 对照品称量天平精度须达到十万分之一。

检测人员：汪露露
审核人：费文静

八角茴香油（Bajiaohuixiang You）

（STAR ANISE OIL）

【提取物基本信息】

别名　无

来源　木兰科植物八角茴香 *Illicium verum* Hook. f. 的新鲜枝叶或成熟果实经水蒸气蒸馏提取的挥发油

功能　无

【提取物溶液和对照品溶液的配制】

提取物溶液的制备：

　　精密称定本品 0.0530g，置 50ml 量瓶中，精密加入内标溶液 1ml，加乙酸乙酯至刻度，摇匀，即得。

对照品溶液的配制：

　　精密称定环己酮 1.2618g，置 25ml 容量瓶中，加乙酸乙酯至刻度，摇匀，作为内标溶液。另精密称定反式茴香脑 38.40mg，置 20ml 容量瓶中，精密加入内标溶液 1ml，加乙酸乙酯至刻度，摇匀，即得。

【分析条件】

色谱柱：Agilent HP–FFAP
　　　　30m×0.25mm，0.5μm

进样量：1μl

升温程序：进样口温度：250℃；检测器温度：250℃；初始温度70℃，保持 3 分钟，以每分钟5℃的速率升温至 200℃，保持5 分钟

流速：1ml/min；分流比：10∶1

方法来源：《中国药典》2020 年版一部

提取物：市售

对照品：上海诗丹德标准技术服务有限公司

对照品含量：反式茴香脑 98.5%

仪器：Agilent 7890A

配置：自动进样器，FID 检测器，分流不分流进样口

【分析色谱图】

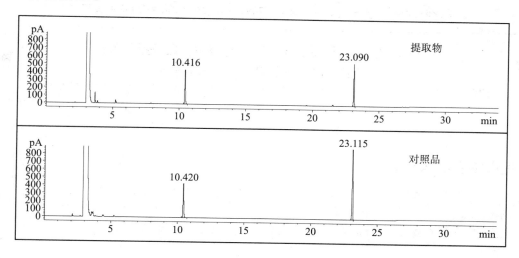

【分析结果】

对照品名称	保留时间	对称因子	理论板数	含量
反式茴香脑	23.1min	1.02	179 264	91.4%

【注意事项】

● 根据操作条件的不同，出峰时间会有少许变化，但在同一仪器和相同操作条件下，RSD ≤ 2.0%；
● 对照品称量天平精度须达到十万分之一。

检测人员：汪露露
审核人：费文静

人参茎叶总皂苷（Renshen Jingye Zongzaogan）

（TOTAL GINSENOSIDE OF GINSENG STEMS AND LEAVES）

【提取物基本信息】

别名　无

来源　五加科植物人参 *Panax ginseng* C. A. Mey. 的干燥茎叶经加工制成的总皂苷

功能　无

【提取物溶液和参照物溶液的配制】

提取物溶液的制备：

精密称定本品 24.0mg，置 10ml 量瓶中，加甲醇超声使溶解并稀释至刻度，滤过，取续滤液，即得。

参照物溶液的配制：

分别精密称定人参皂苷 Rg₁ 5.25mg、人参皂苷 Re 10.25mg、人参皂苷 Rd 11.90mg，加甲醇制成每 1ml 含人参皂苷 Rg₁ 0.08mg、人参皂苷 Re 0.16mg、人参皂苷 Rd 0.24mg 的混合溶液，摇匀，滤过，即得。

【分析条件】

色谱柱：Agilent ZORBAX SB-Aq
　　　　4.6mm × 250mm，5μm

进样量：10μl

检测波长：203nm；柱温：30℃

流速：1.3ml/min

流动相：A：乙腈，B：0.1% 磷酸溶液
　　　　0~30min，19%A；
　　　　30~35min，19%A~24%A；
　　　　35~60min，24%A~40%A

方法来源：《中国药典》2020 年版一部

提取物：市售

对照品：上海诗丹德标准技术服务有限公司

对照品含量：人参皂苷 Rg₁ 98.0%
　　　　　　人参皂苷 Rd 98.0%
　　　　　　人参皂苷 Re 98.0%

仪器：Agilent 1200

配置：四元梯度泵，在线脱气机，DAD 检测器，柱温箱，自动进样器

【分析色谱图】

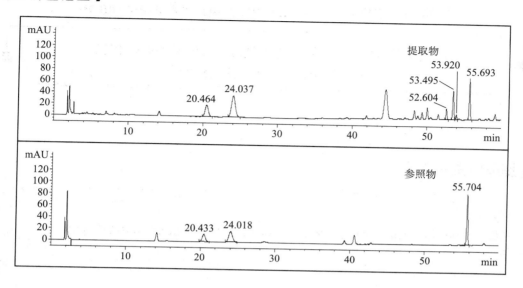

【分析结果】

对照品名称	保留时间	对称因子	理论板数	含量
人参皂苷 Rg$_1$	20.4min	0.93	10 356	/
人参皂苷 Re	24.0min	0.93	9738	/
人参皂苷 Rc	52.6min	0.98	666 440	/
人参皂苷 Rb$_2$	53.5min	1.07	535 891	/
峰 5	53.9min	0.94	685 078	/
人参皂苷 Rd	55.7min	1.10	700 090	/

【注意事项】

● 根据操作条件的不同，出峰时间会有少许变化，但在同一仪器和相同操作条件下，RSD ≤ 2.0%；

● 对照品称量天平精度须达到十万分之一。

检测人员：管柔端

审核人：费文静

人参茎叶总皂苷（Renshen Jingye Zongzaogan）

（TOTAL GINSENOSIDE OF GINSENG STEMS AND LEAVES）

【提取物基本信息】

别名　无

来源　五加科植物人参 *Panax ginseng* C. A. Mey. 的干燥茎叶经加工制成的总皂苷

功能　无

【提取物溶液和对照品溶液的配制】

提取物溶液的制备：

精密称定本品 24.0mg，置 10ml 量瓶中，加甲醇超声使溶解并稀释至刻度，滤过，取续滤液，即得。

对照品溶液的配制：

分别精密称定人参皂苷 Rg₁ 5.25mg、人参皂苷 Re 10.25mg、人参皂苷 Rd 11.90mg，加甲醇制成每 1ml 含人参皂苷 Rg₁ 0.08mg、人参皂苷 Re 0.16mg、人参皂苷 Rd 0.24mg 的混合溶液，摇匀，滤过，即得。

【分析条件】

色谱柱：Agilent ZORBAX SB–Aq
　　　　　4.6mm × 250mm，5μm

进样量：10μl

检测波长：203nm；柱温：30℃

流速：1.3ml/min

流动相：A：乙腈，B：0.1%磷酸溶液
　　　　　0~30min，19%A；30~35min，19%A~
　　　　　24%A；35~60min，24%A~40%

方法来源：《中国药典》2020 年版一部

提取物：市售

对照品：上海诗丹德标准技术服务有限公司

对照品含量：人参皂苷 Rg₁ 98.0%
　　　　　　　人参皂苷 Rd 98.0%
　　　　　　　人参皂苷 Re 98.0%

仪器：Agilent 1200

配置：四元梯度泵，在线脱气机，DAD检测器，柱温箱，自动进样器

【分析色谱图】

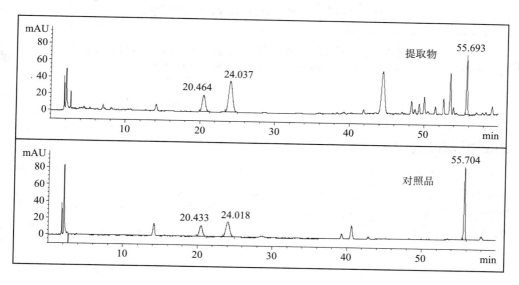

【分析结果】

对照品名称	保留时间	对称因子	理论板数	含量
人参皂苷 Rg_1	20.4min	0.92	10 621	5.4%
人参皂苷 Re	24.0min	0.97	10 191	14.1%
人参皂苷 Rd	55.7min	1.13	700 367	7.9%

【注意事项】

- 根据操作条件的不同，出峰时间会有少许变化，但在同一仪器和相同操作条件下，RSD ≤ 2.0%；
- 对照品称量天平精度须达到十万分之一。

检测人员：管柔端

审核人：费文静

人参总皂苷（Renshen Zongzaogan）

（TOTAL GINSENOSIDE GINSENG ROOT）

【提取物基本信息】

别名　无

来源　五加科植物人参 *Panax ginseng* C. A. Mey. 的干燥根茎经加工制成的总皂苷

功能　无

【提取物溶液和参照物溶液的配制】

提取物溶液的制备：

精密称定本品 29.6mg，置 10ml 量瓶中，加甲醇超声使溶解并稀释至刻度，滤过，取续滤液，即得。

参照物溶液的配制：

分别精密称定人参皂苷 Rg_1 5.25mg、人参皂苷 Re 10.25mg、人参皂苷 Rd 11.90mg，加甲醇制成每 1ml 含人参皂苷 Rg_1 0.08mg、人参皂苷 Re 0.16mg、人参皂苷 Rd 0.24mg 的混合溶液，摇匀，滤过，即得。

【分析条件】

色谱柱：Agilent ZORBAX SB–Aq
　　　　4.6mm×250mm，5μm

进样量：10μl

检测波长：203nm；柱温：30℃

流速：1.3ml/min

流动相：A：乙腈，B：0.1% 磷酸溶液
　　　　0~30min，19%A；
　　　　30~35min，19%A~24%A；
　　　　35~60min，24%A~40%A

方法来源：《中国药典》2020 年版一部

提取物：市售

对照品：上海诗丹德标准技术服务有限公司

对照品含量：人参皂苷 Rg_1 98.0%
　　　　　　人参皂苷 Rd 98.0%
　　　　　　人参皂苷 Re 98.0%

仪器：Agilent 1200

配置：四元梯度泵，在线脱气机，DAD 检测器，柱温箱，自动进样器

【分析色谱图】

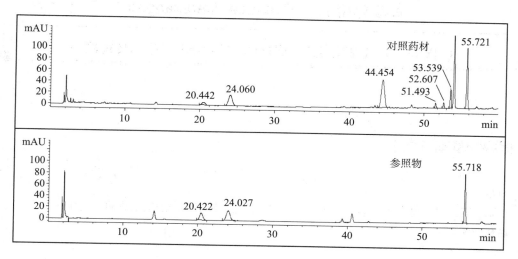

【分析结果】

对照品名称	保留时间	对称因子	理论板数	含量
人参皂苷 Rg$_1$	20.4min	0.86	9260	/
人参皂苷 Re	24.0min	1.05	9318	/
人参皂苷 Rf	44.5min	0.98	48 866	/
人参皂苷 Rb$_1$	51.5min	0.96	624 782	/
人参皂苷 Rc	52.6min	0.84	624 667	/
人参皂苷 Rb$_2$	53.5min	1.08	633 430	/
人参皂苷 Rd	55.7min	1.18	715 954	/

【注意事项】

● 根据操作条件的不同，出峰时间会有少许变化，但在同一仪器和相同操作条件下，RSD ≤ 2.0%；

● 对照品称量天平精度须达到十万分之一。

检测人员：管柔端

审核人：费文静

人参总皂苷（Renshen Zongzaogan）

（TOTAL GINSENOSIDE GINSENG ROOT）

【提取物基本信息】

别名　无
来源　五加科植物人参 *Panax ginseng* C. A. Mey. 的干燥根茎经加工制成的总皂苷
功能　无

【提取物溶液和对照品溶液的配制】

提取物溶液的制备：

精密称定本品 29.6mg，置 10ml 量瓶中，加甲醇超声使溶解并稀释至刻度，滤过，取续滤液，即得。

对照品溶液的配制：

分别精密称定人参皂苷 Rg_1 5.25mg、人参皂苷 Re 10.25mg、人参皂苷 Rd 11.90mg，加甲醇制成每 1ml 含人参皂苷 Rg_1 0.08mg、人参皂苷 Re 0.16mg、人参皂苷 Rd 0.24mg 的混合溶液，摇匀，滤过，即得。

【分析条件】

色谱柱：Agilent ZORBAX SB–Aq
　　　　4.6mm × 250mm，5μm
进样量：10μl
检测波长：203nm；柱温：30℃
流速：1.3ml/min
流动相：A：乙腈，B：0.1% 磷酸溶液
　　　　0~30min，19%A；
　　　　30~35min，19%A~24%A；
　　　　35~60min，24%A~40%A
方法来源：《中国药典》2020 年版一部

提取物：市售
对照品：上海诗丹德标准技术服务有限
　　　　公司
对照品含量：人参皂苷 Rg_1 98.0%
　　　　　　人参皂苷 Rd 98.0%
　　　　　　人参皂苷 Re 98.0%
仪器：Agilent 1200
配置：四元梯度泵，在线脱气机，DAD
　　　检测器，柱温箱，自动进样器

【分析色谱图】

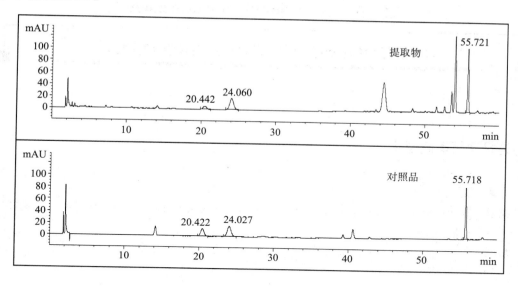

【分析结果】

对照品名称	保留时间	对称因子	理论板数	含量
人参皂苷 Rg_1	20.4min	0.94	10 169	1.2%
人参皂苷 Re	24.0min	0.94	9844	6.0%
人参皂苷 Rd	55.7min	1.13	700 728	9.7%

【注意事项】

● 根据操作条件的不同，出峰时间会有少许变化，但在同一仪器和相同操作条件下，$RSD \leqslant 2.0\%$；

● 对照品称量天平精度须达到十万分之一。

检测人员：管柔端

审核人：费文静

三七三醇皂苷（Sanqi Sanchunzaogan）

（NOTOGINSENG TRIOL SAPONINS）

【提取物基本信息】

别名	无
来源	五加科植物三七 *Panax notoginseng*（Burk）F. H. Chen 的干燥根及根茎经加工制成的提取物
功能	无

【提取物溶液和对照品溶液的配制】

提取物溶液的制备：

精密称定本品粉末（过二号筛）约 0.1049g，置 25ml 量瓶中，加入流动相 20ml，超声处理（功率 160W，频率 40kHz）30 分钟，放冷，用流动相稀释至刻度，摇匀，滤过，取续滤液，即得。

对照品溶液的配制：

精密称定人参皂苷 Rg_1 对照品 12.10mg，置 25ml 量瓶中加甲醇定容，摇匀；取上述溶液，加 80% 甲醇精密稀释 3 倍，即得；精密称定人参皂苷 Re 对照品 11.70mg，置 25ml 量瓶中加甲醇定容，摇匀；取上述溶液，加 80% 甲醇精密稀释 3 倍，即得；精密称定三七皂苷 R_1 对照品 10.40mg，置 25ml 量瓶中加甲醇定容，摇匀；取上述溶液，加 80% 甲醇精密稀释 3 倍，即得。

【分析条件】

色谱柱：Agilent Extend–C18 4.6mm × 250mm，5μm	提取物：市售
进样量：10μl	对照品：上海诗丹德标准技术服务有限公司
检测波长：210nm；柱温：25℃	对照品含量：人参皂苷 Rg_1 98.0%
流速：1ml/min	人参皂苷 Re 98.0%
流动相：乙腈∶水 =19.5∶80.5	三七皂苷 R_1 98.0%
方法来源：《中国药典》2020 年版一部	仪器：Agilent 1200
	配置：四元梯度泵，在线脱气机，DAD 检测器，柱温箱，自动进样器

【分析色谱图】

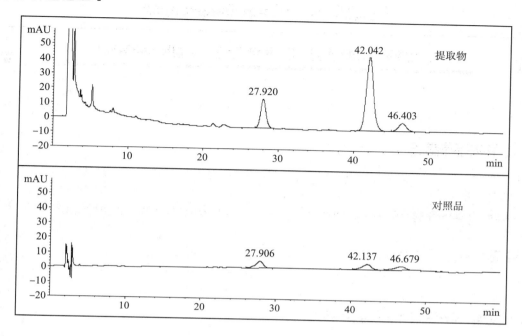

【分析结果】

对照品名称	保留时间	对称因子	理论板数	含量
三七皂苷 R_1	27.9min	0.97	7746	9.6%
人参皂苷 Rg_1	42.1min	0.99	9171	42.3%
人参皂苷 Re	46.7min	0.96	8991	5.6%

【注意事项】

- 根据操作条件的不同，出峰时间会有少许变化，但在同一仪器和相同操作条件下，RSD ≤ 2.0%；
- 对照品称量天平精度须达到十万分之一。

检测人员：许纪锋
审核人：安蓉

三七总皂苷（Sanqi Zongzaogan）

（NOTOGINSENG TOTAL SAPONINS）

【提取物基本信息】

> 别名　无
>
> 来源　五加科植物三七 *Panax notoginseng*（Burk.）F. H. Chen 的主根或根茎经加工制成的总皂苷
>
> 功能　无

【提取物溶液和对照品溶液的配制】

提取物溶液的制备：

　　精密称定本品 23.8mg，置 10ml 量瓶中，加 70% 甲醇溶解并稀释至刻度，摇匀，即得。

对照品溶液的配制：

　　精密称定三七总皂苷对照提取物 24.2mg，加 70% 甲醇溶解并稀释制成每 1ml 含 2.42mg 的溶液，即得。

【分析条件】

色谱柱：Agilent ZORBAX SB-Aq
　　　　　4.6mm × 250mm，5μm
进样量：25μl
检测波长：203nm；柱温：25℃
流速：1.5ml/min
流动相：A：乙腈，B：水
　　　　0~20min，20%A；
　　　　20~45min，20%A~46%A；
　　　　45~55min，46%A~55%A；
　　　　55~60min，55%A
方法来源：《中国药典》2020 年版一部

提取物：市售
对照品：上海诗丹德标准技术服务有限公司
对照品含量：三七皂苷 R_1 6.9%
　　　　　　人参皂苷 Rg_1 28.0%
　　　　　　人参皂苷 Re 3.8%
　　　　　　人参皂苷 Rb_1 29.7%
　　　　　　人参皂苷 Rd 7.3%
仪器：Agilent 1260
配置：四元梯度泵，在线脱气机，VWD 检测器，柱温箱，自动进样器

【分析色谱图】

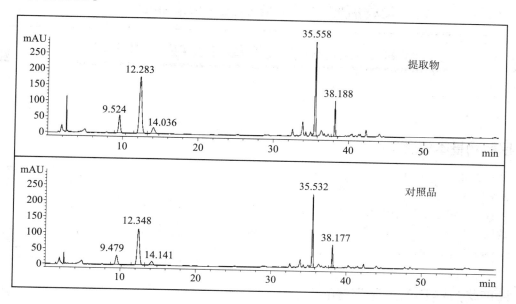

【分析结果】

对照品名称	保留时间	对称因子	理论板数	含量
三七皂苷 R_1	9.5min	0.98	5409	11.3%
人参皂苷 Rg_1	12.3min	0.92	7028	45.2%
人参皂苷 Re	14.1min	1.03	6382	5.8%
人参皂苷 Rb_1	35.5min	1.37	449 018	46.5%
人参皂苷 Rd	38.2min	1.13	516 801	11.1%

【注意事项】

- 根据操作条件的不同，出峰时间会有少许变化，但在同一仪器和相同操作条件下，RSD ≤ 2.0%；
- 对照品称量天平精度须达到十万分之一。

检测人员：管柔端

审核人：费文静

大黄流浸膏（Dahuang Liujingao）

（RHUBARB LIQUID EXTRACT）

【提取物基本信息】

> 别名　无
> 来源　大黄经加工制成的流浸膏
> 功能　无

【提取物溶液和对照品溶液的配制】

提取物溶液的制备：

精密称定本品粉末 0.2071g，置锥形瓶中，蒸干，精密加甲醇 25ml，称定重量，加热回流 30 分钟，放冷，再称定重量，用甲醇补足减失的重量，摇匀，滤过。精密量取续滤液 5ml，置圆底烧瓶中，挥去甲醇，加 2.5mol/L 硫酸溶液 10ml，超声处理（功率 120W，频率 45kHz）5 分钟，再加三氯甲烷 10ml，加热回流 1 小时，冷却，移至分液漏斗中，用少量三氯甲烷洗涤容器，并入分液漏斗中，分取三氯甲烷层，酸液用三氯甲烷提取 2 次，每次 10ml。三氯甲烷液依次以铺有无水硫酸钠 2g 的漏斗滤过，合并三氯甲烷液，回收溶剂至干，残渣精密加入甲醇 25ml，称定重量，置水浴中微热溶解残渣，放冷，再称定重量，用甲醇补足减失的重量，滤过，取续滤液，即得。

对照品溶液的配制：

精密称定经 80℃干燥至恒重的大黄素对照品 7.21mg，置具塞锥形瓶中，精密加甲醇 2000ml 溶解，摇匀，即得。

精密称定经 80℃干燥至恒重的大黄酚对照品 11.31mg，置具塞锥形瓶中，精密加甲醇 2000ml 溶解，摇匀，即得。

【分析条件】

色谱柱：Agilent Extend–C18
　　　　4.6mm × 150mm，5μm
进样量：10μl
检测波长：254nm；柱温：25℃
流速：1ml/min
流动相：甲醇：0.1% 磷酸溶液 =80：20
方法来源：《中国药典》2020 年版一部

提取物：市售
对照品：上海诗丹德标准技术服务有限公司
对照品含量：大黄素 98.0%
　　　　　　大黄酚 98.0%
仪器：Agilent 1260
配置：四元梯度泵，在线脱气机，DAD
　　　检测器，柱温箱，自动进样器

【分析色谱图】

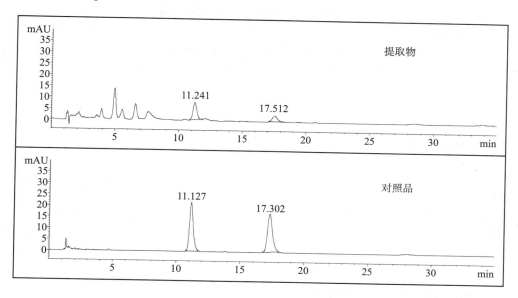

【分析结果】

对照品名称	保留时间	对称因子	理论板数	含量
大黄素	11.1min	0.91	6696	0.074%
大黄酚	17.3min	0.81	9048	0.0053%

【注意事项】

- 根据操作条件的不同，出峰时间会有少许变化，但在同一仪器和相同操作条件下，RSD ≤ 2.0%；
- 对照品称量天平精度须达到十万分之一。

检测人员：丁慧

审核人：费文静

大黄浸膏（Dahuang Jingao）

（RHUBARB EXTRACT）

【提取物基本信息】

别名　无

来源　大黄经加工制成的浸膏

功能　无

【提取物溶液和对照品溶液的配制】

提取物溶液的制备：

精密称定本品粉末 0.1037g，置锥形瓶中，精密加甲醇 25ml，称定重量，超声处理（功率 120W，频率 45kHz）5~10 分钟，使分散均匀，加热回流 30 分钟，放冷，再称定重量，用甲醇补足减失的重量，摇匀，滤过。精密量取续滤液 3ml，置圆底烧瓶中，挥去甲醇，加 2.5mol/L 硫酸溶液 10ml，超声处理（功率 120W，频率 45kHz）5分钟，再加三氯甲烷 10ml，加热回流 1 小时，冷却，移至分液漏斗中，用少量三氯甲烷洗涤容器，并入分液漏斗中，分取三氯甲烷层，酸液用三氯甲烷提取 2 次，每次 10ml。三氯甲烷液依次以铺有无水硫酸钠 2g 的漏斗滤过，合并三氯甲烷液，回收溶剂至干，残渣精密加入甲醇 25ml，称定重量，置水浴中微热溶解残渣，放冷，再称定重量，用甲醇补足减失的重量，滤过，取续滤液，即得。

对照品溶液的配制：

精密称定经 80℃干燥至恒重的大黄素对照品 8.81mg，置具塞锥形瓶中，精密加甲醇 2000ml 溶解，摇匀，即得。

精密称定经 80℃干燥至恒重的大黄酚对照品 11.31mg，置具塞锥形瓶中，精密加甲醇 2000ml 溶解，摇匀，即得。

【分析条件】

色谱柱：Agilent Extend-C18

　　　　4.6mm × 150mm，5μm

进样量：20μl

检测波长：254nm；柱温：25℃

流速：1ml/min

流动相：甲醇：0.1% 磷酸溶液 =80：20

方法来源：《中国药典》2020 年版一部

提取物：市售

对照品：上海诗丹德标准技术服务有限公司

对照品含量：大黄素 98.0%

　　　　　　大黄酚 98.0%

仪器：Agilent 1260

配置：四元梯度泵，在线脱气机，DAD检测器，柱温箱，自动进样器

【分析色谱图】

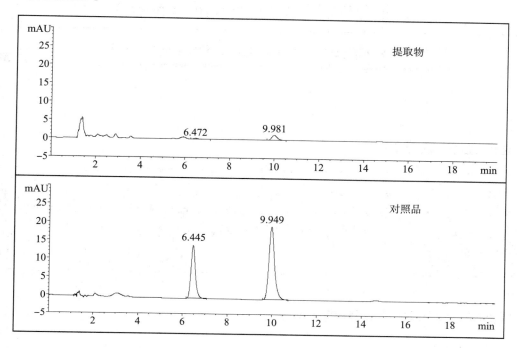

【分析结果】

对照品名称	保留时间	对称因子	理论板数	含量
大黄素	6.4min	0.85	5346	0.015%
大黄酚	9.9min	0.82	8379	0.075%

【注意事项】

- 根据操作条件的不同，出峰时间会有少许变化，但在同一仪器和相同操作条件下，RSD ≤ 2.0%；
- 对照品称量天平精度须达到十万分之一。

检测人员：丁慧

审核人：费文静

山楂叶提取物（Shanzhaye Tiquwu）

（HAWTHORN LEAVE EXTRACT）

【提取物基本信息】

別名　无

来源　蔷薇科植物山里红 *Crataegus pinnatifida* Bge. var. major N. E. Br. 或山楂 *Crataegus pinnatifida* Bge. 的干燥叶经过加工制成的提取物

功能　无

【提取物溶液和对照品溶液的配制】

提取物溶液的制备：

精密称定本品粉末 50.4mg，置 50ml 量瓶中，加 60% 乙醇使溶解，并稀释至刻度，即得。

对照品溶液的配制：

精密称定牡荆素鼠李糖苷对照品 1.70mg，置具塞锥形瓶中，精密加 60% 乙醇 10ml 溶解，摇匀，即得。

【分析条件】

色谱柱：Agilent Extend–C18

　　　　4.6mm×250mm，5μm

进样量：10μl

检测波长：330nm；柱温：25℃

流速：1ml/min

流动相：四氢呋喃∶甲醇∶乙腈∶水 =30∶2.5∶2.5∶3∶162

方法来源：《中国药典》2020 年版一部

提取物：市售

对照品：上海诗丹德标准技术服务有限公司

对照品含量：牡荆素鼠李糖苷 98%

仪器：Agilent 1260

配置：四元梯度泵，在线脱气机，DAD 检测器，柱温箱，自动进样器

【分析色谱图】

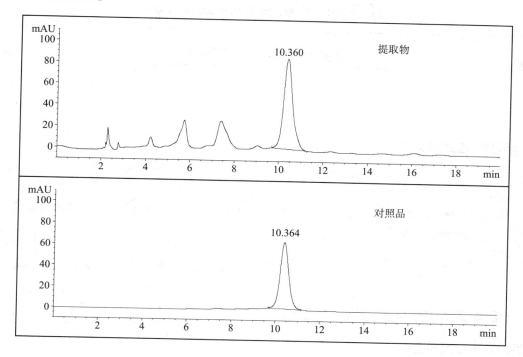

【分析结果】

对照品名称	保留时间	对称因子	理论板数	含量
牡荆素鼠李糖苷	10.4min	0.91	3484	21.0%

【注意事项】

- 根据操作条件的不同，出峰时间会有少许变化，但在同一仪器和相同操作条件下，RSD ≤ 2.0%；
- 对照品称量天平精度须达到十万分之一。

检测人员：许纪锋

审核人：钱勇

广藿香油（Guanghuoxiang You）

（PATCHOULI OIL）

【提取物基本信息】

别名　无

来源　唇形科植物广藿香 *Pogostemon cablin*（Blanco）Benth. 的干燥地上部分经水蒸气蒸馏
　　　提取的挥发油

功能　无

【提取物溶液和对照品溶液的配制】

提取物溶液的制备：

　　精密称定本品 0.0891g，置 10ml 量瓶中，加正己烷溶解并稀释至刻度，摇匀，
即得。

对照品溶液的配制：

　　精密称定百秋李醇 5.01mg，加正己烷制成每 1ml 含 0.2mg 的溶液，摇匀，即得。

【分析条件】

色谱柱：Agilent HP-5
　　　　　30m×0.25mm，0.25μm

进样量：1μl

升温程序：初始温度 180℃，保持 10 分
　　　　　钟，以每分钟 5℃的速率升温
　　　　　至 230℃，保持 3 分钟

流速：1ml/min；分流比：10∶1

进样口温度：280℃

检测器温度：280℃

方法来源：《中国药典》2020 年版一部

提取物：市售

对照品：上海诗丹德标准技术服务有限
　　　　公司

对照品含量：百秋李醇 99.0%

仪器：Agilent 7890A

配置：自动进样器，FID 检测器，分流不
　　　分流进样口

【分析色谱图】

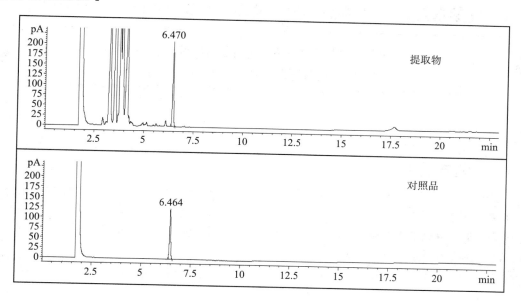

【分析结果】

对照品名称	保留时间	对称因子	理论板数	含量
百秋李醇	6.5min	1.26	51 114	3.3%

【注意事项】

● 根据操作条件的不同，出峰时间会有少许变化，但在同一仪器和相同操作条件下，RSD ≤ 2.0%；

● 对照品称量天平精度须达到十万分之一。

检测人员：汪露露

审核人：费文静

丹参水提物（丹参总酚酸提取物）（Danshen Shuitiwu）

（WATER EXTRACTUM SALVIA MILTIORRHIZA SICCUS）

【提取物基本信息】

> 别名　无
> 来源　唇形科植物丹参 *Salvia miltiorrhiza* Bge. 的干燥根及根茎经加工制成的提取物
> 功能　无

【提取物溶液和对照品溶液的配制】

提取物溶液的制备：

　　精密称定本品粉末 5.0mg，置 5ml 量瓶中，加水使溶解，并稀释至刻度，摇匀，滤过，取续滤液，即得。

对照品溶液的配制：

　　精密称定经 80℃干燥至恒重的迷迭香酸对照品 12.22mg，置具塞锥形瓶中，精密加甲醇 1795ml 溶解，摇匀，即得。

　　精密称定经 80℃干燥至恒重的丹酚酸 B 对照品 13.71mg，置具塞锥形瓶中，精密加甲醇 250ml 溶解，摇匀，即得。

【分析条件】

色谱柱：Agilent ZORBAX SB-C18
　　　　4.6mm × 250mm，5μm
进样量：10μl
检测波长：286nm；柱温：30℃
流速：1ml/min
流动相：A：乙腈，B：0.05% 磷酸溶液
　　　　0~15min，17%A~23%A；
　　　　15~30min，23%A~25%A；
　　　　30~40min，25%A~90%A；
　　　　40~50min，90%A；后运行时间
　　　　10min
方法来源：《中国药典》2020 年版一部

提取物：市售
对照品：上海诗丹德标准技术服务有限
　　　　公司
对照品含量：迷迭香酸 98.0%
　　　　　　　丹酚酸 B 98.0%
仪器：Agilent 1260
配置：四元梯度泵，在线脱气机，DAD
　　　检测器，柱温箱，自动进样器

【分析色谱图】

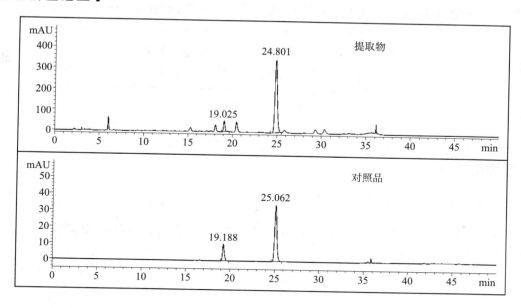

【分析结果】

对照品名称	保留时间	对称因子	理论板数	含量
迷迭香酸	19.2min	1.33	49 398	3.3%
丹酚酸 B	25.1min	1.12	47 062	64.3%

【注意事项】

- 根据操作条件的不同，出峰时间会有少许变化，但在同一仪器和相同操作条件下，RSD ≤ 2.0%；
- 对照品称量天平精度须达到十万分之一。

检测人员：杨新磊

审核人：陈波

丹参水提物（丹参总酚酸提取物）（Danshen Shuitiwu）

（WATER EXTRACTUM SALVIA MILTIORRHIZA SICCUS）

【提取物基本信息】

别名　无

来源　唇形科植物丹参 *Salvia miltiorrhiza* Bge. 的干燥根及根茎经加工制成的提取物

功能　无

【提取物溶液和参照物溶液的配制】

提取物溶液的制备：

精密称取供试品 5.0mg，置 5ml 量瓶中，加水使溶解，并稀释至刻度，摇匀，滤过，取续滤液，即得。

参照物溶液的配制：

精密称定经 80℃ 干燥至恒重的迷迭香酸对照品 12.22mg，置具塞锥形瓶中，精密加甲醇 1795ml 溶解，摇匀，即得。

精密称定经 80℃ 干燥至恒重的丹酚酸 B 对照品 13.71mg，置具塞锥形瓶中，精密加甲醇 250ml 溶解，摇匀，即得。

【分析条件】

色谱柱：Agilent ZORBAX SB–C18
　　　　4.6mm × 250mm，5μm

进样量：10μl

检测波长：286nm；柱温：30℃

流速：1ml/min

流动相：A：乙腈，B：0.05% 磷酸溶液
　　　　0~15min，10%A~20%A；
　　　　15~35min，20%A~25%A；
　　　　35~45min，25%A~30%A；
　　　　45~55min，30%A~90%A；
　　　　55~70min，90%A；后运行时间
　　　　10min

方法来源：《中国药典》2020 年版一部

提取物：市售

对照品：上海诗丹德标准技术服务有限
　　　　公司

对照品含量：迷迭香酸 98.0%
　　　　　　丹酚酸 B 98.0%

仪器：Agilent 1260 Infinity LC

配置：四元泵，自动进样器，柱温箱，
　　　DAD 检测器

【分析色谱图】

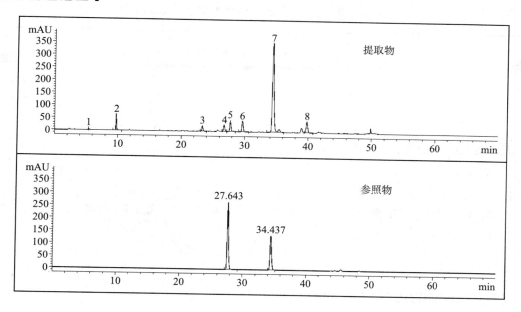

【分析结果】

对照品名称	保留时间	对称因子	理论板数	含量
迷迭香酸	27.64	1.15	71 615	/
丹酚酸 B	34.44	1.17	99 992	/

【注意事项】

- 根据操作条件的不同，出峰时间会有少许变化，但在同一仪器和相同操作条件下，RSD ≤ 2.0%；
- 称量天平精度须达到或超过万分之一。

检测人员：杨新磊

审核人：陈波

丹参酮提取物（Danshentong Tiquwu）

（TANSHINONES）

【提取物基本信息】

别名　无

来源　唇形科植物丹参 *Saluia miltiorrhiza* Bge. 的干燥根及根茎经加工制成的提取物

功能　无

【提取物溶液和对照品溶液的配制】

提取物溶液的制备：

精密称定本品粉末 5.01mg，置 10ml 量瓶中，加甲醇使溶解，并稀释至刻度，摇匀，滤过，取续滤液，即得。

对照品溶液的配制：

精密称定经 80℃ 干燥至恒重的隐丹参酮对照品 15.02mg，置具塞锥形瓶中，精密加甲醇 1500ml 溶解，摇匀，即得。

精密称定经 80℃ 干燥至恒重的丹参酮 II_A 对照品 7.45mg，置具塞锥形瓶中，精密加甲醇 75ml 溶解，摇匀，即得。

【分析条件】

色谱柱：Agilent Extend–C18
　　　　4.6mm × 250mm，5μm

进样量：10μl

检测波长：270nm；柱温：25℃

流速：1.2ml/min

流动相：A：乙腈，B：0.026% 磷酸溶液
　　　　0~20min，60%A~90%A；
　　　　20~30min，90%A；后运行时间
　　　　10min

方法来源：《中国药典》2020 年版一部

提取物：市售

对照品：上海诗丹德标准技术服务有限公司

对照品含量：隐丹参酮 98.0%
　　　　　　丹参酮 II_A 98.0%

仪器：Agilent 1260

配置：二元梯度泵，在线脱气机，DAD 检测器，柱温箱，自动进样器

【分析色谱图】

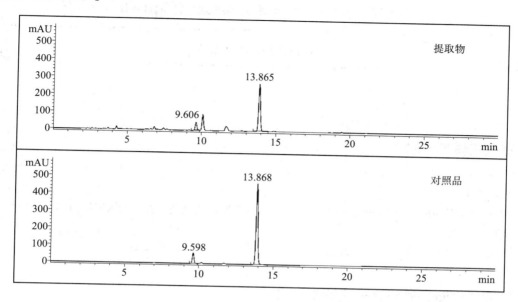

【分析结果】

对照品名称	保留时间	对称因子	理论板数	含量
隐丹参酮	9.6min	1.06	34 155	1.5%
丹参酮 II$_A$	13.9min	1.02	57 993	7.0%

【注意事项】

● 根据操作条件的不同，出峰时间会有少许变化，但在同一仪器和相同操作条件下，RSD ≤ 2.0%;

● 对照品称量天平精度须达到十万分之一。

检测人员：傅荣杰

审核人：杨新磊

丹参酮提取物（Danshentong Tiquwu）

（TANSHINONES）

【提取物基本信息】

别名　无

来源　唇形科植物丹参 *Salvia miltiorrhiza* Bge. 的干燥根及根茎经加工制成的提取物

功能　无

【提取物溶液和对照品溶液的配制】

提取物溶液的制备：

　　精密称定本品粉末 5.01mg，置 10ml 量瓶中，加甲醇使溶解，并稀释至刻度，摇匀，滤过，取续滤液，即得。

对照品溶液的配制：

　　精密称定经 80℃干燥至恒重的隐丹参酮对照品 15.02mg，置具塞锥形瓶中，精密加甲醇 1500ml 溶解，摇匀，即得。

　　精密称定经 80℃干燥至恒重的丹参酮 II_A 对照品 7.45mg，置具塞锥形瓶中，精密加甲醇 75ml 溶解，摇匀，即得。

【分析条件】

色谱柱：Agilent Extend–C18

　　　　4.6mm × 250mm，5μm

进样量：10μl

检测波长：270nm；柱温：25℃

流速：0.8ml/min

流动相：A：乙腈，B：0.026% 磷酸溶液

　　　　0~20min，20%A~60%A；

　　　　20~50min，60%A~80%A；后运行

　　　　时间 10min

方法来源：《中国药典》2020 年版一部

提取物：市售

对照品：上海诗丹德标准技术服务有限公司

对照品含量：隐丹参酮 98.0%

　　　　　　丹参酮 II_A 98.0%

仪器：Agilent 1260

配置：二元梯度泵，在线脱气机，DAD检测器，柱温箱，自动进样器

【分析色谱图】

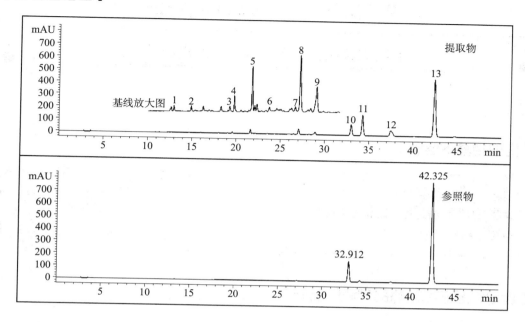

【分析结果】

对照品名称	保留时间	对称因子	理论板数	含量
隐丹参酮	32.9min	1.04	145 295	/
丹参酮 II_A	42.3min	0.97	162 816	/

【注意事项】

- 根据操作条件的不同，出峰时间会有少许变化，但在同一仪器和相同操作条件下，RSD ≤ 2.0%；
- 对照品称量天平精度须达到十万分之一。

检测人员：傅荣杰

审核人：杨新磊

甘草流浸膏（Gancao Liujingao）

（LICORICE LIQUID EXTRACT）

【提取物基本信息】

别名　无
来源　甘草浸膏经加工制成的流浸膏
功能　无

【提取物溶液和对照品溶液的配制】

提取物溶液的制备：

精密量取本品 1ml，精密称定重量为 1.0105g，置 50ml 量瓶中，加流动相约 20ml，超声 30 分钟，取出，放冷，加流动相稀释至刻度，摇匀，滤过。精密量取续滤液 10ml，置 25ml 量瓶中，加流动相稀释至刻度，摇匀，即得。

对照品溶液的配制：

精密称定甘草酸铵对照品 10.48mg，置 50ml 量瓶内，加流动相 45ml，超声处理使溶解，取出放冷，加流动相稀释至刻度，摇匀，即得。

【分析条件】

色谱柱：Agilent ZORBAX SB-C18
　　　　　4.6mm×250mm，5μm
进样量：10μl
检测波长：250nm；柱温：25℃
流速：1ml/min
流动相：甲醇：冰醋酸：0.2mol/L 醋酸铵
　　　　　=67：1：33
方法来源：《中国药典》2020 年版一部

提取物：市售
对照品：上海诗丹德标准技术服务有限
　　　　　公司
对照品含量：甘草酸铵 98.0%
仪器：Agilent 1200
配置：四元梯度泵，在线脱气机，DAD
　　　　检测器，柱温箱，自动进样

【分析色谱图】

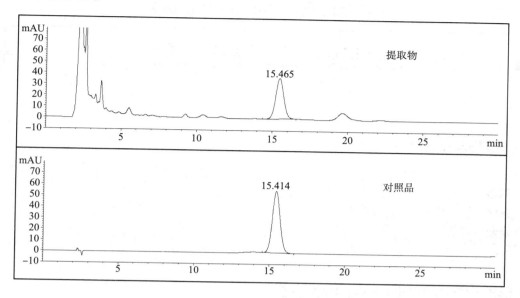

【分析结果】

对照品名称	保留时间	对称因子	理论板数	含量
甘草酸（以甘草酸铵计）	15.4min	0.96	4031	1.7%

【注意事项】

- 根据操作条件的不同，出峰时间会有少许变化，但在同一仪器和相同操作条件下，RSD ≤ 2.0%；
- 对照品称量天平精度须达到十万分之一。

检测人员：诸晨

审核人：马双成

甘草浸膏（Gancao Jingao）

（LICORICE EXTRACT）

【提取物基本信息】

> 别名 无
> 来源 甘草经加工制成的浸膏
> 功能 无

【提取物溶液和对照品溶液的配制】

提取物溶液的制备：

精密称定本品细粉 0.2269g，置具塞锥形瓶中，精密加入 70% 乙醇 100ml，密塞，称定重量，超声处理 30 分钟，放冷，再称定重量，用 70% 乙醇补足减失的重量，摇匀，滤过，取续滤液，即得。

对照品溶液的配制：

精密称定甘草苷对照品 14.00mg，置 25ml 量瓶内，加 70% 乙醇溶解并稀释至刻度，摇匀，取上述溶液适量，加 70% 乙醇稀释 10 倍，待用。另精密称定甘草酸铵对照品 3.40mg（每 0.2mg 甘草酸铵折合甘草酸 0.1959mg），置 10ml 量瓶内，加 70% 乙醇溶解并稀释至刻度，摇匀，取上述溶液适量，加 70% 乙醇稀释 1 倍，待用。各取上述两种溶液一份，混合，即得。

【分析条件】

色谱柱：Agilent ZORBAX SB-C18
　　　　4.6mm × 250mm，5μm
进样量：10μl
检测波长：237nm；柱温：25℃
流速：1ml/min
流动相：A：乙腈，B：0.05% 磷酸溶液
　　　　0~8min，19%A；
　　　　8~35min，19%A~50%A；
　　　　35~36min，50%A~100%A；
　　　　36~40min，100%A~19%A；
　　　　40~50min，19%A
方法来源：《中国药典》2020 年版一部

提取物：市售
对照品：上海诗丹德标准技术服务有限
　　　　公司
对照品含量：甘草苷 98.0%
　　　　　　甘草酸铵 98.0%
仪器：Agilent 1200
配置：四元梯度泵，在线脱气机，DAD
　　　检测器，柱温箱，自动进样

【分析色谱图】

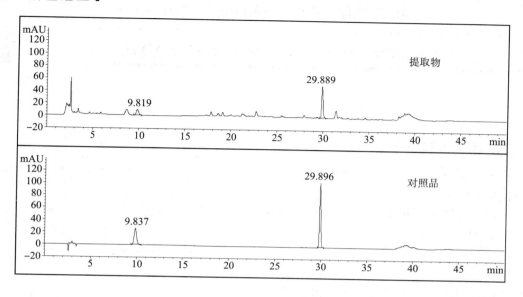

【分析结果】

对照品名称	保留时间	对称因子	理论板数	含量
甘草苷	9.8min	0.9	6500	0.41%
甘草酸（以甘草酸铵计）	29.9min	0.8	197 415	3.8%

【注意事项】

- 根据操作条件的不同，出峰时间会有少许变化，但在同一仪器和相同操作条件下，RSD ≤ 2.0%；
- 对照品称量天平精度须达到十万分之一。

检测人员：诸晨

审核人：马双成

北豆根提取物（Beidougen Tiquwu）

（ASIATIC MOONSEED ROOT EXTRACT）

【提取物基本信息】

> 别名 无
> 来源 防己科植物蝙蝠葛 *Menispermum dauricum* DC. 的干燥根茎经加工制成的提取物
> 功能 无

【提取物溶液和对照品溶液的配制】

提取物溶液的制备：

　　精密称定本品细粉 0.0323g，置具塞锥形瓶中，精密加入甲醇 25ml，密塞，称定重量，超声处理 30 分钟，放冷，再称定重量，用甲醇补足减失的重量，摇匀，滤过，取续滤液，即得。

对照品溶液的配制：

　　精密称定蝙蝠葛碱对照品 15.40mg，置 50ml 量瓶内，加甲醇溶解并稀释至刻度，摇匀，即得。

【分析条件】

> 色谱柱：Agilent Eclipse Plus C18
> 　　　　4.6mm×150mm，5μm
> 进样量：10μl
> 检测波长：284nm；柱温：25℃
> 流速：1ml/min
> 流动相：乙腈：0.05% 三乙胺溶液 =45：55
> 方法来源：《中国药典》2020 年版一部

> 提取物：市售
> 对照品：上海诗丹德标准技术服务有限公司
> 对照品含量：蝙蝠葛碱 98.0%
> 仪器：Agilent 1260
> 配置：四元梯度泵，在线脱气机，DAD检测器，柱温箱，自动进样

【分析色谱图】

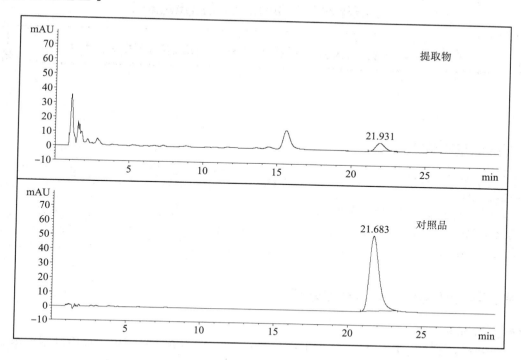

【分析结果】

对照品名称	保留时间	对称因子	理论板数	含量
蝙蝠葛碱	21.7min	0.82	5739	2.4%

【注意事项】

- 根据操作条件的不同，出峰时间会有少许变化，但在同一仪器和相同操作条件下，RSD ≤ 2.0%；
- 对照品称量天平精度须达到十万分之一。

检测人员：诸晨

审核人：安蓉

当归流浸膏（Danggui Liujingao）

（CHINESE ANGELICA LIQUID EXTRACT）

【提取物基本信息】

别名　无
来源　当归经加工制成的流浸膏
功能　无

【提取物溶液和对照品溶液的配制】

提取物溶液的制备：

精密量取本品 1ml，精密称定重量为 0.9317g，置 100ml 量瓶中，加甲醇稀释至刻度，摇匀，滤过，取续滤液，即得。

对照品溶液的配制：

精密称定阿魏酸对照品 11.30mg，置 25ml 量瓶内，加甲醇溶解并稀释至刻度，摇匀，取上述溶液适量，加甲醇稀释 50 倍，即得。

【分析条件】

色谱柱：Agilent ZORBAX Extend-C18
　　　　4.6mm × 250mm，5μm
进样量：10μl
检测波长：332nm；柱温：35℃
流速：1ml/min
流动相：A：甲醇（含 0.4% 醋酸），
　　　　B：0.4% 醋酸溶液
　　　　0~15min，30%A；
　　　　15~20min，30%A~80%A；
　　　　20~40min，80%A；
　　　　40~40.01min，80%A~30%A；
　　　　40.01~45min，30%A
方法来源：诗丹德结合《中国药典》2020
　　　　年版一部改进

提取物：市售
对照品：上海诗丹德标准技术服务有限
　　　　公司
对照品含量：阿魏酸 98.0%
仪器：Agilent 1200
配置：四元梯度泵，在线脱气机，DAD
　　　　检测器，柱温箱，自动进样

【分析色谱图】

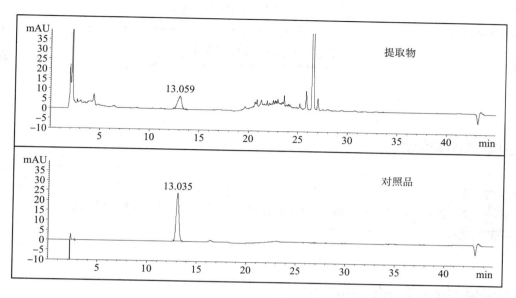

【分析结果】

对照品名称	保留时间	对称因子	理论板数	含量
阿魏酸	13.0min	1.5	4736	0.037%

【注意事项】

● 根据操作条件的不同，出峰时间会有少许变化，但在同一仪器和相同操作条件下，RSD ≤ 2.0%；
● 对照品称量天平精度须达到十万分之一。

检测人员：诸晨
审核人：费文静

肉桂油（Rougui You）

（CINNAMON OIL）

【提取物基本信息】

> **别名** 无
>
> **来源** 樟科植物肉桂 *Cinnamomum cassia* Presl 的干燥枝、叶经水蒸气蒸馏提取的挥发油
>
> **功能** 无

【提取物溶液和对照品溶液的配制】

提取物溶液的制备：

精密称定本品 0.0320g，置 25ml 量瓶中，加乙酸乙酯至刻度，摇匀，即得。

对照品溶液的配制：

精密称定桂皮醛 23.50mg，加乙酸乙酯制成每 1ml 含 1.175mg 的溶液，摇匀，即得。

【分析条件】

> **色谱柱：** Agilent HP–5
> 　　　　　30m×0.25mm，0.25μm
> **进样量：** 1μl
> **升温程序：** 初始温度 100℃，以每分钟
> 　　　　　5℃的速率升温至 150℃，保持
> 　　　　　5分钟，再以每分钟 5℃的速
> 　　　　　率升温至 200℃，保持 5 分钟
> **流速：** 1ml/min；**分流比：** 20∶1
> **进样口温度：** 200℃
> **检测器温度：** 220℃
> **方法来源：**《中国药典》2020 年版一部

> **提取物：** 市售
> **对照品：** 上海诗丹德标准技术服务有限
> 　　　　　公司
> **对照品含量：** 桂皮醛 100.0%
> **仪器：** Agilent 7890A
> **配置：** 自动进样器，FID 检测器，分流不
> 　　　　　分流进样口

【分析色谱图】

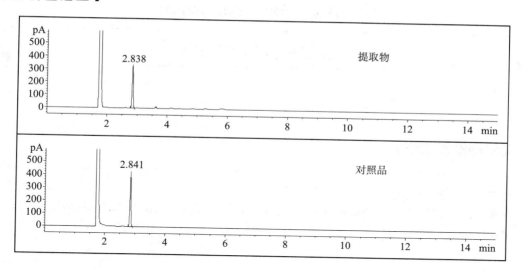

【分析结果】

对照品名称	保留时间	对称因子	理论板数	含量
桂皮醛	2.8min	1.31	32 720	72.3%

【注意事项】

● 根据操作条件的不同，出峰时间会有少许变化，但在同一仪器和相同操作条件下，RSD ≤ 2.0%；

● 对照品称量天平精度须达到十万分之一。

检测人员：汪露露

审核人：费文静

灯盏花素（Dengzhanhuasu）

（BREVISCAPINE）

【提取物基本信息】

别名　灯乙素、灯盏乙素、灯盏细辛等
来源　菊科植物短葶飞蓬 *Erigeron breviscapus*（Vant.）Hand.–Mazz. 中提取分离所得
功能　无

【提取物溶液和对照品溶液的配制】

提取物溶液的制备：

　　精密称定本品 11.40mg，置 100ml 量瓶中，加甲醇 70ml，超声处理（功率 300W，频率 50kHz）45 分钟，取出，放置室温，加甲醇稀释至刻度，摇匀，滤过，取续滤液，即得。

对照品溶液的配制：

　　精密称定野黄芩苷 10.02mg，加甲醇制成每 1ml 含野黄芩苷 0.10mg/ml 的溶液，摇匀，滤过，即得。

【分析条件】

色谱柱：Agilent ZORBAX Eclipse Plus C18
　　　　　　4.6mm × 150mm，5μm
进样量：5μl
检测波长：335nm；**柱温**：40℃
流速：1ml/min
流动相：甲醇：0.1% 磷酸溶液 =40：60
方法来源：《中国药典》2020 年版一部

提取物：市售
对照品：上海诗丹德标准技术服务有限公司
对照品含量：野黄芩苷 98.0%
仪器：Agilent 1260
配置：四元梯度泵，在线脱气机，VWD 检测器，柱温箱，自动进样器

【分析色谱图】

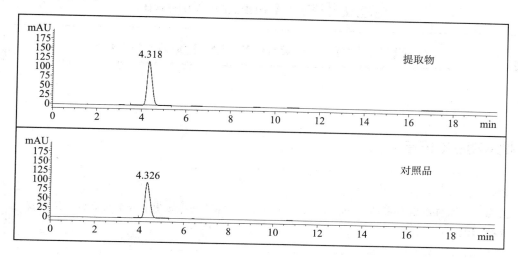

【分析结果】

对照品名称	保留时间	对称因子	理论板数	含量
野黄芩苷	4.3min	0.71	1769	/

【注意事项】

- 根据操作条件的不同，出峰时间会有少许变化，但在同一仪器和相同操作条件下，RSD ≤ 2.0%；
- 对照品称量天平精度须达到十万分之一。

检测人员：管柔端

审核人：费文静

连翘提取物（Lianqiao Tiquwu）

（WEEPING FORSYTHIA EXTRACT）

【提取物基本信息】

别名　无
来源　木犀科植物连翘 *Forsythia suspense*（Thunb.）Vahl 的干燥果实经加工制成的提取物
功能　无

【提取物溶液和参照物溶液的配制】

提取物溶液的制备：

　　精密称定本品 25.0mg，置 5ml 量瓶中，加甲醇适量使溶解并稀释至刻度，滤过，取续滤液，即得。

参照物溶液的配制：

　　精密称定连翘苷对照品 7.24mg，置 10ml 量瓶中，加甲醇溶解并稀释至刻度，摇匀；精密吸取上述溶液 1ml，加甲醇精密稀释 24 倍，摇匀，即得。

【分析条件】

色谱柱：Agilent Poroshell 120 EC–C18
　　　　4.6mm×250mm，4μm
进样量：10μl
检测波长：235nm；柱温：30℃
流速：1ml/min
流动相：A：甲醇，B：水
　　　　0~10min，10%A~25%A；
　　　　10~40min，25%A~40%A；
　　　　40~60min，40%A~60%A；后运行
　　　　时间 10min
方法来源：《中国药典》2020 年版一部

提取物：市售
对照品：上海诗丹德标准技术服务有限公司
对照品含量：连翘苷 98.0%
仪器：Agilent 1260
配置：二元梯度泵，在线脱气机，DAD 检测器，柱温箱，自动进样器

【特征图谱】

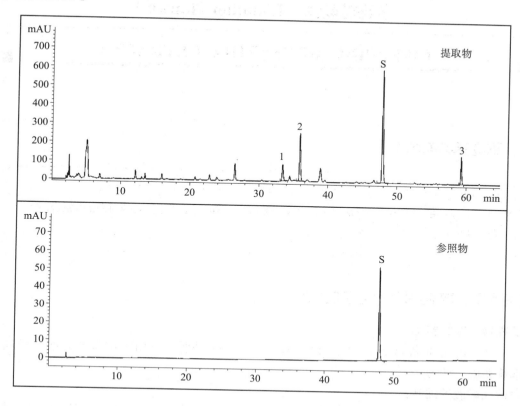

【分析结果】

对照品名称	保留时间	对称因子	理论板数	含量
连翘酯苷 A	35.8min	1.15	211 846	/
连翘苷	47.9min	1.18	400 556	/

【注意事项】

- 根据操作条件的不同，出峰时间会有少许变化，但在同一仪器和相同操作条件下，RSD ≤ 2.0%；
- 按照药典方法，连翘苷有溶剂效应，峰前延。本方法采用增加自动进样器至柱温箱入口处管线体积来克服（使用 0.5×200mm PEEK 管线连接），也可采用降低进样体积克服溶剂效应；
- 对照品称量天平精度须达到十万分之一。

检测人员：傅荣杰

审核人：杨新磊

连翘提取物（Lianqiao Tiquwu）

（WEEPING FORSYTHIA EXTRACT）

【提取物基本信息】

别名　无
来源　木犀科植物连翘 *Forsythia suspense*（Thunb.）Vahl 的干燥果实经加工制成的提取物
功能　无

【提取物溶液和对照品溶液的配制】

提取物溶液的制备：
　　精密称定本品 25.0mg，置 5ml 量瓶中，加甲醇适量使溶解并稀释至刻度，滤过，取续滤液，即得。

对照品溶液的配制：
　　精密称定连翘酯苷 A 对照品 11.81mg，置 10ml 量瓶中，加甲醇溶解并稀释至刻度，摇匀；精密吸取上述溶液 1ml，加甲醇精密稀释 4 倍，摇匀，即得。
　　精密称定连翘苷对照品 7.24mg，置 10ml 量瓶中，加甲醇溶解并稀释至刻度，摇匀；精密吸取上述溶液 1ml，加甲醇精密稀释 24 倍，摇匀，即得。

【分析条件】

色谱柱：Agilent Poroshell 120 EC-C18
　　　　4.6mm × 250mm，4μm
进样量：10μl
检测波长：235nm；柱温：30℃
流速：1ml/min
流动相：A：甲醇，B：水
　　　　0~10min，10%A~25%A；
　　　　10~40min，25%A~40%A；
　　　　40~60min，40%A~60%A；后运行
　　　　时间 10min
方法来源：《中国药典》2020 年版一部

提取物：市售
对照品：上海诗丹德标准技术服务有限公司
对照品含量：连翘酯苷 A 98.0%
　　　　　　连翘苷 98.0%
仪器：Agilent 1260
配置：二元梯度泵，在线脱气机，DAD检测器，柱温箱，自动进样器

【分析色谱图】

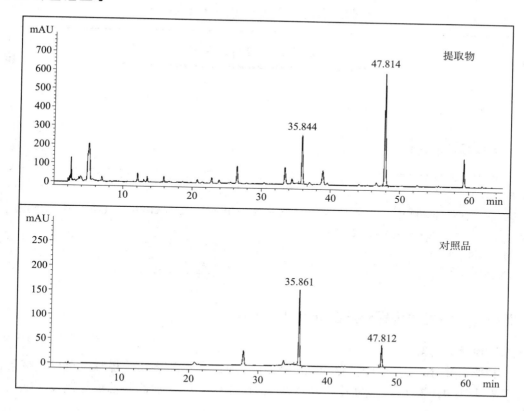

【分析结果】

对照品名称	保留时间	对称因子	理论板数	含量
连翘酯苷 A	35.9min	1.10	224 019	10.2%
连翘苷	47.8min	1.16	429 725	8.3%

【注意事项】

● 根据操作条件的不同，出峰时间会有少许变化，但在同一仪器和相同操作条件下，RSD ≤ 2.0%；

● 按照药典方法，连翘苷和连翘酯苷 A 有明显溶剂效应，峰前延。本方法采用增加自动进样器至柱温箱入口处管线体积来克服（使用 0.5×200mm PEEK 管线连接），也可采用降低进样体积克服溶剂效应；

● 对照品称量天平精度须达到十万分之一。

检测人员：傅荣杰

审核人：杨新磊

牡荆油（Mujing You）

（VITEX OIL）

【提取物基本信息】

别名　无

来源　马鞭草科植物牡荆 *Vitex negundo* L. var. *cannabifolia*（Sieb. et Zucc.）Hand–Mazz. 的新鲜叶经水蒸气蒸馏提取的挥发油

功能　无

【提取物溶液和对照品溶液的配制】

提取物溶液的制备：

　　精密称定本品 0.0428g，置 10ml 量瓶中，加乙酸乙酯溶解并稀释至刻度，摇匀，精密吸取 1ml，置 10ml 量瓶中，精密加入内标溶液 1ml，加乙酸乙酯至刻度，摇匀，即得。

对照品溶液的配制：

　　精密称定正十八烷 0.0205g，置 10ml 量瓶中，加乙酸乙酯溶解并稀释至刻度，摇匀，作为内标溶液。另精密称定 β–丁香烯 6.30mg，置 25ml 量瓶中，加乙酸乙酯溶解并稀释至刻度，摇匀，精密吸取 1ml，置 10ml 量瓶中，精密加入内标溶液 1ml，加乙酸乙酯至刻度，摇匀，即得。

【分析条件】

色谱柱：Agilent HP–5
　　　　　30m×0.25mm，0.25μm

进样量：1μl

升温程序：初始温度 80℃，以每分钟 10℃的速率升温至 220℃，保持 6 分钟

流速：1ml/min；分流比：10∶1

进样口温度：250℃

检测器温度：280℃

方法来源：《中国药典》2020 年版一部

提取物：市售

对照品：上海诗丹德标准技术服务有限公司

对照品含量：β–丁香烯 98.5%，

仪器：Agilent 7890A

配置：自动进样器，FID 检测器，分流不分流进样口

【 分析色谱图 】

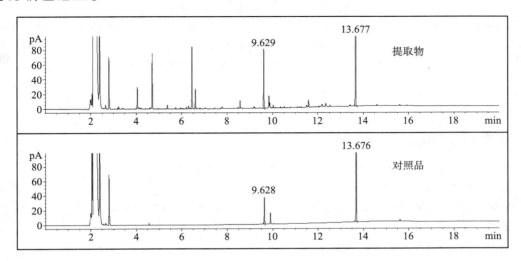

【 分析结果 】

对照品名称	保留时间	对称因子	理论板数	含量
β-丁香烯	9.6min	1.02	916 932	5.7%

【 注意事项 】

- 根据操作条件的不同，出峰时间会有少许变化，但在同一仪器和相同操作条件下，RSD ≤ 2.0%;
- 对照品称量天平精度须达到十万分之一。

检测人员：汪露露

审核人：费文静

松节油（Songjie You）

（TURPENTINE OIL）

【提取物基本信息】

别名	无
来源	松科松属数种植物中渗出的油树脂，经蒸馏或其他方法提取的挥发油
功能	无

【提取物溶液和对照品溶液的配制】

提取物溶液的制备：

取本品粗粉 0.0433g，精密称定置棕色量瓶中，加无水乙醇 5ml 使溶解，摇匀，即得。

对照品溶液的配制：

精密称定 β-蒎烯对照品 0.0132g，莰烯 0.0198g，置 50ml 量瓶中加无水乙醇至刻度并摇匀，即得。

【分析条件】

色谱柱：Agilent HP-5
　　　　 30m × 0.25mm，0.25μm
进样量：1μl
升温程序：初始温度 40℃，以每分钟 1℃的速率升至 50℃，再以每分钟 3℃的速率升至 200℃
流速：1ml/min；分流比：15：1
进样口温度：250℃
检测器温度：300℃
方法来源：《中国药典》2020 年版一部

提取物：市售
对照品：上海诗丹德标准技术服务有限公司
对照品含量：β-蒎烯 100%
　　　　　　 莰烯 100%
仪器：Agilent 7890A
配置：自动进样器，FID 检测器，分流不分流进样口

【分析色谱图】

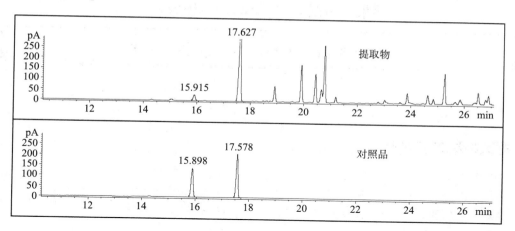

【分析结果】

对照品名称	保留时间	对称因子	理论板数	含量
莰烯	15.9min	1.15	186 795	/
β-蒎烯	17.6min	2.34	248 647	/

【注意事项】

- 根据操作条件的不同，出峰时间会有少许变化，但在同一仪器和相同操作条件下，RSD ≤ 2.0%；
- 称量天平精度须达到或超过万分之一。

检测人员：汪露露

审核人：费文静

刺五加浸膏（Ciwujia Jingao）

（ACANTHOPANAX EXTRACT）

【提取物基本信息】

别名　无
来源　刺五加经加工制成的浸膏
功能　无

【提取物溶液和对照品溶液的配制】

提取物溶液的制备：

精密称定本品 0.2058g，置小烧杯中，用 50% 甲醇 20ml，分次溶解，转移至 25ml 量瓶中，超声处理（功率 250W，频率 50kHz）10 分钟，取出，放冷，加 50% 甲醇至刻度，摇匀，滤过，取续滤液，即得。

对照品溶液的配制：

分别精密称定紫丁香苷 14.50mg、刺五加苷 E 12.75mg、异嗪皮啶 13.50mg，加甲醇 820μl 制成每 1ml 含紫丁香苷 46μg、刺五加苷 E 41μg、异嗪皮啶 11μg 的混合溶液，摇匀，滤过，即得。

【分析条件】

色谱柱：Agilent ZORBAX SB-Aq
　　　　4.6mm×250mm，5μm
进样量：5μl
检测波长：220nm；柱温：30℃
流速：1ml/min
流动相：A：乙腈，B：0.1% 磷酸溶液
　　　　0~20min，10%A~20%A；
　　　　20~30min，20%A~25%A；
　　　　30~31min，25%A~40%A；
　　　　31~40min，40%A；
　　　　40~41min，40%A~10%A；
　　　　41~50min，10%A
方法来源：《中国药典》2020 年版一部

提取物：市售
对照品：上海诗丹德标准技术服务有限公司
对照品含量：紫丁香苷 98.0%
　　　　　　刺五加苷 E 98.0%
　　　　　　异嗪皮啶 Re 98.0%
仪器：Agilent 1260
配置：四元梯度泵，在线脱气机，VWD 检测器，柱温箱，自动进样器

【分析色谱图】

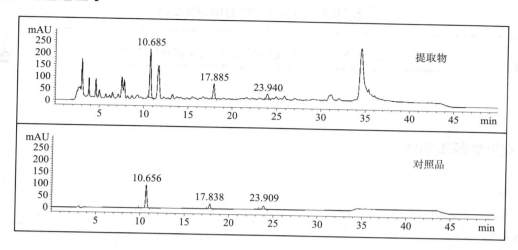

【分析结果】

对照品名称	保留时间	对称因子	理论板数	含量
紫丁香苷	10.7min	0.98	21 815	0.48%
刺五加苷 E	17.8min	0.96	53 081	0.64%
异嗪皮啶	23.9min	0.94	53 981	0.081%

【注意事项】

- 根据操作条件的不同，出峰时间会有少许变化，但在同一仪器和相同操作条件下，RSD ≤ 2.0%；
- 对照品称量天平精度须达到十万分之一。

检测人员：管柔端

审核人：费文静

刺五加浸膏（Ciwujia Jingao）

（ACANTHOPANAX EXTRACT）

【提取物基本信息】

别名　无
来源　刺五加经加工制成的浸膏
功能　无

【提取物溶液和参照物溶液的配制】

提取物溶液的制备：

精密称定本品 0.5017g，置具塞锥形瓶中，精密加入 50% 甲醇 25ml，密塞，称定重量，超声处理（功率 250W，频率 50kHz）30 分钟，放冷，再称定重量，用 50% 甲醇补足减失的重量，摇匀，滤过，取续滤液，即得。

参照物溶液的配制：

精密称定紫丁香苷 14.50mg，加甲醇制成每 1ml 含紫丁香苷 46μg 的溶液，摇匀，滤过，即得。

【分析条件】

色谱柱：Agilent ZORBAX Plus C18
　　　　4.6mm × 250mm，5μm
进样量：10μl
检测波长：220nm；柱温：20℃
流速：0.8ml/min
流动相：A：30% 乙腈，B：0.2% 磷酸溶液
　　　　0~3min，15%A~18%A；
　　　　3~50min，18%A~69%A；
　　　　50~60min，69%A~80%A
方法来源：《中国药典》2020 年版一部

提取物：市售
对照品：上海诗丹德标准技术服务有限公司
对照品含量：紫丁香苷 98.0%
仪器：Agilent 1260
配置：四元梯度泵，在线脱气机，VWD 检测器，柱温箱，自动进样器

【分析色谱图】

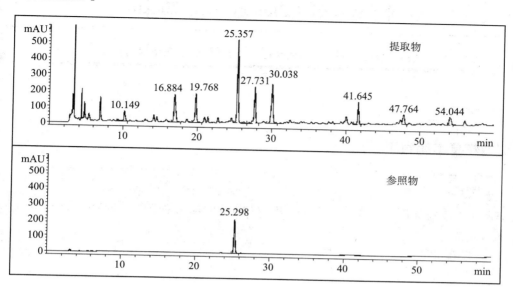

【分析结果】

对照品名称	保留时间	对称因子	理论板数	含量
紫丁香苷	25.3min	0.98	22 801	/

【注意事项】

- 根据操作条件的不同，出峰时间会有少许变化，但在同一仪器和相同操作条件下，RSD ≤ 2.0%；
- 对照品称量天平精度须达到十万分之一。

检测人员：傅荣杰

审核人：费文静

肿节风浸膏（Zhongjiefeng Jingao）

（GLABROUS SARCANDRA EXTRACT）

【提取物基本信息】

别名　无

来源　金粟兰科植物草珊瑚 *Sarcandra glabra*（Thunb.）Nakai 的干燥全株经加工制成的浸膏

功能　无

【提取物溶液和对照品溶液的配制】

提取物溶液的制备：

精密称定本品粉末（过三号筛）0.2496g，置具塞锥形瓶中，精密加入 60% 甲醇 50ml，密塞，称定重量，超声处理（功率 250W，频率 40kHz）30 分钟，取出，放冷，再称定重量，用 60% 甲醇补足减失的重量，摇匀，滤过，取续滤液，即得。

对照品溶液的配制：

精密称定经 80℃ 干燥至恒重的异嗪皮啶对照品 10.21mg，置具塞锥形瓶中，精密加 60% 甲醇 700ml 溶解，摇匀，即得。

精密称定经 80℃ 干燥至恒重的迷迭香酸对照品 12.21mg，置具塞锥形瓶中，精密加 60% 甲醇 480ml 溶解，摇匀，即得。

【分析条件】

色谱柱：Agilent ZORBAX SB-C18
　　　　4.6mm × 250mm，5μm

进样量：10μl

检测波长：330nm；柱温：25℃

流速：1ml/min

流动相：A：乙腈（0.1% 甲酸），B：0.1%
　　　　甲酸
　　　　0~10min，20%A；
　　　　10~25min，20%A~35%A；
　　　　25~26min，35%A~100%A；
　　　　26~30min，100%A

方法来源：《中国药典》2020 年版一部

提取物：市售

对照品：上海诗丹德标准技术服务有限
　　　　公司

对照品含量：异嗪皮啶 98.0%
　　　　　　迷迭香酸 98.0%

仪器：Agilent 1260

配置：四元梯度泵，在线脱气机，DAD
　　　检测器，柱温箱，自动进样器

【分析色谱图】

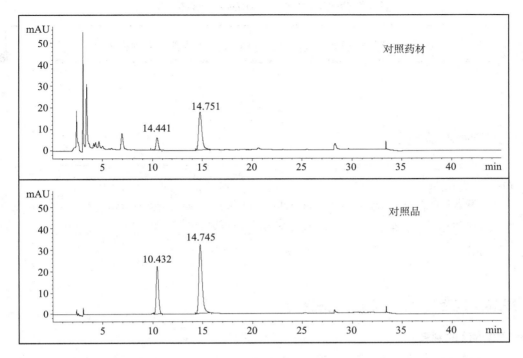

【分析结果】

对照品名称	保留时间	对称因子	理论板数	含量
异嗪皮啶	10.4min	0.88	9667	0.076%
迷迭香酸	14.7min	0.70	10 220	0.27%

【注意事项】

● 根据操作条件的不同，出峰时间会有少许变化，但在同一仪器和相同操作条件下，RSD ≤ 2.0%；

● 对照品称量天平精度须达到十万分之一。

检测人员：丁慧

审核人：安蓉

茵陈提取物（Yinchen Tiquwu）

（GAPILLARY WORMWOOD EXTRACT）

【提取物基本信息】

别名	无
来源	菊科植物滨蒿 *Artemisia scopatia* Waldst. et Kit. 或茵陈蒿 *Artemisia capillaris* Thunb. 春季采收的干燥地上部分（绵茵陈）经提取制成的提取物
功能	无

【提取物溶液和对照品溶液的配制】

提取物溶液的制备：

精密称定本品粉末 98.4mg，置 25ml 量瓶中，加 50% 甲醇使溶解，并稀释至刻度，摇匀，滤过，离心，精密取上清液 3ml，置 10ml 棕色量瓶中，加 50% 甲醇至刻度，摇匀，即得。

对照品溶液的配制：

精密称定经 80℃ 干燥至恒重的绿原酸对照 10.25mg，置具塞锥形瓶中，精密加 50% 甲醇 250ml 溶解，摇匀，即得。

【分析条件】

色谱柱：Agilent Eclipse–C18 　　　　4.6mm×250mm，5μm	提取物：市售
进样量：10μl	对照品：上海诗丹德标准技术服务有限公司
检测波长：327nm；柱温：25℃	对照品含量：绿原酸 98.0%
流速：1ml/min	仪器：Agilent 1260
流动相：乙腈：0.05% 磷酸溶液 =11：89	配置：四元梯度泵，在线脱气机，DAD 检测器，柱温箱，自动进样器
方法来源：《中国药典》2020 年版一部	

【分析色谱图】

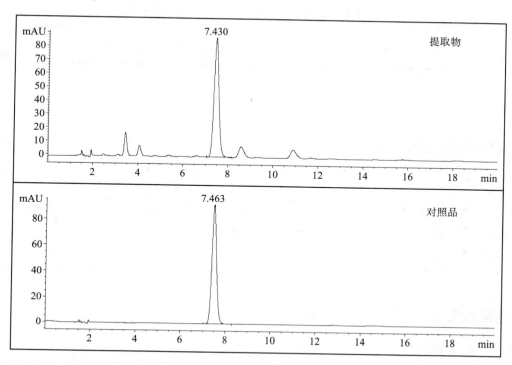

【分析结果】

对照品名称	保留时间	对称因子	理论板数	含量
绿原酸	7.5min	0.80	5714	3.5%

【注意事项】

● 根据操作条件的不同，出峰时间会有少许变化，但在同一仪器和相同操作条件下，RSD ≤ 2.0%；
● 对照品称量天平精度须达到十万分之一。

检测人员：许纪锋

审核人：费文静

茵陈提取物（Yinchen Tiquwu）

（GAPILLARY WORMWOOD EXTRACT）

【提取物基本信息】

别名	无
来源	菊科植物滨蒿 *Artemisia scopatia* Waldst. et Kit. 或茵陈蒿 *Artemisia capillaris* Thunb. 春季采收的干燥地上部分（绵茵陈）经提取制成的提取物
功能	无

【提取物溶液和对照品溶液的配制】

提取物溶液的制备：

　　精密称定本品粉末 98.4mg，置 25ml 量瓶中，加 50% 甲醇使溶解，并稀释至刻度，摇匀，滤过，离心，精密取上清液 3ml，置 10ml 棕色量瓶中，加 50% 甲醇至刻度，摇匀，即得。

对照品溶液的配制：

　　精密称定经 80℃ 干燥至恒重的绿原酸对照品 12.22mg，置具塞锥形瓶中，精密加 50% 甲醇 25ml 溶解，摇匀；精密吸取上述溶液 1ml，用 50% 甲醇稀释 50 倍，摇匀，即得。

【分析条件】

色谱柱：Agilent Eclipse–C18 　　　　4.6mm × 250mm，5μm	提取物：市售
进样量：10μl	对照品：上海诗丹德标准技术服务有限公司
检测波长：275nm；柱温：25℃	对照品含量：对羟基苯乙酮 98.0%
流速：1ml/min	仪器：Agilent 1260
流动相：乙腈：0.05% 磷酸溶液 =16：84	配置：四元梯度泵，在线脱气机，DAD
方法来源：《中国药典》2020 年版一部	检测器，柱温箱，自动进样器

【分析色谱图】

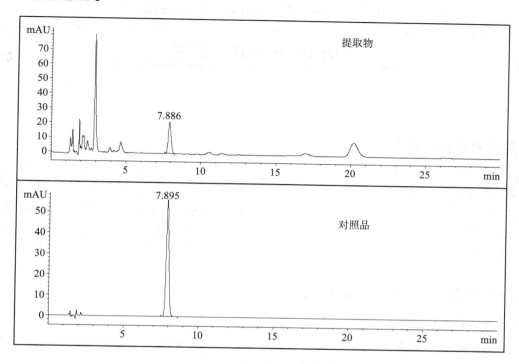

【分析结果】

对照品名称	保留时间	对称因子	理论板数	含量
对羟基苯乙酮	7.9min	0.81	8813	0.33%

【注意事项】

- 根据操作条件的不同，出峰时间会有少许变化，但在同一仪器和相同操作条件下，RSD ≤ 2.0%；
- 对照品称量天平精度须达到十万分之一。

检测人员：丁慧

审核人：费文静

穿心莲内酯（Chuanxinlianneizhi）

（ANDROGRAPHOLIDES）

【提取物基本信息】

别名　无

来源　无

功能　无

【提取物溶液和对照品溶液的配制】

提取物溶液的制备：

　　精密称定本品 25.8mg，置 50ml 量瓶中，加甲醇溶解并稀释至刻度，摇匀。精密量取 5ml，置 25ml 量瓶中，加甲醇稀释至刻度，摇匀，即得。

对照品溶液的配制：

　　精密称定穿心莲内酯对照品 12.01mg，置 10ml 量瓶中，加甲醇溶解并稀释至刻度，摇匀；精密吸取上述溶液 1ml，加甲醇精密稀释 12 倍，摇匀，即得。

【分析条件】

色谱柱：Agilent Eclipse Plus C18
　　　　　4.6mm×150mm，5μm

进样量：10μl

检测波长：225nm；柱温：25℃

流速：1ml/min

流动相：甲醇∶水 =60∶40

方法来源：《中国药典》2020 年版一部

提取物：中国食品药品检定研究院

对照品：上海诗丹德标准技术服务有限公司

对照品含量：穿心莲内酯 98.0%

仪器：Agilent 1260

配置：四元梯度泵，在线脱气机，DAD 检测器，柱温箱，自动进样器

【分析色谱图】

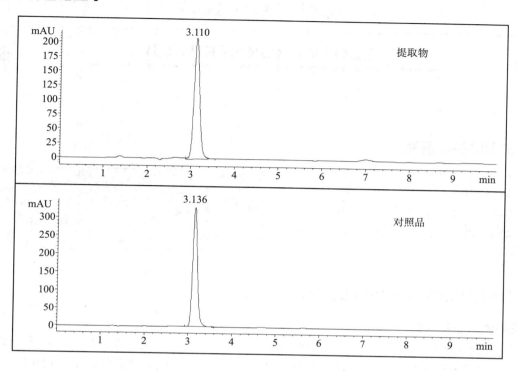

【分析结果】

对照品名称	保留时间	对称因子	理论板数	含量
穿心莲内酯	3.1min	0.87	4270	72.5%

【注意事项】

● 根据操作条件的不同，出峰时间会有少许变化，但在同一仪器和相同操作条件下，RSD ≤ 2.0%；

● 对照品称量天平精度须达到十万分之一。

检测人员：费文静

审核人：钱勇

莪术油（Ezhu You）

（ZEDOARY TURMERIC OIL）

【提取物基本信息】

> 别名　无
> 来源　莪术（温莪术）经水蒸气蒸馏提取的挥发油
> 功能　无

【提取物溶液和对照品溶液的配制】

提取物溶液的制备：

精密称定本品粉末 0.1g，置 50ml 量瓶中，加无水乙醇至刻度，摇匀，精密量取 5ml，置 25ml 量瓶中，加无水乙醇至刻度，摇匀。然后以 10 000r/min 离心 10 分钟，过滤，即得。

对照品溶液的配制：

精密称定牻牛儿酮对照品、呋喃二烯对照品 8.20mg 和 11.12mg，置 100ml 量瓶中，加无水乙醇 100ml 溶解，摇匀，即得。

【分析条件】

色谱柱：Agilent ZORBAX Extend–C18
　　　　4.6mm × 250mm，5μm
进样量：510μl
检测波长：216nm；柱温：30℃
流速：1ml/min
流动相：A：乙腈，B：水
　　　　0~20min，60%A~95%A；
　　　　20~35min，95%A；后运行时间
　　　　10min
方法来源：《中国药典》2020 年版一部

提取物：市售
对照品：上海诗丹德标准技术服务有限
　　　　公司
对照品含量：牻牛儿酮 98.0%
　　　　　　呋喃二烯 98.0%
仪器：Agilent 1260
配置：四元梯度泵，在线脱气机，DAD
　　　检测器，柱温箱，自动进样器

【分析色谱图】

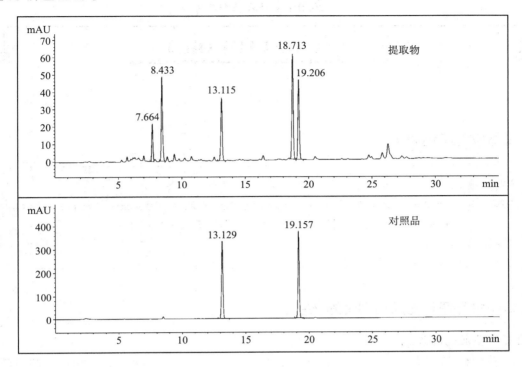

【分析结果】

对照品名称	保留时间	对称因子	理论板数	含量
牻牛儿酮	13.1min	0.83	66 717	0.91%
呋喃二烯	19.2min	0.85	143 684	2.0%

【注意事项】

● 根据操作条件的不同，出峰时间会有少许变化，但在同一仪器和相同操作条件下，RSD ≤ 2.0%；

● 对照品称量天平精度须达到十万分之一。

检测人员：鲁锐

审核人：杨新磊

桉油（An You）

（EUCALYPTUS OIL）

【提取物基本信息】

别名　无

来源　桃金娘科植物蓝桉 *Eucalyptus globulus* Labill.、樟科植物樟 *Cinnamomum camphora* （L.）Presl 或上述两科同属其他植物经水蒸气蒸馏提取的挥发油

功能　无

【提取物溶液和对照品溶液的配制】

提取物溶液的制备：

　　精密称定本品 0.1262g，置 10ml 量瓶中，精密加入内标溶液 2ml，加正己烷至刻度，摇匀，即得。

对照品溶液的配制：

　　精密称定环己酮 0.5648g，置 10ml 容量瓶中，加正己烷至刻度，摇匀，作为内标溶液。另精密称定桉油精 0.0942g，置 10ml 容量瓶中，精密加入内标溶液 2ml，加正己烷至刻度，摇匀，即得。

【分析条件】

色谱柱：Agilent HP–FFAP

　　　　　30m×0.25mm，0.5μm

进样量：1μl

柱温：110℃

流速：1ml/min；分流比：100∶1

进样口温度：250℃

检测器温度：350℃

方法来源：《中国药典》2020 年版一部

提取物：**市售**

对照品：上海诗丹德标准技术服务有限公司

对照品含量：桉油精 98.0%

仪器：Agilent 7890A

配置：自动进样器，FID 检测器，分流不分流进样口

【分析色谱图】

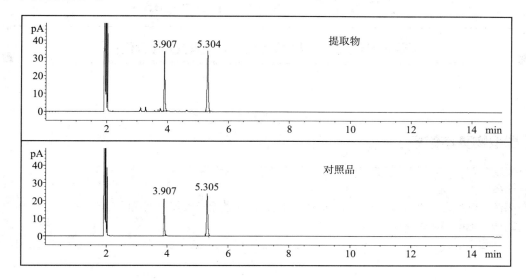

【分析结果】

对照品名称	保留时间	对称因子	理论板数	含量
桉油精	3.9min	0.82	94 710	80.8%

【注意事项】

- 根据操作条件的不同，出峰时间会有少许变化，但在同一仪器和相同操作条件下，RSD ≤ 2.0%；
- 对照品称量天平精度须达到十万分之一。

检测人员：汪露露

审核人：费文静

积雪草总苷（Jixuecao Zonggan）

（CENTELLA TOTAL GLUCOSIDES）

【提取物基本信息】

> 别名　无
> 来源　伞形科植物积雪草 *Centella asiatica*（L.）Urb. 的全草经加工制成的总苷
> 功能　无

【提取物溶液和对照品溶液的配制】

提取物溶液的制备：

　　精密称定本品粉末 50.5mg，置 50ml 量瓶中，加甲醇使溶解，并稀释至刻度，摇匀，滤过，取续滤液，即得。

对照品溶液的配制：

　　精密称定经 80℃ 干燥至恒重的羟基积雪草苷对照品 9.22mg，置具塞锥形瓶中，精密加甲醇 50ml 溶解，摇匀，即得。

　　精密称定经 80℃ 干燥至恒重的积雪草苷对照品 2.41mg，置具塞锥形瓶中，精密加甲醇 20ml 溶解，摇匀，即得。

【分析条件】

> 色谱柱：Agilent Eclipse Plus C18
> 　　　　　4.6mm × 150mm，5μm
> 进样量：10μl
> 检测波长：205nm；柱温：25℃
> 流速：1ml/min
> 流动相：乙腈：0.002mol/L 倍他环糊精
> 　　　　　=24：76
> 方法来源：《中国药典》2020 年版一部

> 提取物：市售
> 对照品：上海诗丹德标准技术服务有限公司
> 对照品含量：羟基积雪草苷 98.0%
> 　　　　　　　积雪草苷 98.0%
> 仪器：Agilent 1200
> 配置：四元梯度泵，在线脱气机，DAD 检测器，柱温箱，自动进样器

【分析色谱图】

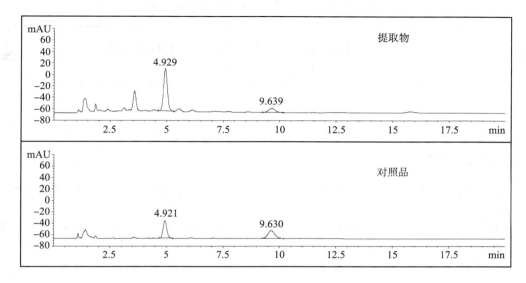

【分析结果】

对照品名称	保留时间	对称因子	理论板数	含量
羟基积雪草苷	4.9min	0.94	4155	9.2%
积雪草苷	9.6min	0.90	5027	28.1%

【注意事项】

● 根据操作条件的不同，出峰时间会有少许变化，但在同一仪器和相同操作条件下，RSD ≤ 2.0%；

● 对照品称量天平精度须达到十万分之一。

检测人员：丁慧

审核人：费文静

浙贝流浸膏（Zhebei Liujingao）

（FRITILLARY THUNBERG LIQUID EXTRACT）

【提取物基本信息】

别名	无
来源	百合科植物浙贝母 *Fritillaria thunbergii* Miq. 的干燥鳞茎经加工制成的流浸膏
功能	无

【提取物溶液和对照品溶液的配制】

提取物溶液的制备：

精密吸取本品 2ml，加浓氨试液 4ml，混匀，精密加入三氯甲烷 – 甲醇（4∶1）的混合溶液 40ml，称定重量，混匀，置 80℃水浴中加热回流 2 小时，放冷，再称定重量，用上述混合溶液补足减失的重量，混匀，静置数分钟，精密吸取下层液 25ml，蒸干，残渣加甲醇溶解并转移至 5ml 的量瓶中，加甲醇至刻度，摇匀，即得。

对照品溶液的配制：

精密称定贝母素甲对照品 11.20mg，置 10ml 量瓶中加甲醇定容，摇匀；取上述溶液，加 80% 甲醇精密稀释 10 倍，即得；精密称定贝母素乙对照品 15.00mg，置 25ml 量瓶中加甲醇定容，摇匀；取上述溶液，加 80% 甲醇精密稀释 8 倍，即得。

【分析条件】

色谱柱： Agilent Eclipose Plus C18
　　　　4.6mm × 250mm，5μm

进样量： 供试品 10μl、20μl；对照品 20μl

检测器： ELSD；**雾化温度：** 65℃

流速： 1ml/min；**柱温：** 25℃

流动相： 乙腈∶水∶二乙胺 =70∶30∶0.03

方法来源：《中国药典》2020 年版一部

提取物： 市售

对照品： 上海诗丹德标准技术服务有限公司

对照品含量： 贝母素甲 98.0%
　　　　　　　贝母素乙 98.0%

仪器： Agilent 1260

配置： 四元梯度泵，在线脱气机，ELSD 检测器，柱温箱，自动进样器

【分析色谱图】

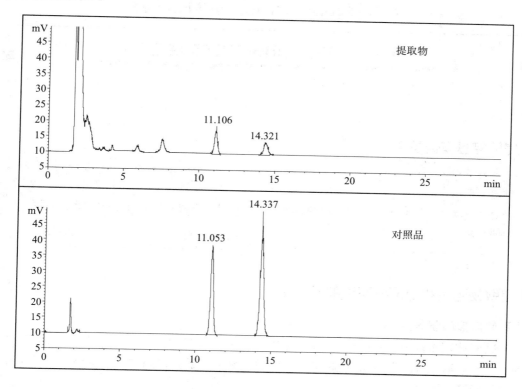

【分析结果】

对照品名称	保留时间	对称因子	理论板数	含量
贝母素甲	11.1min	1.52	22 689	0.10mg/ml
贝母素乙	14.3min	0.42	14 050	0.063mg/ml

【注意事项】

● 根据操作条件的不同，出峰时间会有少许变化，但在同一仪器和相同操作条件下，RSD ≤ 2.0%；
● 对照品称量天平精度须达到十万分之一。

检测人员：诸晨

审核人：马双成

黄芩提取物（Huangqin Tiquwu）

（SCUTELLARIA EXTRACT）

【提取物基本信息】

> 别名　无
>
> 来源　唇形科植物黄芩 *Scutellaria baicalensis* Georgi 的干燥根经加工制成的提取物
>
> 功能　无

【提取物溶液和对照品溶液的配制】

提取物溶液的制备：

　　精密称定本品 9.8mg，置 25ml 量瓶中，加甲醇适量使溶解，再加甲醇至刻度，摇匀。精密量取 5ml，置 25ml 量瓶中，加甲醇至刻度，摇匀，滤过，取续滤液，即得。

对照品溶液的配制：

　　精密称定黄芩苷对照品 13.42mg，置 25ml 量瓶中，加甲醇溶解并稀释至刻度，摇匀；精密吸取上述溶液 1ml，加甲醇精密稀释 9 倍，摇匀，即得。

【分析条件】

> 色谱柱：Agilent Eclipse Plus C18
> 　　　　4.6mm×150mm，5μm
> 进样量：10μl
> 检测波长：280nm；柱温：25℃
> 流速：1ml/min
> 流动相：甲醇:水:磷酸 =47:53:0.2
> 方法来源：《中国药典》2020 年版一部

> 提取物：市售
> 对照品：上海诗丹德标准技术服务有限
> 　　　　公司
> 对照品含量：黄芩苷 98.0%
> 仪器：Agilent 1260
> 配置：四元梯度泵，在线脱气机，DAD
> 　　　检测器，柱温箱，自动进样器

【分析色谱图】

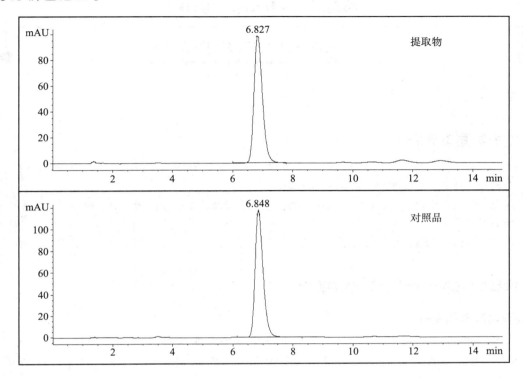

【分析结果】

对照品名称	保留时间	对称因子	理论板数	含量
黄芩苷	6.8min	0.70	3265	66.3%

【注意事项】

- 根据操作条件的不同，出峰时间会有少许变化，但在同一仪器和相同操作条件下，RSD ≤ 2.0%；
- 对照品称量天平精度须达到十万分之一。

检测人员：费文静

审核人：安蓉

黄藤素（Huangtengsu）

（FIBRIURETININ）

【提取物基本信息】

> 别名　巴马丁、大黄藤素、非洲防己碱等
> 来源　防己科植物黄藤 *Fibraurea recisa* Pierre. 的干燥藤茎中提取得到的生物碱
> 功能　无

【提取物溶液和对照品溶液的配制】

提取物溶液的制备：

　　精密称定本品粉末 100.0mg，置 100ml 量瓶中，加入甲醇 20ml，超声处理（功率 300W，频率 50kHz）5 分钟，放冷，用水稀释至刻度，滤过，精密量取续滤液 2ml，置 50ml 量瓶中，加水稀释至刻度，即得。

对照品溶液的配制：

　　精密称定经 80℃ 干燥至恒重的盐酸巴马汀对照品 10.63mg，置具塞锥形瓶中，精密加甲醇 250ml 溶解，摇匀，即得。

【分析条件】

色谱柱：Agilent Eclipse Plus C18
　　　　4.6mm×150mm，5μm
进样量：10μl
检测波长：345nm；柱温：40℃
流速：1ml/min
流动相：乙腈：0.4% 磷酸溶液 =32：68
方法来源：《中国药典》2020 年版一部

提取物：市售
对照品：上海诗丹德标准技术服务有限公司
对照品含量：盐酸巴马汀 98.0%
仪器：Agilent 1200
配置：四元梯度泵，在线脱气机，DAD 检测器，柱温箱，自动进样器

【分析色谱图】

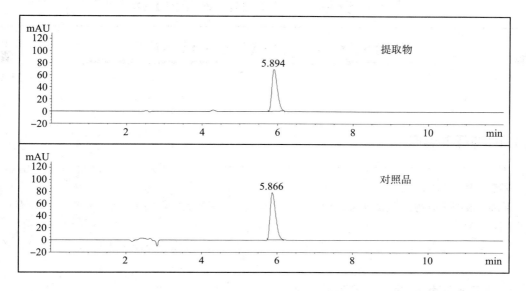

【分析结果】

对照品名称	保留时间	对称因子	理论板数	含量
盐酸巴马汀	5.9min	0.80	7841	90.1%

【注意事项】

● 根据操作条件的不同，出峰时间会有少许变化，但在同一仪器和相同操作条件下，RSD ≤ 2.0%；

● 对照品称量天平精度须达到十万分之一。

检测人员：丁慧

审核人：费文静

银杏叶提取物（**Yinxingye Tiquwu**）

（GINKGO LEAVES EXTRACT）

【提取物基本信息】

> 别名　无
>
> 来源　银杏科植物银杏 *Ginkgo biloba* L. 的干燥叶经加工制成的提取物
>
> 功能　无

【提取物溶液和对照品溶液的配制】

提取物溶液的制备：

　　精密称定本品粉末 137.7mg，置离心管中，精密加入甲醇 1ml，超声使其溶解，放冷，摇匀，滤过，取续滤液，即得。

对照品溶液的配制：

　　精密称定白果新酸 7.75mg，加甲醇制成每 1ml 含白果新酸 1μg 的溶液，摇匀，滤过，即得。另取总银杏酸 13.20mg，加甲醇制成每 1ml 含总银杏酸 20μg 的溶液，摇匀，滤过，即得。

【分析条件】

色谱柱： Agilent ZORBAX Eclipse Plus C18
　　　　　4.6mm×150mm，5μm

进样量： 50μl

检测波长： 310nm；**柱温：** 30℃

流速： 1ml/min

流动相： A：含 0.1% 三氟乙酸的乙腈，
　　　　　B：含 0.1% 三氟乙酸的水溶液
　　　　　0~30min，75%A~90%；
　　　　　30~35min，90%A；
　　　　　35~36min，90%A~75%A；
　　　　　36~45min，75%A

方法来源：《中国药典》2020 年版一部

提取物： 中国食品药品检定研究院

对照品： 上海诗丹德标准技术服务有限公司

对照品含量： 白果新酸 98.0%
　　　　　　　总银杏酸 98.0%

仪器： Agilent 1260

配置： 四元梯度泵，在线脱气机，VWD 检测器，柱温箱，自动进样器

【分析色谱图】

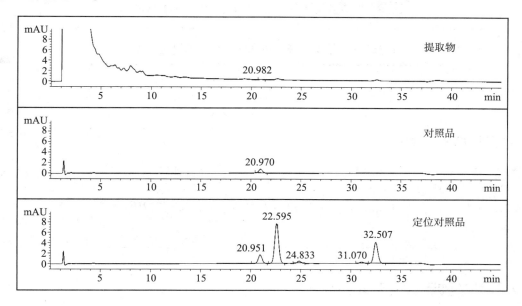

【分析结果】

对照品名称	保留时间	对称因子	理论板数	含量
白果新酸	21.0min	0.94	14 429	/

【注意事项】

● 根据操作条件的不同，出峰时间会有少许变化，但在同一仪器和相同操作条件下，RSD ≤ 2.0%；

● 对照品称量天平精度须达到十万分之一。

检测人员：管柔端

审核人：费文静

银杏叶提取物（Yinxingye Tiquwu）

（GINKGO LEAVES EXTRACT）

【提取物基本信息】

别名　无
来源　银杏科植物银杏 *Ginkgo biloba* L. 的干燥叶经加工制成的提取物
功能　无

【提取物溶液和对照品溶液的配制】

提取物溶液的制备：

精密称定本品 34.55mg，加甲醇 –25% 盐酸溶液（4∶1）的混合溶液 25ml，置水浴中加热回流 30 分钟，迅速冷却至室温，转移至 50ml 量瓶中，用甲醇稀释至刻度，摇匀，滤过，取续滤液，即得。

对照品溶液的配制：

精密称定槲皮素 13.01mg，加甲醇制成每 1ml 含槲皮素 34μg 的溶液，摇匀，滤过，即得。

【分析条件】

色谱柱：Agilent ZORBAX Eclipse Plus C18
　　　　4.6mm×150mm，5μm
进样量：50μl
检测波长：360nm；柱温：30℃
流速：1ml/min
流动相：甲醇∶0.4% 磷酸溶液 =50∶50
方法来源：《中国药典》2020 年版一部

提取物：中国食品药品检定研究院
对照品：上海诗丹德标准技术服务有限公司
对照品含量：槲皮素 98.0%
仪器：Agilent 1260
配置：四元梯度泵，在线脱气机，DAD 检测器，柱温箱，自动进样器

【分析色谱图】

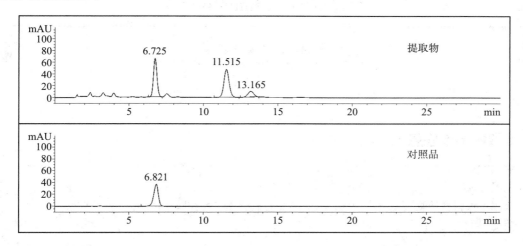

【分析结果】

对照品名称	保留时间	对称因子	理论板数	含量
槲皮素	6.8min	1.24	2348	6.6%
山柰素	11.5min	/	/	7.2%
异鼠李素	13.2min	/	/	1.8%

【注意事项】

● 根据操作条件的不同，出峰时间会有少许变化，但在同一仪器和相同操作条件下，RSD ≤ 2.0%；

● 对照品称量天平精度须达到十万分之一。

检测人员：管柔端

审核人：费文静

蓖麻油（Bima You）

（CASTOR OIL）

【提取物基本信息】

> **别名** 无
> **来源** 大戟科植物蓖麻 *Ricinus communis* L. 的成熟种子经榨取并精制得到的脂肪油
> **功能** 无

【提取物溶液和对照品溶液的配制】

提取物溶液的制备：

精密称定本品粗粉 0.0399g，置 50ml 圆底烧瓶中，加入 0.5mol/L 氢氧化钾甲醇溶液 5ml，置 60℃ 水浴中回流 30 分钟，至油珠全部消失，再加入三氟化硼乙醚 – 甲醇（1∶3，ml/ml）4ml，回流 5 分钟，冷却，精密加入正己烷 5ml，振摇 5 分钟，分取正己烷，用饱和氯化钠溶液洗涤两次，每次 5ml，放置，取上清液，置 10ml 具塞试管中，加 1g 无水硫酸钠脱水，振摇，精密量取上清液 1ml，置 10ml 量瓶中，用正己烷稀释至刻度，摇匀，即得。

对照品溶液的配制：

精密称定蓖麻油酸甲酯 0.0145g，置 25ml 量瓶中加正己烷至刻度并摇匀，稀释 4 倍，即得。

【分析条件】

色谱柱：Agilent HP-5
　　　　　30m×0.25mm，0.25μm
进样量：1μl
柱温：220℃
流速：1ml/min；**分流比**：10∶1
进样口温度：250℃
检测器温度：250℃
方法来源：《中国药典》2020 年版一部

提取物：市售
对照品：上海诗丹德标准技术服务有限公司
对照品含量：蓖麻油酸甲酯 99.7%
仪器：Agilent 7890A
配置：自动进样器，FID 检测器，分流不分流进样口

【分析色谱图】

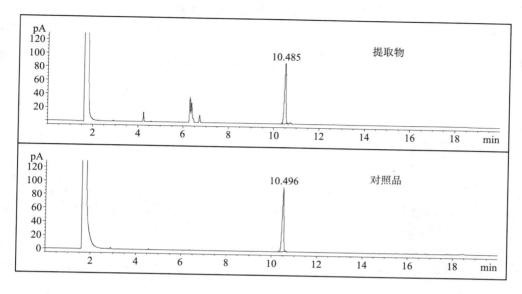

【分析结果】

对照品名称	保留时间	对称因子	理论板数	含量
蓖麻油酸甲酯	10.5min	1.87	102 938	19.6%

【注意事项】

- 根据操作条件的不同，出峰时间会有少许变化，但在同一仪器和相同操作条件下，RSD ≤ 2.0%；
- 对照品称量天平精度须达到十万分之一。

检测人员：汪露露

审核人：费文静

薄荷素油（Bohesu You）

（PEPPERMINT OIL）

【提取物基本信息】

别名	无
来源	唇形科植物薄荷 *Mentha haplocalyx* Briq. 的新鲜茎和叶经水蒸气蒸馏、冷冻、部分脱脑加工提取的挥发油
功能	无

【提取物溶液和对照品溶液的配制】

提取物溶液的制备：

精密称定本品 0.0832g，置 10ml 量瓶中，加内标溶液至刻度，摇匀，即得。

对照品溶液的配制：

精密称定萘 0.0469g，置 25ml 容量瓶中，加无水乙醇至刻度，摇匀，作为内标溶液。另精密称定薄荷脑 55.30mg，置 10ml 容量瓶中，加内标溶液至刻度，摇匀，即得。

【分析条件】

色谱柱：Agilent HP-FFAP
　　　　30m×0.25mm，0.5μm

进样量：1μl

升温程序：初始温度 60℃，保持 4 分钟，以每分钟 2℃ 的速率升温至 100℃，再以每分钟 10℃ 的速率升温至 230℃保持 1 分钟

流速：1ml/min；分流比：5∶1

进样口温度：250℃

检测器温度：250℃

方法来源：《中国药典》2020 年版一部

提取物：中国食品药品检定研究院

对照品：上海诗丹德标准技术服务有限公司

对照品含量：薄荷脑 98.5%

仪器：Agilent 7890A

配置：自动进样器，FID 检测器，分流不分流进样口

【分析色谱图】

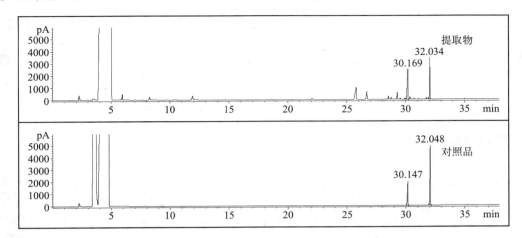

【分析结果】

对照品名称	保留时间	对称因子	理论板数	含量
薄荷脑	30.1min	3.39	1 516 526	52.7%

【注意事项】

● 根据操作条件的不同，出峰时间会有少许变化，但在同一仪器和相同操作条件下，RSD ≤ 2.0%；

● 对照品称量天平精度须达到十万分之一。

检测人员：汪露露

审核人：费文静

薄荷脑（Bohenao）

（ *l*-MENTHOL ）

【提取物基本信息】

别名　薄荷冰
来源　唇形科植物薄荷 *Mentha haplocalyx* Briq. 的新鲜茎和叶经水蒸气蒸馏、冷冻、重结晶得到的一种饱和的环状醇，为 *l*–1–甲基–4–异丙基环己醇–3
功能　无

【提取物溶液和对照品溶液的配制】

提取物溶液的制备：

　　精密称定本品 0.01044g，置 10ml 量瓶中，加无水乙醇至刻度，摇匀，即得。

对照品溶液的配制：

　　精密称定薄荷脑对照品 0.0115g，置 25ml 容量瓶中，加无水乙醇至刻度，摇匀，即得。

【分析条件】

色谱柱：Agilent HP–FFAP
　　　　30m×0.25mm，0.5μm
进样量：1μl
柱温：120℃
流速：1ml/min；分流比：10∶1
进样口温度：250℃
检测器温度：250℃
方法来源：《中国药典》2020 年版一部

提取物：市售
对照品：上海诗丹德标准技术服务有限公司
对照品含量：薄荷脑 98.0%
仪器：Agilent 7890A
配置：自动进样器，FID 检测器，分流不分流进样口

【分析色谱图】

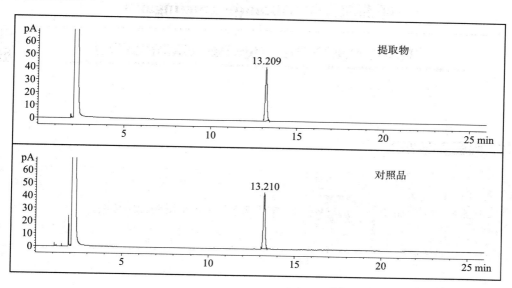

【分析结果】

对照品名称	保留时间	对称因子	理论板数	含量
薄荷脑	13.2min	0.95	76 194	101.2%

【注意事项】

- 根据操作条件的不同，出峰时间会有少许变化，但在同一仪器和相同操作条件下，RSD ≤ 2.0%；
- 对照品称量天平精度须达到十万分之一。

检测人员：汪露露
审核人：费文静

颠茄流浸膏（Dianqie LiuJingao）

（BELLADONNA LIQUID EXTRACT）

【提取物基本信息】

别名　无
来源　茄科植物颠茄 *Atropa belladonna* L. 的干燥全草经加工制成的流浸膏
功能　无

【提取物溶液和对照品溶液的配制】

提取物溶液的制备：

精密量取本品 2ml，置分液漏斗中，加氨试液 15ml，摇匀，用乙酸乙酯提取 5 次，每次 15ml，合并乙酸乙酯提取液，蒸干，残渣加流动相溶解并转移至 10ml 量瓶中，用流动相稀释至刻度，摇匀，滤过，续滤液备用；精密量取续滤液 1ml，置 10ml 量瓶中，用流动相稀释至刻度，摇匀，滤过，取续滤液，即得。

对照品溶液的配制：

精密称定 120℃ 干燥至恒重的硫酸阿托品对照品适量，加流动相制成 1ml 含 0.1702mg 的溶液，即得。

【分析条件】

色谱柱：Agilent Extend–C18
　　　　4.6mm×250mm，5μm
进样量：20μl
检测波长：210nm；柱温：25℃
流速：1ml/min
流动相：乙腈∶磷酸盐缓冲液（6.8g 磷酸二氢钾于 1000ml 水中，加入 10ml 三乙胺。pH：2.8）=10∶90
方法来源：《中国药典》2015 年版一部

提取物：市售
对照品：上海诗丹德标准技术服务有限公司
对照品含量：硫酸阿托品 98.0%
仪器：Agilent 1200
配置：四元梯度泵，在线脱气机，DAD 检测器，柱温箱，自动进样器

【分析色谱图】

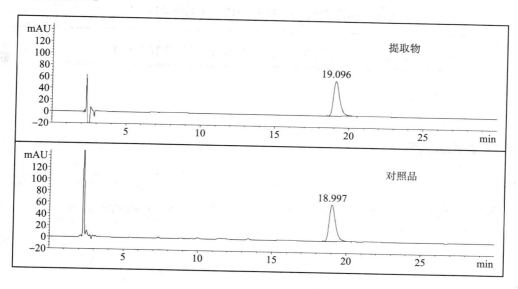

【分析结果】

对照品名称	保留时间	对称因子	理论板数	含量
硫酸阿托品	19.0min	0.64	10 435	7.88mg/ml

【注意事项】

- 根据操作条件的不同，出峰时间会有少许变化，但在同一仪器和相同操作条件下，RSD ≤ 2.0%；
- 对照品称量天平精度须达到十万分之一。

检测人员：丁慧

审核人：费文静

颠茄流浸膏（Dianqie Liujingao）

（BELLADONNA LIQUID EXTRACT）

【提取物基本信息】

别名　无

来源　本品为茄科植物颠茄 *Atropa belladonna L.* 的干燥全草经加工制成的流浸膏

功能　无

【供试品溶液和参照物溶液的配制】

供试品溶液的制备：

　　精密量取本品 1.0ml，置 25ml 量瓶中，加 50% 甲醇使溶解并稀释至刻度，摇匀，取 2ml 溶液高速离心（10 000r/min）10 分钟后，用 0.22μm PTFE 滤膜滤过，取续滤液，即得。

参照物溶液的制备：

　　取东莨菪内酯储备对照品溶液，用 50% 甲醇稀释为每 1ml 含 10μg 的溶液，摇匀，即得。

【分析条件】

色谱柱：Agilent ZORBAX Eclipse Plus C18
　　　　4.6mm × 250mm，5μm

进样量：10μl

检测波长：344nm；柱温：30℃

流速：1.0ml/min

流动相：A：甲醇，B：0.05% 磷酸溶液
　　　　0~5min，3%A~15%A；
　　　　5~60min，15%A~60%A；后运行
　　　　时间 10min

方法来源：《中国药典》2020 年版一部

提取物：市售

对照品：上海诗丹德标准技术服务有限公司

对照品含量：东莨菪内酯 98.0%

仪器：Agilent 1260 Infinity LC

配置：四元泵（G1311B），自动进样器（G7129A），柱温箱（G7130A），二极管阵列检测器（G4212B）

【分析色谱图】

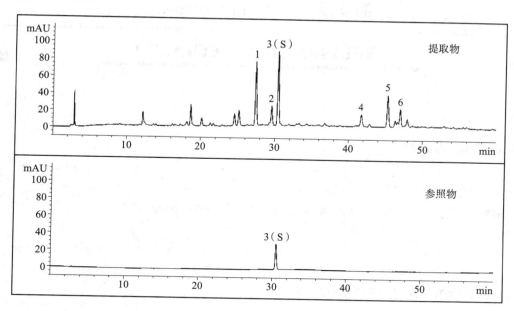

【分析结果】

对照品名称	保留时间	对称因子	理论板数	含量
东莨菪内酯	30.5min	1.07	124 674	/

【注意事项】

- 根据操作条件的不同，出峰时间会有少许变化，但在同一仪器和相同操作条件下，RSD ≤ 2.0%；
- 对照品称量天平精度须达到十万分之一。

检测人员：杨新磊

审核人：费文静

颠茄浸膏（Dianqie Jingao）

（BELLADONNA EXTRACT）

【提取物基本信息】

别名　无

来源　茄科植物颠茄 *Atropa belladonna* L. 的干燥全草经加工制成的浸膏

功能　无

【提取物溶液和对照品溶液的配制】

提取物溶液的制备：

　　精密称定本品 2.0235g，置离心管中，加氨试液 15ml，摇匀，再加乙酸乙酯 15ml，剧烈振摇，离心（10℃，转速为每分钟 4000 转）5 分钟，去上清液，反复操作 5 次，合并乙酸乙酯液，蒸干，残渣加流动相溶解并转移至 10ml 量瓶，用流动相稀释至刻度，摇匀，滤过，续滤液备用；精密量取续滤液 1ml，置 10ml 量瓶中用流动相稀释至刻度，摇匀，滤过，取续滤液，即得。

对照品溶液的配制：

　　精密称定 120℃ 干燥至恒重的硫酸阿托品对照品适量，加流动相制成 1ml 含 0.2516mg 的溶液，即得。

【分析条件】

色谱柱：Agilent Extend–C18
　　　　4.6mm×250mm，5μm

进样量：20μl

检测波长：210nm；柱温：25℃

流速：1ml/min

流动相：乙腈：磷酸盐缓冲液（6.8g 磷酸二氢钾于 1000ml 水中，加入 10ml 三乙胺。pH：2.8）=10：90

方法来源：《中国药典》2015 年版一部

提取物：市售

对照品：上海诗丹德标准技术服务有限公司

对照品含量：硫酸阿托品 98.0%

仪器：Agilent 1200

配置：四元梯度泵，在线脱气机，DAD 检测器，柱温箱，自动进样器

【分析色谱图】

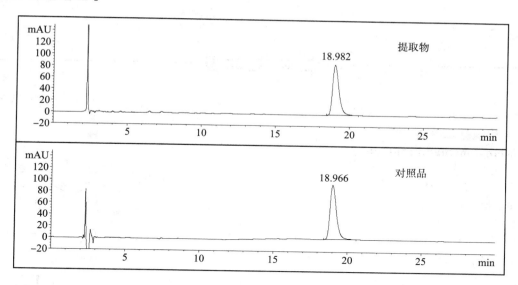

【分析结果】

对照品名称	保留时间	对称因子	理论板数	含量
硫酸阿托品	19.0min	0.60	9988	10.2mg/g

【注意事项】

- 根据操作条件的不同，出峰时间会有少许变化，但在同一仪器和相同操作条件下，RSD ≤ 2.0%；
- 对照品称量天平精度须达到十万分之一。

检测人员：丁慧

审核人：费文静

2- 甲氨基苯甲酸甲酯
Methyl methanthranilate

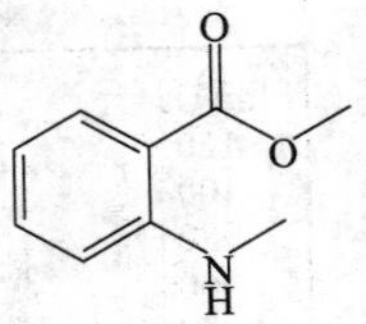

分子式：$C_9H_{11}NO_2$
分子量：165.19
CAS 号：85-91-6

马鞭草苷　Verbenalin

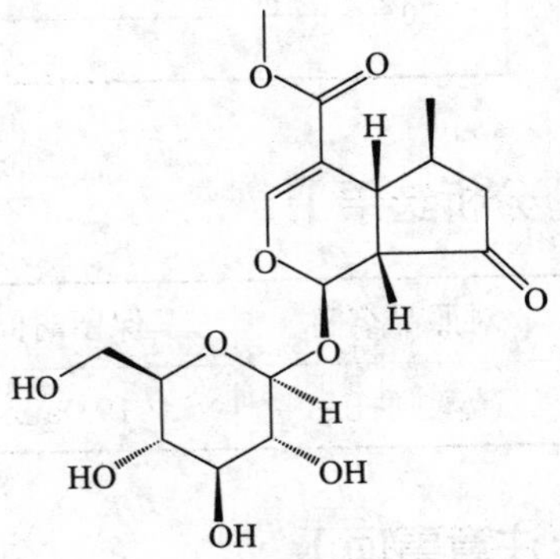

分子式：$C_{17}H_{24}O_{10}$
分子量：388.37
CAS 号：548-37-8

戟叶马鞭草苷　Hastatoside

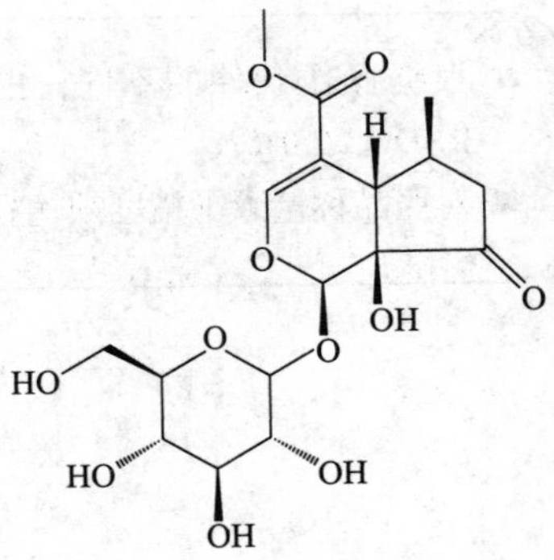

分子式：$C_{17}H_{24}O_{11}$
分子量：404.37
CAS 号：50816-24-5

14- 去氧穿心莲内酯
14-Deoxyandrographolide

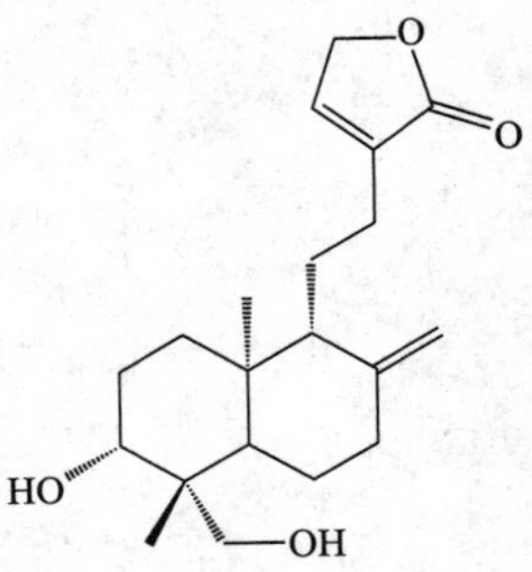

分子式：$C_{20}H_{30}O_4$
分子量：334.45
CAS 号：4176-97-0

新穿心莲内酯
Neoandrographolide

分子式：$C_{26}H_{40}O_8$
分子量：480.59
CAS 号：27215-14-1

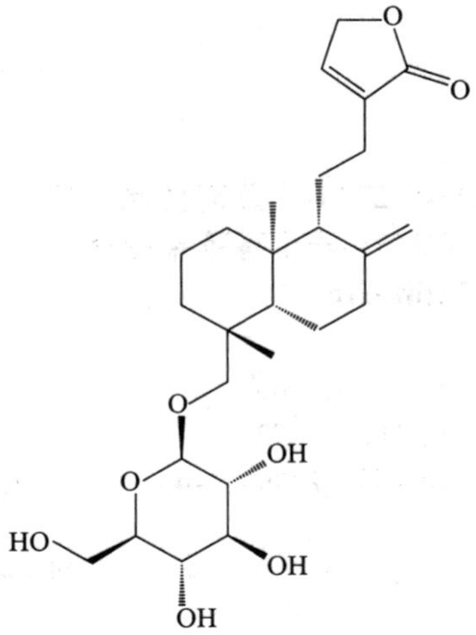

朝藿定 B　Epimedin B

分子式：$C_{38}H_{48}O_{19}$
分子量：808.78
CAS 号：110623-73-9

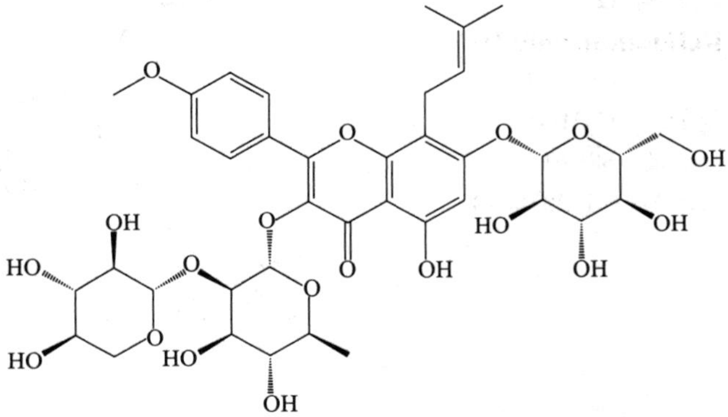

朝藿定 A　Epimedin A

分子式：$C_{39}H_{50}O_{20}$
分子量：838.80
CAS 号：110623-72-8

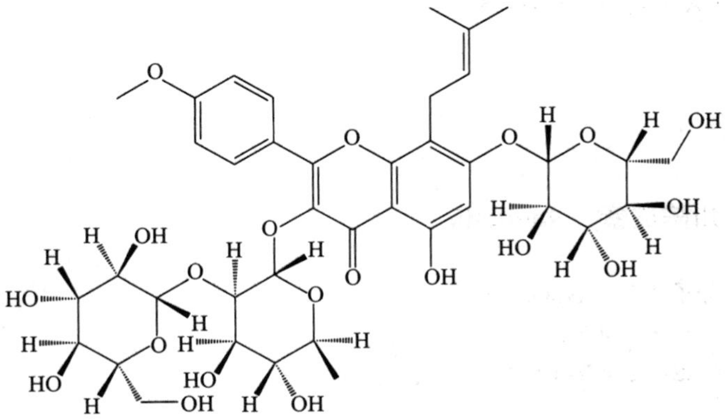

1,4- 二 [4-（葡萄糖氧）苄基]-2- 异丁基苹果酸酯
Militarine

分子式：$C_{34}H_{46}O_{17}$
分子量：726.72
CAS 号：58139-23-4

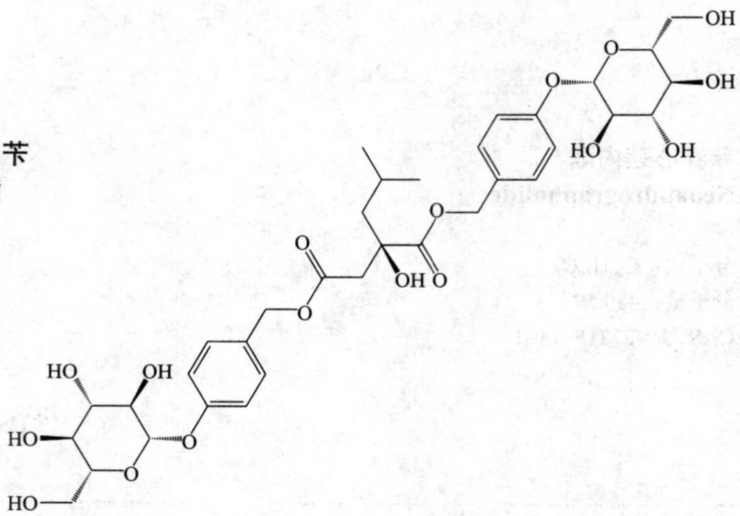

地黄苷 D
Rehmannioside D

分子式：$C_{27}H_{42}O_{20}$
分子量：686.61
CAS 号：81720-08-3

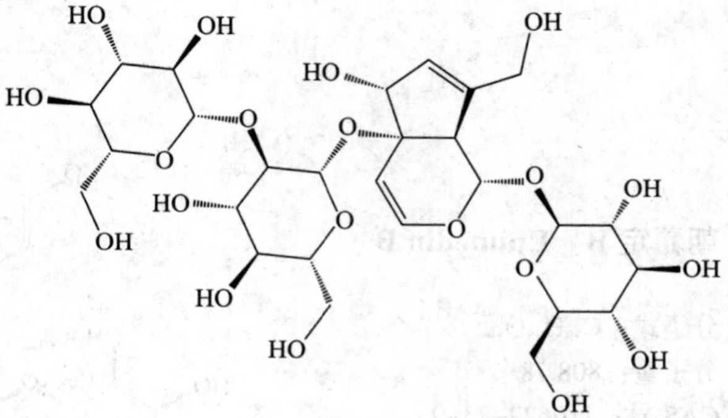

短叶老鹳草素 A　Brevelin A

分子式：$C_{20}H_{26}O_5$
分子量：346.42
CAS 号：16503-32-5

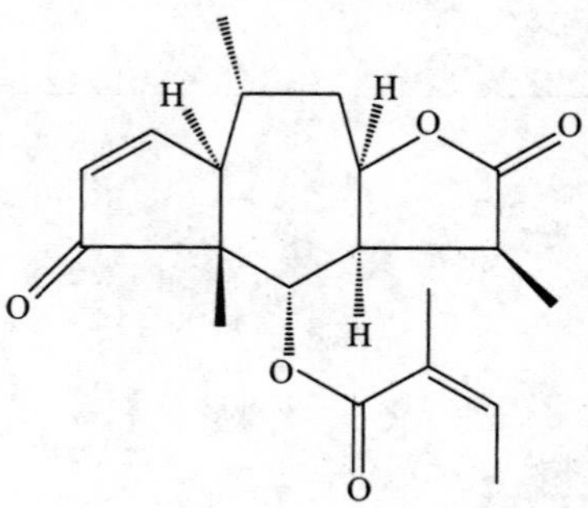

川陈皮素　Nobiletin

分子式：$C_{21}H_{22}O_8$
分子量：402.39
CAS 号：478-01-3

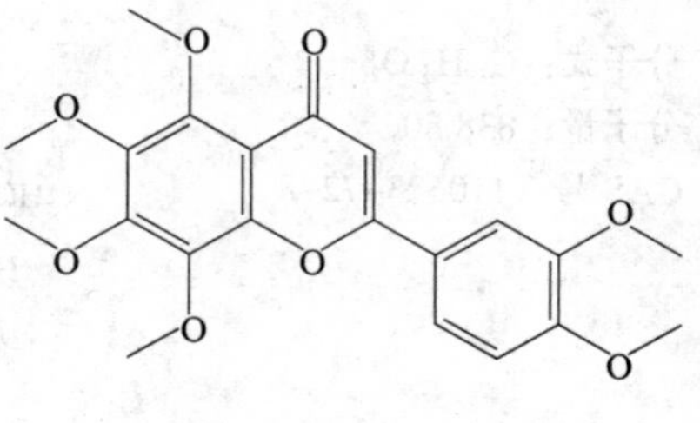

962

橘皮素　Tangeretin

分子式：$C_{20}H_{20}O_7$
分子量：372.37
CAS 号：481-53-8

蒺藜苷元
(25R)-Spirost-4-ene-3,12-dione

分子式：$C_{27}H_{38}O_4$
分子量：426.59
CAS 号：6875-60-1

甲基莲心碱　Neferine

分子式：$C_{38}H_{44}N_2O_6$
分子量：624.77
CAS 号：2292-16-2

母丁香酚
5-Methylxanthoxylin

分子式：$C_{11}H_{14}O_4$
分子量：210.23
CAS 号：14964-98-8

苦番红花素　Picrocrocin

分子式：$C_{16}H_{26}O_7$
分子量：330.37
CAS 号：138-55-6

23- 乙酰泽泻醇 C
23-Acetyl alisol C

分子式：$C_{32}H_{48}O_6$
分子量：528.72
CAS 号：26575-93-9

驴源多肽 A_1
Peptide A_1（1052-1062）asinm

分子式：$C_{41}H_{68}N_{12}O_{13}$
分子量：937.05
CAS 号：N/A

GPAGPTGPVGK

驴源多肽 A_2
Peptide A_2（692-706）asinm

分子式：$C_{51}H_{82}N_{18}O_{18}$
分子量：1235.3
CAS 号：N/A

GEAGAAGPAGPAGPR

刺桐碱　Hypaphorine

分子式：$C_{14}H_{18}N_2O_2$
分子量：246.30
CAS 号：487-58-1

鸦胆子苦醇　Brusatol

分子式：$C_{26}H_{32}O_{11}$
分子量：520.53
CAS 号：14907-98-3

对甲氧基肉桂酸乙酯
4-Methoxycinnamic acid ethyl ester

分子式：$C_{12}H_{14}O_3$
分子量：206.24
CAS 号：1929-30-2

菊苣酸　Cichoric acid

分子式：$C_{22}H_{18}O_{12}$
分子量：474.37
CAS 号：6537-80-0

大豆苷元　Daidzein

分子式：$C_{15}H_{10}O_4$
分子量：254.24
CAS 号：486-66-8

染料木素　Genistein

分子式：$C_{15}H_{10}O_5$
分子量：270.24
CAS 号：446-72-0

蟾毒灵　Bufalin

分子式：$C_{24}H_{34}O_4$
分子量：386.52
CAS 号：465-21-4

日蟾毒它灵　Gamabufotalin

分子式：$C_{24}H_{34}O_5$
分子量：402.52
CAS 号：465-11-2

蟾毒它灵　Bufotaline

分子式：$C_{26}H_{36}O_6$
分子量：444.56
CAS 号：471-95-4

断氧化马钱子苷
Secoxyloganin

分子式：$C_{17}H_{24}O_{11}$
分子量：404.37
CAS 号：58822-47-2

4,5-二-*O*-咖啡酰圭宁酸
4,5-Dicaffeoylquinic acid

分子式：$C_{25}H_{24}O_{12}$
分子量：516.45
CAS 号：57378-72-0

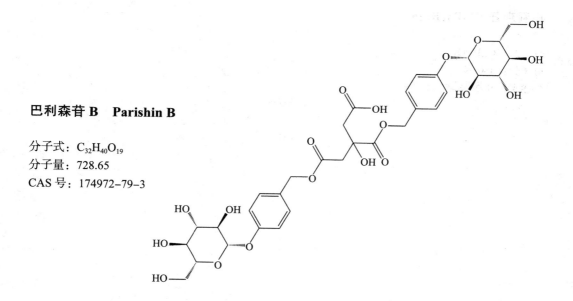

巴利森苷 A　Parishin A

分子式：C_{45}H_{56}O_{25}

分子量：996.91

CAS 号：62499-28-9

巴利森苷 B　Parishin B

分子式：C_{32}H_{40}O_{19}

分子量：728.65

CAS 号：174972-79-3

巴利森苷 C　Parishin C

分子式：$C_{32}H_{40}O_{19}$

分子量：728.65

CAS 号：174972-80-6

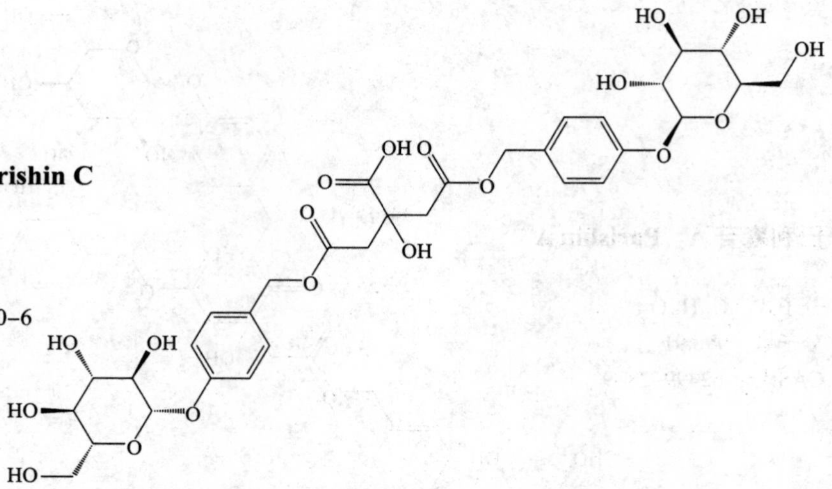

巴利森苷 E　Parishin E

分子式：$C_{19}H_{24}O_{13}$

分子量：460.39

CAS 号：952068-57-4

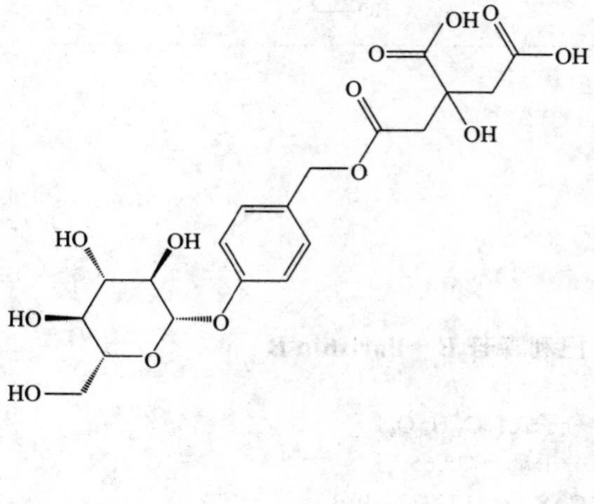

汉语拼音索引